中医药职业教育“十三五”创新教育系列教材

常用中医护理技术

第2版

（供高职高专护理专业使用）

吕美珍　主编

山东人民出版社·济南
国家一级出版社　全国百佳图书出版单位

图书在版编目（CIP）数据

常用中医护理技术/吕美珍主编．—2版，—济南：山东人民出版社，2020.7（2024.8重印）
ISBN 978-7-209-12827-8

Ⅰ．①常… Ⅱ．①吕… Ⅲ．①中医学－护理学－职业教育－教材 Ⅳ．①R248

中国版本图书馆CIP数据核字（2020）第114289号

常用中医护理技术（第2版）
CHANGYONG ZHONGYI HULI JISHU (DI-ER BAN)
吕美珍　主编

主管单位　山东出版传媒股份有限公司
出版发行　山东人民出版社
出 版 人　胡长青
社　　址　济南市市中区舜耕路517号
邮　　编　250003
电　　话　总编室（0531）82098914
　　　　　市场部（0531）82098965
网　　址　http://www.sd-book.com.cn
印　　装　山东华立印务有限公司
经　　销　新华书店

规　　格　16开(184mm×260mm)
印　　张　17.5
字　　数　375千字
版　　次　2020年7月第1版
印　　次　2024年8月第5次
ISBN 978-7-209-12827-8
定　　价　35.00元

编委会成员名单

主　编　吕美珍

副主编　高华伟　李志宏　徐　侨　王晓燕

杨晓平　高占玲

编　委　(以姓氏笔画为序)

于　冰　于　璠　王亚飞　王志磊

王晓燕　吕美珍　刘方铭　李志宏

杨晓平　辛书超　辛铭金　宋维彬

赵　菲　徐　侨　徐明霞　高占玲

高华伟　唐　妮　曹利超　韩衍文

景　政

前　言

为全面贯彻落实《国务院关于加快发展现代职业教育的决定》《教育部关于全面提高高等职业教育教学质量的若干意见》(教高[2006]16号)文件精神,推动教学改革,提高教学质量,编写本教材。

本教材遵循职业教育的理念,以职业活动为导向,以岗位技能为核心,邀请医院针灸推拿和护理岗位以及保健类企业专家共同参与了课程整体设计,对教学方案重新进行规划,根据行业岗位要求,适当调整教学内容,精练理论知识,突出能力教学。课程内容的选取,根据中医护理岗位的要求,遵循"必需、够用"原则,兼顾了执业护师考试大纲、山东省以及全国护理人员技能比武标准及毕业生岗位需求。本书以实际教学工作任务构建教学内容,将教学内容分成三大教学模块,即经络腧穴、常用中医护理技术、常用中医护理技术病案及操作评分标准,在模块下细分不同的项目,教学过程中采用项目导向和任务驱动的方法,突出了中医护理常用的八项技能。

本教材主要用于中医护理专业"常用中医护理技术"课程"理实一体化"教学,有助于学生对知识的总体把握、模拟训练,对于提高护理专业教学质量、提升学生临床技能水平将会发挥积极作用。

为了使教材能够更好地贯彻党的二十大精神,贯彻新发展理念,推动"常用中医护理技术"这门课程的高质量开展,我们坚持守正创新,在守中医优良传统文化之"正"的同时,创造性引入常用中医护理技术研究前沿的内容;坚持系统观念,将整体的学习内容设计为一个整体的有机的系统,依据由点到面、由易到难、由学到用、学以致用的逻辑,螺旋式推进学习内容。同时在教材每个模块结尾,新增"思政链接"栏目,帮助学生将学习领会党的二十大精神融入日常学习和生活当中。

本教材由"常用中医护理技术"课程组全体人员及护理专业负责人高占

玲老师参加编写，得到行业企业专家刘方铭、韩衍文等的悉心指导，在此深表谢意。

尽管我们高度重视本教材的编写工作，对书稿进行了反复的核对和校正，但不足之处在所难免，敬请各位专家、读者提出宝贵意见和建议。

吕美珍

2023年3月

目 录

绪 论

中医护理是几千年来我国劳动人民长期与疾病做斗争的经验总结,是祖国传统医学的重要组成部分。中医护理技术是以中医理论为指导,运用针刺、艾灸、推拿、中药外用等方法防治疾病的技能,其主要包括划经点穴技术、针灸技术、推拿技术、中药外用技术等。

中医护理技术的形成伴随着我们人类文明的发展,经历了一个漫长的历史时期。

一、远古时期(约公元前2700年—公元前770年)

针灸技术起源于我国远古时期的新石器时代。砭石是最原始的针刺工具,砭刺是针刺的萌芽。除砭石外,古代还使用骨针、竹针、陶针,并逐步发展成青铜针、铁针、金针、银针,直至现代的不锈钢针。此外,古人在烤火时不慎被火灼伤某些部位后,病痛反而减轻,由此得到启示,发明了灸法。拔罐法亦起源于原始社会,古代称之为“角法”(古代用兽角做饮具,借燃火的热力,排除其中的空气,可使其吸附在皮肤表面以治病,故称“角法”)。

在这一时期,生息在黄河流域的人们将先辈们为求生存而逐渐积累起来的原始推拿经验进行总结,使之由自发医疗行为逐渐演变为人类早期系统的医疗行为。

《诗经》《山海经》等文献中记载了大量动植物药的形状、产地、功效、采集和使用方法等,为中药外治法奠定了基础。

在近2000年的漫长历程里,我们智慧的祖先们在与自然进行艰苦卓绝的斗争的同时,将发现、习得的中医护理技术传承了下来,为后来医学巨著的问世提供了丰富的素材。

二、春秋至两晋时期(公元前770年—公元420年)

春秋战国时期,划时代的医学著作《内经》的出现,标志着中医基础理论体系已经形成。该书论述了中医护理的基本原则,包括生活起居、饮食宜忌、情志护理、服药护理等,奠定了中医护理的基础。汉代成书的《难经》,是一部解释《内经》中疑难问题的著作。魏晋时期的著名医家皇甫谧的《针灸甲乙经》是我国现存最早、最系统的针灸学专著,是一部联系理论与临床的经典之作。

据《史记》记载,远在黄帝时代,名医俞跗已将“案扤”这一古代推拿术应用于临床。在出土的殷商甲骨文卜辞中有女巫为患者按摩治病的记录。在很多如《老子》《孟子》《荀子》《墨子》等非医学著作中也可看到按摩疗法在民间应用的记载。可见,当时按摩疗法已达到了一定的水平。这一时期成书的《黄帝岐伯按摩》十卷是世界医学史上的第一部按摩专著,可惜已亡佚。值得庆幸的是,从《内经》中还可看到一些论述按摩的章节,其中包含了按摩的起源、手法、临床应用、适应病症、治疗原理及按摩教学等方面的内容。东汉医圣张仲景在《金匮要略》中首先对“膏摩”法进行了总结,后世医家华佗、王叔和、葛洪进一步完善了膏摩的方、药、证、法及制作,使之成为了推拿的重要组成部分。

三、南北朝至明(420 年—1644 年)

南北朝时期的医药学家、道教思想家、炼丹家陶弘景在《养性延命录》中设有《导引按摩》专卷,详细介绍了啄齿、熨眼、按目、引耳、发举、摩面、干浴等成套导引按摩动作,为后世“自我推拿”“护理保健”开了先河。隋唐为中国推拿的盛世,太医署都专设按摩科,负责医疗和教学。隋代巢元方的《诸病源候论》在每卷末都附有导引、按摩之法;唐代孙思邈的《备急千金要方》更是发展了膏摩的方药,扩大了其应用范围。尤其对膏摩治疗小儿疾病进行了系统的阐述。书中载有“小儿虽无病,早起常以膏摩囟上及手足心,甚辟风寒”。这是记录将膏摩用于小儿保健的最早文献。《唐六典》介绍了按摩可以治疗“风、寒、暑、湿、饥、饱、劳、逸”八疾,大大拓宽了按摩的应用范围。王焘的《外台秘要》介绍了许多按摩治病的经验,辑录了大量膏摩的方剂。

在唐代,针灸已成为一门专科,针灸教育也占有重要地位。唐太医署内设有针灸专科。著名医家孙思邈在《备急千金要方》中绘制了五色“明堂三人图”。北宋时期著名针灸学家王惟一考证了 354 个腧穴,增补了腧穴的主治病症,撰成《铜人腧穴针灸图经》,并刻于石碑供人们参抄拓印,还设计了 2 具铜人模型,外刻经络腧穴,内置脏腑,作为针灸教学的直观教具及用于针灸医生考试。在明代,针灸学术发展至高峰,杨继洲所著《针灸大成》影响深远。

明代为中国推拿发展的第二盛世。1601 年,收录中国第一部小儿推拿专著《小儿按摩经》的《针灸大成》刊行问世。此后,《小儿推拿秘诀》《小儿推拿方脉活婴秘旨全书》等小儿推拿著作相继刊行。至此,小儿推拿作为推拿学科的一个分支已经形成,在辨证、手法、穴位、治疗方面形成了独特的体系。另外,我们今天所用的“推拿”这一名称,正是在这一时期诞生的。

四、清朝至民国(1636 年—1949 年)

清代针灸名家李学川于公元 1815 年撰写《针灸逢源》,强调辨证取穴、针药并重,并完整地列出了 361 个经穴,至今仍为针灸学教材所采用。清太医院撤去推拿科。但由于推拿疗效卓越,无论在官方还是民间,其应用、流传仍相当广泛。特别是清代的初、中叶,小儿推拿得到了进一步的发展,出现了一批著名的小儿推拿医师和对后世影响较大的小儿推拿专著,如熊应雄的《小儿推拿广意》、骆如龙的《幼科推拿秘书》、张振鋆的《厘正按摩要术》等。

民国时期政府曾下令废止中医,遭到了中医界的强烈反对而不得不将废止中医案搁置起来，但严重影响了各种中医护理技术的发展。

五、中华人民共和国成立至今（1949 年至今）

新中国成立后，国家大力扶持和发展中医事业，中医护理教育事业也有了较大的进展，学术研究氛围日益浓厚，学术水平不断提高，中西医的结合使得中医护理更加系统、完善。目前，中医护理技术正在医疗、康复、预防保健等医学领域发挥着重要作用。随着国内外学术交流的广泛开展，中医护理技术必将以安全、有效、舒适、无副作用等优点为世界人民所接受，并为世界人民的健康做出贡献。

【思政链接】

以习近平总书记“把人民群众生命安全和身体健康放在第一位”升华思政内容，牢固树立“以病人为中心”的理念。

人民至上、生命至上！疫情发生以来，在中央统筹调度下，全国医疗资源向重点地区倾斜，一批批医护人员挺身而出，从全国各地奔赴疫区。武汉“火神山”“雷神山”两座现代化医院以“中国速度”拔地而起；源源不断的医疗物资与生活补给日夜兼程，从九州大地乃至异国他乡向需要的地区汇聚；武汉会展中心、体育场馆改造成“方舱医院”，新增万余张接诊床位集中收治确诊轻症病人……

与人民同呼吸、共命运、心连心，携手并肩、共克时艰。抢救生命不遗余力、守护健康不畏危难、防控疫情不避艰辛。在以习近平同志为核心的党中央坚强领导下，人民群众正汇聚起齐心战“疫”的“硬核”力量，坚决打赢疫情防控阻击战！联合国秘书长古特雷斯说，面对新型冠状病毒感染肺炎疫情，中国动员巨大资源加以应对，联合国对中国所作努力给予充分肯定。

模块一

经络腧穴

经络腧穴总论

一、经络的概念

经络由经脉和络脉组成。经有“路径”的含义，是经络中大的直行的主干，多循行于人体的深部；络有“网络”的含义，是经络中细小的分支，纵横交错，犹如网络，分布于人体的浅表部位。

经络是人体运行气血、联络脏腑、沟通内外、贯穿上下的主干和分支。将人体各部的组织器官联系成为一个有机的整体，并藉以运行气血，营养全身，使人体各部的功能活动保持协调和相对平衡。

二、经络的组成

经络系统由经脉和络脉两大部分组成。经脉包括十二经脉、奇经八脉以及附属于十二经脉的十二经别、十二经筋、十二皮部；络脉包括十五络脉及无计其数的孙络、浮络等。(表1-1)

表1-1　经络的组成

<table>
<tr><td rowspan="3">经络</td><td rowspan="3">经</td><td>十二经脉</td><td>意义：十二脏腑所属的经脉，又称正经
作用：运行气血的主要干道
特点：分手足三阴三阳四组，与脏腑连属，表里相配，其循环自肺经开始至肝经止，周而复始，循环不息，各经均有专属的腧穴</td></tr>
<tr><td>奇经八脉</td><td>意义：不直接连属脏腑，无表里相配关系，故称奇经
作用：加强经脉之间的联系，以调节十二经气血
特点：任督二脉随十二经组成循环的通路，并有专属的腧穴，其他六脉不随十二经循环，腧穴都依附于十二经脉</td></tr>
<tr><td>十二经别</td><td>意义：正经旁出的支脉
作用：加强表里经脉深部的联系，以弥补正经在循环上的不足
特点：循行路线均由四肢别出走入深部(胸、腹)，复出浅部(头、颈)</td></tr>
</table>

（续表）

<table>
<tr><td rowspan="4">经络</td><td rowspan="2">经</td><td>十二经筋</td><td>意义：十二经脉所属的筋肉体系
作用：联结肢体骨肉，维络周身，主司关节运动
特点：自四肢末梢走向躯干，终于头身，不入脏腑，多结聚于四肢关节和肌肉丰满之处</td></tr>
<tr><td>十二皮部</td><td>意义：十二经脉所属的皮肤体系
作用：是十二经脉在体表一定皮肤部位的反应区
特点：分区基本上和十二经脉在体表的循行部位一致</td></tr>
<tr><td rowspan="2">络</td><td>十五络脉</td><td>意义：本经别走邻经而分出的支络
作用：加强表里经或经脉与躯干部的联系
特点：十二经脉和任督两脉各有一条别络加上脾之大络，共为十五别络</td></tr>
<tr><td>孙络浮络</td><td>络脉最细小、表浅的分支，遍布全身</td></tr>
</table>

（一）十二经脉

十二经脉的名称是根据手足、阴阳、脏腑而定的。由于它们隶属于十二脏腑，为经络系统的主体，故又称为“正经”。循行于人体前内侧的经脉为阴经，循行于人体后外侧的经脉为阳经，阴经属脏，阳经属腑；经脉循行经过上肢的称为手经，经过下肢的称为足经。根据经脉在上下肢内外侧和前中后的不同及阴阳的衍化又分为三阴三阳。三阴为太阴、厥阴、少阴；三阳为阳明、少阳、太阳。按此命名原则，十二经脉的名称分别为手太阴肺经、手阳明大肠经、足阳明胃经、足太阴脾经、手少阴心经、手太阳小肠经、足太阳膀胱经、足少阴肾经、手厥阴心包经、手少阳三焦经、足少阳胆经、足厥阴肝经。十二经脉的作用主要是联络脏腑、肢体和运行气血，濡养全身。

十二经脉的循行特点是：凡属六脏（五脏加心包）的经脉为“阴经”，它们从六脏发出后，多循行于四肢内侧及胸腹部，上肢内侧者为手三阴经，下肢内侧者为足三阴经。凡属六腑的经脉为“阳经”，它们从六腑发出后，多循行四肢外侧面及头面、躯干部，上肢外侧者为手三阳经，下肢外侧者为足三阳经。十二经脉的头身四肢的分布规律是：手足三阳经为“阳明”在前，“少阳”在中（侧），“太阳”在后；手足三阴经为“太阴”在前，“厥阴”在中，“少阴”在后。（表1-2）

表1-2 十二经脉名称及循行分布规律表

<table>
<tr><td></td><td>阴经（属脏）</td><td>阳经（属腑）</td><td colspan="2">循行部位
（阴经行于内侧，阳经行于外侧）</td></tr>
<tr><td>手</td><td>太阴肺经
厥阴心包经
少阴心经</td><td>阳明大肠经
少阳三焦经
太阳小肠经</td><td>上肢</td><td>前
中
后</td></tr>
</table>

（续表）

	阴经(属脏)	阳经(属腑)	循行部位 (阴经行于内侧,阳经行于外侧)	
足	太阴脾经 厥阴肝经 少阴肾经	阳明胃经 少阳胆经 太阳膀胱经	下肢	前 中 后

注:内踝上8寸以下,厥阴在前,太阴在中,少阴在后。

十二经脉的走向规律为“手之三阴从藏走手,手之三阳从手走头,足之三阳从头走足,足之三阴从足走腹”(《灵枢·逆顺肥瘦》)。

十二经脉通过支脉和络脉的沟通衔接,形成六组“络属”关系,即在阴阳经之间形成六组“表里关系”。阴经属脏络腑,阳经属腑络脏。(表1-3)

表1-3　十二经表里关系表

手	阴经 阳经	太阴肺经 (前侧) 阳明大肠经	厥阴心包经 (中侧) 少阳三焦经	少阴心经 (后侧) 太阳小肠经	表里相对
足	阳经 阴经	阳明胃经 (前侧) 太阴脾经	少阳胆经 (中侧) 厥阴肝经	太阳膀胱经 (后侧) 少阴肾经	表里相对

十二经脉的流注次序为:肺经→大肠经→胃经→脾经→心经→小肠经→膀胱经→肾经→心包经→三焦经→胆经→肝经,最后又回到肺经。周而复始,环流不息。(表1-4)

表1-4

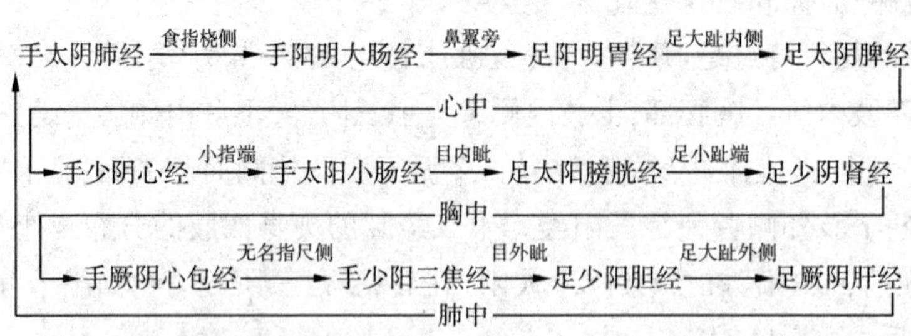

十二经脉的交接规律:

(1)相为表里的阴经与阳经在手指端和足趾端衔接

手太阴肺经在食指端与手阳明大肠经交接,手少阴心经在小指端与手太阳小肠经交接,手厥阴心包经在无名指端与手少阳三焦经交接。足阳明胃经在足大趾内侧端与足太阴脾经交接,足太阳膀胱经在足小趾与足少阴肾经交接,足少阳胆经在足大趾爪甲后丛毛处与足厥阴肝经交接。

(2)同名的手、足阳经在头面部相接

手阳明大肠经和足阳明胃经交接于鼻旁,手太阳小肠经和足太阳膀胱经交接于目内眦，手少阳三焦经和足少阳胆经交接于目外眦。

(3)手、足阴经在胸部交接

足太阴脾经与手少阴心经交接于心中，足少阴肾经与手厥阴心包经交接于胸中，足厥阴肝经与手太阴肺经交接于肺中。

(二)奇经八脉

奇经八脉是任、督、冲、带、阴维、阳维、阴跷、阳跷脉的总称。它们与十二正经不同，既不直接内属脏腑，又无表里配合关系，故称“奇经”。其生理功能，主要是对十二经脉的气血运行起溢蓄、调节作用。

任脉为诸阴经交会之脉，故称“阴脉之海”，具有调节全身阴经经气的作用。

督脉称“阳脉之海”，诸阳经均与其交会，具有调节全身阳经经气的作用。

冲脉为“十二经之海”，十二经脉均与其交会，具有涵蓄十二经气血的作用。

带脉约束诸经。

阴维脉、阳维脉分别调节六阴经和六阳经的经气，以维持阴阳的协调和平衡。

阴跷脉、阳跷脉共同调节肢体运动和眼睑的开合。

奇经八脉中的腧穴，大多寄附于十二经之中，唯任、督二脉，各有其专属的腧穴，故与十二经相提并论，合称为“十四经”。

(三)十五络脉

十二经脉和任、督二脉各自别出一络，加上脾之大络，总计15条，称为十五络脉，分别以其发出处的腧穴命名，如手太阴肺经的络脉称为“列缺”。(表1-5)

表1-5 十五络脉名称表

十五络脉	名称	十五络脉	名称
手太阴肺经络脉	列缺	手厥阴心包经络脉	内关
手阳明大肠经络脉	偏历	手少阳三焦经络脉	外关
足阳明胃经络脉	丰隆	足少阳胆经络脉	光明
足太阴脾经络脉	公孙	足厥阴肝经络脉	蠡沟
手少阴心经络脉	通里	任脉络	鸠尾
手太阳小肠经络脉	支正	督脉络	长强
足太阳膀胱经络脉	飞扬	脾之大络	大包
足少阴肾经络脉	大钟		

十二经脉的别络均从本经四肢肘膝关节以下的络穴分出，走向其相表里的经脉，即阴经别络于阳经，阳经别络于阴经。任脉的别络从鸠尾分出后散布于腹部；督脉的别络从长强分出后散布于头，左右别走足太阳经；脾之大络从大包分出后散布于胸胁。

四肢部的十二经别络，加强了十二经中表里两经在四肢部的联系；任脉别络、督脉别络和脾之大络，主要加强躯干部前、后、侧面的沟通联系。十五络脉及其分出的浮络和孙络，如同网络，遍布全身。

(四)十二经别

十二经别是十二正经离、入、出、合的别行部分,是正经别行深入体腔的支脉。十二经别多从四肢肘膝关节以上的正经别出(离),经过躯干深入体腔与相关的脏腑联系(入),再浅出于体表上行头项部(出),在头项部,阳经经别合于本经的经脉,阴经经别合于其相表里的阳经经脉(合)。十二经别按阴阳表里关系汇合成六组,在头项部合于六阳经脉,故有"六合"之称。十二经别不仅加强了十二经脉的内外联系,更加强了经脉所属络的脏腑在体腔深部的联系,补充了十二经脉在体内外循行的不足。由于十二经别通过表里相合的"六合"作用,使得十二经脉中的阴经与头部发生了联系,从而扩大了手足六阴经穴位的主治范围。

(五)十二经筋

十二经筋是十二经脉之气输布于筋肉骨节的体系,是附属于十二经脉的筋肉系统。其循行分布均起始于四肢末端,结聚于关节骨骼部,走向躯干头面。十二经筋行于体表,不入内脏。手足阳经经筋(刚筋)分布于项背和四肢外侧;手足阴经经筋(柔筋)分布于胸腹和四肢内侧。足三阳经筋起于足趾,循股外上行结于面;足三阴经筋起于足趾,循股内上行结于阴器(腹);手三阳经筋起于手指,循臑外上行结于角(头);手三阴经筋起于手指,循臑内上行结于贲(胸)。

经筋具有约束骨骼、屈伸关节、维持人体正常运动功能的作用。

(六)十二皮部

十二皮部是十二经脉功能活动反映于体表的部位,也是络脉之气散布之所在。十二皮部的分布区域是以十二经脉在体表的分布范围,即十二经脉在皮肤上的分属部分为依据而划分的。

由于十二皮部居于人体最外层,又与经络气血相通,故是机体的卫外屏障,起着保卫机体、抗御外邪和反映病症的作用。近现代临床常用的皮肤针、穴位敷贴法等,均以皮部理论为指导。

三、腧穴的概念

腧穴是人体脏腑经络之气输注于体表的特殊部位,是疾病的反应点,又是针灸、推拿的施术部位。

《内经》中腧穴又称作"节""会""气穴""气府""骨空"等;后世医家还将其称之为"孔穴""穴道""穴位";宋代的《铜人腧穴针灸图经》则通称"腧穴"。虽然"腧""输""俞"三者均指腧穴,但在具体应用时却各有所指。腧穴,是穴位的统称;输穴,是五输穴中的第三个穴位的专称;俞穴,专指特定穴中的背俞穴。

人体的腧穴与经络、脏腑、气血密切相关。《灵枢·九针十二原》载:"欲以微针通其经脉,调其血气,营其逆顺出入之会。"说明针灸通过经脉、气血、腧穴三者的共同作用,达到治疗的目的。经穴均分别归属于各经脉,经脉又隶属于一定的脏腑,故腧穴、经脉、脏腑间形成了不可分割的联系。

四、腧穴的作用

(一)近治作用

这是一切腧穴主治作用的共同特点,所有腧穴均能治疗该穴所在部位及邻近组织、器官的局部病症,如耳周的耳门、听宫、听会等穴均能治疗耳疾。

(二)远治作用

这是十四经腧穴主治作用的基本规律。在十四经穴中,尤其是十二经脉在四肢肘膝关节以下的腧穴,不仅能治疗局部病症,还可治疗本经循行所及的远隔部位组织器官的病症,有的甚至可影响全身的功能。例如,"合谷穴"不仅可治上肢病,还可治颈部及头面部疾患,同时还可治疗外感发热病;"足三里"不但可治疗下肢病,而且对调整消化系统功能,甚至人体防卫、免疫反应等方面都具有一定的作用。

(三)特殊作用

这是指某些腧穴所具有的双向良性调整作用和相对特异性。例如,"天枢"在泄泻时可以止泻,便秘时又可以通便;"内关"在心动过速时可减慢心率,在心动过缓时又可提高心率。特异性如大椎退热、至阴矫正胎位、少泽通乳、四缝治疗小儿疳积、丰隆祛痰等。

总之,十四经穴的主治作用,归纳起来大体是:本经腧穴可治本经病,表里经腧穴能互相治疗表里两经病,邻近经穴能配合治疗局部病。

五、腧穴的分类

人体的腧穴大体上可归纳为十四经穴、奇穴、阿是穴三类。

(一)十四经穴

指具有固定的名称和位置,且归属于十二经脉和任脉、督脉的腧穴。这类腧穴具有主治本经和所属脏腑病症的共同作用,因此,归纳于十四经脉系统中,简称"经穴"。十四经穴共有361个,是腧穴的主要部分。

(二)奇穴

指既有一定的名称,又有明确的位置,但尚未归入或不便归入十四经系统的腧穴。这类腧穴的主治范围比较单纯,多数对某些病症有特殊疗效,因未归入十四经系统,故又称"经外奇穴"。历代对奇穴记载不一。目前,国家技术监督局批准发布的《经穴部位》,对48个奇穴的部位确定了统一的定位标准。

(三)阿是穴

指既无固定名称,亦无固定位置,而是以压痛点或其他反应点作为针灸施术部位的一类腧穴,又称"天应穴""不定穴""压痛点"等,阿是穴无定数。

六、腧穴的主治规律

人体各部腧穴的主治病症较为复杂,但主要与腧穴所属经络、所在部位和所属类别(特定穴)不同有直接关系。无论是腧穴的近治作用还是远治作用,都是以经络学说为依据的,即"经脉所过,主治所及",并有一定的规律可循。一般可分为分经主治和分部主治两个方面:

（一）分经主治

十四经腧穴的分经主治，是以任脉、督脉、手足三阴经、手足三阳经来区分的，每组经穴既有主治本经病症为重点的特点，又有主治两经或三经相同病症的共性。腧穴分经主治异同见表1-6。

表1-6　十四经腧穴分经主治规律

<table>
<tr><th colspan="2">经脉名称</th><th>本经病</th><th>两经病</th><th>三经病</th></tr>
<tr><td colspan="2">任脉</td><td>中风脱证、虚寒证、下焦病</td><td rowspan="2">神志病、脏腑病、妇科病</td><td rowspan="2"></td></tr>
<tr><td colspan="2">督脉</td><td>中风、昏迷、热病、头面病</td></tr>
<tr><td rowspan="3">手三阴</td><td>手太阴经</td><td>肺、喉病</td><td></td><td rowspan="3">胸部病</td></tr>
<tr><td>手厥阴经</td><td>胃、心病</td><td rowspan="2">神志病</td></tr>
<tr><td>手少阴经</td><td>心病</td></tr>
<tr><td rowspan="3">手三阳</td><td>手阳明经</td><td>前额、鼻、口齿病</td><td></td><td rowspan="3">咽喉病、热病</td></tr>
<tr><td>手少阳经</td><td>侧头、胁肋病</td><td rowspan="2">耳病、眼病</td></tr>
<tr><td>手太阳经</td><td>后头、肩胛、神志病</td></tr>
<tr><td rowspan="3">足三阴</td><td>足太阴经</td><td>脾胃病</td><td rowspan="3"></td><td rowspan="3">前阴病、妇科病</td></tr>
<tr><td>足厥阴经</td><td>肝胆病</td></tr>
<tr><td>足少阴经</td><td>肾、肺、咽喉病</td></tr>
<tr><td rowspan="3">足三阳</td><td>足阳明经</td><td>前额、口齿、咽喉、胃肠病</td><td rowspan="3"></td><td rowspan="3">神志病、热病</td></tr>
<tr><td>足少阳经</td><td>侧头、耳病、胁肋病、胆腑病</td></tr>
<tr><td>足太阳经</td><td>后头、目、项、背、腰、脏腑病</td></tr>
</table>

（二）分部主治

十四经腧穴因所在部位不同，主治各异，其规律是：躯干、头面、颈项部腧穴，多数治局部病症；肘膝关节以下的腧穴不但可治局部病症，而且还可以治疗头面、五官、颈项、脏腑病及发热、神志等全身疾病。例如，睛明治疗眼病；昆仑既可治疗足跟肿痛、腰腿痛，又可治疗头痛、项强、肩背痛、难产等。

七、腧穴的定位方法

腧穴定位正确与否直接影响到临床治疗效果，历代医家都非常重视腧穴的定位。腧穴的定位方法一般分为解剖标志定位法、骨度分寸定位法、手指同身寸定位法和简便取穴法四种。

（一）解剖标志定位法

1. 固定标志

指不受人体活动影响而固定不移的标志，如五官、毛发、指（趾）甲、乳头、肚脐及各种骨节突起和凹陷部。这些自然标志固定不移，有利于腧穴的定位，如两眉之间取“印堂”，两乳之间取“膻中”等。

2. 活动标志

指必须采取相应的动作才能出现的标志。例如,张口于耳屏前方凹陷处取“听宫”,握拳于手掌尺侧横纹头取“后溪”等。

常用定穴解剖标志的体表定位方法如下:

第2肋:平胸骨角水平;锁骨下可触及的肋骨即第2肋。

第4肋间隙:男性乳头平第4肋间隙。

第7颈椎棘突:颈后隆起最高且能随头旋转而动者为第7颈椎棘突。

第2胸椎棘突:直立,两手下垂时,两肩胛骨上角连线与后正中线的交点。

第3胸椎棘突:直立,两手下垂时,两肩胛冈内侧端连线与后正中线的交点。

第7胸椎棘突:直立,两手下垂时,两肩胛下角的水平线与后正中线的交点。

第12胸椎棘突:直立,两手下垂时,横平两肩胛下角与两髂嵴最高点连线的中点。

第4腰椎棘突:两髂嵴最高点连线与后正中线的交点。

第2骶椎:两髂后上棘连线与后正中线的交点。

骶管裂孔:取尾骨上方左右的骶角,与两骶角平齐的后正中线上。

肘横纹:与肱骨内上髁、外上髁连线相平。

腕掌侧远端横纹:与豌豆骨上缘、桡骨茎突尖下连线相平。

腕背侧远端横纹:与豌豆骨上缘、桡骨茎突尖下连线相平。

(二)骨度分寸定位法

以体表骨节为主要标志,将人体不同部位规定成一定长度或宽度,然后等分,每一等份为一寸,以此折量分寸,确定腧穴位置的方法,又称为骨度法,始见于《灵枢·骨度》篇,常用骨度分寸见图1-1和表1-7。

(三)手指同身寸定位法

以患者的手指为标准进行测量定穴的方法。临床常用方法有以下三种:

1. 拇指同身寸

以患者拇指指间关节的横度作为1寸,适用于四肢部的直寸取穴。(图1-2)

2. 中指同身寸

以患者的中指中节屈曲时桡侧两端横纹头之间作为1寸,可用于四肢部取穴的直寸和背部取穴的横寸。(图1-3)

3. 横指同身寸

又名“一夫法”,令患者将食指、中指、无名指和小指并拢,以中指中节横纹处为准,4指的宽度为3寸。(图1-4)

(四)简便取穴法

临床上常用一种简便易行的取穴方法,如两耳尖直上连线中点取“百会”,两手虎口交叉取“列缺”,垂手中指端取“风市”等。

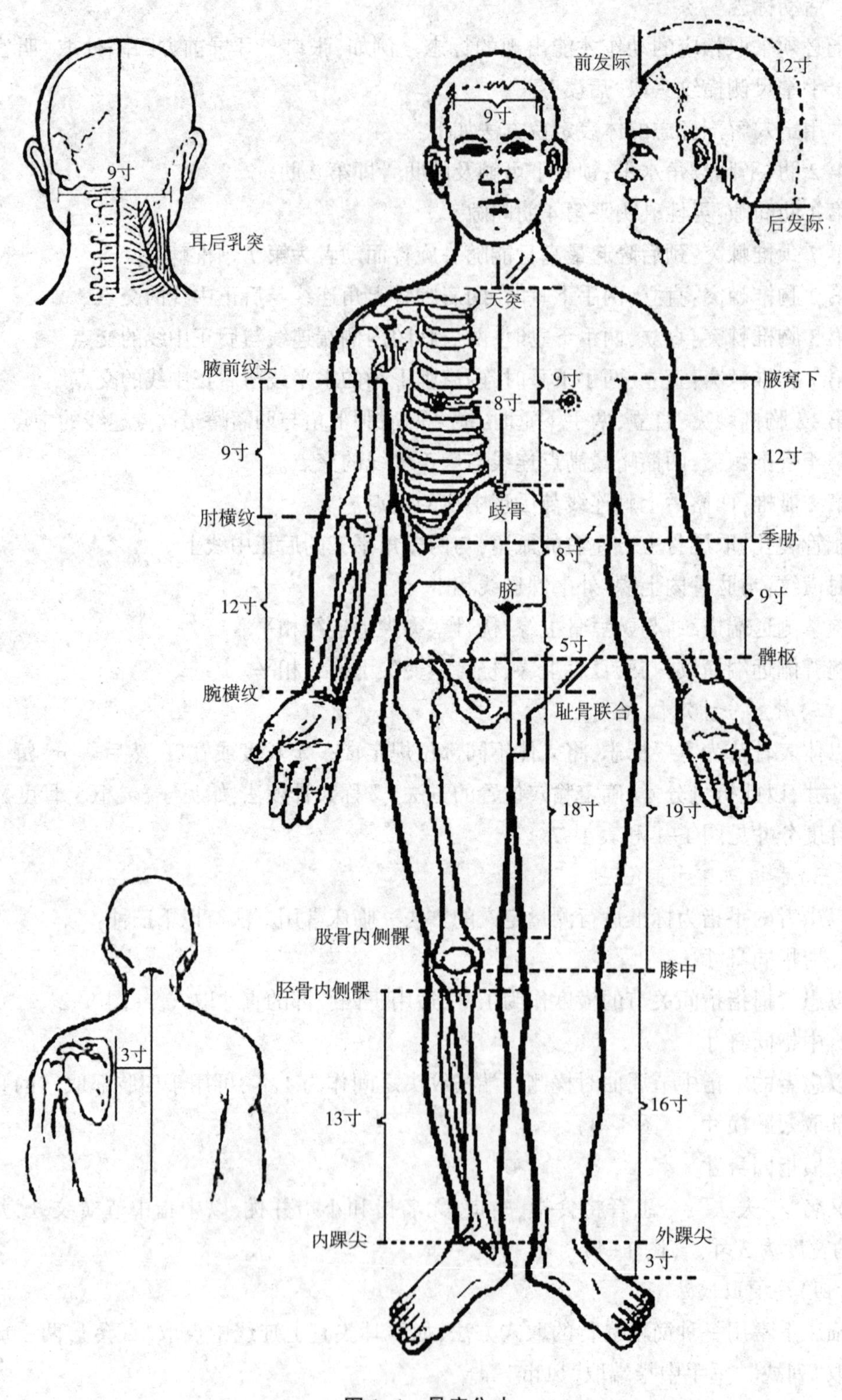

前发际
12寸
后发际
9寸
耳后乳突
9寸
天突
腋前纹头
9寸
8寸
腋窝下
9寸
12寸
肘横纹
岐骨
季胁
8寸
12寸
脐
9寸
5寸
腕横纹
髀枢
耻骨联合
18寸
19寸
股骨内侧髁
膝中
胫骨内侧髁
3寸
13寸
16寸
内踝尖
外踝尖
3寸

图 1-1　骨度分寸

表 1-7 常用骨度分寸表

分部	起止点	常用骨度	度量法	说明
头部	前、后发际中点	12 寸	直寸	
	眉间(印堂)至前发际正中	3 寸	直寸	用于确定前或后发际及其头部腧穴的纵向距离
	前额两发角之间	9 寸	横寸	用于度量头部的横寸
	耳后两乳突(完骨)之间	9 寸		
胸腹部	胸骨上窝(天突)至剑胸结合中点(歧骨)	9 寸	直寸	用于确定任脉穴的纵向距离
	剑胸结合中点至脐中	8 寸	直寸	
	脐中至耻骨联合上缘(曲骨)	5 寸		
	两肩胛骨喙突内侧缘之间	12	横寸	用于确定胸部腧穴的横向距离
	两乳头之间	8 寸	横寸	女性可用锁骨中线代替
背腰部	两肩胛骨内侧缘之间	6 寸	横寸	用于确定背腰部腧穴的横向距离
上肢部	腋前、后纹头至肘横纹(平尺骨鹰嘴)	9 寸	直寸	用于手三阴、手三阳经
	肘横纹(平尺骨鹰嘴)至腕掌(背)侧远端横纹	12 寸		
下肢部	耻骨联合上缘至髌底	18 寸	直寸	用于足三阴经
	髌底至髌尖	2 寸		
	髌尖(膝中)至内踝尖(胫骨内侧髁下方阴陵泉至内踝尖为 13 寸)	15 寸	直寸	用于确定小腿内侧部腧穴的纵向距离
	股骨大转子至腘横纹(平髌尖)	19 寸	直寸	
	腘横纹(平髌尖)至外踝尖	16 寸		
	臀横纹至腘横纹	14 寸		

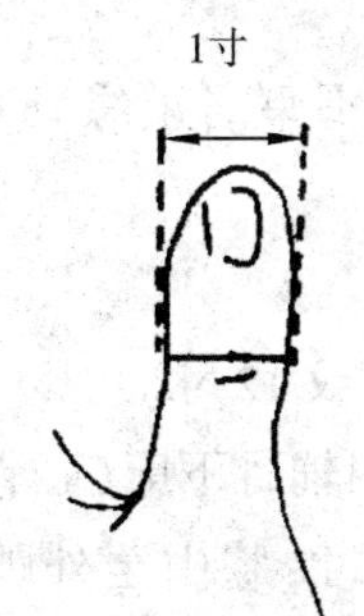

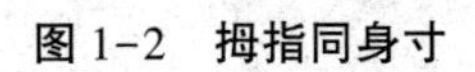
图 1-2 拇指同身寸

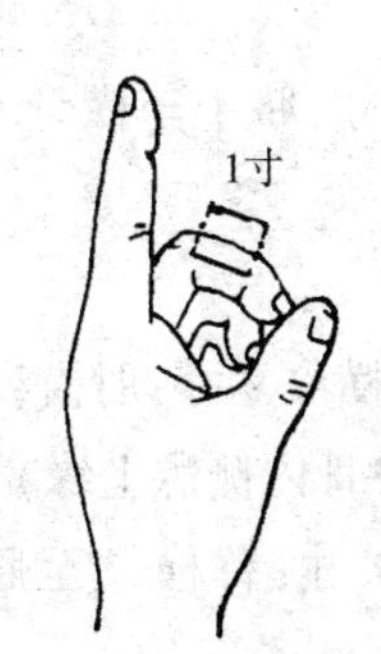

图 1-3 中指同身寸

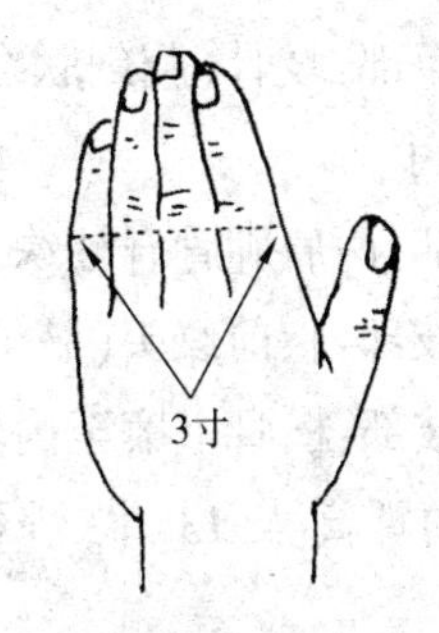

图 1-4 横指同身寸(一夫法)

八、腧穴的定位方法实训

【目的要求】

1. 熟练掌握常用腧穴定位方法，如解剖标志定位法、骨度分寸定位法、手指同身寸定位法等的取穴要领。

2. 能够根据临床需要熟练使用上述方法准确定取腧穴。

【标本教具】

经络穴位人体模型、挂图、教学光盘、模特。

【实训方式】

讲授、示教：

1. 教师先结合人体模型、挂图、教学光盘讲授。

2. 教师在模特（学生）身上示教。

3. 学员相互练习。

【实训内容、方法】

1. 解剖标志定位法

(1)固定标志定位法：是指不受人体活动影响而固定不移的标志。例如，五官、指（趾）甲、乳头、脐窝等标志，各部骨节的突起和缝隙，以及肌肉的隆起和凹陷。

教师指出脐窝中央取神阙，两乳头之间取膻中，腓骨小头前下方凹陷处取阳陵泉，胫骨内侧髁下缘取阴陵泉，学生模拟操作。

(2)活动标志定位法：是指关节、肌肉、肌腱、皮肤随着适当的活动而出现的关节的空隙，肌肉的隆起或凹陷，皮肤的皱纹等。

教师指出握拳掌后纹头取后溪，张口耳屏前凹陷处取耳门、听宫、听会，下颌角前上方1横指，当咬肌隆起处最高点取颊车。学生模拟操作。

2. 骨度分寸定位法

骨度分寸定位法是指以体表骨节为标志，将两骨节间的长度按比例折量为一定的等分，用以确定腧穴位置的方法。

(1)头面部：前发际至后发际中点12寸；前额两发角之间9寸；耳后两完骨（乳突）之间9寸。

(2)胸腹部：歧骨（胸剑联合）至脐中8寸；脐中至横骨上廉（耻骨联合上缘）5寸；两乳头之间8寸。

(3)背部：两肩胛骨脊柱缘之间6寸。

(4)上肢部：腋前纹头（腋前皱襞）至肘横纹9寸；肘横纹至腕横纹12寸。

(5)下肢部：横骨上廉至内辅骨上廉（股骨内侧髁上缘）18寸；内辅骨下廉（胫骨内侧髁下缘）至内踝高点13寸；髀枢至膝中19寸；臀横纹至膝中14寸；膝中至外踝高点16寸。

教师在人体模特上指出以上标志，学生两人一组互练。

3. 手指同身寸定位法

手指同身寸定位法是将患者本人手指的某些部位折量为一定分寸并以此为标准,来量取腧穴位置的方法。

(1)中指同身寸:以患者的中指中节屈曲桡侧两端横纹头之间作为1寸。适用于四肢部取穴的直寸和背部取穴的横寸。

(2)拇指同身寸:以患者拇指的指间关节横纹两端之间的距离作为1寸,适用于四肢部的直寸取穴。

(3)横指同身寸:将患者食指、中指、无名指和小指并拢,以中指中节横纹为标准,4指横量宽度作为3寸,又称"一夫法"。多用于下肢、下腹部的直寸和背部的横寸取穴。

教师示范,学生模拟练习,并模拟用合理的手指分寸定取足三里。

【思考题/作业】

1. 解剖标志定位法　如何在保证定位准确的前提下又能保证患者体位舒适。

2. 骨度分寸定位法　各部的骨度分别是多少?骨度分寸定位法的操作要点是什么?

3. 手指同身寸定位法　本法的操作要领有哪些?本法与前两者定位腧穴时相比,何者更准确?

九、特定穴

特定穴是指十四经穴中具有特殊治疗作用并有特定称号的一些腧穴。根据不同的名称、分布特点和治疗作用,可分为十大类,具体包括五输穴、原穴、络穴、八脉交会穴、下合穴、郄穴、背俞穴、募穴、八会穴、交会穴。

特定穴是临床最常用的腧穴,掌握特定穴对于理解腧穴的主治、临床的选穴和配穴等均有重要的指导意义。

(一)五输穴

1. 概念

十二经在肘膝关节以下各有五个重要经穴,分别命名为"井""荥""输""经""合",统称"五输穴"。古代医家以自然界的水流比拟经气在经脉中的运行情况,以此说明经气的出入和经过部位的深浅及其不同作用,正如《灵枢·九针十二原》所说:"所出为井,所溜为荥,所注为输,所行为经,所入为合。"

2. 分布特点

五输穴均位于四肢肘、膝关节以下,按井、荥、输、经、合的顺序,依次从四肢末端向肘、膝方向向心性排列。其中井穴多位于四肢末端;荥穴多位于掌指或跖趾关节之前;输穴多位于掌指或跖趾关节之后;经穴在前臂或小腿部;合穴多位于肘或膝关节附近。

3. 内容

每条经5个五输穴,十二经脉总共60个穴位。按照"阴井木""阳井金"的规律,可将各经"井、荥、输、经、合"按五行相生的顺序依次配属。六阴经、六阳经的五输穴穴名及其五行属性分别如表1-8和表1-9所示。

表1-8 阴经五输穴表

经脉名称	井(木)	荥(火)	输(土)	经(金)	合(水)
手太阴肺经	少商	鱼际	太渊	经渠	尺泽
手厥阴心包经	中冲	劳宫	大陵	间使	曲泽
手少阴心经	少冲	少府	神门	灵道	少海
足太阴脾经	隐白	大都	太白	商丘	阴陵泉
足厥阴肝经	大敦	行间	太冲	中封	曲泉
足少阴肾经	涌泉	然谷	太溪	复溜	阴谷

表1-9 阳经五输穴表

经脉名称	井(金)	荥(水)	输(木)	经(火)	合(土)
手阳明大肠经	商阳	二间	三间	阳溪	曲池
手少阳三焦经	关冲	液门	中渚	支沟	天井
手太阳小肠经	少泽	前谷	后溪	阳谷	小海
足阳明胃经	厉兑	内庭	陷谷	解溪	足三里
足少阳胆经	足窍阴	侠溪	足临泣	阳辅	阳陵泉
足太阳膀胱经	至阴	足通谷	束骨	昆仑	委中

[附]五输穴歌

肺经少商与鱼际，太渊经渠尺泽连。大肠商阳与二间，三间阳溪曲池牵。

胃经厉兑内庭随，陷谷解溪足三里。脾经隐白大都连，太白商丘阴陵泉。

心经少冲少府邻，神门灵道少海寻。小肠少泽前谷(后)溪，阳谷为经小海依。

膀胱至阴通谷从，束骨昆仑与委中。肾经涌泉然谷宜，太溪复溜阴谷毕。

心包中冲劳宫乐，大陵间使连曲泽。三焦关冲与液门，中渚支沟天井匀。

胆经窍阴侠溪行，临泣阳辅与阳陵(泉)。肝经大敦与行间，太冲中封与曲泉。

4. 临床应用

五输穴的应用十分广泛，可概括为：

(1)按五输穴主病特点应用。《难经·六十八难》说："井主心下满，荥主身热，输主体重节痛，经主喘咳寒热，合主逆气而泄。"即井穴用于急救，荥穴主治热证，输穴治肢体关节酸痛沉重病症，经穴治咽喉及咳喘证，合穴治五脏六腑病等。

(2)按五行生克关系应用。根据"虚则补其母，实则泻其子"的原则，虚证用母穴，实证用子穴，即子母补泻法。本法分为本经子母补泻和异经子母补泻。例如，肺经实证泻其子，取尺泽；肺经虚证补其母，取太渊，为本经子母补泻；同时泻阴谷，补太白为异经子母补泻。

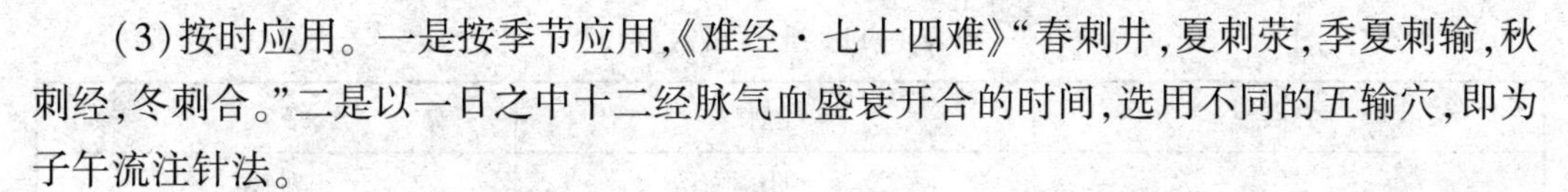

(3)按时应用。一是按季节应用,《难经·七十四难》"春刺井,夏刺荥,季夏刺输,秋刺经,冬刺合。"二是以一日之中十二经脉气血盛衰开合的时间,选用不同的五输穴,即为子午流注针法。

(二)原穴

1. 概念

原穴是脏腑原气输注、经过和留止的部位,又称"十二原穴"。

2. 分布特点

十二经原穴多分布于腕、踝关节附近。

3. 内容

六阴经原穴就是其五输穴中的输穴,即"阴经以输代原";阳经原穴则是在其五输穴中的输穴、经穴之间独置的一穴。(表1-10)

表1-10 十二经原穴表

经脉(阴经)	原穴(以输代原)	经脉(阳经)	原穴
手太阴肺经	太渊	手阳明大肠经	合谷
手少阴心经	神门	手太阳小肠经	腕骨
手厥阴心包经	大陵	手少阳三焦经	阳池
足太阴脾经	太白	足阳明胃经	冲阳
足少阴肾经	太溪	足太阳膀胱经	京骨
足厥阴肝经	太冲	足少阳胆经	丘墟

4. 临床应用

原穴在临床上主要用于诊断和治疗五脏六腑疾病。脏腑发生病变时,会在相应的原穴上出现异常反应,如压痛、敏感、电阻改变、温度改变等,通过诊察原穴的反应变化,并结合临床,可推断脏腑的病情并给予有效的治疗。

除此之外,原穴和络穴配伍,用以治疗表里经之间的经脉和脏腑病。

(三)络穴

1. 概念

络脉从经脉分出的部位各有一个腧穴,称为络穴。

2. 分布特点

十二经脉的络穴皆位于肘、膝关节以下;任脉络穴位于腹部,督脉络穴位于骶尾部,脾之大络穴位于胁部。

3. 内容

十二经脉各有一个络穴,加上任脉络穴、督脉络穴和脾之大络穴,共计十五络穴。(表1-11)

表1-11　十五络穴表

分类	经脉	络穴
手三阴经	手太阴肺经	列缺
	手少阴心经	通里
	手厥阴心包经	内关
手三阳经	手阳明大肠经	偏历
	手太阳小肠经	支正
	手少阳三焦经	外关
足三阴经	足太阴脾经	公孙
	足少阴肾经	大钟
	足厥阴肝经	蠡沟
足三阳经	足阳明胃经	丰隆
	足太阳膀胱经	飞扬
	足少阳胆经	光明
其他	任脉	鸠尾
	督脉	长强
	脾大络	大包

[附]十五络穴歌

人身络穴一十五，我今逐一从头举。手太阴络为列缺，手少阴络即通里，
手厥阴络为内关，手太阳络支正是，手阳明络偏历当，手少阳络外关位，
足太阳络号飞扬，足阳明络丰隆记，足少阳络为光明，足太阴络公孙寄，
足少阴络名大钟，足厥阴络蠡沟配，阳督之络号长强，阴任之络号尾翳，
脾之大络为大包，十五络脉君须记。

4. 临床应用

络穴在临床上用于治疗表里两经循行所过部位及其归属脏腑的疾病，还可以治疗络穴所在局部的病症。例如，手阳明大肠经的络穴为偏历，以主治本经脉病变，“实则龋、聋，虚则齿寒、痹隔”，同时还可主治肩臂肘腕疼痛、鼻衄、口眼歪斜、喉痛、目疾等。络穴可单独应用，也可与原穴配伍应用。

（四）背俞穴

1. 概念

背俞穴是指脏腑之气输注于背腰部的腧穴，简称俞穴。

2. 分布特点

背俞穴均位于背腰部足太阳膀胱经第一侧线上。

3. 内容

十二脏腑各有一个背俞穴,共计十二个背俞穴。

[附]十二背俞穴歌

三椎肺俞厥阴四,心五肝九十胆俞,十一脾俞十二胃,十三三焦椎旁居,
肾俞却与命门平,十四椎外穴是真,大肠十六小十八,膀胱俞与十九平。

4. 临床应用

由于背俞穴与各自所属脏腑有密切的关系,所以常用于诊断和治疗相应脏腑及其组织器官的病症,如肝之背俞穴肝俞可治疗肝病所致之胁痛、黄疸。另外,肝开窍于目,肝俞还可治疗目疾。根据“从阳引阴”及“阴病行阳”等原则,位于属阳的背腰部的背俞穴临床多用于治疗属阴的脏的病症。同时,当脏腑发生病变时,常在相应的背俞穴出现疼痛或过敏等阳性反应,可协助诊断。

(五)募穴

1. 概念

募穴是指脏腑之气结聚于胸腹部的腧穴。

2. 分布特点

募穴位于胸腹部,大体与其相关脏腑所处部位接近。

3. 内容

十二脏腑各有一个募穴,共计十二募穴。

[附]十二募穴歌

天枢大肠肺中府,关元小肠巨阙心,中极膀胱京门肾,胆日月肝期门寻,
脾募章门胃中脘,气化三焦石门针,心包募穴何处取?胸前膻中觅浅深。

4. 临床应用

募穴可用于诊断、治疗相应脏腑的病症。由于募穴与各自所属脏腑有密切的关系,当脏腑发生病变时,常在相应的募穴出现疼痛或过敏等阳性反应,所以常用于诊断、治疗相应脏腑的病症。例如,胃之募穴中脘治疗胃痛、脘腹胀满;大肠之募穴天枢治疗泄泻、便秘。同时,根据“从阴引阳”及“阳病行阴”等原则,位于属阴的胸腹部的募穴在临床上多用于治疗属阳的腑的病症。因此,募穴为治疗腑病,尤其是腑实证之主穴。

另外,募穴还经常配合背俞穴使用,即俞募配穴,以加强治疗相应脏腑及其组织器官病症的疗效。

(六)八脉交会穴

1. 概念

八脉交会穴是指十二经脉与奇经八脉经气相通的八个腧穴,又称“交经八穴”。八脉交会穴始见于金元时代窦汉卿的《针经指南》。

2. 分布特点

八脉交会穴均分布于腕、踝关节附近。

3. 内容

八脉交会穴共计八个，如表 1-12 所示。

表 1-12　八脉交会穴及主治表

八穴	所属经脉	所通八脉	主治病症
公孙	足太阴	冲脉	胃、心、胸疾病
内关	手厥阴	阴维	
足临泣	足少阳	带脉	目锐眦、耳后、颊、颈、肩部疾病及寒热往来证
外关	手少阳	阳维	
后溪	手太阳	督脉	目内眦、项、耳、肩部疾病及发热恶寒等表证
申脉	足太阳	阳跷	
列缺	手太阴	任脉	肺系、咽喉、胸膈疾病和阴虚内热证
照海	足少阴	阴跷	

[附]八脉交会穴歌

公孙冲脉胃心胸，内关阴维下总同，临泣胆经连带脉，阳维目锐外关逢，

后溪督脉内眦颈，申脉阳跷络亦通，列缺任脉行肺系，阴跷照海膈喉咙。

4. 临床应用

八脉交会穴既可治疗所属十二经脉的病症，又可治疗所通奇经的病症。例如，手太阳小肠经的后溪穴通督脉，既可治疗手太阳小肠经病症，又可治疗脊柱强痛、角弓反张等督脉病症。另外，八脉交会穴按一定原则上下相配，可治疗四条经脉相合部位的病症。例如，公孙配内关，治疗脾经、心包经、冲脉与阴维脉相合部位心、胸、胃等的病症，具体配合应用如表 1-12 所示。八脉交会穴还可运用于按时取穴，即“灵龟八法”和“飞腾八法”。

(七)八会穴

1. 概念

八会穴是指人体脏、腑、气、血、筋、脉、骨、髓等精气会聚的八个腧穴。

2. 分布特点

八会穴分布于躯干和四肢部。

3. 内容

八会穴共有八个，具体如表 1-13 所示。

表 1-13　八会穴及其主治表

八会	穴名	主治
腑会	中脘	腑病
脏会	章门	脏病
髓会	绝骨	髓病

（续表）

八会	穴名	主治
筋会	阳陵泉	筋病
血会	膈俞	血病
骨会	大杼	骨病
脉会	太渊	脉病
气会	膻中	气病

[附]八会穴歌

腑会中脘脏章门，髓会绝骨筋阳陵，血会膈俞骨大杼，脉太渊气膻中存。

4. 临床应用

八会穴主要用于治疗相应的脏腑组织的病症。例如，各种血证可取血会膈俞；各种气证可取气会膻中。

（八）郄穴

1. 概念

郄穴是各经经气深聚在四肢部的腧穴。

2. 分布特点

郄穴大多分布于四肢肘、膝关节以下。

3. 内容

十二经脉各有一个郄穴，奇经八脉中的阴维脉、阳维脉、阴跷脉、阳跷脉也各有一个郄穴，共计十六郄穴。（表1-14）

表1-14 十六郄穴表

阴经	郄穴	阳经	郄穴
手太阴肺经	孔最	手阳明大肠经	温溜
手少阴心经	阴郄	手太阳小肠经	养老
手厥阴心包经	郄门	手少阳三焦经	会宗
足太阴脾经	地机	足阳明胃经	梁丘
足少阴肾经	水泉	足太阳膀胱经	金门
足厥阴肝经	中都	足少阳胆经	外丘
阴维脉	筑宾	阳维脉	阳交
阴跷脉	交信	阳跷脉	跗阳

[附]十六郄穴歌

郄义即孔隙，本属气血集。肺向孔最取，大肠温溜别；

胃经是梁丘，脾属地机穴；心则取阴郄，小肠养老列；

膀胱金门守，肾向水泉施；心包郄门刺，三焦会宗持；

胆郄在外丘，肝经中都是；阳跷跗阳走，阴跷交信期；

阳维阳交穴，阴维筑宾知。

4. 临床应用

郄穴主要治疗本经循行部位及所属脏腑的急性病症。其中，阴经郄穴多治血证，如手太阴肺经郄穴孔最治疗咳血；足太阴脾经郄穴地机治疗月经不调、崩漏。阳经郄穴多治急性疼痛，如足阳明胃经郄穴梁丘治疗急性胃痛；手太阳小肠经郄穴养老治疗肩背腰腿痛等。另外，郄穴还可以诊断本经所属脏腑的病症。当某脏腑有病变时，可反映于相应的郄穴上，切、循、扪、按郄穴可协助诊断。

（九）下合穴

1. 概念

下合穴是指六腑之气下合于足三阳经的六个腧穴，又称“六腑下合穴”。

2. 分布特点

下合穴主要分布在下肢膝关节附近。

3. 内容

胃、胆、膀胱三腑的下合穴与其本经五输穴中的合穴相同。大肠、小肠、三焦的下合穴分布在胃经、膀胱经上（表1-15）。

表1-15　六腑下合穴及其主治表

六腑	下合穴（所在位置）	主治病症
胃	足三里（本经）	胃脘痛、纳差、呃逆、呕吐
大肠	上巨虚（足阳明胃经）	腹痛、腹泻、便秘、肠痈
小肠	下巨虚（足阳明胃经）	泄泻
膀胱	委中（本经）	气化失常之癃闭、遗尿
三焦	委阳（足太阳膀胱经）	
胆	阳陵泉（本经）	胁痛、黄疸、口苦咽干

[附]下合穴歌

胃经下合三里量，上下巨虚大小肠，膀胱当合委中穴，三焦下合属委阳，

胆经之合阳陵泉，腑病用之效必彰。

4. 临床应用

六腑病症均可选用各自相应的下合穴进行治疗。例如，足三里治疗胃脘痛等，阳陵泉治疗胁痛、黄疸等。（表1-15）

（十）交会穴

1. 概念

交会穴是指两经或数经相交或会合处的腧穴。

2. 分布特点

交会穴多分布于头面、躯干部。

3. 内容

历代文献对交会穴的记载略有不同，但绝大部分内容出自《针灸甲乙经》。具体可参阅相关书籍。

4. 临床应用

既可治疗所属经脉病症，又可治疗所交会经脉病症。例如，三阴交是足太阴脾经、足少阴肾经与足厥阴肝经的交会穴，故既可治疗脾经病症，又可治疗肾经、肝经病症。

项目一 手太阴肺经

一、经脉循行

起于中焦，向下联络大肠，回绕胃口过膈属于肺脏，从肺系（肺与喉咙相联系的部位）横行出来，沿上臂内侧下行，行于手少阴经和手厥阴经的前面，经肘窝入寸口，沿鱼际边缘，出拇指内侧端（少商）。

手腕后方支脉：从列缺处分出，走向食指桡侧端，与手阳明大肠经相接。（图 1-5）

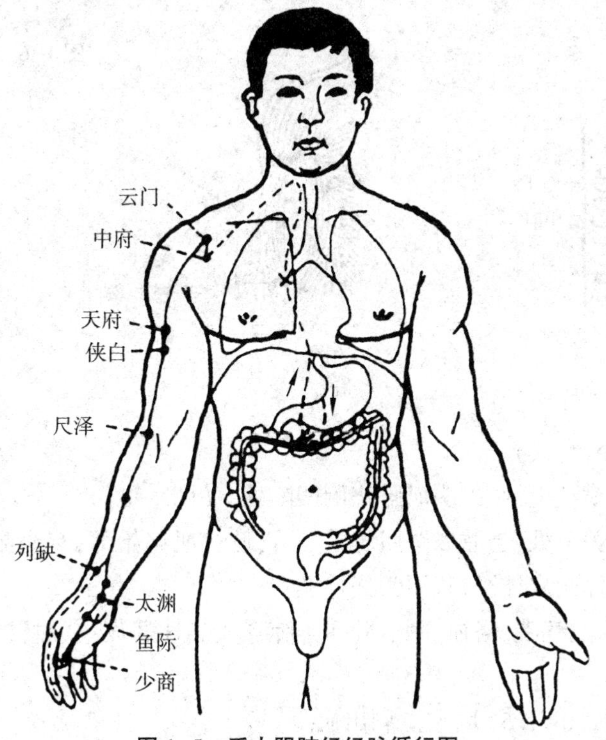

图 1-5 手太阴肺经经脉循行图

二、主治概要

本经腧穴主治咳嗽、气喘、咳血、咽痛、外感伤风及经脉循行部位的其他病症。

三、腧穴

本经单侧 11 穴，穴起中府，止于少商。（图 1-6）

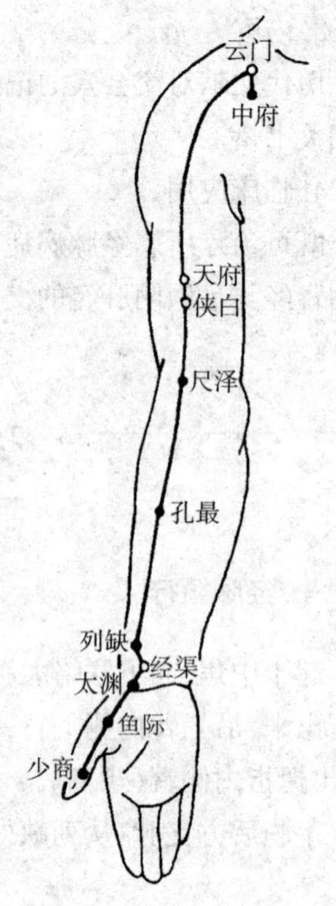

图 1-6 手太阴肺经经穴图

（一）常用腧穴

1. 中府（Zhōngfǔ，肺募穴；手、足太阴经交会穴）

〔定位〕在胸前壁外上方，前正中线旁开 6 寸，平第 1 肋间隙处。（图 1-7）

〔解剖〕当胸大肌、胸小肌处，内侧深层为第 1 肋间内、外肌；上外侧有腋动、静脉，胸肩峰动、静脉；布有锁骨上神经中间支，胸前神经分支及第 1 肋间神经外侧皮支。

〔主治〕①咳嗽、气喘、胸满痛等肺部病症；②肩背痛。

〔操作〕向外斜刺 0.5~0.8 寸，不可向内深刺，以免伤及肺脏，引起气胸。

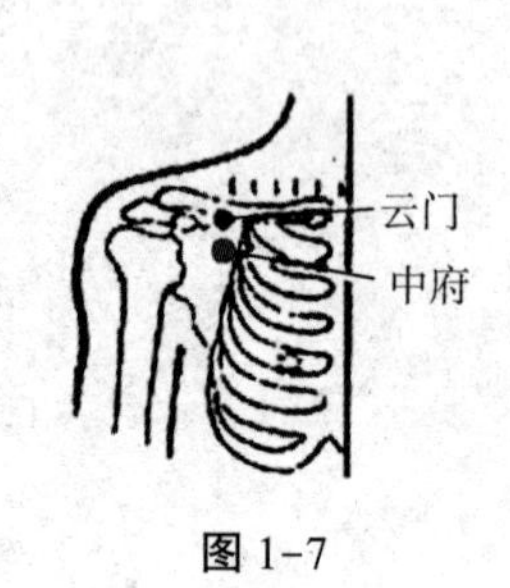

图 1-7

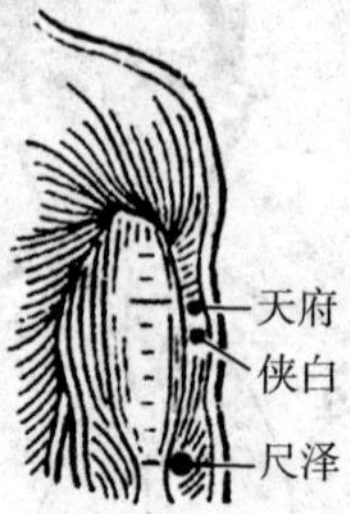

天府
侠白
尺泽

图 1-8

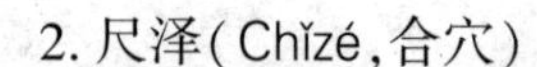

2. 尺泽（Chǐzé，合穴）

〔定位〕在肘横纹上，肱二头肌腱桡侧凹陷处。（图 1-8）

〔解剖〕在肘关节处，当肱二头肌腱之外方，肱桡肌起始部；有桡侧返动、静脉分支及头静脉；布有前臂外侧皮神经，直下为桡神经。

〔主治〕①咳嗽、气喘、咯血、咽喉肿痛等肺系实热性病症；②肘臂挛痛；③急性吐泻、中暑等急症。

〔操作〕直刺 1.0~1.5 寸，或点刺出血。

3. 孔最（Kǒngzuì，郄穴）

〔定位〕在前臂掌面桡侧，当尺泽与太渊连线上，腕横纹上 7 寸处。（图 1-9）

〔解剖〕有肱桡肌，在旋前圆肌上端之外缘，桡侧腕长、短伸肌的内缘；有头静脉，桡动、静脉；布有前臂外侧皮神经，桡神经浅支。

〔主治〕①咳、喘、咳血、咽痛等肺系病症;②肘臂挛痛。

〔操作〕直刺 1.0~1.5 寸,或点刺出血。

4. 列缺[Lièquē,络穴;八脉交会穴(通于任脉)]

〔定位〕桡骨茎突上方,腕横纹上 1.5 寸,当肱桡肌与拇长展肌腱之间。(图 1-10)

简便取穴法:两手虎口自然平直交叉,一手食指按在另一手的桡骨茎突上,指尖下凹陷中是穴。(图 1-11)

〔解剖〕在肱桡肌与拇长展肌腱之间,桡侧腕长伸肌腱内侧;有头静脉,桡动、静脉分支;布有前臂外侧皮神经和桡神经浅支的混合支。

〔主治〕①咳嗽、气喘、咽喉肿痛等肺系病症;②上肢痹痛、手腕无力等循行部位病症;③头痛、项强、齿痛、口眼歪斜等头项部疾患。

〔操作〕向上斜刺 0.5~0.8 寸。

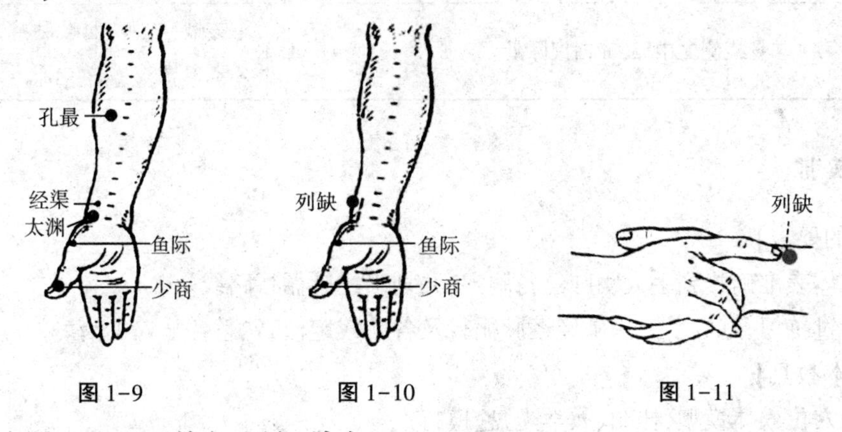

图 1-9　　图 1-10　　图 1-11

5. 太渊(Tàiyuān,输穴;原穴;脉会)

〔定位〕在腕掌侧横纹桡侧,桡动脉桡侧凹陷中。(图 1-9)

〔解剖〕在桡侧腕屈肌腱的外侧,拇长展肌腱内测;有桡动、静脉;布有前臂外侧皮神经和桡神经浅支混合支。

〔主治〕①咳、喘、咳血、咽痛;②腕臂痛;③无脉症。

〔操作〕避开桡动脉,直刺 0.3~0.5 寸。

6. 少商(Shàoshāng,井穴)

〔定位〕拇指桡侧,指甲根角旁约 0.1 寸。(图 1-9)

〔解剖〕有指掌侧固有动、静脉所形成的动、静脉网;布有前臂外侧皮神经和桡神经浅支混合支及正中神经的掌侧固有神经的末梢神经网。

〔主治〕①发热、咽喉肿痛等肺系实热病症;②昏迷、癫狂;③手指麻木。

〔操作〕浅刺 0.1 寸,或点刺出血。

（二）其他腧穴（表1-16）

表1-16　手太阴肺经其他腧穴

穴名	定位	主治（主要病症）
云门	在胸壁前外上方，肩胛骨喙突上方，锁骨下窝凹陷处，距前正中线6寸	①咳、喘、胸中烦满，胸痛；②肩臂痛
天府	肱二头肌桡侧缘，腋前纹头下3寸处	①咳、喘、鼻衄；②上臂内侧痛
侠白	肱二头肌桡侧缘，腋前纹头下4寸或肘横纹上5寸处	①咳、喘、胸闷烦满；②上臂内侧痛
经渠	桡骨茎突与桡动脉之间凹陷处，腕横纹上1寸	①咳、喘、胸痛、发热、咽喉肿痛；②手腕痛
鱼际	第1掌骨桡侧之中点，赤白肉际处	①咳嗽、咳血、咽喉肿痛、失音；②掌中热

四、实训

【目的要求】

1. 在体表准确找到手太阴肺经各腧穴，并划出经脉循行路线。

2. 通过练习，掌握手太阴肺经经脉循行及各腧穴定位，熟悉各腧穴主治。

【标本教具】

经络穴位人体模型、挂图、教学光盘、模特。

【实训方式】

讲授、示教：

1. 教师先结合人体模型、挂图、教学光盘讲授。

2. 教师在模特（学生）身上示教（划经点穴）。

3. 学员相互练习。

【实训内容、方法】

1. 经脉循行

手太阴肺经从胸走手。在模特身上按腧穴分布的体表路线从起于胸部外上方的中府穴开始划经：循上肢内侧的前缘，经鱼际部止于手拇指桡侧指甲角旁的少商穴。

2. 按顺序点画出手太阴肺经的中府、尺泽、孔最、列缺、太渊、少商6个穴的定位。每穴的位置均用红笔点画出，以便学生观看记忆。

【思考题/作业】

1. 画出手太阴肺经经脉循行路线。

2. 指出中府、尺泽、孔最、列缺、太渊、少商各腧穴的位置，并描述各穴的主治作用。

项目二 手阳明大肠经

一、经脉循行

起于食指末端(商阳),沿食指桡侧向上,通过1、2掌骨之间(合谷),向上进入两筋(拇长伸肌腱与拇短伸肌腱)之间的凹陷处,沿前臂前方,并肘部外侧,再沿上臂外侧前缘,上走肩端(肩髃),沿肩峰前缘向上出于大椎,再向下入缺盆(锁骨上窝)部,联络肺脏,通过横膈,属于大肠。

缺盆部支脉:上走颈部,通过面颊,进入下齿龈,回绕至上唇,交叉于人中,左脉向右,右脉向左,分布在鼻孔两侧(迎香),与足阳明胃经相接。(图1-12)

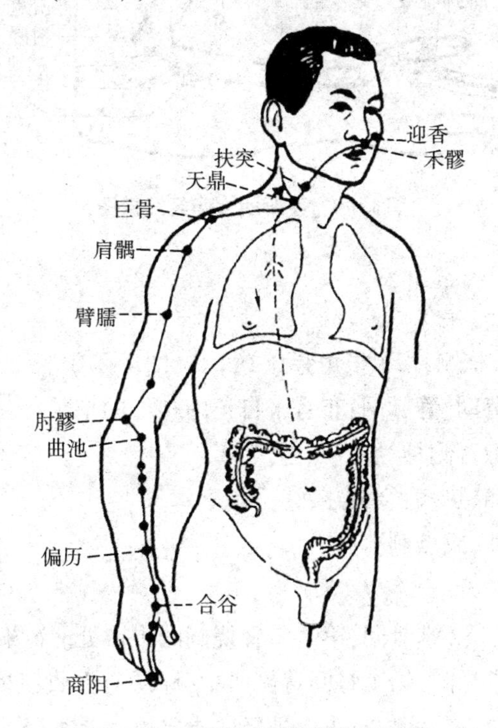

图1-12 手阳明大肠经经脉循行图

二、主治概要

本经腧穴主治头面、五官病,热病,肠胃病及经脉循行部位的其他病症。

三、腧穴

本经单侧20穴,穴起商阳,止于迎香。(图1-13)

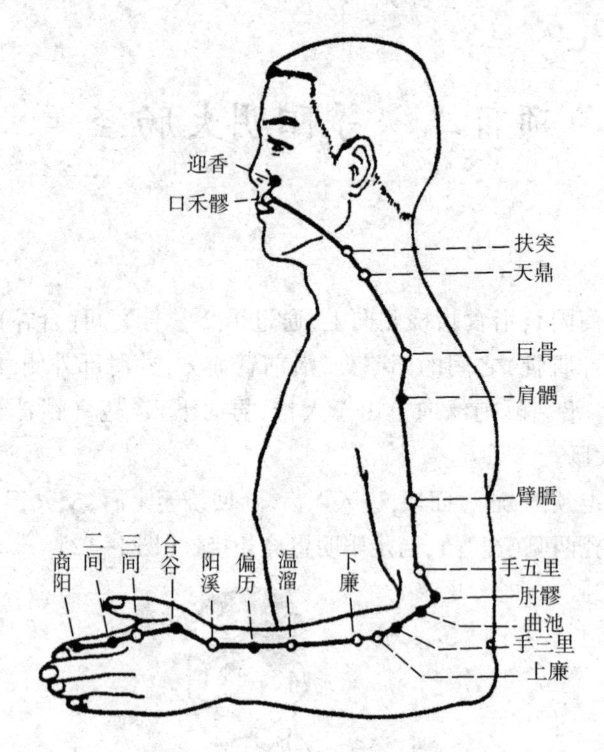

图 1-13 手阳明大肠经经穴图

(一)常用腧穴

1. 商阳(Shāngyáng,井穴)

〔定位〕在食指末节桡侧,指甲根角旁 0.1 寸。(图 1-14)

〔解剖〕有指及掌背动、静脉网;布有来自正中神经的指掌侧固有神经、桡神经的指背侧神经。

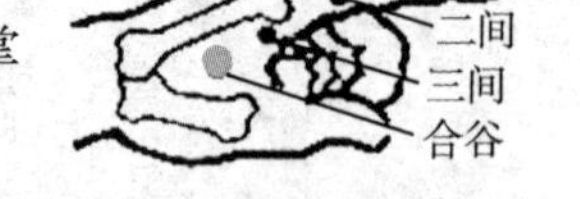

图 1-14

〔主治〕①咽喉肿痛、热病;②昏迷;③手指麻木。

〔操作〕浅刺 0.1 寸,或点刺出血。

2. 合谷(Hégǔ,原穴)

〔定位〕在手背,第 1、2 掌骨间,第 2 掌骨桡侧的中点处。(图 1-14)

〔解剖〕在第 1、2 掌骨间,第 1 骨间背侧肌中,深层有拇收肌横头;有手背静脉网;布有桡神经浅支的掌背侧神经,深部有正中神经的指掌侧固有神经。

〔主治〕①上肢疼痛、痿痹;头痛、面肿、目赤肿痛、鼻渊、鼻衄、齿痛、咽喉肿痛、耳聋、口眼歪斜等头面五官病;②腹痛、痢疾、便秘;③热病无汗或多汗,外感病发热、恶寒;④闭经、滞产等妇科病。

〔操作〕直刺 0.5~1.0 寸,孕妇禁针。

3. 手三里(Shǒusānlǐ)

〔定位〕当阳溪与曲池连线上,肘横纹下 2 寸。(图 1-15)

〔解剖〕有桡侧返动、静脉的分支。分布着前臂背侧皮神经和桡神经深支。

〔主治〕①上肢不遂、肩背疼痛、齿痛、颊肿;②腹痛、腹泻。

〔操作〕直刺 1.0~1.5 寸。

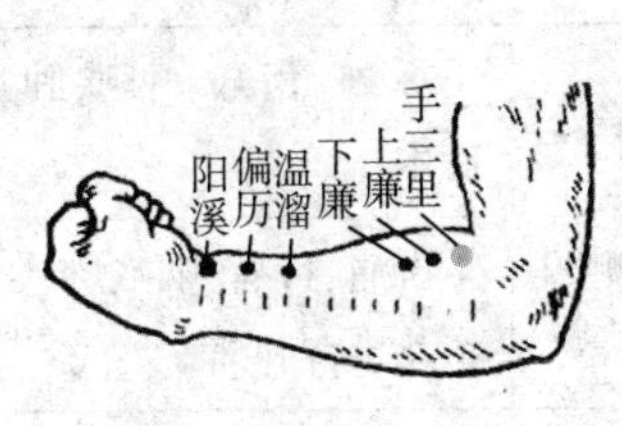

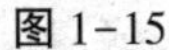
图 1-15

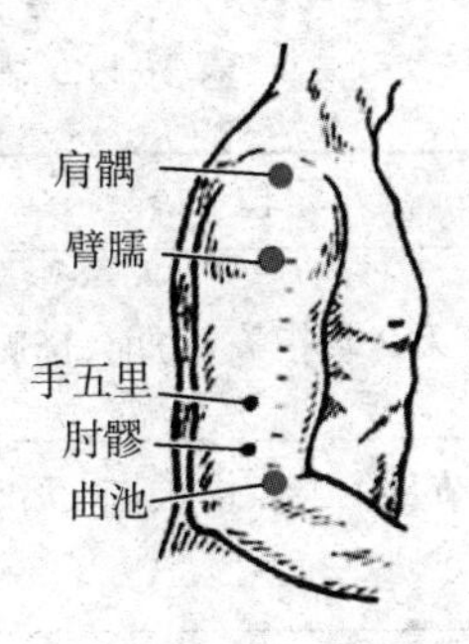

图 1-16

4. 曲池(Qūchí,合穴)

〔定位〕当尺泽与肱骨外上髁连线中点。(图 1-16)

〔解剖〕桡侧腕长伸肌起始部,肱桡肌的桡侧;有桡侧返动、静脉的分支;分布着前臂背侧皮神经,内侧深层为桡神经。

〔主治〕①上肢不遂等上肢病;咽喉肿痛、齿痛、目赤肿痛等五官热性病;②腹痛、吐泻等肠胃病;③风疹、瘾疹、湿疹等皮肤、外科病;④热病;⑤高血压。

〔操作〕直刺 1.0~1.5 寸。

5. 臂臑(Bìnào)

〔定位〕在臂外侧,三角肌止点处,当曲池与肩髃连线上,曲池上 7 寸处。(图 1-16)

〔解剖〕在肱骨桡侧,三角肌下端,肱三头肌外侧头的前缘;有旋肱后动脉的分支及肱深动脉;布有前臂背侧皮神经,深层有桡神经本干。

〔主治〕肩臂痛。

〔操作〕直刺或向上斜刺 0.8~1.5 寸。

6. 肩髃(Jiānyú)

〔定位〕肩峰与肱骨大结节之间,三角肌上部中央。上臂外展时,当肩峰前下方凹陷处。(图 1-16)

〔解剖〕有旋肱后动、静脉;分布着锁骨上神经后支及腋神经。

〔主治〕肩臂疼痛、上肢不遂。

〔操作〕直刺或向下斜刺 0.8~1.5 寸。

7. 迎香(Yíngxiāng,手、足阳明交会穴)

〔定位〕在鼻翼外缘中点旁,当鼻唇沟中。(图 1-17)

〔解剖〕在上唇方肌中;有面动、静脉及眶下动、静脉分支;分布着面神经与眶下神经的吻合支。

〔主治〕鼻塞、鼻渊、鼻衄、面肿、口歪等局部病。

〔操作〕斜刺或横刺 0.3~0.5 寸。

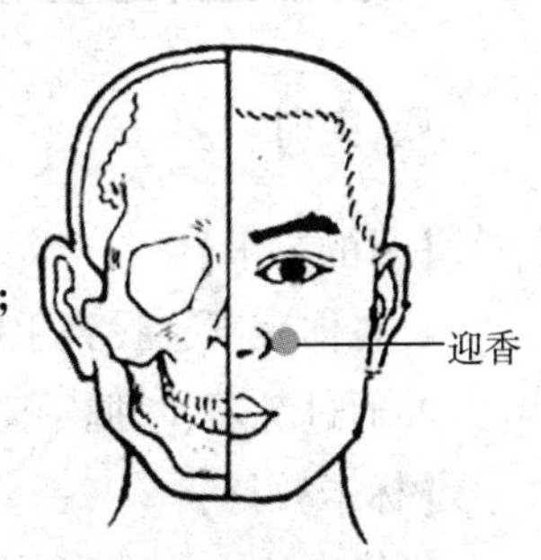

图 1-17

(二)其他腧穴(见表1-17)

表1-17　手阳明大肠经其他腧穴

穴名	定位	主治(主要病症)
二间	在食指本节(第2掌指关节)前,桡侧凹陷处	①鼻衄、齿痛、咽喉肿痛;②热病;③手指麻木
三间	在手食指本节(第2掌指关节)后,桡侧凹陷处	①齿痛、目痛、咽喉肿痛;②腹胀、肠鸣;③手指及手背肿痛
阳溪	在腕背横纹桡侧,当拇短伸肌腱与拇长伸肌腱之间的凹陷中	①头痛、目赤肿痛、齿痛、咽喉肿痛;②手腕痛
偏历	当阳溪与曲池连线上,腕横纹上3寸	①目赤、耳鸣、耳聋、鼻衄、咽痛;②手臂酸痛;③腹胀、水肿
温溜	当阳溪与曲池连线上,腕横纹上5寸	①面肿、咽喉肿痛;②肠鸣、腹痛;③肘臂酸痛
下廉	当阳溪与曲池连线上,肘横纹下4寸	①头痛、眩晕;②腹胀、肠鸣;③肘臂痛、上肢不遂
上廉	阳溪与曲池连线上,肘横纹下3寸	①头痛;②肠鸣、腹痛;③肩臂麻痛、上肢不遂
肘髎	屈肘,曲池外上方1寸,当肱骨边缘处	肘部麻木、挛痛等局部病
手五里	当曲池与肩髃的连线上,曲池上3寸	①肘臂挛痛;②瘰疬
巨骨	当锁骨肩峰端与肩胛冈之间凹陷处	①肩臂疼痛、抬举不利;②瘰疬、瘿气
天鼎	胸锁乳突肌后缘,当结喉旁,扶突与缺盆连线中点	①暴喑、咽喉肿痛;②瘰疬、瘿气
扶突	结喉旁约3寸,当胸锁乳突肌的前、后缘之间	①咳嗽、气喘、咽喉肿痛、暴喑;②瘰疬、瘿气
禾髎	鼻孔外缘直下,平水沟穴	鼻塞、鼻衄、口歪等局部病

四、实训

【目的要求】

1. 在体表准确找到手阳明经各腧穴,并划出经脉循行路线。

2. 通过练习,掌握手阳明大肠经经脉循行及各腧穴定位,熟悉各腧穴主治。

【标本教具】

经络穴位人体模型、挂图、教学光盘、模特。

【实训方式】

讲授、示教:

1. 教师先结合人体模型、挂图、教学光盘讲授。

2. 教师在模特(学生)身上示教(划经点穴)。

3. 学员相互练习。

【实训内容、方法】

1. 经脉循行

手阳明大肠经从手走头。在模特身上按腧穴分布的体表路线从起于食指桡侧指甲角旁的商阳穴开始划经:经食指桡侧,循行在上肢外侧前缘,上肩、颈,至面颊,左右两脉交会于人中穴,止于对侧鼻翼旁的迎香穴。

2. 按顺序点划出手阳明大肠经的商阳、合谷、手三里、曲池、臂臑、肩髃、迎香 7 个穴的定位。每穴的位置均用红笔点画出,以便学生观看记忆。

【思考题/作业】

1. 在体表画出手阳明大肠经经脉循行路线。

2. 指出商阳、合谷、手三里、曲池、臂臑、肩髃、迎香的位置,并说出各穴的主治作用。

项目三 足阳明胃经

一、经脉循行

起于鼻翼两侧(迎香),上行到鼻根部与足太阳经交会,向下沿鼻外侧进入上齿龈内,回出环绕口唇,向下交会于颏唇沟承浆处,再向后沿口腮后下方,出于下颌大迎处,沿下颌角颊车,上行耳前,经上关,沿发际,到达前额(神庭)。

面部支脉:从大迎前下走人迎,沿着喉咙进入缺盆部,向下过膈,属于胃,联络脾脏。

缺盆部直行的脉:经乳头,向下挟脐旁,进入少腹两侧气冲。

胃下口部支脉:沿着腹里向下到气冲会合,再由此下行至髀关,直抵伏兔部,下至膝盖,沿胫骨外侧前缘,下经足跗,进入第 2 足趾外侧端(厉兑)。

胫部支脉:从膝下 3 寸(足三里)处分出,进入足中趾外侧。

足跗部支脉:从跗上分出,进入足大趾内侧端(隐白),与足太阴脾经相接。(图 1-18)

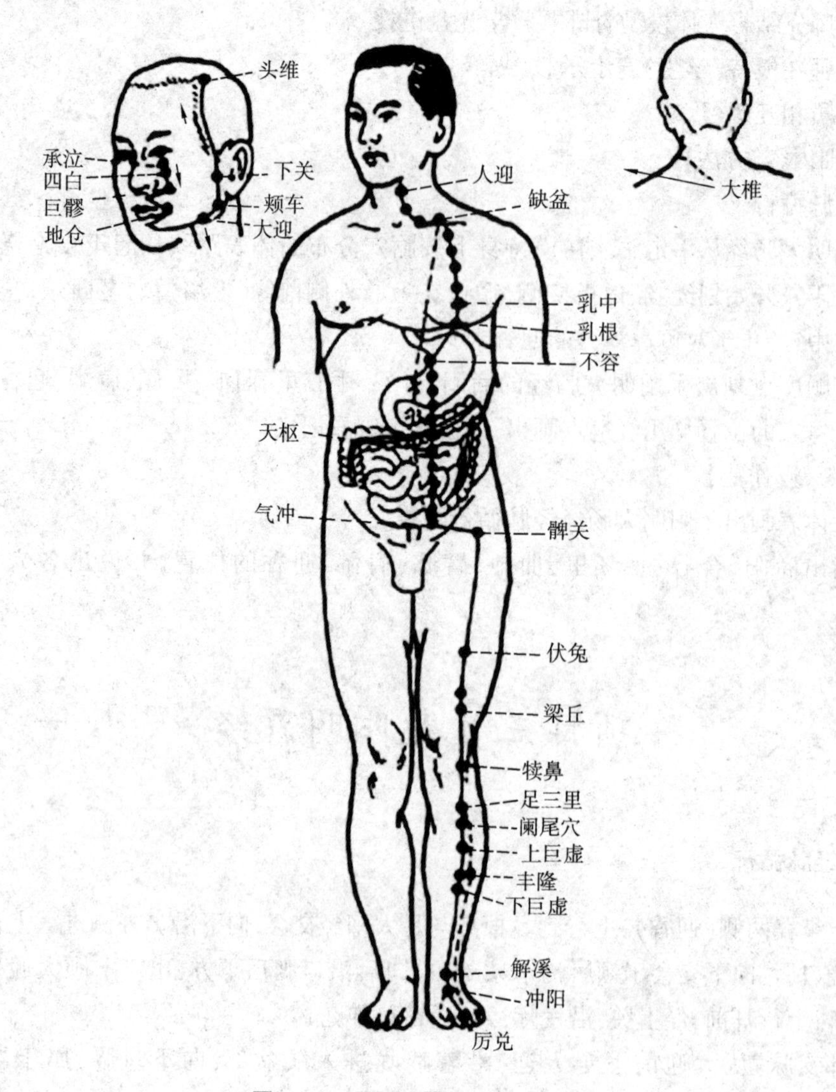

图 1-18　足阳明胃经经脉循行图

二、主治概要

本经腧穴主治胃肠病、头面五官病、神志病、热病及经脉循行部位的其他病症。

三、腧穴

本经单侧 45 穴，穴起承泣，止于厉兑。（图 1-19）

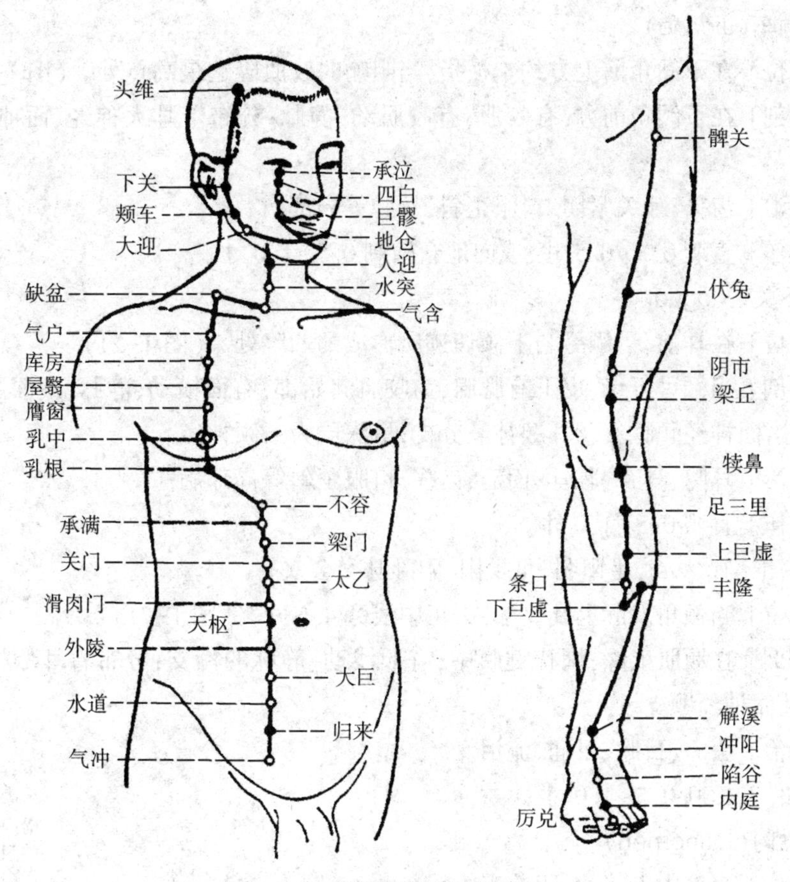

图 1-19 足阳明胃经经穴图

（一）常用腧穴

1. 地仓（Dìcāng）

〔定位〕在面部，口角外侧，上直对瞳孔。（图 1-20）

〔解剖〕在口轮匝肌中，深层为颊肌；有面动、静脉；分布着面神经和眶下神经分支，深层为颊神经的末支。

〔主治〕口角歪斜、流涎等局部病。

〔操作〕横刺，针尖向颊车刺 1.0~1.5 寸。

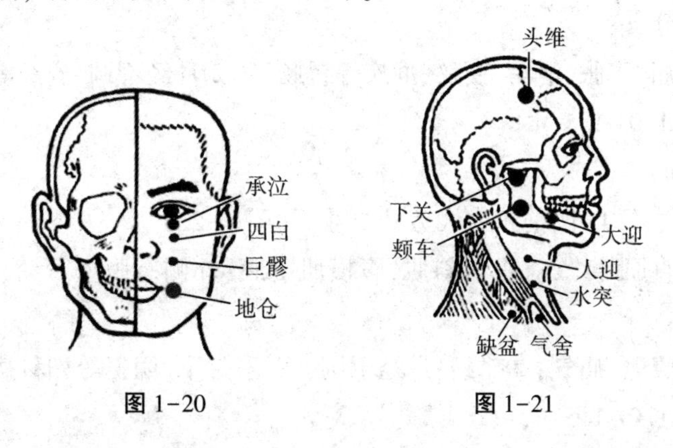

图 1-20　　图 1-21

2. 颊车（Jiáchē）

〔定位〕在下颌角前上方约1横指，当咀嚼时咬肌隆起最高点处。（图1-21）

〔解剖〕在下颌角前方，有咬肌；有咬肌动、静脉；分布着耳大神经、面神经分支及咬肌神经。

〔主治〕齿痛、牙关紧闭、口眼歪斜、颊肿等局部病。

〔操作〕直刺0.3~0.5寸，或向地仓横刺0.5~1.0寸。

3. 下关（Xiàguān）

〔定位〕在耳前，当颧弓与下颌切迹所形成的凹陷处。（图1-21）

〔解剖〕当颧弓下缘，皮下有腮腺，为咬肌起始部；有面横动、静脉，最深层为上颌动、静脉；正当面神经颧眶支及耳颞神经分支，最深层为下颌神经。

〔主治〕耳鸣、耳聋、聤耳、面痛、齿痛、口眼歪斜等局部病。

〔操作〕直刺0.5~1.0寸。

4. 头维（Tóuwéi，足阳明、足少阳、阳维脉交会穴）

〔定位〕当额角发际上0.5寸，头正中线旁4.5寸。（图1-21）

〔解剖〕在颞肌上缘，帽状腱膜中；有颞浅动、静脉的额支；分布着耳颞神经分支、上颌神经及面神经颞支。

〔主治〕头痛、目眩、目痛、流泪。

〔操作〕横刺0.5~1.0寸。

5. 梁门（Liángmén）

〔定位〕当脐中上4寸，距前正中线2寸。（图1-22）

〔解剖〕当腹直肌及其鞘处，深层为腹横肌；有第7肋间动、静脉分支及腹壁上动、静脉；当第8肋间神经分支处。

〔主治〕胃痛、呕吐、食欲不振、腹胀、泄泻。

〔操作〕直刺0.8~1.2寸。

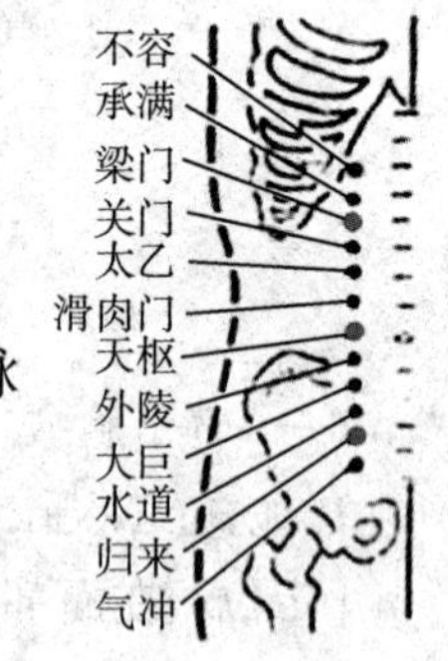

图1-22

6. 天枢（Tiānshū，大肠募穴）

〔定位〕脐中旁开2寸。（图1-22）

〔解剖〕当腹直肌及其鞘处；有第10肋间动、静脉分支及腹壁下动、静脉分支；分布着第10肋间神经分支。

〔主治〕①腹痛、腹胀、泄泻、便秘、痢疾等胃肠病；②月经不调、痛经等妇科病。

〔操作〕直刺1.0~1.5寸。

7. 归来（Guīlái）

〔定位〕当脐中下4寸，前正中线旁开2寸。（图1-22）

〔解剖〕在腹直肌外缘，有腹内斜肌，腹横肌腱膜；外侧有腹壁下动、静脉；分布着髂腹下神经。

〔主治〕①小腹痛、疝气；②痛经、月经不调、闭经、带下、阴挺等妇科病。

〔操作〕直刺1.0~1.5寸。

8. 髀关(Bìguān)

〔定位〕当髂前上棘与髌底外侧端的连线上,平臀横纹。(图 1-23)

〔解剖〕在缝匠肌和阔筋膜张肌之间;深层有旋股外侧动、静脉分支;分布着股外侧皮神经。

〔主治〕下肢痿痹。

〔操作〕直刺 1.0~2.0 寸。

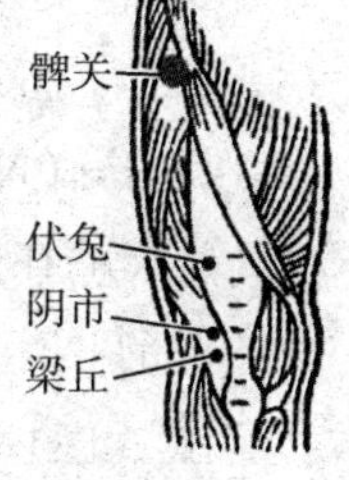

图 1-23

9. 足三里(Zúsānlǐ,合穴;胃下合穴)

〔定位〕犊鼻穴下 3 寸,胫骨前嵴外 1 横指(中指)。(图 1-24)

〔解剖〕在胫骨前肌、趾长伸肌之间;有胫前动、静脉;分布着腓肠外侧皮神经及隐神经的分支,深层为腓深神经。

〔主治〕①胃痛、呕吐、呃逆、腹胀、肠鸣、泄泻、痢疾、肠痈、便秘等胃肠病;②下肢痿痹;③头晕、失眠、癫狂;④虚劳羸瘦,为强壮保健要穴。

〔操作〕直刺 1.0~2.0 寸,保健常用灸法。

10. 上巨虚(Shàngjùxū,大肠下合穴)

〔定位〕当犊鼻下 6 寸,胫骨前嵴外 1 横指(中指)。(图 1-24)

〔解剖〕在胫骨前肌中;有胫前动、静脉;布有腓肠外侧皮神经及隐神经的皮支,深层当腓深神经。

〔主治〕①腹痛、腹胀、肠鸣、泄泻、痢疾、便秘、肠痈;②下肢痿痹。

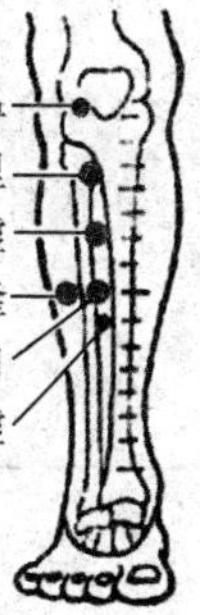

图 1-24

〔操作〕直刺 1.0~2.0 寸。

11. 条口(Tiáokǒu)

〔定位〕犊鼻下 8 寸,胫骨前嵴外 1 横指(中指)。(图 1-24)

〔解剖〕在胫骨前肌中;有胫前动、静脉;分布着腓肠外侧皮神经及隐神经的分支,深层为腓深神经。

〔主治〕①脘腹疼痛;②下肢痿痹;③肩痛不举。

〔操作〕直刺 1.0~1.5 寸。

12. 丰隆(Fēnglóng,络穴)

〔定位〕当外踝尖上 8 寸,条口外,胫骨前嵴外 2 横指(中指)。(图 1-24)

〔解剖〕在趾长伸肌外侧和腓骨短肌之间,有胫前动、静脉分支;分布着腓浅神经。

〔主治〕①咳嗽、痰多,癫、狂、痫症,头痛,眩晕;②下肢痿痹;③便秘、腹胀。

〔操作〕直刺 1.0~1.5 寸。

13. 解溪(Jiěxī,经穴)

〔定位〕在足背与小腿交界处的横纹中央凹陷处,当拇长伸肌腱与趾长伸肌腱之间。(图 1-25)

〔解剖〕当拇长伸肌腱与趾长伸肌腱之间;有胫前动、静脉;分布着腓浅神经及腓深神经。

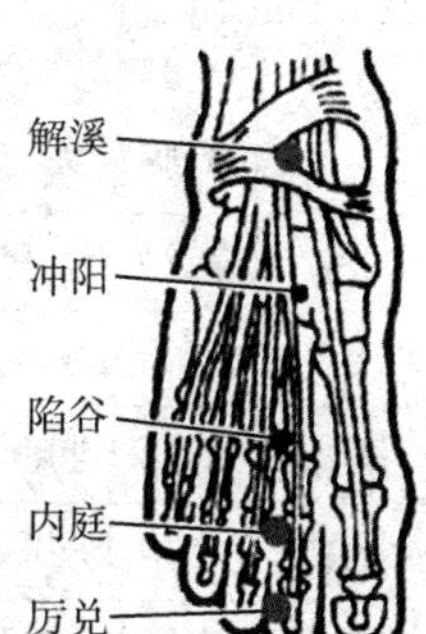

图 1-25

〔主治〕①腹胀、便秘;②下肢痿痹、踝关节疼痛;③头痛、眩晕、癫狂。

〔操作〕直刺0.5~1.0寸。

14. 内庭(Nèitíng,荥穴)

〔定位〕在足背,第2、3趾间缝纹端。(图1-25)

〔解剖〕有足背静脉网;布有足背内侧皮神经的趾背神经。

〔主治〕①齿痛、面痛、口角歪斜、咽喉肿痛、鼻衄;②胃痛、吐酸、腹胀、泄泻、痢疾、便秘;③足背肿痛。

〔操作〕向上斜刺0.5~0.8寸。

15. 厉兑(Lìduì,井穴)

〔定位〕第2趾外侧,趾甲根角旁0.1寸。(图1-25)

〔解剖〕有趾背动、静脉形成的动、静脉网;分布着足背内侧皮神经的趾背神经。

〔主治〕①面肿、鼻衄、口角歪斜、齿痛、喉痹;②热病;③多梦、癫狂。

〔操作〕浅刺0.1寸。

(二)其他腧穴(表1-18)

表1-18 足阳明胃经其他腧穴

穴名	定位	主治(主要病症)
承泣	目正视,瞳孔直下,当眼球与眶下缘之间	①目赤肿痛、流泪、夜盲、眼睑瞤动;②口眼歪斜、面肌痉挛
四白	目正视,瞳孔直下,当眶下孔凹陷处	①目赤痛痒、眼睑瞤动;②口眼歪斜、面痛;③胆道蛔虫
巨髎	目正视,瞳孔直下,平鼻翼下缘处	①鼻衄、齿痛;②口眼歪斜、唇颊肿
大迎	在下颌角前方,咬肌附着部的前缘,当面动脉搏动处	①口眼歪斜、面痛,颊肿;②齿痛、牙关紧闭
人迎	在颈部,结喉旁,当胸锁乳突肌前缘,颈总动脉搏动处	①咽喉肿痛、喘息、气瘿;②头痛、眩晕
水突	在颈部,胸锁乳突肌的前缘,当人迎与气舍穴连线的中点	①咳、喘;②咽喉肿痛、瘿瘤、瘰疬
气舍	在颈部,当锁骨内侧端的上缘,胸锁乳突肌的胸骨头与锁骨头之间	①咳、喘、呃逆;②咽喉肿痛、瘿瘤、瘰疬、颈项强痛
缺盆	在锁骨上窝中央,距前正中线4寸	①咳、喘;②咽喉肿痛、瘰疬、缺盆中痛
气户	当锁骨中点下缘,距前正中线4寸	①咳嗽、气喘、呃逆;②胸胁胀痛
库房	当第1肋间隙,距前正中线4寸	①咳、喘;②胸胁胀痛
屋翳	当第2肋间隙,距前正中线4寸	①咳、喘;②胸胁胀痛、乳痈
膺窗	当第3肋间隙,距前正中线4寸	①咳、喘;②胸胁胀痛、乳痈

（续表）

穴名	定位	主治（主要病症）
乳中	当第4肋间隙，乳头中央，距前正中线4寸	本穴不针不灸，只作为胸腹部腧穴的定位标志
乳根	当乳头直下，乳房根部，第5肋间隙，距前正中线4寸	①咳、喘；②胸闷、胸痛，乳痈、乳少
不容	当脐中上6寸，距前正中线2寸	胃痛、呕吐、食欲不振、腹胀
承满	当脐中上5寸，距前正中线2寸	胃痛、呕吐、食欲不振、腹胀
关门	当脐中上3寸，距前正中线2寸	①胃痛、腹胀、腹痛、泄泻；②水肿
太乙	当脐中上2寸，距前正中线2寸	①胃痛、呕吐；②心烦、癫狂
滑肉门	当脐中上1寸，距前正中线2寸	①胃痛、呕吐；②癫狂
外陵	当脐中下1寸，距前正中线2寸	①腹痛；②痛经
大巨	当脐中下2寸，距前正中线2寸	①小腹胀满、小便不利、疝气；②遗精、早泄
水道	当脐中下3寸，距前正中线2寸	①小腹胀满、小便不利、水肿；②痛经、不孕；③疝气
气冲	当脐中下5寸，距前正中线2寸	①腹痛、肠鸣；②痛经、月经不调、阳痿；③外阴肿痛、疝气
伏兔	当髂前上棘与髌底外侧端的连线上，髌底上6寸	腰膝冷痛、下肢痿痹、脚气
阴市	当髂前上棘与髌底外侧端的连线上，髌底上3寸	腿膝疼痛、下肢不遂
梁丘	当髂前上棘与髌底外侧端的连线上，髌底上2寸	①急性胃痛、乳痈；②膝胫痹痛、下肢不遂
犊鼻	在膝部，髌骨与髌韧带外侧凹陷中	膝肿痛
下巨虚	当犊鼻下9寸，胫骨前嵴外1横指（中指）	①小腹痛、泄泻、痢疾；②下肢痿痹
冲阳	在足背最高处，当拇长伸肌腱与趾长伸肌腱之间，足背动脉搏动处	①胃痛；②齿痛、口眼歪斜；③足背红肿
陷谷	在足背，第2、3跖骨间，第2跖趾关节近端凹陷处	①腹痛、肠鸣；②面浮、身肿；③足背肿痛

四、实训

【目的要求】

1. 在体表准确找到足阳明胃经各腧穴，并画出经脉循行路线。
2. 通过练习，掌握足阳明胃经经脉循行及各腧穴定位，熟悉各腧穴主治。

【标本教具】

经络穴位人体模型、挂图、教学光盘、模特。

【实训方式】

讲授、示教:

1. 教师先结合人体模型、挂图、教学光盘讲授。

2. 教师在模特(学生)身上示教(划经点穴)。

3. 学员相互练习。

【实训内容、方法】

1. 经脉循行:足阳明胃经从头走足。在模特身上按腧穴分布的体表路线从起于眼眶下缘的承泣穴开始划经:经口角旁,至下颌角前,一支向上经耳前,至额角(头维穴)。另一支从下颌角前向下过颈部,经胸前正中线旁开 4 寸,腹正中线旁开 2 寸,循下肢外侧前缘下行,走足背,止于足第二趾外侧端的厉兑穴。

2. 按顺序点出足阳明胃经的地仓、颊车、下关、头维、梁门、天枢、归来、髀关、足三里、上巨虚、条口、丰隆、解溪、内庭、厉兑等 15 个穴的定位。每穴的位置均用红笔点画出,以便学生观看记忆。

【思考题/作业】

1. 在体表画出足阳明胃经循行路线,并准确找到各腧穴。

2. 指出地仓、颊车、天枢、归来、足三里、丰隆、解溪、内庭的位置,并说出其主治作用。

项目四　足太阴脾经

一、经脉循行

起于足大趾内侧末端(隐白),沿着内侧赤白肉际,经第一跖趾关节向上行至内踝前,上行腿肚,交出足厥阴经的前面,经膝股部内侧前缘,进入腹部,属脾络胃,穿过横膈,上行挟咽旁,连舌根,散舌下。

胃部支脉:从胃穿过膈,注于心中,与心经相接。(图 1-26)

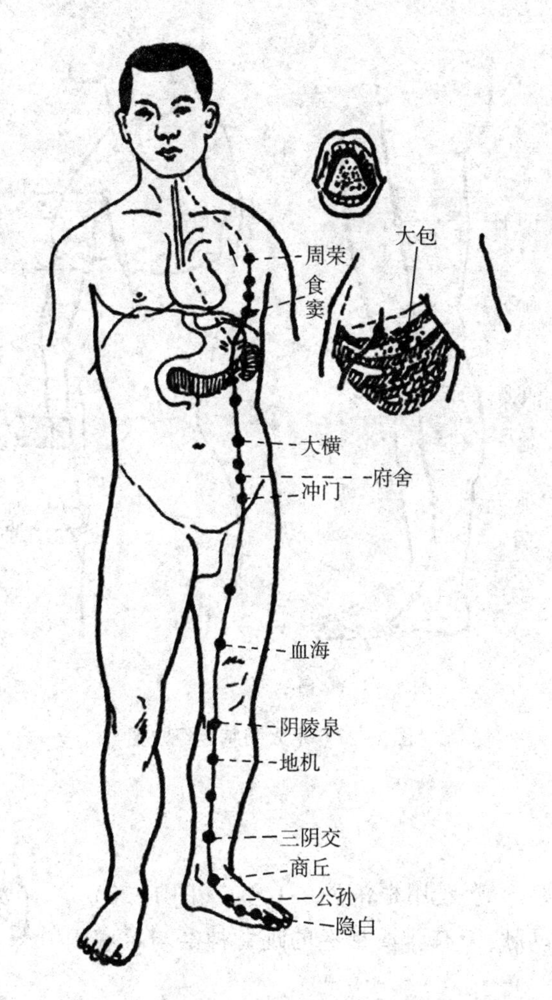

图 1-26 足太阴脾经经脉循行图

二、主治概要

本经腧穴主治脾胃病,妇科、前阴病及经脉循行部位的其他病症。

三、腧穴

本经单侧 21 穴,穴起隐白,止于大包。(图 1-27)

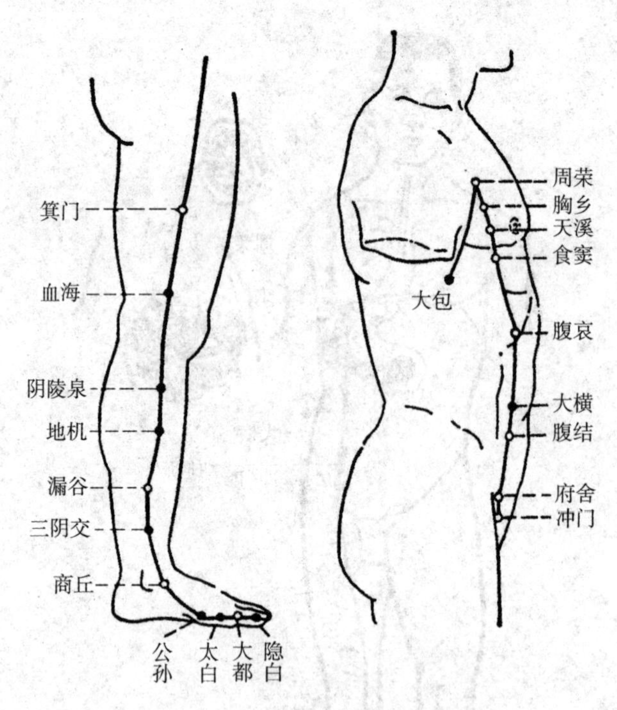

图 1-27　足太阴脾经经穴图

(一)常用腧穴

1. 隐白(Yǐnbái,井穴)

〔定位〕在足大趾内侧,趾甲根角旁 0.1 寸。(图 1-28)

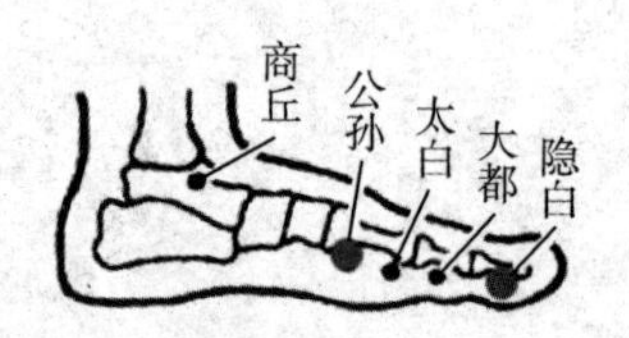

图 1-28

〔解剖〕有趾背动脉;布有腓浅神经的趾背神经与足底内侧神经。

〔主治〕①月经过多、崩漏;②癫狂、多梦、惊风;③腹胀、便血。

〔操作〕浅刺 0.1 寸。

2. 公孙[Gōngsūn,络穴;八脉交会穴(通冲脉)]

〔定位〕在第 1 跖骨基底部的前下方,赤白肉际处。(图 1-28)

〔解剖〕在拇趾展肌中;有跗内侧动脉及足背静脉网;布有隐神经及腓浅神经分支。

〔主治〕①胃痛、呕吐、腹痛、腹胀、泄泻、痢疾;②心痛、胸闷、逆气里急。

〔操作〕直刺 0.5~1.0 寸。

3. 三阴交(Sānyīnjiāo,足太阴、厥阴、少阴经交会穴)

〔定位〕在小腿内侧,当内踝尖上 3 寸,胫骨内侧缘后方。(图 1-29)

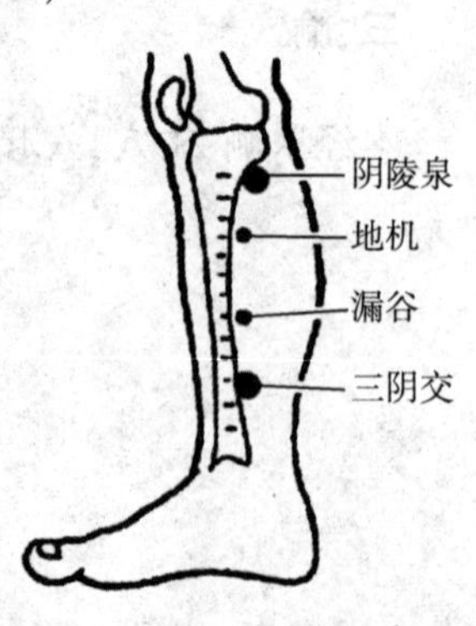

图 1-29

〔解剖〕在胫骨后缘和比目鱼肌之间,深层有屈趾长肌;有大隐静脉，胫后动、静脉；分布着小腿内侧皮神经，深层后方有胫神经。

〔主治〕①腹痛、腹胀、泄泻；②月经不调、痛经、崩漏、带下、不孕、滞产、遗精、阳痿、遗尿、小便不利、水肿；③下肢痿痹；④头痛、眩晕、失眠、健忘。

〔操作〕直刺 1.0~1.5 寸，孕妇禁针。

4. 阴陵泉（Yīnlíngquán，合穴）

〔定位〕在小腿内侧，当胫骨内侧髁后下方凹陷处。（图 1-29）

〔解剖〕在胫骨后缘和腓肠肌之间，比目鱼肌起点上；前方有大隐静脉、膝最上动脉，深层有胫后动、静脉；分布着小腿内侧皮神经，深层有胫神经。

〔主治〕①腹痛、腹胀、泄泻、痢疾、水肿、黄疸、小便不利、遗尿、尿失禁；②膝痛。

〔操作〕直刺 1.0~2.0 寸。

5. 血海（Xuèhǎi）

〔定位〕在大腿内侧，髌骨内上缘上 2 寸，当股四头肌内侧头的隆起处。（图 1-30）

〔解剖〕在股骨内上髁上缘，股内侧肌中间；有股动、静脉肌支；分布着股前皮神经及股神经肌支。

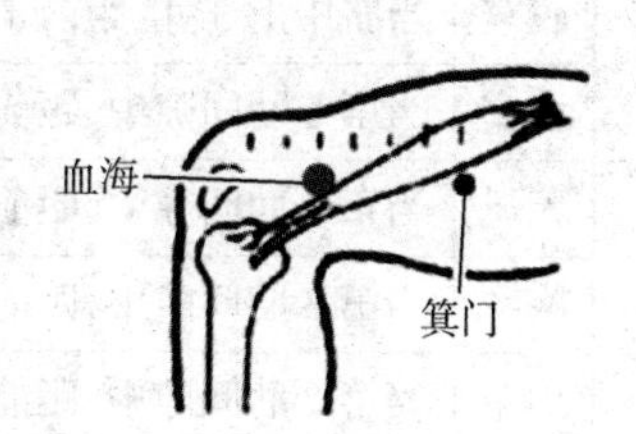

图 1-30

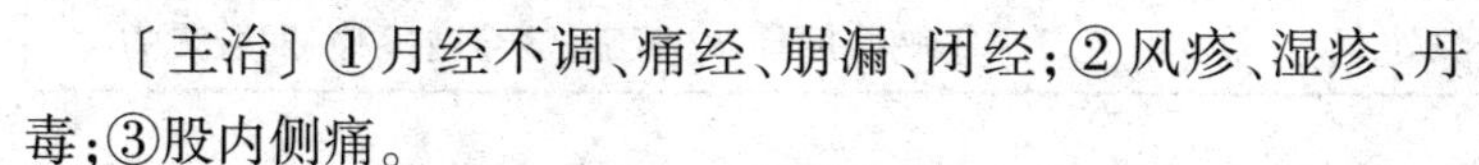

〔主治〕①月经不调、痛经、崩漏、闭经；②风疹、湿疹、丹毒；③股内侧痛。

〔操作〕直刺 1.0~1.5 寸。

（二）其他腧穴（见表 1-19）

表 1-19 足太阴脾经其他腧穴

穴名	定位	主治（主要病症）
大都	在足内侧缘，当第 1 跖趾关节前下方赤白肉际凹陷处	①腹胀、胃痛、便秘；②热病无汗
太白	在足内侧缘，当第 1 跖趾关节后下方赤白肉际凹陷处	①胃痛、腹胀、便秘、痢疾、吐泻、肠鸣；②体重节痛、脚气
商丘	在足内踝前下方凹陷中，当舟骨结节与内踝尖连线的中点处	①腹胀、便秘、泄泻；②舌本强痛、足踝痛
漏谷	当内踝尖上 6 寸，胫骨内侧面后缘	①腹胀、肠鸣；②下肢痿痹
地机	当内踝尖与阴陵泉的连线上，阴陵泉下 3 寸	①腹痛、腹胀、泄泻；②月经不调、痛经、遗精、小便不利、水肿；③下肢痿痹

（续表）

穴名	定位	主治(主要病症)
箕门	在大腿内侧,当血海与冲门连线上,血海上6寸	①小便不利、遗尿;②腹股沟肿痛、下肢痿痹
冲门	在腹股沟外侧,距耻骨联合上缘中点3.5寸,当髂外动脉搏动处	①腹痛;②疝气、小便不利
府舍	当脐中下4寸,距前正中线旁开4寸	①少腹痛;②疝气
腹结	大横下1.3寸,距前正中线4寸	①腹痛、泄泻、便秘;②疝气
大横	在腹中部,距脐中4寸	腹痛、泄泻、便秘、痢疾
腹哀	当脐中上3寸,距前正中线4寸	腹痛、消化不良、便秘、痢疾
食窦	当第5肋间隙中,距前正中线6寸	①胸胁胀痛;②腹胀、反胃
天溪	当第4肋间隙中,距前正中线6寸	①胸胁胀痛;②咳嗽、气逆;③乳痈、乳少
胸乡	当第3肋间隙中,距前正中线6寸	胸胁胀痛
周荣	当第2肋间隙中,距前正中线6寸	①胸胁胀满;②咳嗽气逆
大包	腋中线上,当第6肋间隙处	①胸胁胀痛;②咳喘;③全身疼痛、四肢无力

四、实训

【目的要求】

1. 在体表准确找到足太阴脾经各腧穴,并画出经脉循行路线。

2. 通过练习,掌握足太阴脾经经脉循行及各腧穴定位,熟悉各腧穴主治。

【标本教具】

经络穴位人体模型、挂图、教学光盘、模特。

【实训方式】

讲授、示教:

1. 教师先结合人体模型、挂图、教学光盘讲授。

2. 教师在模特(学生)身上示教(划经点穴)。

3. 学员相互练习。

【实训内容、方法】

1. 经脉循行:足太阴脾经从足走胸。在模特身上按腧穴分布的体表路线从起于足大趾内侧端的隐白穴开始划经:沿足内踝前,小腿内侧中间,在内踝上8寸处交于肝经前,行膝股内侧前缘,上腹部前正中线旁开4寸,胸前正中线旁开6寸,止于腋中线第6肋间大包穴。

2. 按顺序点画出足太阴脾经的隐白、公孙、三阴交、阴陵泉、血海等5个穴位的定位。每穴的位置均用红笔点画出,以便学生观看记忆。

【思考题/作业】

1. 在体表画出足太阴脾经经脉循行路线,并准确找到各腧穴。

2. 指出隐白、公孙、三阴交、阴陵泉、血海的位置,并说出其主治作用。

项目五 手少阴心经

一、经脉循行

起于心中,出属心系(心与其他脏器相连的部位),向下穿过横膈,联络小肠。

向上的支脉:从心系,挟咽喉上行,连系于目系(眼球连系于脑的部位)。

直行的脉:从心系,上行于肺部,再向下出于腋窝部(极泉),沿上臂内侧后缘,行于手太阴和手厥阴经的后面,至掌后豌豆骨部入掌内,沿小指桡侧至末端(少冲),交于手太阳小肠经。(图 1-31)

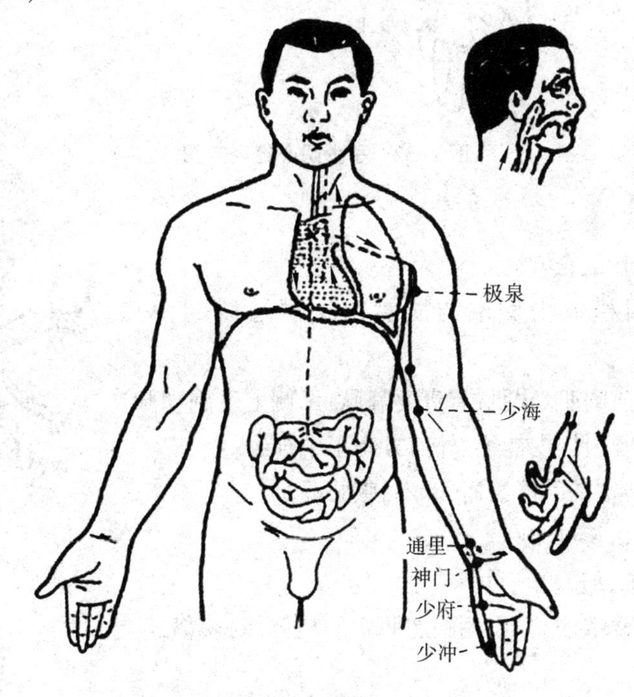

图 1-31 手少阴心经经脉循行图

二、主治概要

本经腧穴主治心、胸、神志病及经脉循行部位的其他病症。

三、腧穴

本经单侧 9 穴,穴起极泉,止于少冲。(图 1-32)

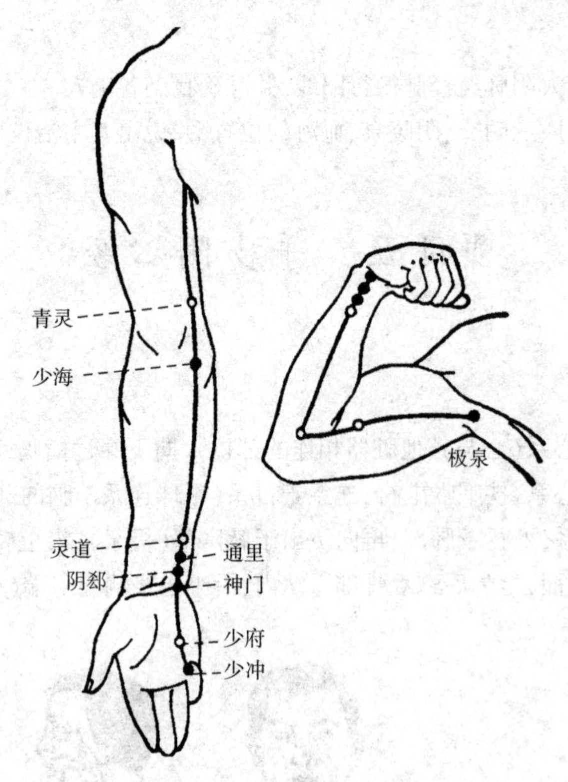

图 1-32　手少阴心经经穴图

（一）常用腧穴

1. 少海（Shàohǎi，合穴）

〔定位〕在肘横纹内侧端与肱骨内上髁连线的中点处。（图 1-33）

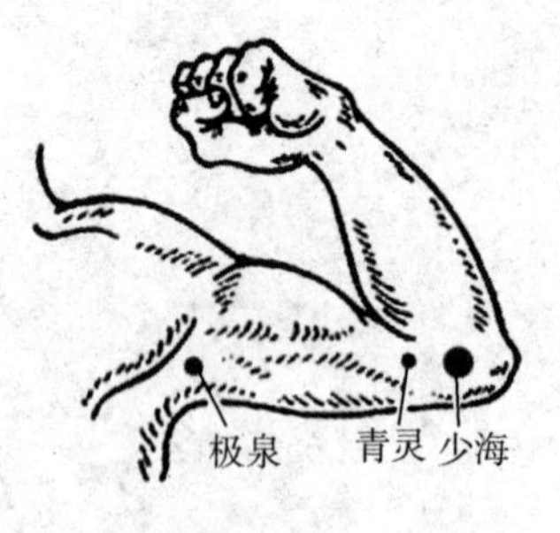

图 1-33

〔解剖〕有旋前圆肌、肱肌；有贵要静脉，尺侧上下副动脉，尺返动脉；布有前臂内侧皮神经，外前方有正中神经。

〔主治〕①心痛；②手臂挛痛、麻木，腋胁痛。

〔操作〕直刺 0.5～1.0 寸。

2. 通里（Tōnglǐ，络穴）

〔定位〕在前臂掌侧，当尺侧腕屈肌腱的桡侧缘，腕横纹上 1 寸。（图 1-34）

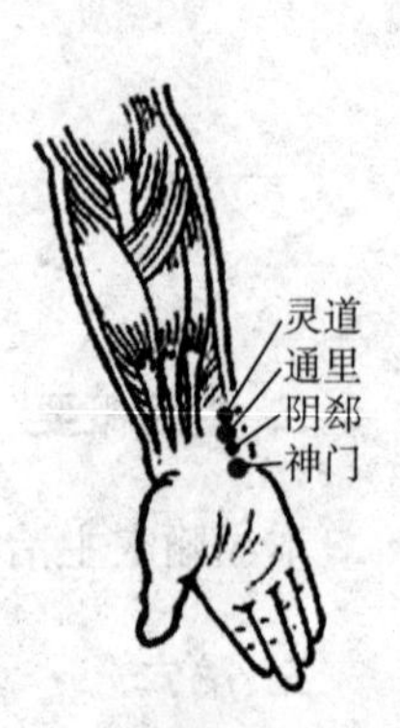

图 1-34

〔解剖〕在尺侧腕屈肌与指浅屈肌之间，深层为指深屈肌；有尺动脉通过；布有前臂内侧皮神经，尺侧为尺神经。

〔主治〕①心悸、怔忡；②目眩、咽喉肿痛、腕臂痛；③暴喑、舌强不语。

〔操作〕直刺 0.3～0.5 寸。

3. 神门（Shénmén，输穴；原穴）

〔定位〕腕横纹尺侧端，尺侧腕屈肌腱的桡侧凹陷

处。(图1-34)

〔解剖〕在尺侧腕屈肌与指浅屈肌之间,深层为指深屈肌;有尺动脉通过;布有前臂内侧皮神经,尺侧为尺神经。

〔主治〕①心痛,心烦,怔忡,惊悸,健忘,不寐,癫、狂、痫症;②胁痛、掌中热、目黄。

〔操作〕直刺0.3~0.5寸。

4. 少冲(Shàochōng,井穴)

〔定位〕在手小指桡侧,指甲根角旁0.1寸。(图1-35)

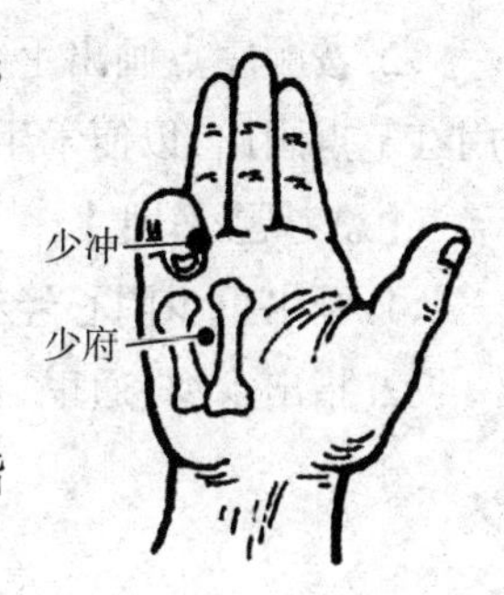

图1-35

〔解剖〕有指掌侧固有动、静脉所形成的动、静脉网;布有指掌侧固有神经。

〔主治〕①热病、昏厥;②心悸、心痛、癫狂;③胸胁痛。

〔操作〕浅刺0.1寸或点刺出血。

(二)其他腧穴(见表1-20)

表1-20 手少阴心经其他腧穴

穴名	定位	主治(主要病症)
极泉	腋窝顶点,腋动脉搏动处	①心痛;②胁肋痛、肘臂冷痛、咽干
青灵	在臂内侧,当极泉与少海的连线上,肘横纹上3寸,肱二头肌的内侧沟中	①心痛;②胁痛、肩臂痛
灵道	尺侧腕屈肌腱的桡侧缘,腕横纹上1.5寸	①心痛;②肘臂挛痛;③暴喑
阴郄	尺侧腕屈肌腱的桡侧缘,腕横纹上0.5寸	①心痛、惊悸;②骨蒸盗汗、吐血、衄血;③暴喑
少府	在手掌面,第4、5掌骨之间,握拳时,当小指尖处	①心悸、胸痛;②小指挛痛、掌中热;③遗尿、小便不利、阴痒

四、实训

【目的要求】

1. 在体表准确找到手少阴心经各腧穴,并画出经脉循行路线。

2. 通过练习,掌握手少阴心经经脉循行及各腧穴定位,熟悉各腧穴主治。

【标本教具】

经络穴位人体模型、挂图、教学光盘、模特。

【实训方式】

讲授、示教:

1. 教师先结合人体模型、挂图、教学光盘讲授。

2. 教师在模特(学生)身上示教(划经点穴)。

3. 学员相互练习。

【实训内容、方法】

1. 经脉循行:手少阴心经从胸走手。在模特身上按腧穴分布的体表路线从起于腋窝中的极泉穴开始划经:走上肢内侧后缘,止于小指桡侧端的少冲穴。

2. 按顺序点画出手少阴心经的少海、通里、神门、少冲4个穴的定位。每穴的位置均用红笔点画出,以便学生观看记忆。

【思考题/作业】

1. 画出手少阴心经经脉循行路线。

2. 指出少海、通里、神门的位置,并描述各穴的主治作用。

项目六　手太阳小肠经

一、经脉循行

起于手小指尺侧端(少泽),沿手外侧至腕部,直上沿前臂外侧后缘,经尺骨鹰嘴与肱骨内上髁之间,出于肩关节,绕行肩胛部,交于大椎(督脉),向下入缺盆部,联络心脏,沿食管过膈达胃,属于小肠。

缺盆部支脉:沿颈部上达面颊,至目外眦,转入耳中(听宫)。

颊部支脉:上行目眶下,抵于鼻旁,至目内眦(睛明),交于足太阳膀胱经。(图1-36)

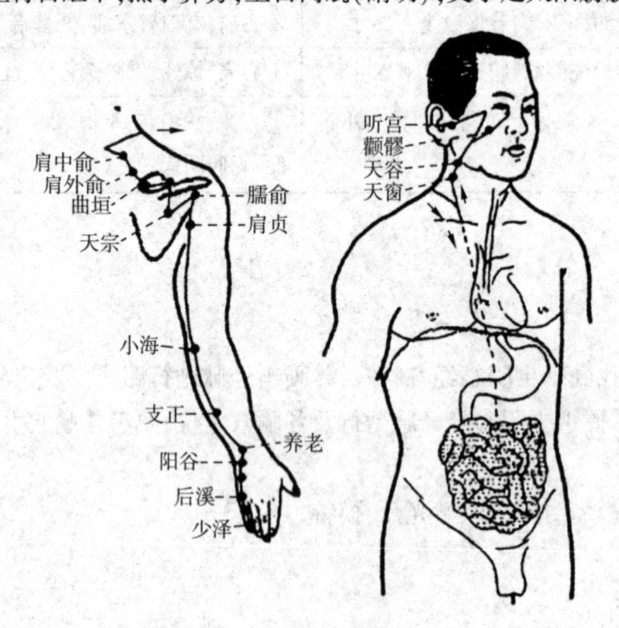

图1-36　手太阳小肠经经脉循行图

二、主治概要

本经腧穴主治头、项、耳、目、喉咽病，热病，神志病及经脉循行部位的其他病症。

三、腧穴

本经单侧19穴，穴起少泽，止于听宫。（图1-37）

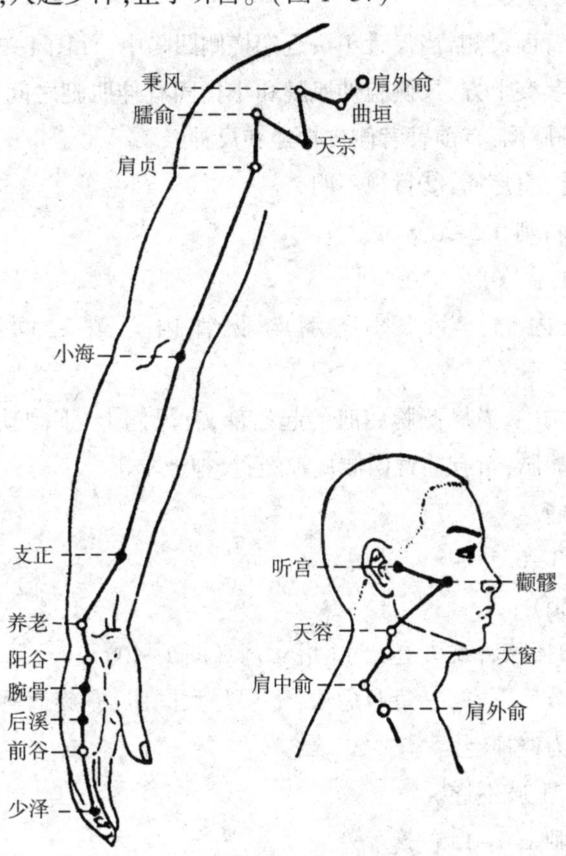

图1-37 手太阳小肠经经穴图

（一）常用腧穴

1. 少泽（Shàozé，井穴）

〔定位〕在手小指尺侧，指甲根角旁0.1寸。（图1-38）

〔解剖〕有指掌侧固有动、静脉和指背动、静脉形成的动、静脉网；分布着来自尺神经的指掌侧固有神经及指背神经。

〔主治〕①热病、昏厥；②头痛、目赤、咽喉肿痛；③乳少、乳痈。

〔操作〕浅刺0.1~0.2寸，或点刺出血。

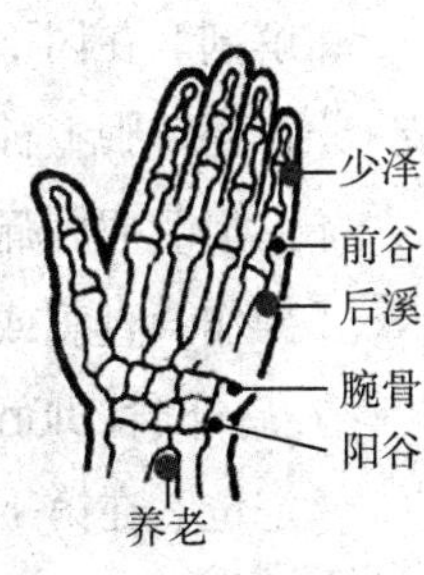

图1-38

2. 后溪［Hòuxī，输穴；八脉交会穴（通督脉）］

〔定位〕在手掌尺侧，微握拳，当小指本节（第5掌指关节）后的远侧掌横纹头赤白肉际处。（图1-38）

〔解剖〕在第5掌骨小头后方，小指展肌腱起点外缘；有指背侧动、静脉，手背静脉网；分布着尺神经手背支。

〔主治〕①手指、肩臂麻木疼痛，耳鸣，耳聋，咽喉肿痛；②热病、癫狂；③头项强痛、腰背痛。

〔操作〕直刺0.5~0.8寸，或透刺合谷。

3. 养老(Yǎnglǎo，郄穴)

〔定位〕在前臂背面尺侧，当尺骨小头近端桡侧凹陷中。(图1-38)

〔解剖〕在尺骨茎突上方，尺侧腕伸肌腱和小指固有伸肌腱之间；布有前臂骨间背侧动、静脉的末支，腕静脉网；有前臂背侧皮神经和尺神经。

〔主治〕①肘、臂、肩疼痛；②目视不明。

〔操作〕直刺或斜刺0.5~0.8寸。

4. 小海(Xiǎohǎi，合穴)

〔定位〕在肘内侧，当尺骨鹰嘴与肱骨内上髁之间凹陷处。(图1-39)

〔解剖〕尺神经沟中，为尺侧腕屈肌的起始部；有尺侧上、下副动脉和副静脉以及尺返动、静脉；布有前臂内侧皮神经，尺神经本干。

〔主治〕肘臂疼痛。

〔操作〕直刺0.3~0.5寸。

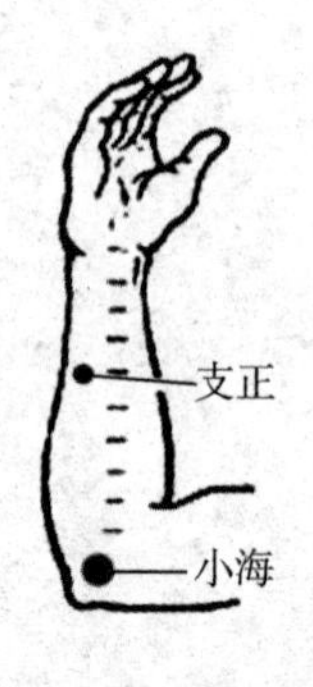

图1-39

5. 肩贞(Jiānzhēn)

〔定位〕臂内收时，腋后纹头上1寸(指寸)。(图1-40)

〔解剖〕在肩关节后下方，三角肌后缘，下层是大圆肌；有旋肩胛动、静脉；分布着腋神经分支，深部上方为桡神经。

〔主治〕肩臂痛、上肢不遂。

〔操作〕向外斜刺1.0~1.5寸。

6. 天宗(Tiānzōng)

〔定位〕在肩胛部，当冈下窝中央凹陷处，与第4胸椎相平。(图1-40)

〔解剖〕在冈下窝中央冈下肌中；有旋肩胛动、静脉肌支；分布着肩胛上神经。

〔主治〕肩胛痛、肘臂外后侧痛。

〔操作〕直刺或斜刺0.5~1.0寸。

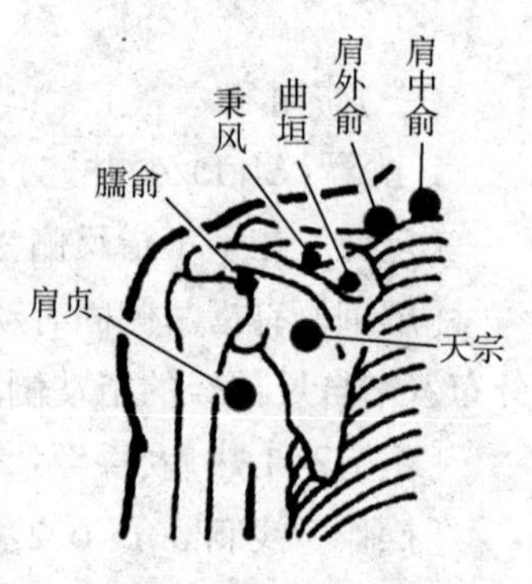

图1-40

7. 肩外俞(Jiānwàishū)

〔定位〕在第1胸椎棘突下，旁开3寸。(图1-40)

〔解剖〕在肩胛骨内侧角边缘，表层为斜方肌，深层为肩胛提肌和菱形肌；深层有颈横动、静脉；分布着第1、2胸神经后支内侧皮支，副神经，深层为肩胛背神经。

〔主治〕肩背疼痛、颈项强痛。

〔操作〕斜刺0.5~0.8寸。

8. 肩中俞(Jiānzhōngshū)

〔定位〕在背部,当第7颈椎棘突下,旁开2寸。(图1-40)

〔解剖〕在第1胸椎横突端,在肩胛骨内侧角边缘,表层为斜方肌,深层为肩胛提肌和菱形肌;有颈横动、静脉;布有第1胸神经后支内侧皮支,肩胛神经和副神经。

〔主治〕咳嗽、气喘、肩背疼痛、颈项强痛。

〔操作〕斜刺0.5~0.8寸。

9. 颧髎(Quánliáo,手少阳、手太阳经交会穴)

〔定位〕在目外眦直下,颧骨下缘凹陷处。(图1-41)

〔解剖〕在颧骨下颌突的后下缘稍后,咬肌的起始部,颧肌中;有面横动、静脉分支;分布着面神经及眶下神经。

〔主治〕口眼歪斜、眼睑瞤动、面痛、齿痛、颊肿等局部病。

〔操作〕直刺0.3~0.5寸。

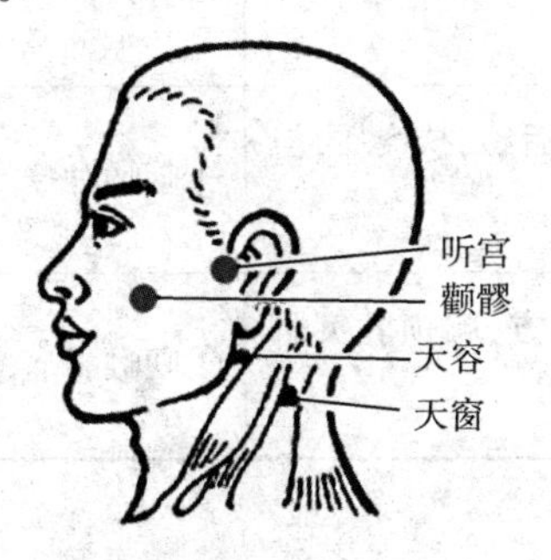

图1-41

10. 听宫(Tīnggōng,手、足少阳经,手太阳经交会穴)

〔定位〕在耳屏前,下颌骨髁状突的后方,张口时呈凹陷处。(图1-41)

〔解剖〕有颞浅动、静脉的耳前支;分布着面神经分支及耳颞神经。

〔主治〕耳聋、耳鸣、聤耳、牙关不利、齿痛等局部病。

〔操作〕直刺1.0~1.5寸。

(二)其他腧穴(见表1-21)

表1-21　手太阳小肠经其他腧穴

穴名	定位	主治(主要病症)
前谷	在手尺侧,微握拳,当小指本节(第5掌指关节)前的掌指横纹头赤白肉际	①手指麻木、耳鸣、头痛;②热病;③乳少

（续表）

穴名	定位	主治（主要病症）
腕骨	在手掌尺侧，当第5掌骨基底与钩骨之间的凹陷处，赤白肉际	①指挛腕痛、头痛、项强；②热病无汗、黄疸
阳谷	在手腕尺侧，当尺骨茎突与三角骨之间的凹陷处	①头痛、耳鸣耳聋、手腕痛；②热病
支正	在前臂背面尺侧，当阳谷与小海的连线上，腕背横纹上5寸	①项强，头痛，目眩，肘、臂、手指挛痛；②热病、癫狂
臑俞	在肩部，当腋后纹头直上，肩胛冈下缘凹陷中	肩臂疼痛
秉风	在肩胛部，冈上窝中央，天宗直上，举臂有凹陷处	肩胛痛、肩臂不举
曲垣	在肩胛部，冈上窝内侧端，当臑俞与第2胸椎棘突连线的中点处	肩胛疼痛
天窗	在颈外侧部，胸锁乳突肌的后缘，扶突后，与喉结平	①咽喉肿痛、暴喑、耳鸣、耳聋；②颈项强痛
天容	在颈外侧部，当下颌角的后方，胸锁乳突肌的前缘凹陷中	①咽喉肿痛、耳鸣、耳聋；②颊肿、瘿气

四、实训

【目的要求】

1. 在体表准确找到手太阳小肠经各腧穴，并画出经脉循行路线。

2. 通过练习，掌握手太阳小肠经经脉循行及各腧穴定位，熟悉各腧穴主治。

【标本教具】

经络穴位人体模型、挂图、教学光盘、模特。

【实训方式】

讲授、示教：

1. 教师先结合人体模型、挂图、教学光盘讲授。

2. 教师在模特（学生）身上示教（划经点穴）。

3. 学员相互练习。

【实训内容、方法】

1. 经脉循行

手太阳小肠经从手走头。在模特身上按腧穴分布的体表路线从起于手小指尺侧的少泽穴开始划经：经手掌尺侧，走上肢外侧后缘，绕肩胛，经颈，上面颊，止于耳前的听宫穴。

2. 按顺序点划出手太阳小肠经的少泽、后溪、养老、小海、肩贞、天宗、肩外俞、肩中俞、颧髎、听宫 10 个穴的定位。每穴的位置均用红笔点画出，以便学生观看记忆。

【思考题/作业】

1. 画出手太阳小肠经经脉循行路线。

2. 指出少泽、后溪、养老、肩贞、天宗、颧髎、听宫的位置，并描述其主治作用。

项目七　足太阳膀胱经

一、经脉循行

起于目内眦，上额，交会于巅顶（百会）。

巅顶部支脉：从头顶到颞颥部。

巅顶部直行的脉：从头顶入里联络于脑，回出分开下行项后，沿肩胛部内侧，挟脊柱，到达腰部，从脊旁肌肉进入体腔，联络肾脏，属于膀胱。

腰部支脉：向下通过臀部，进入腘窝内。

后项部支脉：通过肩胛骨内缘直下，经过臀部下行，沿大腿后外侧与腰部下来的支脉会合于腘窝中。从此向下，出于外踝后，沿第 5 跖骨粗隆，至小趾外侧端（至阴），与足少阴经相接。（图 1-42）

二、主治概要

本经腧穴主治目、头、项、背、腰、下肢部病症及神志病，背部第 1 侧线的背俞穴及第 2 侧线相平的腧穴，主治与其相关的脏腑病症和有关的组织器官病症。

三、腧穴

本经单侧 67 穴，穴起睛明，止于至阴。（图 1-43）

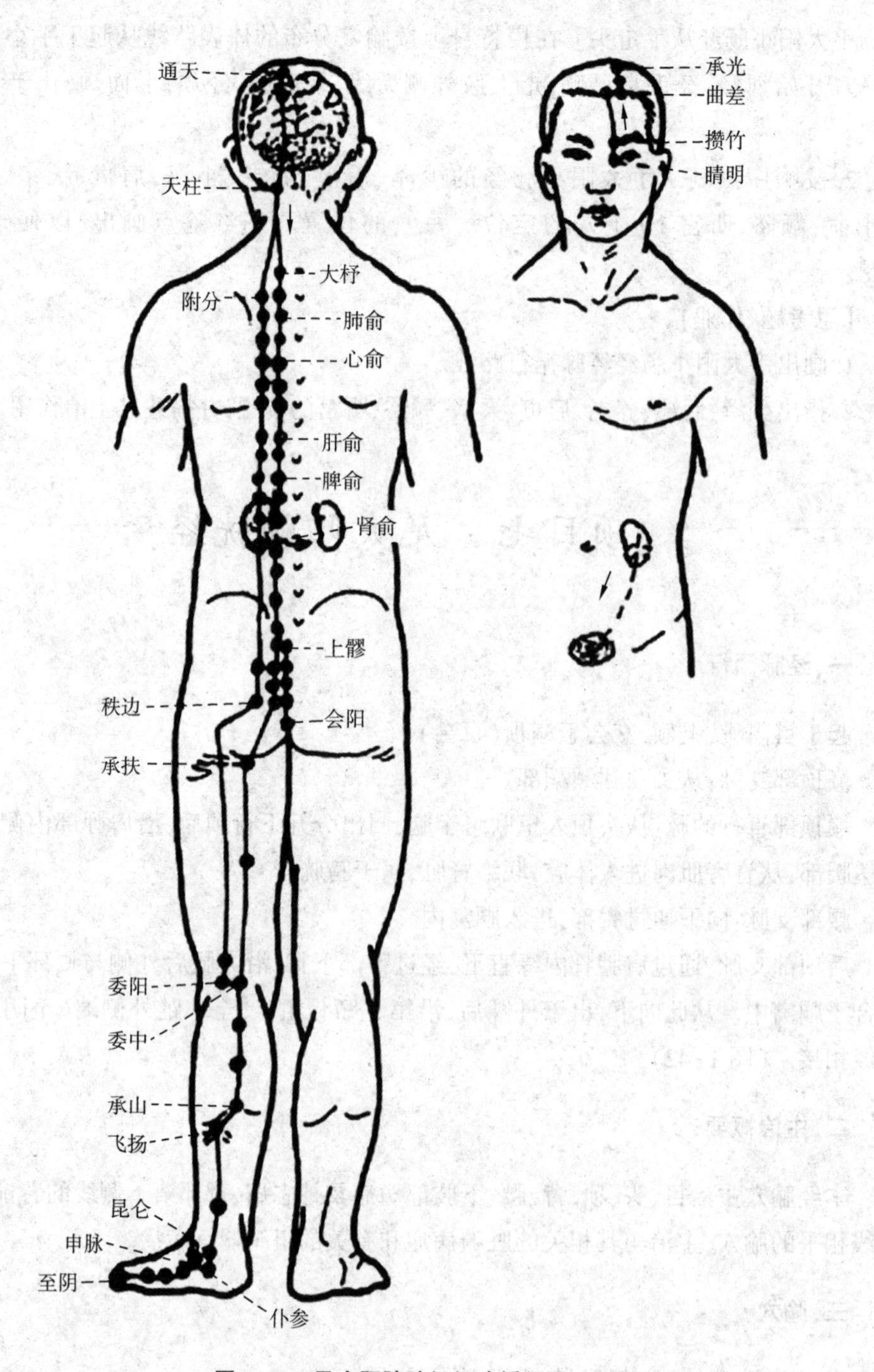

图 1-42　足太阳膀胱经经脉循行图

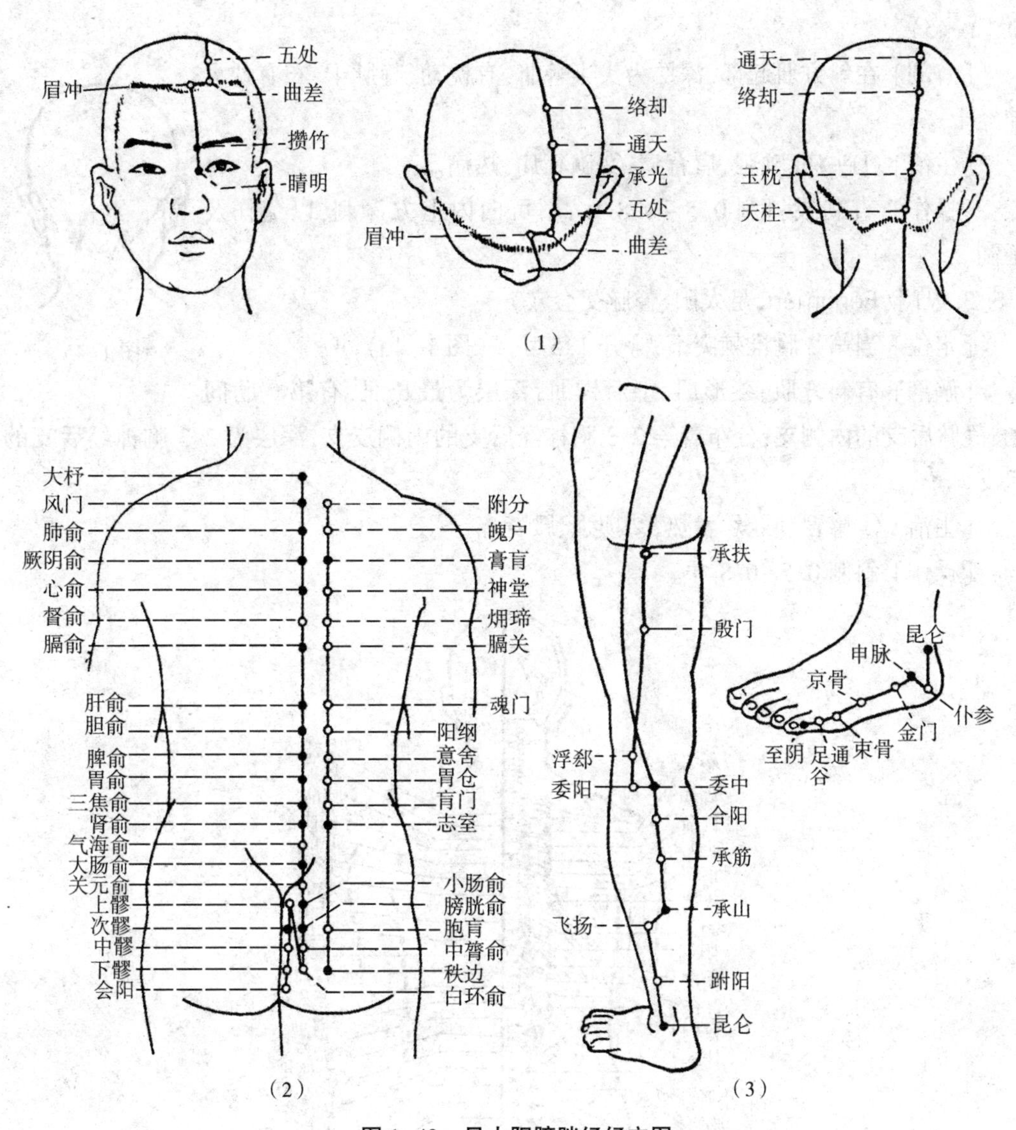

图 1-43 足太阳膀胱经经穴图

(一)常用腧穴

1. 攒竹(Cuánzhú)

〔定位〕当眉头陷中,眶上切迹处。(图 1-44)

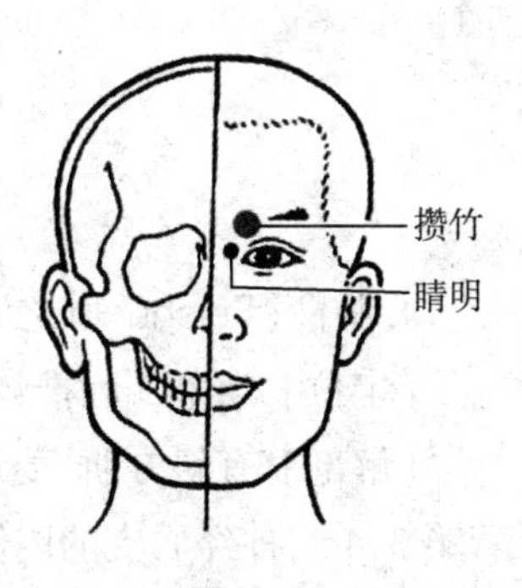

图 1-44

〔解剖〕有额肌及皱眉肌;有额动、静脉;分布着额神经内侧支。

〔主治〕头痛、眉棱骨痛、目视不明、迎风流泪、目赤肿痛、眼睑瞤动等局部病。

〔操作〕横刺 0.5~0.8 寸。

2. 天柱(Tiānzhù)

〔定位〕在项部大筋(斜方肌)外缘之后发际凹陷中,约当后发际正中旁开 1.3 寸。

(图 1-45)

〔解剖〕在斜方肌起部,深层为头半棘肌,有枕动、静脉干;布有枕大神经干。

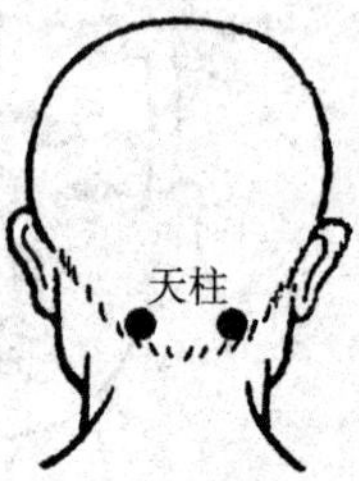

〔主治〕①头痛、项强、肩背痛;②癫狂痫、热病。

〔操作〕直刺或斜刺 0.5~0.8 寸,不可向内上方深刺,以免伤及延髓。

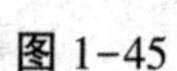
图 1-45

3. 风门(Fēngmén,足太阳、督脉交会穴)

〔定位〕当第 2 胸椎棘突下,旁开 1.5 寸。(图 1-46)

〔解剖〕有斜方肌、菱形肌、上后锯肌,深层为最长肌;有第 2 肋间动、静脉后支的内侧支;分布着第 2、3 胸神经后支的内侧皮支,深层为 2、3 胸神经后支的肌支。

〔主治〕①感冒、咳嗽、发热;②项强、腰背痛。

〔操作〕斜刺 0.5~0.8 寸。

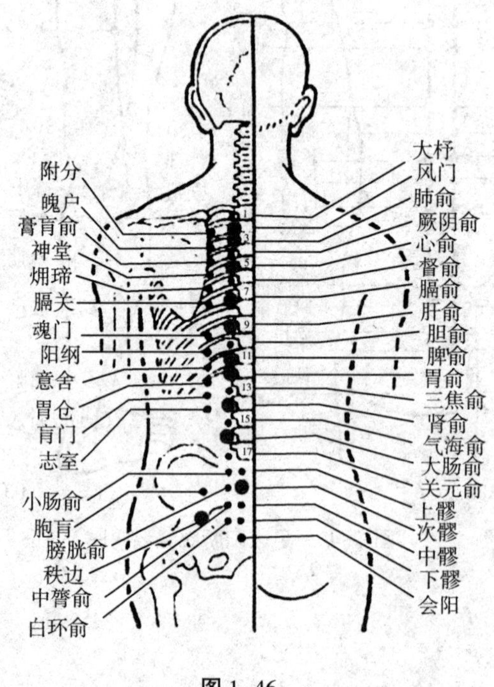

图 1-46

4. 肺俞(Fèishū,肺之背俞穴)

〔定位〕当第 3 胸椎棘突下,旁开 1.5 寸。(图 1-46)

〔解剖〕有斜方肌、菱形肌,深层为最长肌;有第 3 肋间动、静脉后支的内侧支;分布着第 3、4 胸神经后支的内侧皮支,深层为第 3 胸神经后支的肌支。

〔主治〕①咳、喘、咯血;②腰背痛。

〔操作〕斜刺 0.5~0.8 寸。

5. 心俞(Xīnshū,心之背俞穴)

〔定位〕当第5胸椎棘突下,旁开1.5寸。(图1-46)

〔解剖〕有斜方肌、菱形肌,深层为最长肌;有第5肋间动、静脉后支的内侧支;分布着第5、6胸神经后支的内侧皮支,深层为第5、6胸神经后支的肌支。

〔主治〕①心痛,惊悸,健忘,失眠,癫、狂、痫症;②咳嗽、吐血;③腰背痛。

〔操作〕斜刺0.5~0.8寸。

6. 膈俞(Géshū,八会穴之血会)

〔定位〕当第7胸椎棘突下,旁开1.5寸。(图1-46)

〔解剖〕在斜方肌下缘,有背阔肌、最长肌;有第7肋间动、静脉后支的内侧支;分布着第7、8胸神经后支的内侧皮支,深层为第7、8胸神经后支的肌支。

〔主治〕①咳、喘、呕吐、呃逆;②腰背痛;③风疹、瘾疹。

〔操作〕斜刺0.5~0.8寸。

7. 肝俞(Gānshū,肝之背俞穴)

〔定位〕当第9胸椎棘突下,旁开1.5寸。(图1-46)

〔解剖〕在背阔肌、最长肌和髂肋肌之间;有第9肋间动、静脉后支的内侧支;分布着第9、10胸神经后支的内侧皮支,深层为第9、10胸神经后支的肌支。

〔主治〕①黄疸、胁痛、目赤、目眩、雀目;②腰背痛;③癫、狂、痫症。

〔操作〕斜刺0.5~0.8寸。

8. 脾俞(Píshū,脾之背俞穴)

〔定位〕第11胸椎棘突下,旁开1.5寸。(图1-46)

〔解剖〕在背阔肌,最长肌和髂肋肌之间;有第11肋间动、静脉后支;布有第11胸神经后支的皮支,深层为第11胸神经后支肌支。

〔主治〕①腹胀、黄疸、呕吐、泄泻、痢疾、便血、水肿;②腰背痛。

〔操作〕斜刺0.5~0.8寸。

9. 胃俞(Wèishū,胃之背俞穴)

〔定位〕当第12胸椎棘突下,旁开1.5寸。(图1-46)

〔解剖〕在腰背筋膜、最长肌和髂肋肌之间;有肋下动、静脉后支的内侧支;分布着第12胸神经和第1腰神经后支的内侧皮支,深层为第12胸神经和第1腰神经的肌支。

〔主治〕①胃痛、呕吐、腹胀、肠鸣;②腰背痛。

〔操作〕斜刺0.5~0.8寸。

10. 肾俞(Shènshū,肾之背俞穴)

〔定位〕当第2腰椎棘突下,旁开1.5寸。(图1-46)

〔解剖〕在腰背筋膜、最长肌和髂肋肌之间;有第2腰动、静脉后支;分布着第2、3腰神经后支的外侧皮支,深层为第2、3腰神经后支的肌支。

〔主治〕①肾虚所致的头昏目眩、耳鸣、耳聋、水肿、气喘、泄泻、遗精、阳痿、遗尿、月经不调、带下;②腰背痛。

〔操作〕直刺0.5~1.0寸。

11. 大肠俞(Dàchángshū,大肠之背俞穴)

〔定位〕当第4腰椎棘突下,旁开1.5寸。(图1-46)

〔解剖〕在腰背筋膜、最长肌和髂肋肌之间;有第4腰动、静脉后支;分布着第4、5腰神经后支的外侧皮支,深层为第4、5腰神经后支的肌支。

〔主治〕①腹胀、肠鸣、泄泻、便秘;②腰腿痛。

〔操作〕直刺0.8~1.2寸。

12. 次髎(Cìliáo)

〔定位〕当髂后上棘下与后正中线之间,适在第2骶后孔处。(图1-46)

〔解剖〕在臀大肌起始部;当骶外侧动、静脉后支处;为第2骶神经后支通过处。

〔主治〕①月经不调、痛经、带下、小便不利;②腰痛、下肢痿痹。

〔操作〕直刺1.0~1.5寸。

13. 承扶(Chéngfú)

〔定位〕在大腿后面,臀横纹的中点。(图1-47)

〔解剖〕在臀大肌下缘;有坐骨神经伴行的动、静脉;布有股后皮神经,深层为坐骨神经。

〔主治〕腰骶、臀、股部疼痛。

〔操作〕直刺1.0~2.0寸。

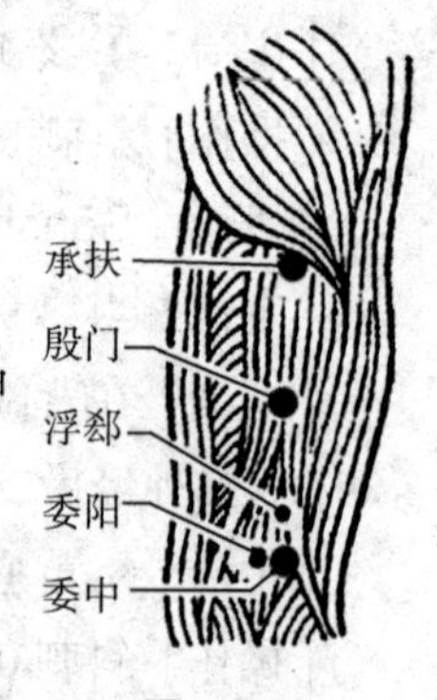

图1-47

14. 殷门(Yīnmén)

〔定位〕在大腿后面,当承扶与委中的连线上,承扶下6寸。(图1-47)

〔解剖〕在半腱肌与股二头肌之间,深层为大收肌;外侧为股深动、静脉第3穿支;布有股后皮神经,深层正当坐骨神经。

〔主治〕腰痛,下肢痿痹。

〔操作〕直刺1.0~2.0寸。

15. 委中(Wěizhōng,合穴;膀胱下合穴)

〔定位〕在腘横纹中点,当股二头肌腱与半腱肌腱的中间。(图1-47)

〔解剖〕在腘窝正中,有腘筋膜;皮下有股腘静脉,深层内侧为腘静脉,最深层为腘动脉;分布着股后皮神经及胫神经。

〔主治〕①腰背痛、下肢痿痹;②小便不利、遗尿;③腹痛、急性吐泻、中暑、丹毒。

〔操作〕直刺1.0~1.5寸,或用三棱针点刺出血。

16. 秩边(Zhìbiān)

〔定位〕当骶正中嵴旁3寸,平第4骶后孔。(图1-46)

〔解剖〕有臀大肌,在梨状肌下缘;有臀下动、静脉;分布着臀下神经及股后皮神经,外侧为坐骨神经。

〔主治〕①腰骶痛、下肢痿痹;②小便不利、便秘。

〔操作〕直刺1.5~2.0寸。

17. 承山(Chéngshān)

〔定位〕在小腿后面正中,委中穴与昆仑穴之间,当伸直小腿或足跟上提时,腓肠肌两肌腹之间凹陷的顶端处。(图1-48)

〔解剖〕在腓肠肌两肌腹交界下端;有小隐静脉,深层为胫后动、静脉;分布着腓肠内侧皮神经,深层为胫神经。

〔主治〕①腰痛、腿痛、转筋;②痔疾、便秘。

〔操作〕直刺1.0~2.0寸。

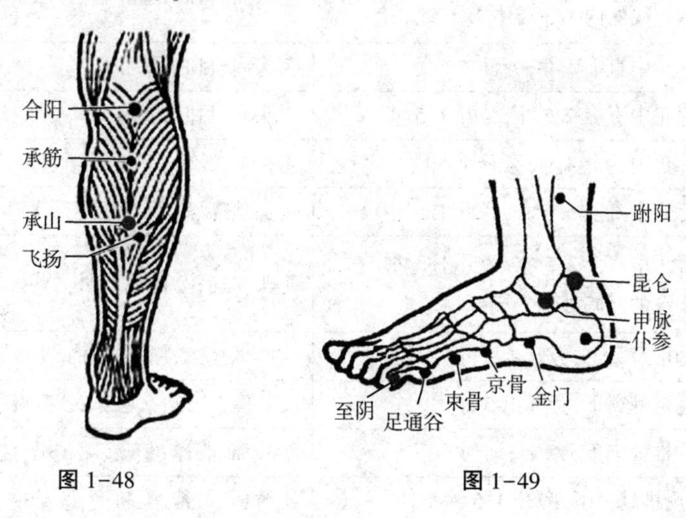

图1-48　　图1-49

18. 昆仑(Kūnlún,经穴)

〔定位〕在外踝尖与跟腱之间的凹陷处。(图1-49)

〔解剖〕有腓骨短肌;有小隐静脉及外踝后动、静脉;分布着腓肠神经。

〔主治〕①头痛、项强、肩背腰腿痛、脚跟肿痛;②癫痫;③难产。

〔操作〕直刺0.5~1.0寸,孕妇禁针。

19. 申脉[Shēnmài,八脉交会穴(通阳跷脉)]

〔定位〕在外踝尖直下方凹陷中。(图1-49)

〔解剖〕在腓骨长短肌腱上缘;有外踝动脉网及小隐静脉;分布着腓肠神经。

〔主治〕①头痛、眩晕、腰腿酸痛;②癫、狂、痫症。

〔操作〕直刺0.3~0.5寸。

20. 至阴(Zhìyīn,井穴)

〔定位〕在足小趾外侧,趾甲根角旁0.1寸。(图1-49)

〔解剖〕有趾背动脉及趾跖侧固有动脉形成的动脉网;分布着趾跖侧固有神经及足背外侧皮神经。

〔主治〕①头痛、鼻塞、鼻衄、目痛;②胎位不正、难产、胞衣不下。

〔操作〕浅刺0.1寸,或点刺出血,胎位不正用灸法。

（二）其他腧穴（见表1-22）

表1-22　足太阳膀胱经其他腧穴

穴名	定位	主治（主要病症）
睛明	目内眦角内上方凹陷处	目赤肿痛、迎风流泪、夜盲、色盲、近视
眉冲	当攒竹直上入发际0.5寸	①头痛、眩晕；②鼻塞
曲差	当前发际正中直上0.5寸，旁开1.5寸，即神庭与头维连线的内1/3与中1/3交点上	①头痛、目眩；②鼻塞、鼻衄
五处	当前发际正中直上1寸，旁开1.5寸	①头痛、目眩；②痫症
承光	当前发际正中直上2.5寸，旁开1.5寸	①头痛、目眩；②鼻塞
通天	当前发际正中直上4寸，旁开1.5寸	①头痛、眩晕；②鼻渊、鼻衄
络却	当前发际正中直上5.5寸，旁开1.5寸	①头项痛、眩晕；②目痛、鼻塞
玉枕	当后发际正中直上2.5寸，旁开1.3寸，平枕外粗隆上缘的凹陷处	①头项痛；②目视不明、鼻塞
大杼	当第1胸椎棘突下，旁开1.5寸	①咳嗽；②头痛、项背痛
厥阴俞	当第4胸椎棘突下，旁开1.5寸	①心痛、心悸；②咳嗽；③呕吐
督俞	当第6胸椎棘突下，旁开1.5寸	①心痛、心悸；②咳、喘；③胃痛、腹胀、腹痛
胆俞	当第10胸椎棘突下，旁开1.5寸	①黄疸、口苦、胸胁痛；②肺痨、潮热
三焦俞	当第1腰椎棘突下，旁开1.5寸	①肠鸣、泄泻、痢疾、水肿；②腰背强痛
气海俞	当第3腰椎棘突下，旁开1.5寸	①肠鸣腹胀；②月经不调、痛经；③腰痛
关元俞	当第5腰椎棘突下，旁开1.5寸	①腹胀、泄泻；②遗尿、小便频数；③腰腿痛
小肠俞	当第1骶椎棘突下，旁开1.5寸，平第一骶后孔	①小腹胀痛、痢疾；②遗精、尿血、遗尿、带下；③腰骶痛
中膂俞	当第3骶椎棘突下，旁开1.5寸，平第3骶后孔	①腹泻、痢疾、疝气；②腰骶痛
白环俞	当第4骶椎棘突下，旁开1.5寸，平第4骶后孔	①遗精、遗尿；②月经不调、带下；③腰骶痛
上髎	当髂后上棘与后正中线之间，第1骶后孔处	①二便不利、月经不调、赤白带下、阴挺；②腰骶痛
中髎	当次髎内下方，适对第3骶后孔处	①便秘、泄泻、小便不利、月经不调、带下；②腰骶痛
下髎	当次髎内下方，适对第4骶后孔处	①小腹痛、小便不利、便秘、带下；②腰骶痛
会阳	尾骨尖旁开0.5寸	①泄泻、痢疾、便血、痔疾；②阳痿、带下

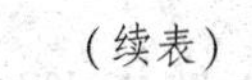

（续表）

穴名	定位	主治(主要病症)
浮郄	在腘横纹外侧端,委阳上1寸,股二头肌腱的内侧	臀股麻木、腘筋挛急
委阳	在腘横纹外端,当股二头肌腱的内侧	①小腹胀满、水肿、小便不利;②腰脊强痛、腿足挛痛
附分	当第2胸椎棘突下,旁开3寸	颈项强痛、肩背拘急、肘臂麻木
魄户	当第3胸椎棘突下,旁开3寸	①咳、喘、咳血;②项强、肩背痛
膏肓	当第4胸椎棘突下,旁开3寸	①咳、喘、咳血;②遗精、盗汗;③肩背痛
神堂	当第5胸椎棘突下,旁开3寸	①咳、喘、心痛、心悸;②肩背痛
𬟽譆	当第6胸椎棘突下,旁开3寸	①咳、喘;②肩背痛
膈关	当第7胸椎棘突下,旁开3寸	①呃逆、呕吐、嗳气;②脊背强痛
魂门	当第9胸椎棘突下,旁开3寸	①呕吐、泄泻;②胸胁、背痛
阳纲	当第10胸椎棘突下,旁开3寸	①肠鸣、腹痛、泄泻;②胁痛、黄疸、③背痛
意舍	当第11胸椎棘突下,旁开3寸	①腹胀、肠鸣、呕吐、泄泻、饮食不下;②背痛
胃仓	当第12胸椎棘突下,旁开3寸	①腹胀、胃脘痛、小儿食积;②背痛
肓门	当第1腰椎棘突下,旁开3寸	①腹痛、便秘、痞块;②腰脊强痛
志室	当第2腰椎棘突下,旁开3寸	①遗精、阳痿、遗尿、尿频、小便不利、月经不调、水肿;②腰脊强痛
胞肓	平第2骶后孔,骶正中嵴旁开3寸	①肠鸣、腹胀;②腰脊强痛;③尿闭
合阳	当委中与承山的连线上,委中下2寸	①腰脊痛、下肢痿痹;②崩漏
承筋	当委中与承山连线上,腓肠肌肌腹中央,委中下5寸	①腿痛转筋、腰背拘急;②痔疾
飞扬	当昆仑穴直上7寸,承山外下方1寸处	①头痛、目眩、鼻塞、鼻衄;②腰背痛、腿软无力;③痔疾
跗阳	昆仑直上3寸	①头痛;②腰骶痛、下肢痿痹
仆参	昆仑穴直下,跟骨外侧,赤白肉际处	下肢痿痹、足跟痛
金门	当外踝前缘直下,骰骨下缘处	①腰痛、外踝痛、下肢痹痛;②癫狂、痫症、小儿惊风
京骨	第5跖骨粗隆下方,赤白肉际处	①头痛、项强;②腰腿痛;③痫症
束骨	足小指本节(第5跖趾关节)的后方,赤白肉际处	①头痛、项强、目眩;②腰腿痛;③癫狂
足通谷	足小指本节(第5跖趾关节)的前方,赤白肉际处	①头痛、项强、目眩;②鼻衄;③癫狂

四、实训

【目的要求】

1. 在体表准确找到足太阳膀胱经各腧穴,并画出经脉循行路线。

2. 通过练习,掌握足太阳膀胱经经脉循行及各腧穴定位,熟悉各腧穴主治。

【标本教具】

经络穴位人体模型、挂图、教学光盘、模特。

【实训方式】

讲授、示教:

1. 教师先结合人体模型、挂图、教学光盘讲授。

2. 教师在模特(学生)身上示教(划经点穴)。

3. 学员相互练习。

【实训内容、方法】

1. 经脉循行:足太阳膀胱经从头走足。在模特身上按腧穴分布的体表路线从起于目内眦旁的睛明穴开始划经:上头,下项,在项部分开两支,一支沿背腰骶中线旁 1.5 寸下行,经股外侧后部,至腘窝中;另一支沿背腰骶中线旁 3 寸下行,经股外侧后部,至腘窝与前一支会合,行小腿外侧后缘,经外踝后,止于足小趾外侧端的至阴穴。

2. 按顺序点划出足太阳经攒竹、天柱、风门、肺俞、心俞、膈俞、肝俞、胃俞、肾俞、大肠俞、次髎、委中、秩边、承山、昆仑、申脉、至阴 17 个穴的定位。每穴的位置均用红笔点画出,以便学生观看记忆。

【思考题/作业】

1. 画出足太阳膀胱经经脉循行路线。

2. 指出攒竹、风门、肺俞、心俞、膈俞、肝俞、胃俞、肾俞、大肠俞、次髎、承扶、殷门、委中、承山、昆仑、申脉、至阴的位置,并描述各穴的主治作用。

项目八　足少阴肾经

一、经脉循行

起于足小趾之下,斜向足心(涌泉),出于舟骨粗隆下,沿内踝后向上行于腿肚内侧,经股内后缘,通过脊柱,属于肾脏,联络膀胱。(另有分支向上行于腹部前正中线旁 0.5 寸,胸部前正中线旁 2 寸,止于锁骨下缘。)

肾部直行脉:从肾向上通过肝和横膈,进入肺中,沿着喉咙,挟于舌根部。

肺部支脉:从肺部出来,络心,流注于胸中,与手厥阴心包经相接。(图 1-50)

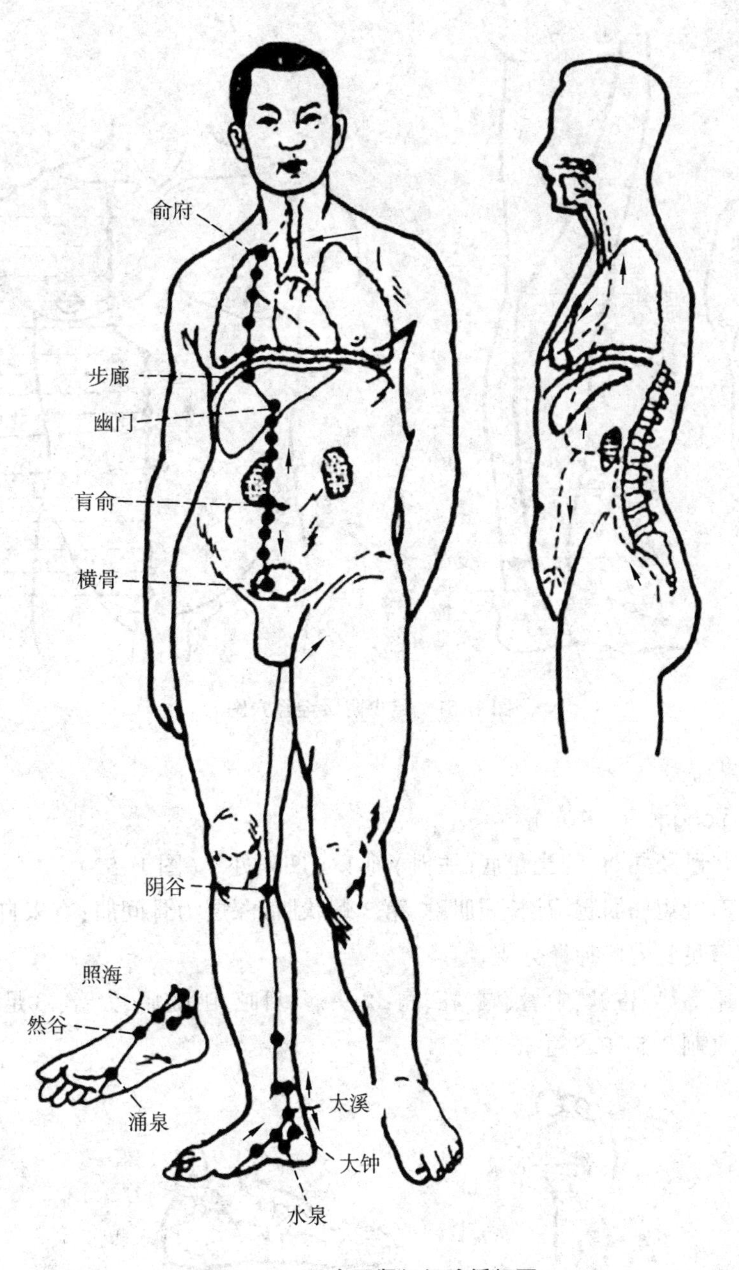

图 1-50 足少阴肾经经脉循行图

二、主治概要

本经腧穴主治妇科、前阴病,肾、肺、肝、心、咽喉病及经脉循行部位的其他病症。

三、腧穴

本经单侧 27 穴,穴起涌泉,止于俞府。(图 1-51)

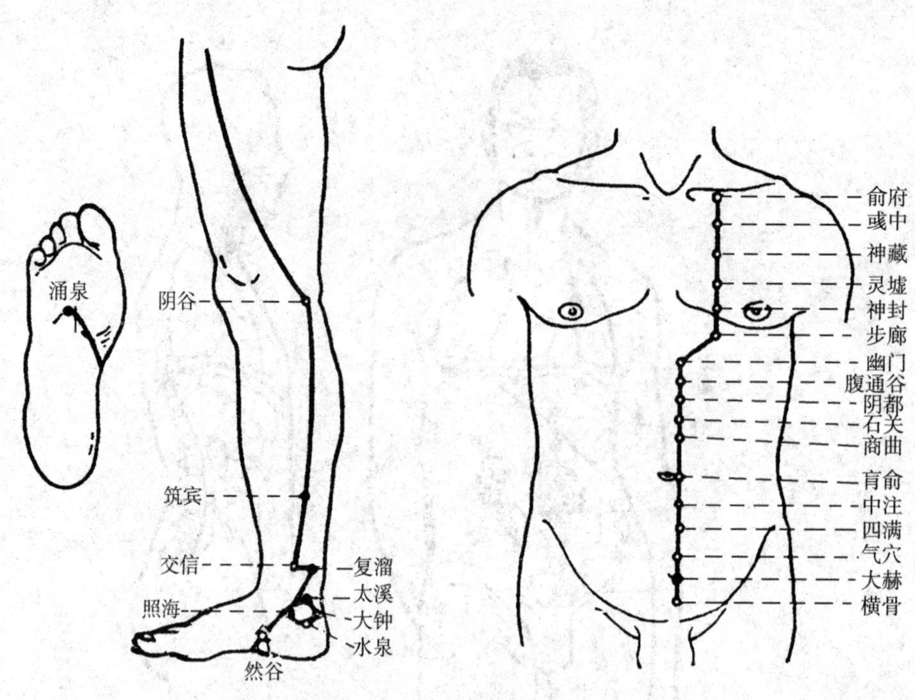

图 1-51　足少阴肾经经穴图

（一）常用腧穴

1. 涌泉（Yǒngquán，井穴）

〔定位〕足趾跖屈时，约当足底（去趾）前 1/3 凹陷处。（图 1-52）

〔解剖〕有趾短屈肌腱、趾长屈肌腱、第 2 蚓状肌，深层为骨间肌；有来自胫前动脉的足底弓；分布着足底内侧神经分支。

〔主治〕①高热、昏厥、中暑、癫、狂、痫；②头痛、目眩、咽喉痛、失音；③足心热。

〔操作〕直刺 0.5~0.8 寸。

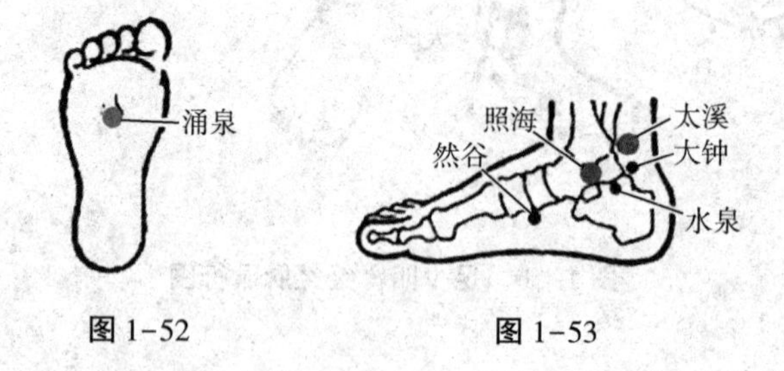

图 1-52　　图 1-53

2. 太溪（Tàixī，输穴；原穴）

〔定位〕当内踝尖与跟腱的中点处。（图 1-53）

〔解剖〕前方有胫后动、静脉；分布着小腿内侧皮神经，当胫神经经过处。

〔主治〕①头晕、咽喉干痛、齿痛、耳聋、耳鸣；②咳血、气喘；③遗精、阳痿、月经不调、小便频数；④不寐；⑤腰脊痛。

〔操作〕直刺 0.5~1.0 寸。

3. 照海[Zhàohǎi,八脉交会穴(通阴跷脉)]

〔定位〕在内踝尖直下凹陷处。(图 1-53)

〔解剖〕在足大趾外展肌的止点处;后下方为胫后动、静脉;分布着小腿内侧皮神经,深部为胫神经本干。

〔主治〕①痫症、不寐;②月经不调、赤白带下、阴挺、小便频数、癃闭;③便秘、咽喉干痛。

〔操作〕直刺 0.5~0.8 寸。

(二)其他腧穴(见表 1-23)

表 1-23 足少阴肾经其他腧穴

穴名	定位	主治(主要病症)
然谷	在舟骨粗隆下方,赤白肉际处	①月经不调、阴痒、阴挺、遗精;②足背肿痛;③小儿脐风;④咳血;⑤泄泻
大钟	在太溪下 0.5 寸稍后,当跟腱附着部的内侧前方凹陷处	①咳血、气喘;②二便不利;③腰脊强痛、足跟痛;④痴呆
水泉	在内踝后下方,当太溪直下 1 寸(指寸),跟骨结节的内侧凹陷处	①闭经、月经不调、痛经、阴挺;②小便不利
复溜	在太溪上 2 寸,跟腱的前缘	①水肿、腹胀、泄泻;②盗汗、自汗、热病汗不出;③足痿
交信	在太溪上 2 寸,复溜前 0.5 寸,胫骨内侧缘的后方	①月经不调、痛经、崩漏、阴挺;②泄泻、便秘
筑宾	在太溪与阴谷的连线上,太溪上 5 寸,腓肠肌肌腹的下方	①癫狂;②疝痛;③足胫痛
阴谷	在腘窝内侧,屈膝时,当半腱肌肌腱与半膜肌肌腱之间	①月经不调、崩漏、阳痿、疝痛、小便难、阴中痛;②膝股内侧痛
横骨	在脐中下 5 寸,前正中线旁开 0.5 寸	①少腹满痛;②小便不利、遗尿、遗精、阳痿、阴部痛
大赫	在脐中下 4 寸,前正中线旁开 0.5 寸	遗精、阳痿、带下、阴挺
气穴	在脐中下 3 寸,前正中线旁开 0.5 寸	①月经不调、痛经、小便不利;②腹痛、泄泻
四满	在脐中下 2 寸,前正中线旁开 0.5 寸	①腹痛、腹胀、泄泻;②遗精、月经不调、痛经
中注	在脐中下 1 寸,前正中线旁开 0.5 寸	①腹痛、便秘;②月经不调
肓俞	在脐中旁开 0.5 寸	①腹痛、腹胀、便秘、泄泻;②月经不调
商曲	在脐中上 2 寸,前正中线旁开 0.5 寸	腹痛、泄泻、便秘

（续表）

穴名	定位	主治（主要病症）
石关	在脐中上3寸，前正中线旁开0.5寸	①呕吐、腹胀、便秘、泄泻；②不孕
阴都	在脐中上4寸，前正中线旁开0.5寸	胃痛、呕吐、腹痛、便秘
腹通谷	在脐中上5寸，前正中线旁开0.5寸	胃痛、呕吐、腹痛、腹胀
幽门	在脐中上6寸，前正中线旁开0.5寸	消化不良、呕吐、腹痛、腹胀、泄泻、恶阻
步廊	在第5肋间隙，前正中线旁开2寸	①咳嗽、气喘；②呕吐、纳呆；③胸胁痛
神封	在第4肋间隙，前正中线旁开2寸	①咳嗽、气喘；②胸胁胀满、乳痈
灵墟	在第3肋间隙，前正中线旁开2寸	①咳嗽、气喘；②胸胁胀满、乳痈
神藏	在第2肋间隙，前正中线旁开2寸	①咳嗽、气喘；②胸胁胀满
彧中	在胸部，当第1肋间隙，前正中线旁开2寸	①咳嗽、气喘；②胸痛
俞府	在锁骨下缘，前正中线旁开2寸	①咳嗽、气喘；②胸痛

四、实训

【目的要求】

1. 在体表准确找到足少阴肾经各腧穴，并画出经脉循行路线。

2. 通过练习，掌握足少阴肾经经脉循行及各腧穴定位，熟悉各腧穴主治。

【标本教具】

经络穴位人体模型、挂图、教学光盘、模特。

【实训方式】

讲授、示教：

1. 教师先结合人体模型、挂图、教学光盘讲授。

2. 教师在模特（学生）身上示教（划经点穴）。

3. 学员相互练习。

【实训内容、方法】

1. 经脉循行：足少阴肾经从足走腹胸。在模特身上按腧穴分布的体表路线从起于足底涌泉穴开始划经：绕内踝后，走下肢内侧后缘，上腹正中线旁开0.5寸，胸正中线旁开2寸，止于锁骨下缘的俞府穴。

2. 按顺序点划出足少阴肾经的涌泉、太溪、照海3个穴。每穴的位置均用红笔点画出，以便学生观看记忆。

【思考题/作业】

1. 画出足少阴肾经经脉循行路线。

2. 指出涌泉、太溪、照海的位置，并描述各穴的主治作用。

项目九 手厥阴心包经

一、经脉循行

起于胸中，出属心包络，向下穿过横膈，依次联络上、中、下三焦。

胸部支脉：沿胸中，出于胁肋至腋下（天池），上行至腋窝中，沿上臂内侧行于手太阴和手少阴经之间，经肘窝下行于前臂中间进入掌中，沿中指到指端（中冲）。

掌中支脉：从劳宫分出，沿无名指到指端（关冲），与手少阳三焦经相接。（图 1-54）

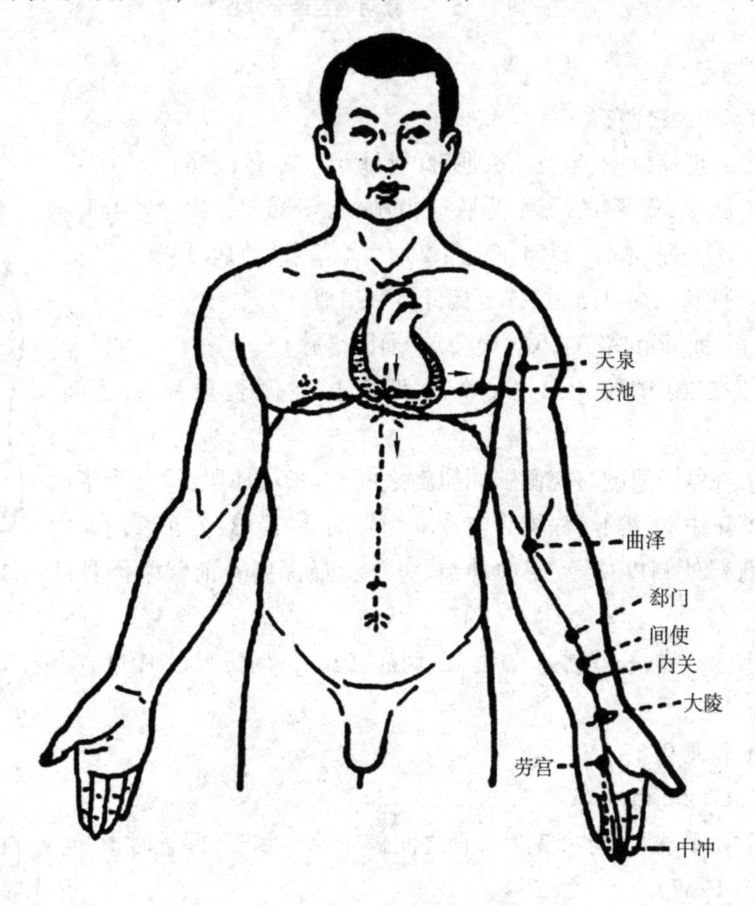

图 1-54 手厥阴心包经经脉循行图

二、主治概要

本经腧穴主治胃、心、胸、神志病及经脉循行部位的其他病症。

三、腧穴

本经单侧9穴,穴起天池,止于中冲。(图1-55)

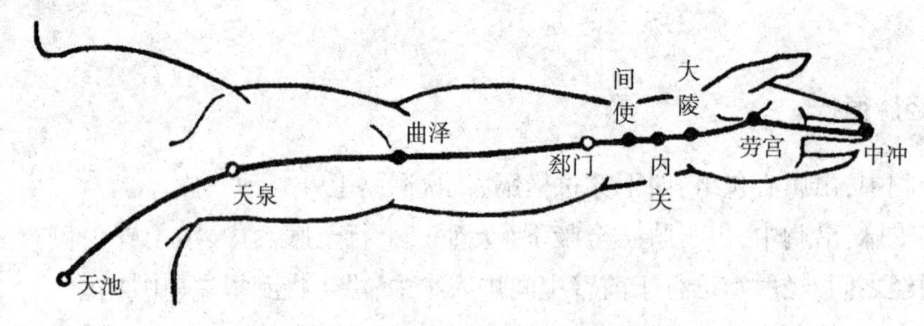

图1-55　手厥阴心包经经穴图

(一)常用腧穴

1. 曲泽(Qūzé,合穴)

〔定位〕在肘横纹中,当肱二头肌腱的尺侧缘。(图1-56)

〔解剖〕肱二头肌腱的尺侧,当肱动、静脉处,分布着正中神经本干。

〔主治〕①心痛、心悸、胃痛、呕吐;②肘臂挛痛;③热病、烦躁。

〔操作〕直刺1.0~1.5寸,或三棱针点刺出血。

2. 内关[Nèiguān,络穴;八脉交会穴(通阴维脉)]

〔定位〕在腕横纹上2寸,掌长肌腱与桡侧腕屈肌腱之间。(图1-56)

〔解剖〕在掌长肌腱与桡侧腕屈肌腱之间,有指浅屈肌,深部为指深屈肌;有前臂正中动、静脉,深层为前臂掌侧骨间动、静脉;分布着前臂内侧皮神经、前臂外侧皮神经、正中神经掌皮支,最深层有前臂掌侧骨间神经。

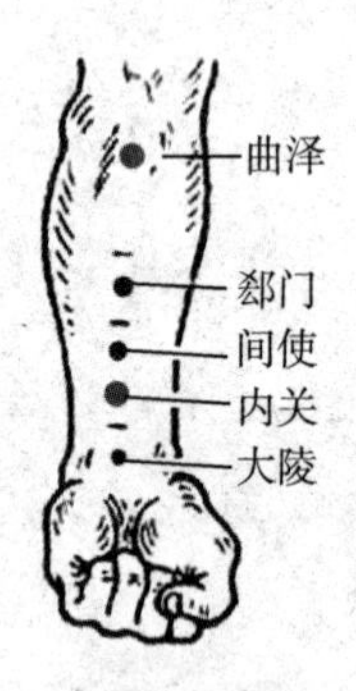

图1-56

〔主治〕①心痛,心悸,胸闷,癫、狂、痫症,失眠,胃痛,恶心,呕吐,呃逆;②胁痛,肘臂挛痛。

〔操作〕直刺0.5~1.0寸。

3. 劳宫(Láogōng,荥穴)

〔定位〕在手掌心,当第2、3掌骨之间偏于第3掌骨,握拳时中指尖处。(图1-57)

〔解剖〕在第2、3掌骨间,下为掌腱膜,第2蚓状肌,及指浅、深屈肌腱,深层为拇指内收肌横头的起点,有骨间肌;有指掌侧总动脉;分布着正中神经的第2指掌侧总神经。

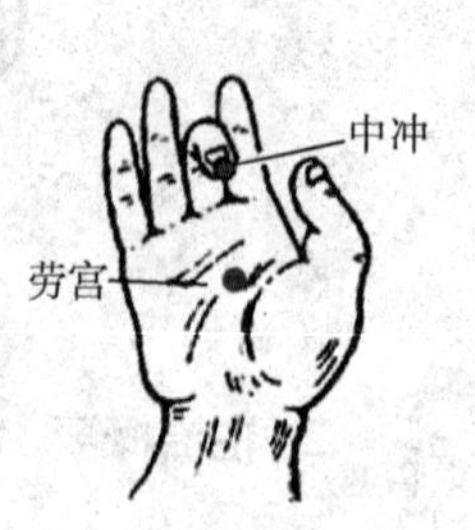

图1-57

〔主治〕①心痛,呕吐,癫、狂、痫症;②口疮、口臭。

〔操作〕直刺0.3~0.5寸。

4. 中冲(Zhōngchōng,井穴)

〔定位〕在手中指尖端中央。(图 1-57)

〔解剖〕有指掌侧固有动、静脉所形成的动、静脉网;分布着正中神经的指掌侧固有神经。

〔主治〕①中风昏迷、中暑、惊厥、热病;②心痛、心烦;③舌强肿痛、掌中热。

〔操作〕浅刺 0.1 寸,或三棱针点刺出血。

(二)其他腧穴(见表 1-24)

表 1-24 手厥阴心包经其他腧穴

穴名	定位	主治(主要病症)
天池	在第 4 肋间隙,乳头外 1 寸,前正中线旁开 5 寸	①咳、喘;②胸闷、胁痛、腋下肿痛;③乳痈
天泉	在腋前纹头下 2 寸,肱二头肌的长、短头之间	①咳、喘、心痛;②胁胀,胸壁及上臂内侧痛
郄门	在腕横纹上 5 寸,掌长肌腱与桡侧腕屈肌腱之间	①心痛、心悸;②衄血、呕血、咳血;③胸痛、疔疮、痫症
间使	在腕横纹上 3 寸,掌长肌腱与桡侧腕屈肌腱之间	①心痛,心悸,胃痛,呕吐,癫、狂、痫症;②腋肿、肘臂挛痛;③热病、烦躁、疟疾
大陵	在腕横纹的中点处,当掌长肌腱与桡侧腕屈肌腱之间	①心痛,心悸,胸闷,胃痛,口臭,呕吐,癫、狂、痫症;②胁痛、手腕麻痛

四、实训

【目的要求】

1. 在体表准确找到手厥阴心包经各腧穴,并画出其经脉循行路线。

2. 通过练习,掌握手厥阴心包经经脉循行及各腧穴定位,熟悉各腧穴主治。

【标本教具】

经络穴位人体模型、挂图、教学光盘、模特。

【实训方式】

讲授、示教:

1. 教师先结合人体模型、挂图、教学光盘讲授。

2. 教师在模特(学生)身上示教(划经点穴)。

3. 学员相互练习。

【实训内容、方法】

1. 经脉循行:手厥阴心包经从胸走手。在模特身上按腧穴分布的体表路线从起于乳头外侧的天池穴开始划经;走上肢内侧正中,经掌中,止于中指尖端的中冲穴。

2. 按顺序点画出手厥阴心包经的曲泽、内关、劳宫、中冲 4 个穴的定位。每穴的位置均用红笔点画出,以便学生观看记忆。

【思考题/作业】

1. 画出手厥阴心包经经脉循行路线。

2. 指出曲泽、内关、劳宫、中冲的位置，并描述各穴的主治作用。

项目十　手少阳三焦经

一、经脉循行

起于无名指末端(关冲)，上行于第四、五掌骨间，沿腕背、出于前臂外侧尺桡骨之间，经肘尖沿上臂外侧达肩部，交大椎，再向前入缺盆部，分布于胸中，络心包，穿过横膈，属于上、中、下三焦。

胸中支脉：从胸向上出于缺盆部，上走项部，沿耳后直上至额角，再下行经面颊部至目眶下。

耳部支脉：从耳后入耳中，到达耳前，与前脉交叉于面颊部，到目外眦，与足少阳胆经相接。(图1-58)

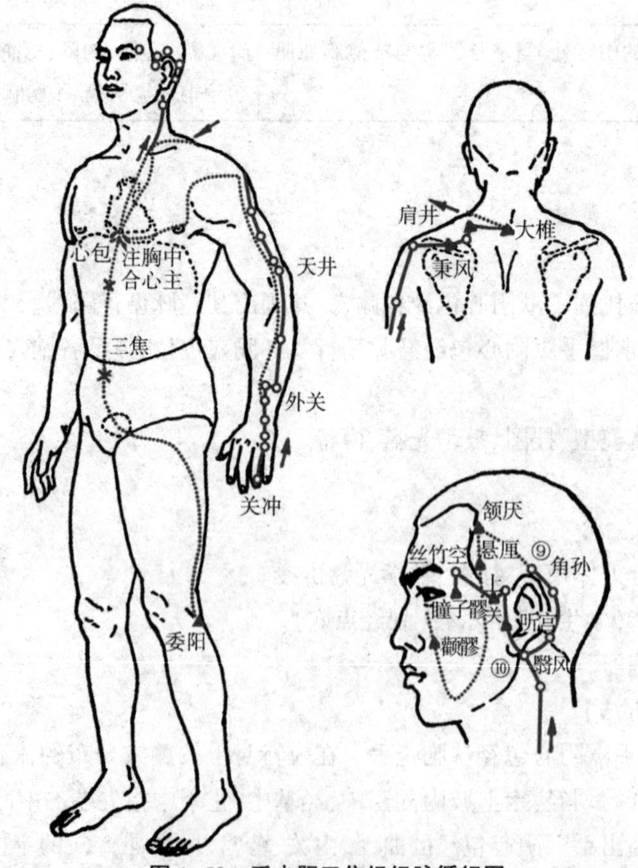

图1-58　手少阳三焦经经脉循行图

二、主治概要

本经腧穴主治侧头、耳、目、颊、咽喉、胸胁病,热病及经脉循行部位的其他病症。

三、常用腧穴

本经单侧 23 穴,穴起关冲,止于丝竹空。(图 1-59)

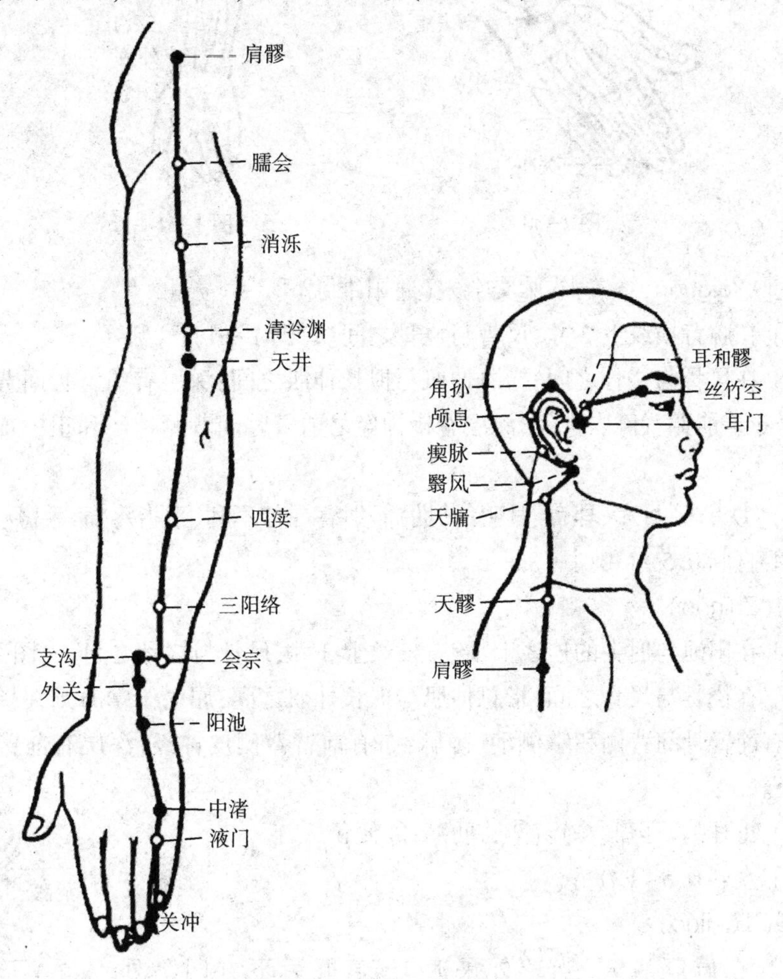

图 1-59 手少阳三焦经经穴图

(一)常用腧穴

1. 关冲(Guānchōng,井穴)

〔定位〕在手环指末节尺侧,指甲根角旁 0.1 寸。(图 1-60)

〔解剖〕有指掌固有动、静脉形成的动、静脉网;布有来自尺神经的指掌侧固有神经。

〔主治〕①热病、昏厥、中暑;②头痛、目赤、咽喉肿痛、耳聋。

〔操作〕浅刺 0.1 寸,或三棱针点刺放血。

2. 中渚(Zhōngzhǔ,输穴)

〔定位〕在手背部,第 4 掌指关节后,第 4、5 掌骨间凹陷处。(图 1-60)

〔解剖〕有第4骨间肌；有手背静脉网及第4掌背动脉；分布着来自尺神经的手背支。

〔主治〕①头痛、目赤、耳聋、耳鸣、咽喉肿痛、肘臂痛、手指不能屈伸；②热病。

〔操作〕直刺0.3~0.5寸。

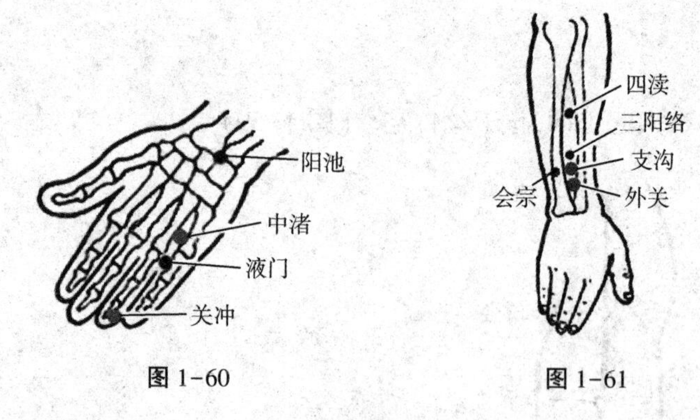

图1-60　　图1-61

3. 外关［Wàiguān，络穴；八脉交会穴（通阳维脉）］

〔定位〕在腕背横纹上2寸，尺骨与桡骨之间。（图1-61）

〔解剖〕在尺骨与桡骨之间，指总伸肌与拇长伸肌之间；深层有前臂骨间背侧和掌侧动、静脉；分布着前臂背侧皮神经，深层有桡神经之前臂骨间背侧神经和正中神经之骨间掌侧神经。

〔主治〕①头痛、目赤、耳聋、耳鸣、胁肋痛、肘臂屈伸不利、手指疼痛、手颤；②热病。

〔操作〕直刺0.5~1.0寸。

4. 支沟（Zhīgōu）

〔定位〕在阳池与肘尖的连线上，腕背横纹上3寸，尺骨与桡骨之间。（图1-61）

〔解剖〕在桡骨与尺骨之间，指总伸肌与拇长伸肌之间，屈肘俯掌时则在指总伸肌的桡侧；深层有前臂骨间背侧和掌侧动、静脉；布有前臂背侧皮神经，深层有前臂骨间背侧及掌侧神经。

〔主治〕①耳鸣、耳聋、暴喑；②胁肋痛；③便秘。

〔操作〕直刺0.5~1.0寸。

5. 肩髎（Jiānliáo）

〔定位〕在肩髃后方，当臂外展时，于肩峰后下方凹陷处。（图1-62）

〔解剖〕在三角肌中；有旋肱后动脉；布有腋神经的肌支。

〔主治〕肩臂疼痛不遂。

〔操作〕直刺0.5~1.0寸。

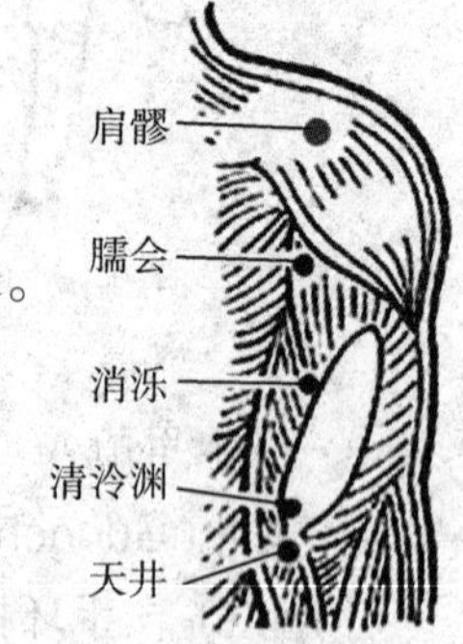

图1-62

6. 翳风（Yìfēng）

〔定位〕在耳垂后，乳突与下颌角之间的凹陷处。（图1-63）

〔解剖〕有耳后动、静脉，颈外静脉；分布着耳大神经，深层为面神经干从茎乳突穿出处。

〔主治〕①耳鸣、耳聋、聤耳；②口眼歪斜、齿痛、颊肿、牙关不利。

〔操作〕直刺0.5~1.0寸。

7. 角孙(Jiǎosūn)

〔定位〕在头部，折耳廓向前，当耳尖直上入发际处。(图1-63)

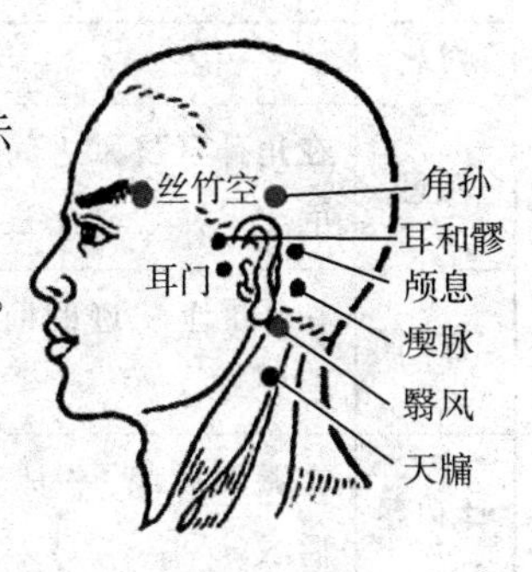

图1-63

〔解剖〕有耳上肌；颞浅动、静脉耳前支；布有耳颞神经分支。

〔主治〕偏头痛、目赤肿痛、耳鸣。

〔操作〕平刺0.3~0.5寸。

8. 丝竹空(Sīzhúkōng)

〔定位〕在眉梢外的凹陷处。(图1-63)

〔解剖〕有眼轮匝肌；颞浅动、静脉的额支；分布着面神经颧支及耳颞神经的分支。

〔主治〕①目赤痛、目眩、眼睑瞤动、口眼歪斜；②头痛、齿痛、癫狂。

〔操作〕横刺0.3~0.5寸。

(二)其他腧穴(表1-25)

表1-25　手少阳三焦经其他腧穴

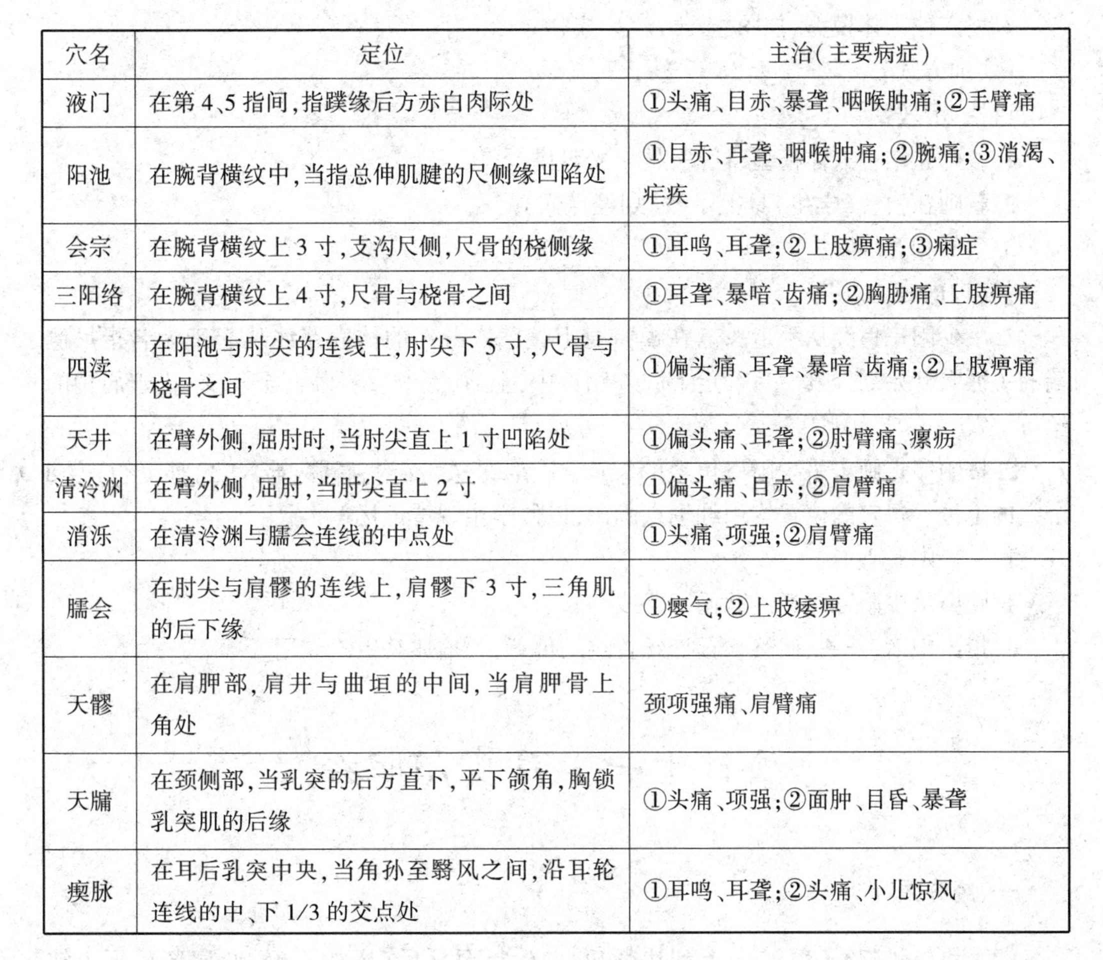

穴名	定位	主治(主要病症)
液门	在第4、5指间，指蹼缘后方赤白肉际处	①头痛、目赤、暴聋、咽喉肿痛；②手臂痛
阳池	在腕背横纹中，当指总伸肌腱的尺侧缘凹陷处	①目赤、耳聋、咽喉肿痛；②腕痛；③消渴、疟疾
会宗	在腕背横纹上3寸，支沟尺侧，尺骨的桡侧缘	①耳鸣、耳聋；②上肢痹痛；③痫症
三阳络	在腕背横纹上4寸，尺骨与桡骨之间	①耳聋、暴喑、齿痛；②胸胁痛、上肢痹痛
四渎	在阳池与肘尖的连线上，肘尖下5寸，尺骨与桡骨之间	①偏头痛、耳聋、暴喑、齿痛；②上肢痹痛
天井	在臂外侧，屈肘时，当肘尖直上1寸凹陷处	①偏头痛、耳聋；②肘臂痛、瘰疬
清冷渊	在臂外侧，屈肘，当肘尖直上2寸	①偏头痛、目赤；②肩臂痛
消泺	在清冷渊与臑会连线的中点处	①头痛、项强；②肩臂痛
臑会	在肘尖与肩髎的连线上，肩髎下3寸，三角肌的后下缘	①瘿气；②上肢痿痹
天髎	在肩胛部，肩井与曲垣的中间，当肩胛骨上角处	颈项强痛、肩臂痛
天牖	在颈侧部，当乳突的后方直下，平下颌角，胸锁乳突肌的后缘	①头痛、项强；②面肿、目昏、暴聋
瘈脉	在耳后乳突中央，当角孙至翳风之间，沿耳轮连线的中、下1/3的交点处	①耳鸣、耳聋；②头痛、小儿惊风

（续表）

穴名	定位	主治（主要病症）
颅息	在角孙至翳风之间，沿耳轮连线的上、中1/3的交点处	①耳鸣、耳聋；②头痛、小儿惊风
耳门	在耳屏上切迹的前方，下颌骨髁状突后缘凹陷处	①耳鸣、耳聋、聤耳；②齿痛
耳和髎	在鬓发后缘，平耳郭根之前方，颞浅动脉的后缘	①偏头痛、耳鸣；②牙关拘急、口歪

四、实训

【目的要求】

1. 在体表准确找到手少阳三焦经各腧穴，并画出经脉循行路线。

2. 通过练习，掌握手少阳三焦经经脉循行及各腧穴定位，熟悉各腧穴主治。

【标本教具】

经络穴位人体模型、挂图、教学光盘、模特。

【实训方式】

讲授、示教：

1. 教师先结合人体模型、挂图、教学光盘讲授。

2. 教师在模特（学生）身上示教（划经点穴）。

3. 学员相互练习。

【实训内容、方法】

1. 手少阳三焦经从手走头。在模特身上按腧穴分布的体表路线从起于无名指尺侧端的关冲穴开始划经：经手背，走上肢外侧正中，上肩，经颈，绕耳后，至耳前，止于眉梢的丝竹空穴。

2. 按顺序点画出手少阳三焦经的关冲、中渚、外关、支沟、肩髎、翳风、角孙、丝竹空8个穴的定位。每穴的位置均用红笔点画出，以便学生观看记忆。

【思考题/作业】

1. 画出手少阳三焦经经脉循行路线。

2. 指出中渚、外关、肩髎、翳风、丝竹空的位置，并描述其主治作用。

项目十一　足少阳胆经

一、经脉循行

起于目外眦（瞳子髎），向上到达额角，向后行至耳后（风池），经颈、肩部后下入缺盆;耳部支脉从耳后进入耳中,出走耳前,到目外眦后方;外眦部支脉,从外眦部分出,下走大迎,上达目眶下,下行经颊车,由颈部向下会合前脉于缺盆;从缺盆部发出内行支进入胸中,通过横膈,联系肝胆,经胁肋内,下达腹股沟动脉部,再经过外阴毛际,横行入髋关节部(环跳);从缺盆部发出的外行支,下经腋、侧胸、季胁部与前脉会合于髋关节部,再向下沿着大腿外侧、膝外侧、腓骨前、腓骨下段、外踝前至足背,沿足背下行止于第四趾外侧(足窍阴)。

足背部支脉:从足临泣处分出,沿第 1、2 跖骨之间,至大趾端(大敦)与足厥阴经相接。(图 1-64)

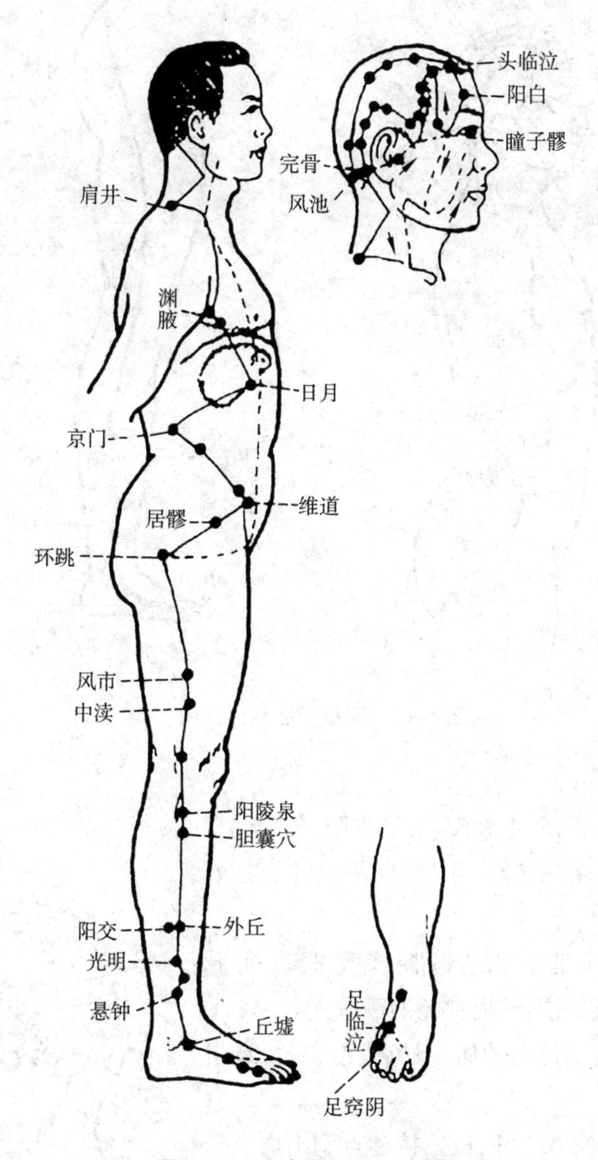

图 1-64 足少阳胆经经脉循行图

二、主治概要

本经腧穴主治肝胆病，侧头、目、耳、咽喉、胁肋病，神志病，热病及经脉循行部位的其他病症。

三、腧穴

本经单侧44穴，穴起瞳子髎，止于足窍阴。（图1-65）

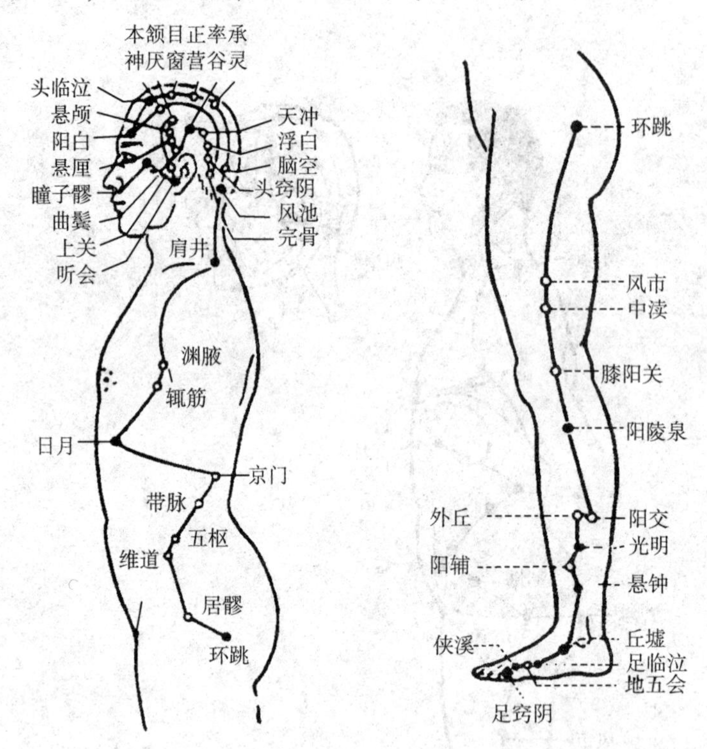

图1-65　足少阳胆经经穴图

（一）常用腧穴

1. 瞳子髎（Tóngzǐliáo，手太阳、手足少阳经交会穴）

〔定位〕在目外眦旁，当眶外侧缘凹陷处。（图1-66）

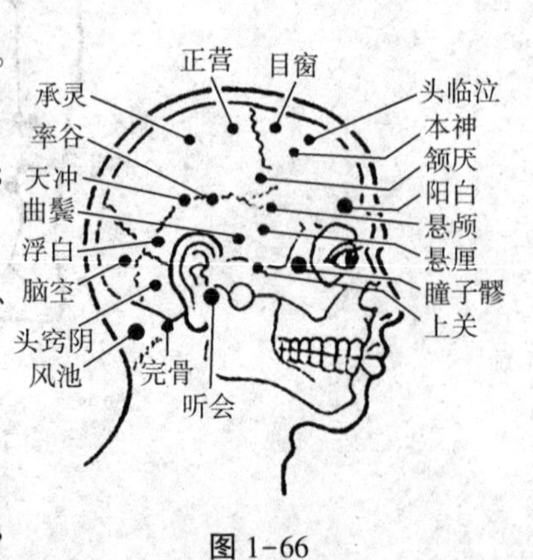

图1-66

〔解剖〕有眼轮匝肌，深层为颞肌；有颧眶动、静脉；分布着颧面神经和颧颞神经，面神经的额颞支。

〔主治〕①头痛；②目赤肿痛、迎风流泪、视力衰退、口眼歪斜。

〔操作〕横刺0.3~0.5寸，或三棱针点刺出血。

2. 听会（Tīnghuì）

〔定位〕在耳屏间切迹前方，下颌骨髁状突的后缘，

张口有凹陷处。(图 1-66)

〔解剖〕有颞浅动脉耳前支,深部为颈外动脉及面后静脉;布有耳大神经,皮下为面神经。

〔主治〕耳鸣、耳聋、齿痛、牙关不利、口眼歪斜。

〔操作〕直刺 0.5~1.0 寸。

3. 阳白(Yángbái,足少阳经、阳维脉交会穴)

〔定位〕在瞳孔直上,眉上 1 寸。(图 1-66)

〔解剖〕在额肌中;有额动、静脉外侧支;当额神经外侧支处。

〔主治〕前额痛、眉棱骨痛、目痛、目眩、眼睑下垂。

〔操作〕横刺 0.3~0.5 寸。

4. 风池(Fēngchí,足少阳经、阳维脉交会穴)

〔定位〕在枕骨之下,后发迹正中上 1 寸旁开,胸锁乳突肌与斜方肌上端之间的凹陷处。(图 1-66)

〔解剖〕在胸锁乳突肌与斜方肌上端之间的凹陷处,深部为头夹肌;有枕动、静脉分支;分布着枕小神经分支。

〔主治〕①头痛、眩晕、耳鸣、抽搐、痫症、小儿惊风;②感冒、鼻塞、目赤肿痛、口眼歪斜;③颈项强痛。

〔操作〕向鼻尖方向刺 1.0~1.5 寸。

5. 肩井(Jiānjǐng,手、足少阳经,足阳明经与阳维脉交会穴)

〔定位〕在肩上,当大椎与锁骨肩峰端连线的中点。(图 1-67)

〔解剖〕有斜方肌,深部为肩胛提肌与冈上肌;有颈横动、静脉分支;分布着锁骨上神经后支及副神经。

〔主治〕①颈项强痛、肩背疼痛、上肢不遂;②乳汁不下、难产。

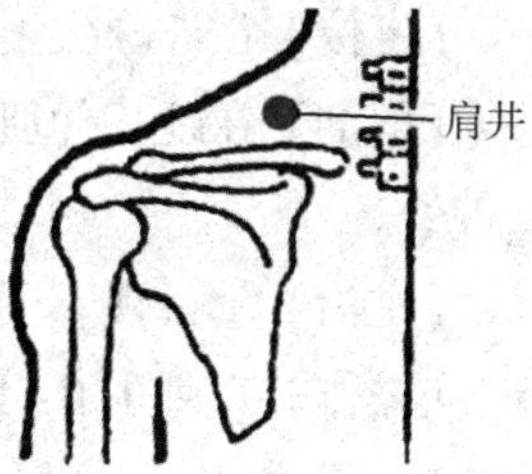

〔操作〕直刺 0.5~0.8 寸,深部正当肺尖,慎不可深刺,孕妇禁针。

肩井

图 1-67

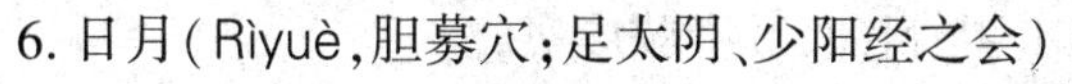

6. 日月(Rìyuè,胆募穴;足太阴、少阳经之会)

〔定位〕在乳头直下,第 7 肋间隙。(图 1-68)

〔解剖〕肋间内、外肌,肋下缘有腹外斜肌腱膜,腹内斜肌,腹横肌;有肋间动、静脉;布有第 7 或第 8 肋间神经。

〔主治〕胁痛、呕吐、吞酸、黄疸。

〔操作〕斜刺 0.5~0.8 寸。

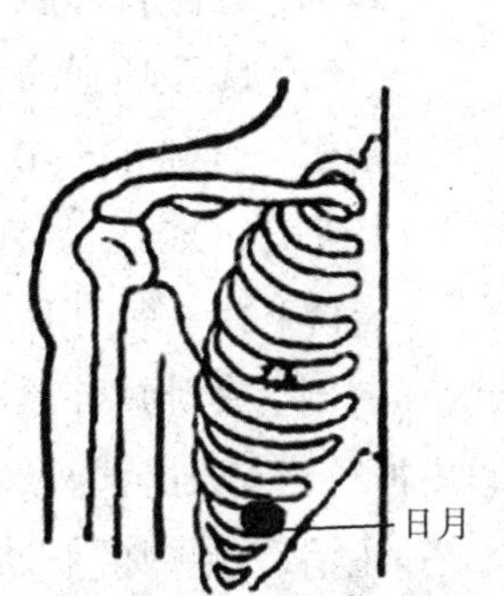

图 1-68

7. 环跳(Huántiào,足少阳、太阳经交会穴)

〔定位〕侧卧屈股,在股骨大转子最高点与骶管裂孔连线的外 1/3 与中 1/3 交点处。(图 1-69)

〔解剖〕在臀大肌、梨状肌下缘;内侧为臀下动、静脉;分布着臀下皮神经、臀下神经,

深部为坐骨神经。

〔主治〕腰痛、下肢痿痹。

〔操作〕直刺2.0~3.0寸。

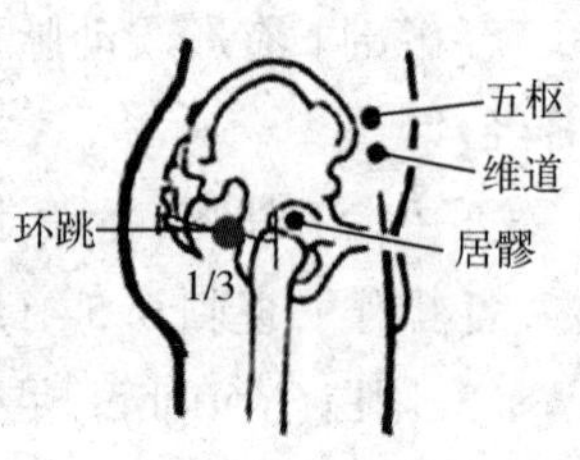

图1-69

8. 风市(Fēngshì)

〔定位〕在股部,直立垂手,掌心贴于大腿时,中指尖所指凹陷处,髂胫束后缘。(图1-70)

注:稍屈膝,大腿稍内收提起,可显露髂胫束。

〔解剖〕在阔筋膜下,股外侧肌中;有旋股外侧动、静脉分支;分布着股外侧皮神经、股神经肌支。

〔主治〕①下肢痿痹;②全身瘙痒。

〔操作〕直刺1.0~1.5寸。

9. 阳陵泉(Yánglíngquán,合穴;胆下合穴;八会穴之筋会)

〔定位〕在腓骨小头前下方凹陷处。(图1-70)

〔解剖〕在腓骨长、短肌中;有膝下外侧动、静脉;当腓总神经分为腓浅及腓深神经处。

〔主治〕①黄疸、胁痛、口苦、呕吐;②下肢痿痹;③小儿惊风。

〔操作〕直刺1.0~1.5寸。

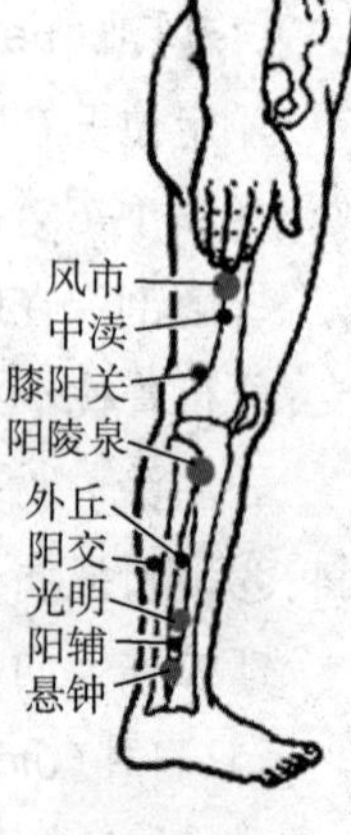

图1-70

10. 光明(Guāngmíng,络穴)

〔定位〕在外踝尖上5寸,腓骨前缘。(图1-70)

〔解剖〕在趾长伸肌与腓骨短肌之间;有胫前动、静脉分支;分布着腓浅神经。

〔主治〕①目视不明、目痛、夜盲;②下肢痿痹。

〔操作〕直刺1.0~1.5寸。

11. 悬钟(Xuánzhōng,八会穴之髓会)

〔定位〕在外踝尖上3寸,腓骨前缘。(图1-70)

〔解剖〕在趾长伸肌与腓骨短肌分歧处;有胫前动、静脉分支;分布着腓浅神经。

〔主治〕①颈项强痛、偏头痛、目视不明、目痛;②下肢痿痹。

〔操作〕直刺0.5~0.8寸。

12. 丘墟(Qiūxū,原穴)

〔定位〕在外踝前下方,趾长伸肌腱的外侧凹陷处。(图1-71)

〔解剖〕在趾短伸肌起点;有外踝前动、静脉分支;布有足背中间皮神经分支及腓浅神经分支。

〔主治〕颈项痛、胸胁痛、下肢痿痹、外踝肿痛、足下垂。

〔操作〕直刺0.5~0.8寸。

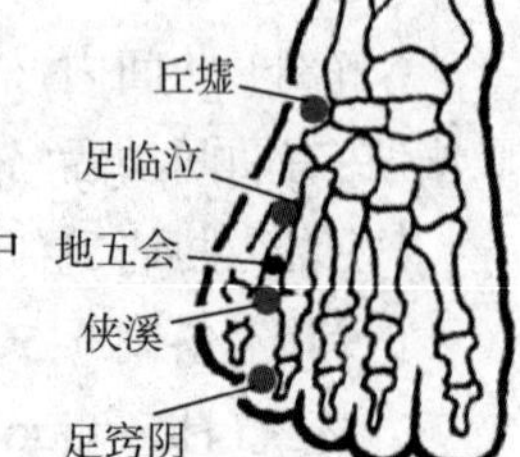

图1-71

13. 足临泣[Zúlínqì,输穴;八脉交会穴(通带脉)]

〔定位〕在第4、5跖骨结合部前方,小趾伸肌腱的外侧凹陷处。(图1-71)

〔解剖〕有足背静脉网,第 4 趾背侧动、静脉;布有足背中间皮神经。

〔主治〕偏头痛、目眩、目外眦痛、胁肋痛、足背肿痛、足趾挛痛。

〔操作〕直刺 0.5~0.8 寸。

14. 侠溪(Xiáxī,荥穴)

〔定位〕在第 4、5 趾间,趾蹼缘后方赤白肉际处。(图 1-71)

〔解剖〕在第 4 趾的趾长、短伸肌腱与第 5 趾的趾长、短伸肌腱之间;有趾背动、静脉;分布着趾背神经。

〔主治〕①头痛、眩晕、目外眦痛、耳鸣、耳聋、颊肿;②胁肋痛、乳房胀痛、膝股痛、足背肿痛;③热病。

〔操作〕直刺 0.3~0.5 寸。

15. 足窍阴(Zúqiàoyīn,井穴)

〔定位〕在足第 4 趾外侧,趾甲根角旁 0.1 寸。(图 1-71)

〔解剖〕趾背侧动、静脉和趾跖动脉形成的动脉网;布有趾背侧神经。

〔主治〕①偏头痛、目赤、耳聋、耳鸣、咽喉肿痛;②胸胁痛;③失眠、多梦;④热病。

〔操作〕直刺 0.1~0.2 寸,或点刺出血。

(二)其他腧穴(见表 1-26)

表 1-26 足少阳胆经其他腧穴

穴名	定位	主治(主要病症)
上关	在下关穴直上,颧弓上缘凹陷处	①耳鸣、耳聋、聤耳;②牙痛、口眼歪斜、面痛
颔厌	在头维与曲鬓弧形连线的上 1/4 与下 3/4 交点处	①偏头痛;②耳鸣、目外眦痛、齿痛;③抽搐、痫症
悬颅	在头维与曲鬓弧形连线的中点处	①偏头痛;②目外眦痛、面痛
悬厘	在头维与曲鬓弧形连线的上 3/4 与下 1/4 交点处	①偏头痛;②目外眦痛、耳鸣
曲鬓	在耳前鬓角发际后缘的垂线与耳尖水平线交点处	①偏头痛;②颊颔肿、牙关紧闭
率谷	在耳尖直上入发际 1.5 寸	①偏头痛、眩晕;②小儿惊风
天冲	在耳根后缘直上入发际 2 寸,率谷后 0.5 寸处	①头痛;②齿龈肿痛;③痫症、善惊
浮白	在乳突的后上方,天冲与完骨的弧形连线的中 1/3 与上 1/3 交点处	①头痛;②耳鸣、耳聋
头窍阴	在乳突的后上方,天冲与完骨的中 1/3 与下 1/3 交点处	①头痛、眩晕;②耳鸣、耳聋

（续表）

穴名	定位	主治（主要病症）
完骨	在乳突的后下方凹陷处	①头痛、颈项强痛、失眠；②齿痛、颊肿、耳后痛、口眼歪斜
本神	在前发际上0.5寸，神庭旁开3寸，神庭与头维连线的内2/3与外1/3的交点处	①头痛、眩晕；②痫症、小儿惊风、中风昏迷
头临泣	目正视，当瞳孔直上入前发际0.5寸，神庭与头维连线的中点处	①头痛、眩晕；②迎风流泪、目外眦痛、鼻塞、鼻渊
目窗	在前发际上1.5寸，头正中线旁开2.25寸	①头痛、眩晕；②目赤痛、鼻塞
正营	在前发际上2.5寸，头正中线旁开2.25寸	偏头痛、眩晕
承灵	在前发际上4寸，头正中线旁开2.25寸	①头痛、眩晕；②鼻衄、鼻渊
脑空	在枕外隆凸的上缘外侧，头正中线旁开2.25寸，平脑户	①头痛、眩晕、项强；②目痛、耳鸣；③痫症
渊腋	举臂，在侧胸部，当腋中线上，腋下3寸，第四肋间隙中	①胸满、胁痛；②臂痛不举
辄筋	在侧胸部，渊腋前1寸，第四肋间隙中	①胸满、胁痛；②呕吐、气喘
京门	在侧腰部，第12肋游离端的下方	①水肿、小便不利；②腹胀、肠鸣、泄泻；③胁痛
带脉	在侧腹部，第11肋游离端直下平脐处	①月经不调、闭经、赤白带下；②腹痛、疝气；③腰胁痛
五枢	在侧腹部，髂前上棘的前方，平脐下3寸处	①月经不调、赤白带下；②少腹痛、疝气；③腰胯痛
维道	在髂前上棘的前下方，五枢前下0.5寸	①月经不调、带下、阴挺；②少腹痛、疝气
居髎	在髂前上棘与股骨大转子最高点连线的中点处	①腰痛、下肢痿痹；②疝气
中渎	在股部，腘横纹上7寸，髂胫束后缘	下肢痿痹
膝阳关	在阳陵泉上3寸，股骨外上髁上方的凹陷处	膝髌肿痛、下肢痿痹
阳交	在外踝尖上7寸，腓骨后缘	①胸胁胀满；②下肢痿痹；③惊狂、癫痫
外丘	在外踝尖上7寸，腓骨前缘	①胸胁胀满；②颈项强痛、下肢痿痹；③狂犬伤毒不出
阳辅	在外踝尖上4寸，腓骨前缘	①偏头痛、目外眦痛、咽喉肿痛；②腋下肿痛、胁痛、瘰疬；③下肢痿痹
地五会	在第4、5跖骨结合部前方，小趾伸肌腱内侧缘	①头痛、目赤、耳鸣；②乳房胀痛、乳痈；③胁痛、足跗肿痛

四、实训

【目的要求】

1. 在体表准确找到足少阳胆经各腧穴，并画出经脉循行路线。
2. 通过练习，掌握足少阳胆经经脉循行及各腧穴定位，熟悉各腧穴主治。

【标本教具】

经络穴位人体模型、挂图、教学光盘、模特。

【实训方式】

讲授、示教：

1. 教师先结合人体模型、挂图、教学光盘讲授。
2. 教师在模特（学生）身上示教（划经点穴）。
3. 学员相互练习。

【实训内容、方法】

1. 经脉循行：足少阳胆经从头走足。在模特身上按腧穴分布的体表路线从起于目外眦旁的瞳子髎穴开始划经：绕耳前后，经头侧部，下颈、胸、腹侧面，走下肢外侧正中，经外踝前，止于足第4趾外侧端的足窍阴穴。

2. 按顺序点画出足少阳胆经的瞳子髎、听会、阳白、风池、肩井、日月、环跳、风市、阳陵泉、光明、悬钟、丘墟、足临泣、侠溪、足窍阴15个穴的定位。每穴的位置均用红笔点画出，以便学生观看记忆。

【思考题/作业】

1. 画出足少阳胆经经脉循行路线。
2. 指出听会、阳白、风池、肩井、环跳、阳陵泉、光明、悬钟、足临泣的位置，并描述各穴的主治作用。

项目十二 足厥阴肝经

一、经脉循行

起于足大趾上毫毛部（大敦），经内踝前向上，至内踝上八寸处交出于足太阴经之后，上行沿股内侧，进入阴毛中，绕阴器，上达小腹，挟胃旁，属肝络胆，过膈，分布于胁肋，沿喉咙后面，向上入鼻咽部，连接于"目系"（眼球联系于脑的部位），上出于前额，与督脉会合于巅顶。

"目系"支脉，下行颊里、环绕唇内。

肝部支脉：从肝分出，过膈，向上流注于肺，与手太阴肺经相接。（图1-72）

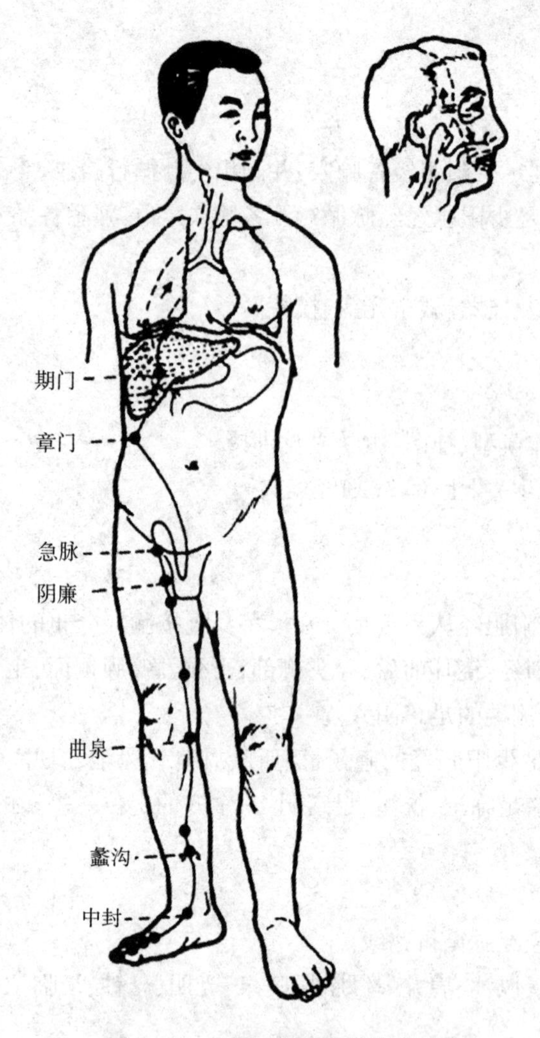

图 1-72　足厥阴肝经经脉循行图

二、主治概要

本经腧穴主治肝、胆、脾、胃病,妇科、前阴病及经脉循行部位的其他病症。

三、腧穴

本经单侧 14 穴,穴起大敦,止于期门。(图 1-73)

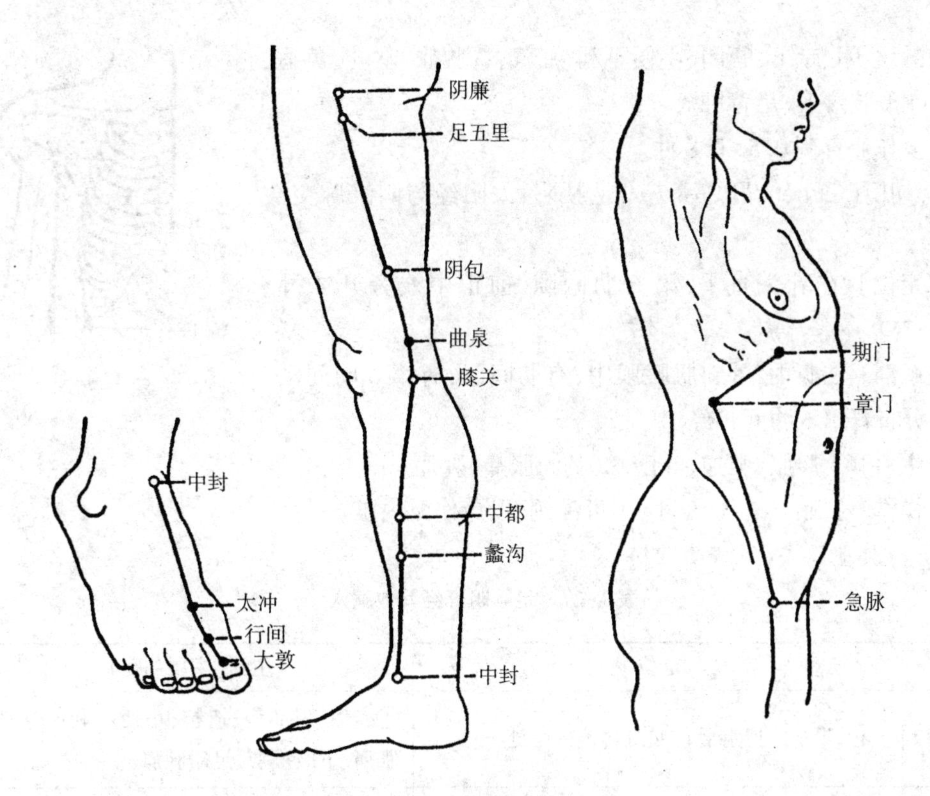

图 1-73 足厥阴肝经经穴图

(一)常用腧穴

1. 大敦(Dàdūn,井穴)

〔定位〕在足大趾外侧,趾甲根角旁 0.1 寸。(图 1-74)

〔解剖〕有趾背动、静脉;布有来自腓深神经的趾背神经。

〔主治〕①疝气、遗尿、月经不调、崩漏;②癫痫。

〔操作〕浅刺 0.1~0.2 寸,或点刺出血。

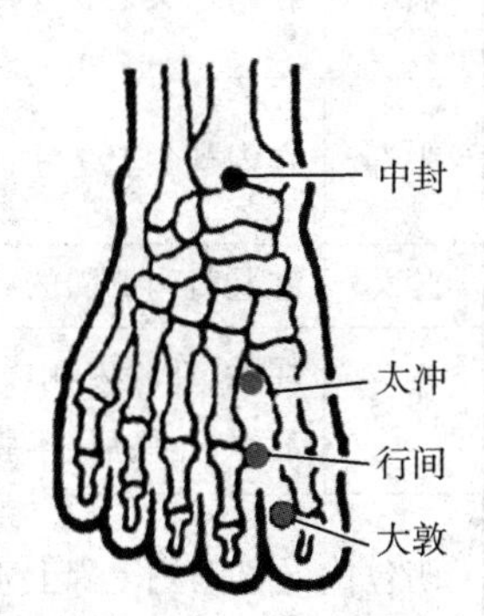

图 1-74

2. 行间(Xíngjiān,荥穴)

〔定位〕在第 1、2 趾间,趾蹼缘的后方赤白肉际处。(图 1-74)

〔解剖〕有足背静脉网,第 1 趾背动、静脉;正当腓深神经分为趾背神经处。

〔主治〕①头痛、眩晕、目赤肿痛、口㖞、咽喉干痛、耳鸣、耳聋;②月经不调、崩漏、遗尿、小便不利;③胁痛;④癫痫、抽搐、失眠。

〔操作〕直刺 0.5~0.8 寸。

3. 太冲(Tàichōng,输穴;原穴)

〔定位〕在足背,第 1、2 跖骨结合部的前方凹陷处。(图 1-74)

〔解剖〕在拇长伸肌腱外缘;有足背静脉网,第 1 跖背动脉;分布着腓深神经的跖背侧神经,深层为胫神经的足底内侧神经。

〔主治〕①头痛,眩晕,耳鸣,耳聋,目赤肿痛,癫、狂、痫症,小儿惊风;②月经不调、痛经、崩漏、经闭、带下、癃闭、小便不利、疝气；③腹胀、呕吐、黄疸、胁痛；④下肢痿痹、足背肿痛。

〔操作〕直刺0.5~0.8寸。

4. 期门（Qīmén，肝之募穴；足厥阴、太阳经与阴维脉交会穴）

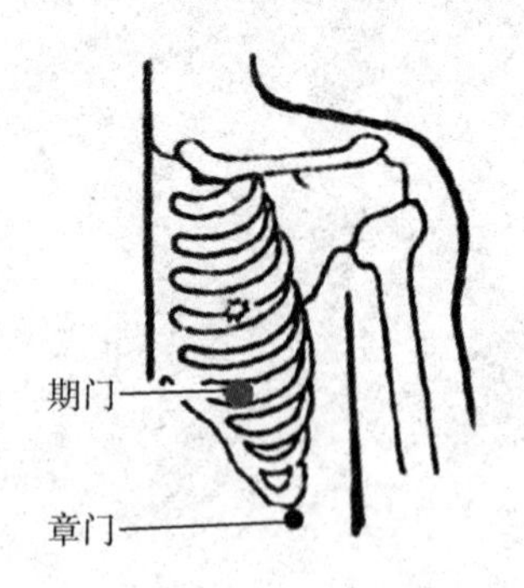

图1-75

〔定位〕在乳头直下，第6肋间隙，前正中线旁开4寸。（图1-75）

〔解剖〕在腹内、外斜肌腱膜中，有肋间肌；有第6肋间动、静脉；分布着第6肋间神经。

〔主治〕①腹胀、呃逆、吐酸；②胸胁胀痛、乳痈。

〔操作〕斜刺0.5~0.8寸，不可深刺，以免伤及内脏。

（二）其他腧穴（见表1-27）

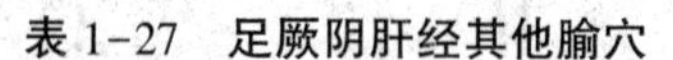
表1-27　足厥阴肝经其他腧穴

穴名	定位	主治（主要病症）
中封	在内踝前1寸，胫骨前肌腱内侧凹陷处	①疝痛、阴部痛、遗精、小便不利；②胁肋胀痛、下肢痿痹、足跗肿痛
蠡沟	在内踝尖上5寸，胫骨内侧面的中央	①月经不调、赤白带下、小便不利、遗尿、疝气、外阴瘙痒；②下肢痿痹
中都	在内踝尖上7寸，胫骨内侧面的中央	①腹痛、泄泻；②崩漏、恶露不尽；③下肢痿痹
膝关	在胫骨内侧髁的后下方，阴陵泉后1寸	膝髌肿痛、下肢痿痹
曲泉	屈膝，在膝内侧横纹头内侧端，股骨内侧髁的后缘，半腱肌、半膜肌止端的前缘凹陷处	①月经不调、小便不利、遗精、小腹痛、外阴疼痛、阴挺、阴痒；②膝股内侧痛
阴包	在股骨内上髁上4寸，股内肌与缝匠肌之间	①月经不调、小便不利、遗尿；②腰骶痛引少腹痛
足五里	在气冲直下3寸，大腿根部，耻骨结节的下方，长收肌的外缘	①少腹胀满；②小便不通、阴挺、睾丸肿痛
阴廉	在气冲直下2寸，大腿根部，耻骨结节的下方，长收肌的外缘	①月经不调、带下；②少腹痛
急脉	在耻骨结节的外侧，当气冲外下方，腹股沟股动脉搏动处，前正中线旁2.5寸	少腹痛、阴部痛、疝气
章门	在第11肋游离端的下方	①腹胀、肠鸣、泄泻、完谷不化；②胁痛、黄疸

四、实训

【目的要求】

1. 在体表准确找到足厥阴肝经各腧穴，并画出经脉循行路线。

2. 通过练习，掌握足厥阴肝经经脉循行及各腧穴定位，熟悉各腧穴主治。

【标本教具】

经络穴位人体模型、挂图、教学光盘、模特。

【实训方式】

讲授、示教：

1. 教师先结合人体模型、挂图、教学光盘讲授。

2. 教师在模特（学生）身上示教（划经点穴）。

3. 学员相互练习。

【实训内容、方法】

1. 经脉循行：足厥阴肝经从足走腹到胸。在模特身上按腧穴分布的体表路线从起于足大趾外侧端的大敦穴开始划经：经内踝前，走小腿内侧脾经前，内踝上 8 寸处交于脾经之后，行股膝内侧正中，绕外阴，上行腹部至胁肋部，止于乳下第 6 肋间的期门穴。

2. 按顺序点画出足厥阴肝经的大敦、行间、太冲、期门 4 个穴的定位。每穴的位置均用红笔点画出，以便学生观看记忆。

【思考题/作业】

1. 画出足厥阴肝经经脉循行路线。

2. 指出大敦、行间、太冲、期门的位置，并描述各穴的主治作用。

项目十三 任 脉

一、经脉循行

起于小腹内，下出会阴部，向上行于阴毛部，沿腹内向上经前正中线到达咽喉部，再向上环绕口唇，经面部，进入目眶下，联系于目。（图 1-76）

二、主治概要

本经腧穴主治腹、胸、颈、咽喉、头面的局部病症及相应的内脏器官疾病。少数腧穴有强壮作用或可治神志病。

三、腧穴

本经单侧 24 穴，穴起会阴，止于承浆。（图 1-77）

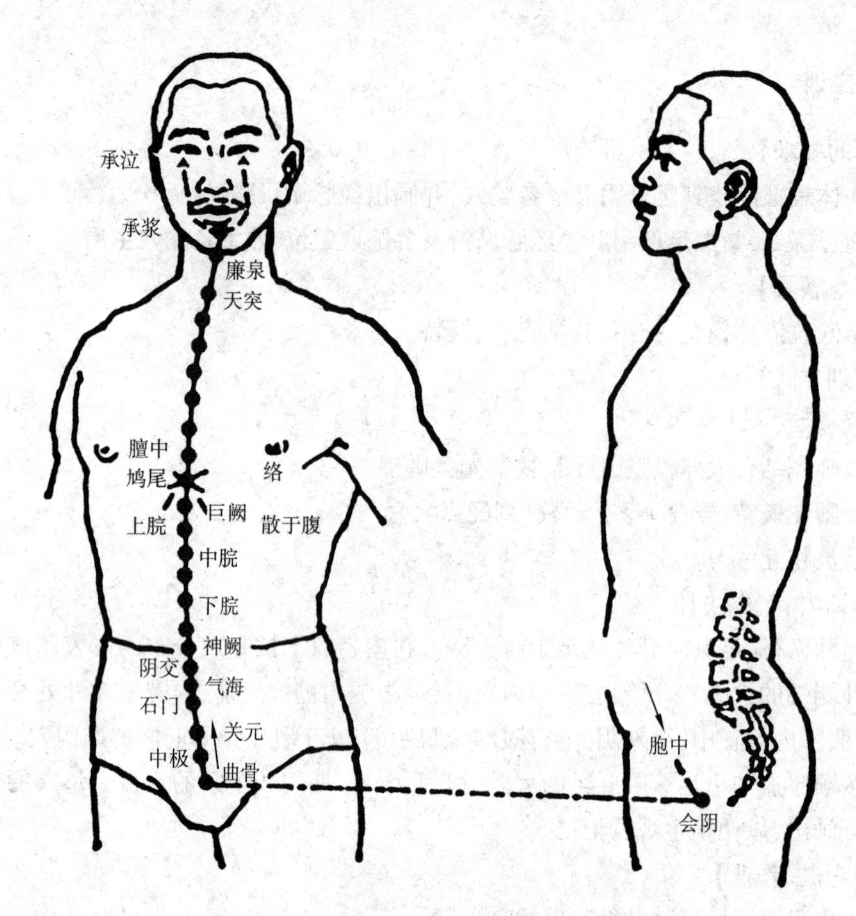

图 1-76　任脉循行图

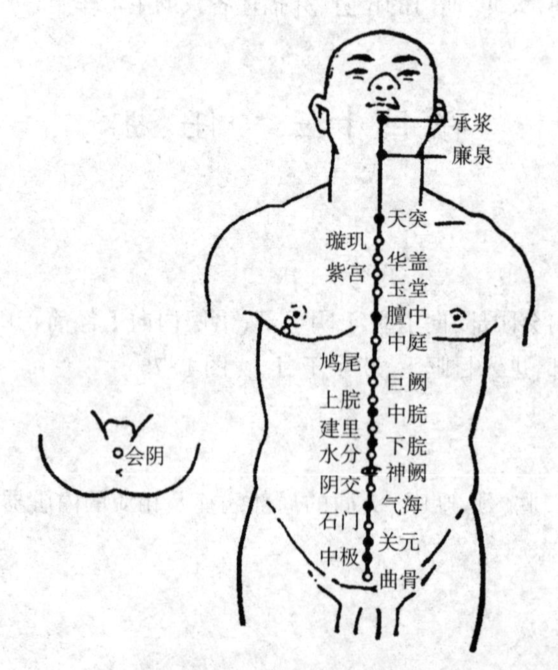

图 1-77　任脉经穴图

（一）常用腧穴

1. 中极（Zhōngjí，膀胱募穴；任脉、足三阴经交会穴）

〔定位〕在前正中线上，脐中下4寸。（图1-78）

〔解剖〕在腹白线上，内部为乙状结肠；有腹壁浅动、静脉分支及腹壁下动、静脉分支；分布着髂腹下神经的分支。

〔主治〕①月经不调、痛经、崩漏、带下、阴痒、小便频数、癃闭、遗尿、阳痿、遗精；②小腹痛、疝气。

〔操作〕直刺1.0~1.5寸，孕妇慎用。

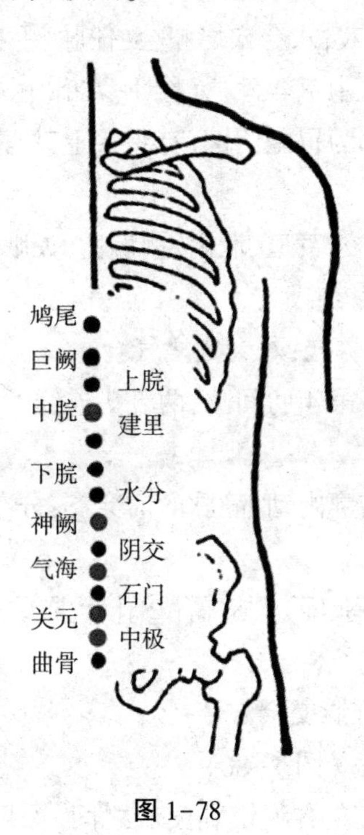

图1-78

2. 关元（Guānyuán，小肠募穴；任脉、足三阴经交会穴）

〔定位〕在前正中线上，脐中下3寸。（图1-78）

〔解剖〕在腹白线上，深部为小肠；有腹壁浅动、静脉分支及腹壁下动、静脉分支；分布着第12肋间神经的前皮支的内侧支。

〔主治〕①月经不调、痛经、崩漏、带下、遗精、遗尿、小便频数、癃闭；②疝气、小腹痛；③完谷不化、泄泻、脱肛、中风脱证、虚劳羸瘦；④本穴有强壮作用，为保健要穴。

〔操作〕直刺1.0~1.5寸，孕妇慎用。

3. 气海（Qìhǎi，膏之原穴）

〔定位〕在前正中线上，脐中下1.5寸。（图1-78）

〔解剖〕在腹白线上，深部为小肠；有腹壁浅动、静脉分支及腹壁下动、静脉分支；分布着第11肋间神经的前皮支的内侧支。

〔主治〕①月经不调、痛经、崩漏、带下、遗精、遗尿、小便频数、癃闭；②疝气、绕脐腹痛;③完谷不化、腹痛、泄泻、便秘、脱肛、中风脱证、乏力、虚劳羸瘦;④本穴有强壮作用,为保健要穴。

〔操作〕直刺 1.0~1.5 寸,孕妇慎用。

4. 神阙(Shénquè)

〔定位〕在脐窝中央。(图 1-78)

〔解剖〕在脐窝中央,深部为小肠;有腹壁下动、静脉;分布着第 10 肋间神经的前皮支。

〔主治〕①腹痛、泄泻、痢疾、便秘、脱肛、水肿;②虚脱、中风脱证。

〔操作〕禁针,多用大艾柱隔盐灸或艾条灸。

5. 中脘(Zhōngwǎn,胃募穴;八会穴之腑会;任脉、手太阳、足阳明经交会穴)

〔定位〕在前正中线上,脐中上 4 寸。(图 1-78)

〔解剖〕在腹白线上,深部为胃幽门部;有腹壁上动、静脉;分布着第 7、8 肋间神经的前皮支。

〔主治〕①胃痛、呕吐、吞酸、黄疸、泄泻、痢疾;②失眠、癫狂。

〔操作〕直刺 1.0~1.5 寸。

6. 膻中(Dànzhōng, 心包募穴;八会穴之气会)

〔定位〕在前正中线上,平第 4 肋间隙,两乳头连线的中点。(图 1-79)

〔解剖〕在胸骨体上;有胸廓内动、静脉的前穿支;分布着第 4 肋间神经的前皮支的内侧支。

〔主治〕①咳嗽、气喘、胸闷、呃逆、噎膈;②乳汁少、乳痈等。

〔操作〕横刺 0.3~0.5 寸。

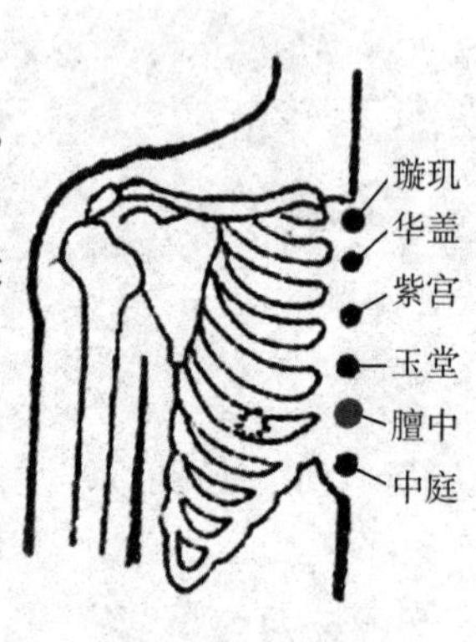

图 1-79

7. 天突(Tiāntū,任脉、阴维脉交会穴)

〔定位〕在胸骨上窝中央。(图 1-80)

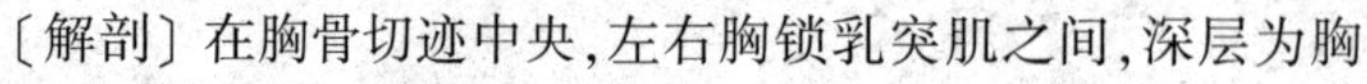

〔解剖〕在胸骨切迹中央,左右胸锁乳突肌之间,深层为胸骨舌骨肌和胸骨甲状肌;皮下有颈静脉弓,甲状腺下动脉分支,深部为气管,再往下胸骨柄后方为无名静脉及主动脉弓;分布着锁骨上神经前支。

〔主治〕咳嗽、气喘、咽喉肿痛、梅核气、噎膈。

〔操作〕先直刺 0.2 寸,然后将针尖转向下方,紧靠胸骨后面刺入 0.5~1.0 寸。

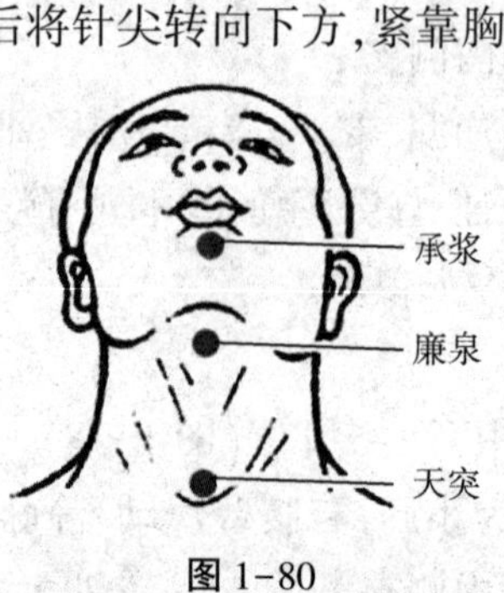

图 1-80

8. 廉泉(Liánquán,阴维、任脉之会)

〔定位〕微仰头,在前正中线上,喉结上方,舌骨上缘凹陷处。(图 1-80)

〔解剖〕在甲状软骨和舌骨之间,深部为会厌,下方为喉门,有甲状舌骨肌、舌肌;有颈前浅静脉,甲状腺上动、静脉;布有颈皮神经,深层有舌下神经分支。

〔主治〕舌下肿痛、中风舌强不语、暴喑、吞咽困难。

〔操作〕直刺 0.5~0.8 寸,不留针。

9. 承浆(Chéngjiāng,任脉、足阳明经交会穴)

〔定位〕在颏唇沟的正中凹陷处。(图 1-80)

〔解剖〕在口轮匝肌和颏肌之间;有下唇动、静脉的分支;有面神经的下颌支及颏神经分支。

〔主治〕口眼歪斜、流涎、暴喑。

〔操作〕斜刺 0.3~0.5 寸。

(二)其他腧穴(见表 1-28)

表 1-28 任脉其他腧穴

穴名	定位	主治(主要病症)
会阴	男性在阴囊根部与肛门连线的中点,女性在大阴唇后联合与肛门连线的中点	①昏迷,癫、狂、痫症;②阴痒、小便不利、痔疾、脱肛、遗精、遗尿、月经不调
曲骨	在前正中线上,脐中下 5 寸,当耻骨联合上缘的中点处	①月经不调、痛经、赤白带下、小便淋沥、癃闭、遗尿、遗精、阳痿;②疝气
石门	在前正中线上,脐中下 2 寸	①腹痛、泄泻、疝气;②月经不调、闭经、带下、崩漏、尿闭、遗尿、水肿
阴交	在前正中线上,脐中下 1 寸	①腹胀、脐周痛、疝气;②月经不调、崩漏、带下、阴痒、小便不利、水肿
水分	在前正中线上,脐中上 1 寸	①腹痛、肠鸣、泄泻;②水肿、小便不利
下脘	在前正中线上,脐中上 2 寸	胃脘痛、腹痛、肠鸣、饮食不化、呕吐、泄泻
建里	在前正中线上,脐中上 3 寸	①胃痛、呕吐、腹胀、肠鸣、腹痛、食欲不振;②水肿
上脘	在前正中线上,脐中上 5 寸	①胃痛、呕吐、腹胀、翻胃; ②痫症、失眠
巨阙	在前正中线上,脐中上 6 寸	①胸痛、心悸;②呕吐、泛酸、噎膈;③癫、狂、痫症
鸠尾	在前正中线上,脐中上 7 寸,或胸剑联合下 1 寸	①胸痛、腹胀、翻胃、呃逆;②癫、狂、痫症

（续表）

穴名	定位	主治(主要病症)
中庭	在前正中线上,平第5肋间隙,即胸剑联合部	胸胁胀满、饮食不下、噎膈、呕吐
玉堂	在前正中线上,平第3肋间隙	咳嗽、气喘、胸闷、胸痛、呕吐
紫宫	在前正中线上,平第2肋间隙	咳嗽、气喘、胸痛
华盖	在前正中线上,平第1肋间隙	咳嗽、气喘、胸痛
璇玑	在前正中线上,胸骨上窝中央下1寸	咳嗽、气喘、胸痛、咽痛

四、实训

【目的要求】

1. 在体表准确找到任脉各腧穴,并画出经脉循行路线。

2. 通过练习,掌握任脉经脉循行、各腧穴定位的知识,熟悉各腧穴主治。

【标本教具】

经络穴位人体模型、挂图、教学光盘、模特。

【实训方式】

讲授、示教:

1. 教师先结合人体模型、挂图、教学光盘讲授。

2. 教师再在模特(学生)身上示教(划经点穴)。

3. 学员相互练习。

【实训内容、方法】

1. 经脉循行:任脉主要循行在人体的前正中线上。在模特身上按腧穴分布的体表路线从起于前后阴之间的会阴穴开始划经:循行于腹、胸、颈前正中线上,止于颏唇沟中点的承浆穴。

2. 按顺序点画出任脉的中极、关元、气海、神阙、中脘、膻中、天突、廉泉、承浆9个穴的定位。每穴的位置均用红笔点画出,以便学生观看记忆。

【思考题/作业】

1. 画出任脉经脉循行路线。

2. 指出中极、关元、气海、中脘、膻中、天突的位置,并描述各穴的主治作用。

项目十四 督 脉

一、经脉循行

起于小腹内,下出于会阴部,向后、向上行于脊柱的内部,上达项后风府,进入脑内,上行巅顶,沿前额下行鼻柱,止于上唇内龈交穴。(图 1-81)

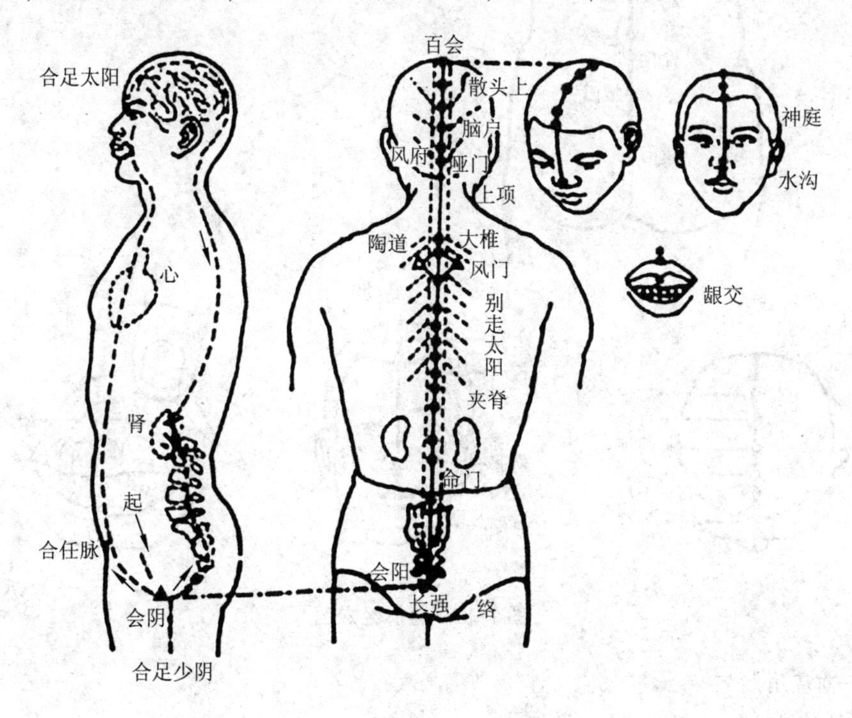

图 1-81 督脉循行图

二、主治概要

本经腧穴主治神志病,热病,腰骶、背、头项等经脉循行部位的病症及相应的内脏病症。

三、腧穴

本经单侧 29 穴,穴起长强,止于龈交。(图 1-82)

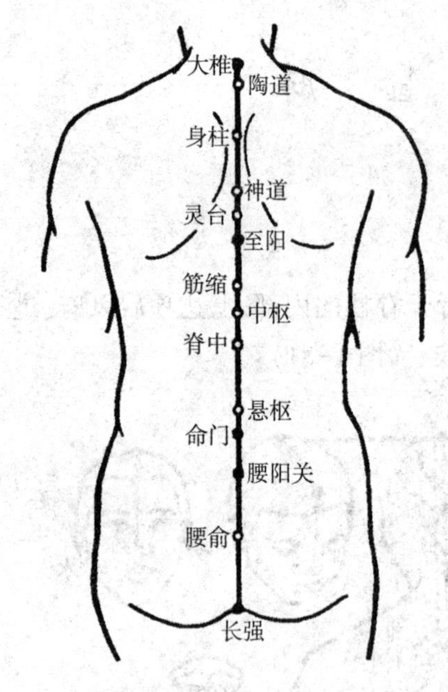

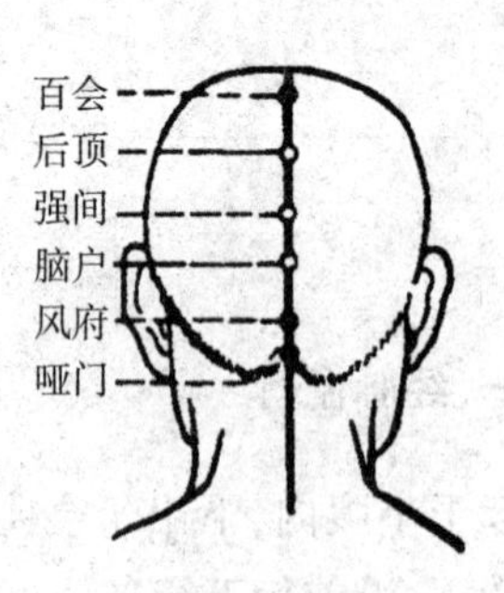

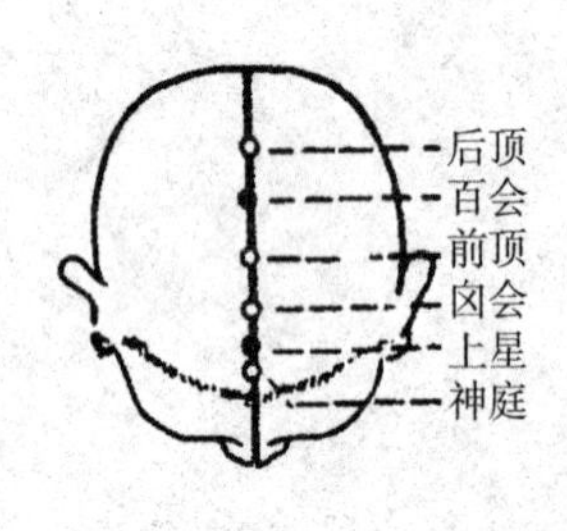

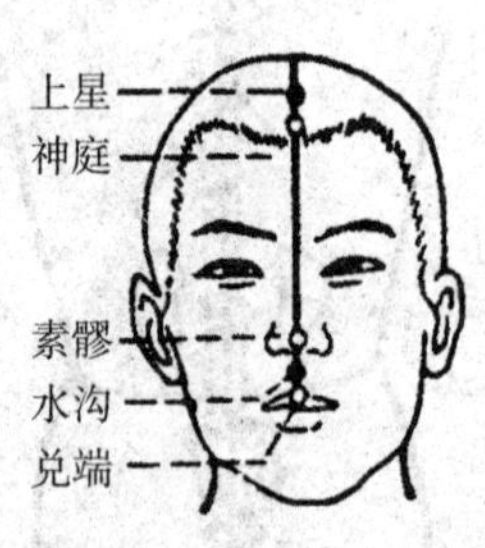

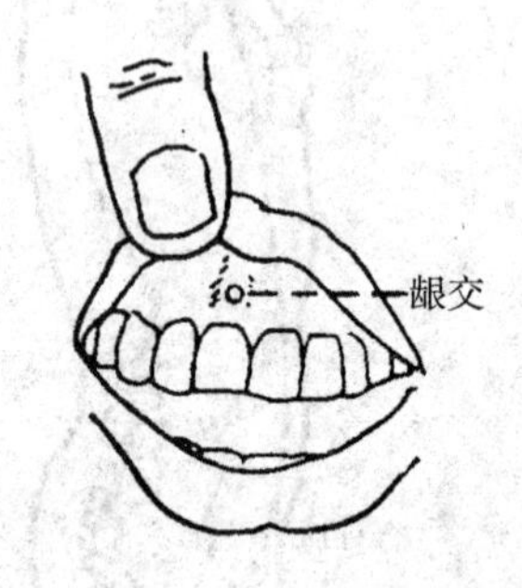

图 1-82 督脉经穴图

(一)常用腧穴

1. 长强(Chángqiáng)

〔定位〕在尾骨端下,当尾骨端与肛门连线的中点处。(图 1-83)

〔解剖〕有肛门动、静脉分支,棘间静脉丛之延续部;布有尾神经及肛门神经。

〔主治〕①痔疾、脱肛、便秘、泄泻;②腰脊痛;③癫、狂、痫症。

〔操作〕斜刺,针尖向上与骶骨平行刺入 0.5~1.0 寸。

2. 腰阳关(Yāoyángguān)

〔定位〕在后正中线上,第 4 腰椎棘突下凹陷中。(图 1-83)

〔解剖〕在腰背筋膜、棘上韧带及棘间韧带中;有腰动脉后支、棘间皮下静脉丛;分布着腰神经后支的内侧支。

〔主治〕①腰骶痛、下肢痿痹;②月经不调、带下、遗精、阳痿。

〔操作〕直刺 0.5~1.0 寸。

3. 命门(Mìngmén)

〔定位〕在后正中线上,第 2 腰椎棘突下凹陷中。(图 1-83)

〔解剖〕在腰背筋膜、棘上韧带及棘间韧带中；有腰动脉后支、棘间皮下静脉丛；分布着腰神经后支的内侧支。

〔主治〕①脊强、腰痛、下肢痿痹；②月经不调、痛经、闭经、不孕、带下、阳痿、遗精、遗尿、腹泻。

〔操作〕直刺0.5~1.0寸。

4. 至阳(Zhìyáng)

〔定位〕在后正中线上，第7胸椎棘突下凹陷中。(图1-83)

〔解剖〕在腰背筋膜、棘上韧带及棘间韧带中；有第7肋间动脉后支、棘间皮下静脉丛；分布着第7胸神经后支之内侧支。

〔主治〕①黄疸、胁胀、咳喘；②脊强、腰背痛。

〔操作〕向上斜刺0.5~1.0寸。

5. 大椎(Dàzhuī，督脉、手足三阳经交会穴)

〔定位〕在后正中线上，第7颈椎棘突下凹陷中。(图1-83)

〔解剖〕在腰背筋膜、棘上韧带及棘间韧带中；有颈横动脉分支、棘间皮下静脉丛；分布着第8颈神经后支之内侧支。

〔主治〕①热病、咳嗽、气喘、感冒；②头项强痛、脊背强急；③癫痫。

〔操作〕向上斜刺0.5~1.0寸。

大椎
陶道
身柱
神道
灵台
至阳
筋缩
中枢
脊中
悬枢
命门
腰阳关
腰俞
长强
图1-83

6. 风府(Fēngfǔ，督脉、阳维脉交会穴)

〔定位〕在后发际正中直上1寸。(图1-84)

〔解剖〕在项韧带和项肌中，深部为环枕后膜和小脑延髓池；有枕动、静脉分支和棘间皮下静脉丛；为第3枕神经与枕大神经分支分布处。

〔主治〕①头痛、眩晕、中风不语、半身不遂、癫狂；②项强、鼻衄、咽喉肿痛。

〔操作〕正坐，头微前倾，项部放松，向下颌方向缓慢刺入0.5~1.0寸，不可向上深刺，以免刺入枕骨大孔，伤及延髓。

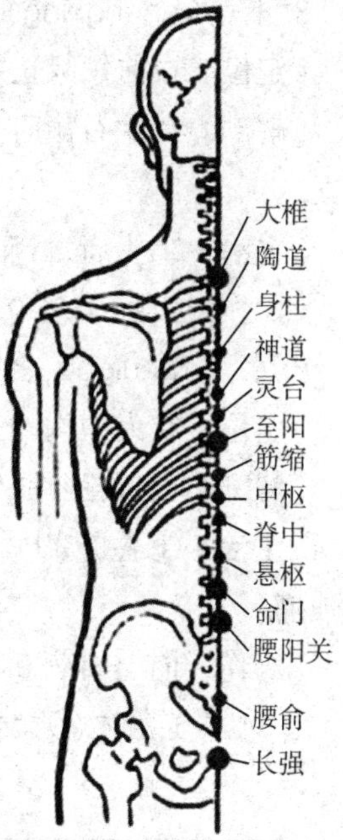

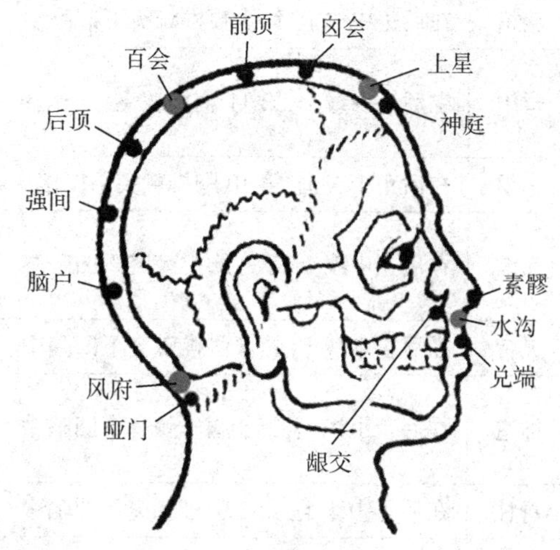

前顶
囟会
百会
上星
后顶
神庭
强间
脑户
素髎
水沟
兑端
风府
哑门
龈交
图1-84

7. 百会(Bǎihuì，督脉、足太阳经交会穴)

〔定位〕在前发际正中直上5寸，或两耳尖连线的中点处。(图1-84)

〔解剖〕在帽状腱膜中；有左右颞浅动、静脉及左右枕动、静脉的吻合网；分布着枕大神经及额神经的分支。

〔主治〕①头痛、眩晕、失眠、健忘、中风失语、昏厥、癫狂；②脱肛、子宫脱垂、胃下垂、久泻。

〔操作〕横刺0.5~0.8寸，升阳益气用灸法。

8. 上星（Shàngxīng）

〔定位〕在前发际正中直上1寸。（图1-84）

〔解剖〕在左右额肌交界处；有额动、静脉分支及颞浅动、静脉的分支；分布着额神经分支。

〔主治〕①头痛、目痛、鼻衄、鼻渊；②发热、癫狂。

〔操作〕横刺0.5~0.8寸，小儿前囟未闭者禁针。

9. 水沟（Shuǐgōu，督脉、手足阳明经交会穴）

〔定位〕在人中沟的上1/3与中1/3交点处。（图1-84）

〔解剖〕在口轮匝肌中；有上唇动、静脉；分布着面神经颊支及眶下神经分支。

〔主治〕①昏厥、中暑、中风昏迷、牙关紧闭、癫狂、痫症；②口眼歪斜、鼻塞、鼻衄、腰脊强痛。

〔操作〕向上斜刺0.3~0.5寸。

（二）其他腧穴（见表1-29）

表1-29　督脉其他腧穴

穴名	定位	主治（主要病症）
腰俞	在骶管裂孔处	①腰脊强痛、下肢痿痹；②月经不调、闭经；③痔疾、便秘、痢疾、腹泻；④痫症
悬枢	在后正中线上，第1腰椎棘突下凹陷中	①腰脊强痛；②腹痛、泄泻、完谷不化
脊中	在后正中线上，第11胸椎棘突下凹陷中	①胃痛、腹泻、痢疾、黄疸；②腰脊强痛；③癫痫
中枢	在后正中线上，第10胸椎棘突下凹陷中	①胃痛、呕吐、腹胀、黄疸；②腰脊强痛
筋缩	在后正中线上，第9胸椎棘突下凹陷中	①癫、狂、痫症；②脊强、筋挛拘急、四肢不收；③胃痛
灵台	在后正中线上，第6胸椎棘突下凹陷中	①咳嗽、气喘；②背痛、项强；③疔疮
神道	在后正中线上，第5胸椎棘突下凹陷中	①心痛、惊悸、失眠、健忘；②咳嗽、气喘；③脊背强痛
身柱	在后正中线上，第3胸椎棘突下凹陷中	①咳嗽、气喘；②腰脊强痛；③痫症；④疔疮
陶道	在后正中线上，第1胸椎棘突下凹陷中	①热病、骨蒸潮热、疟疾；②脊强、头痛；③癫、狂、痫症
哑门	在后发际正中直上0.5寸，第1颈椎下	①暴喑、中风、舌强不语、聋哑；②头痛、颈项强痛；③癫、狂、痫症

（续表）

穴名	定位	主治（主要病症）
脑户	在后发际正中直上2.5寸，枕外隆凸的上缘凹陷处	①头晕、颈项强痛；②癫痫
强间	在后发际正中直上4寸（脑户上1.5寸）	①头痛、项强、目眩；②癫狂
后顶	在后发际正中直上5.5寸（脑户上3寸）	①头痛、眩晕；②癫、狂、痫症
前顶	在前发际正中直上3.5寸（百会前1.5寸）	①头痛、眩晕；②鼻渊；③癫、狂、痫症
囟会	在前发际正中直上2寸（百会前3寸）	①头痛、眩晕；②鼻渊；③癫、狂、痫症，小儿惊风
神庭	在前发际正中直上0.5寸	①头痛、眩晕、鼻渊、目疾；②失眠，惊悸，癫、狂、痫症
素髎	在面部，鼻尖的正中央	①昏迷、惊厥、鼻塞、鼻衄、鼻息肉、酒糟鼻、小儿惊风、窒息；②休克、低血压、心动过缓
兑端	在上唇正中的尖端，人中沟下端的皮肤与唇的移行部	①昏迷，晕厥，癫、狂症；②口噤、口歪、牙痛
龈交	在上唇系带与上齿龈的相接处	①癫狂；②齿龈肿痛、口噤、口歪、牙痛、鼻渊
印堂	在头部，两眉毛内侧端中间的凹陷中	①头痛、眩晕、鼻衄、鼻渊；②小儿惊风；③失眠

四、实训

【目的要求】

1. 在体表准确找到督脉各腧穴，并画出经脉循行路线。

2. 通过练习，掌握督脉经脉循行、各腧穴定位，熟悉各腧穴主治。

【标本教具】

经络穴位人体模型、挂图、教学光盘、模特。

【实训方式】

讲授、示教：

1. 教师先结合人体模型、挂图、教学光盘讲授。

2. 教师再在模特（学生）身上示教（划经点穴）。

3. 学员相互练习。

【实训内容、方法】

1. 经脉循行：督脉主要循行在人体的后正中线和头正中线上。在模特身上按腧穴分布的体表路线从起于尾骨尖下长强穴开始划经：循行于腰背项部正中，上巅顶，前额正中，下鼻柱，经人中沟，止于上唇系带与齿龈相接处的龈交穴。

2. 按顺序点画出督脉的长强、腰阳关、命门、至阳、大椎、风府、百会、上星、水沟9个穴的定位。每穴的位置均用红笔点画出,以便学生观看记忆。

【思考题/作业】

1. 画出督脉经脉循行路线。

2. 指出腰阳关、命门、大椎、百会、水沟的位置,并描述各穴的主治作用。

项目十五 常用经外奇穴

一、常用经外奇穴

1. 四神聪(Sìshéncōng)

〔定位〕在百会穴前后左右各1寸处,共4穴。(图1-85)

〔主治〕头痛、眩晕、失眠、健忘、癫痫。

〔操作〕向百会方向平刺0.5~0.8寸。

2. 鱼腰(Yúyāo)

〔定位〕在额部,瞳孔直上,眉毛的中心。(图1-86)

〔主治〕眉棱骨痛、眼睑瞤动、眼睑下垂、目赤肿痛、口眼歪斜。

〔操作〕平刺0.3~0.5寸。

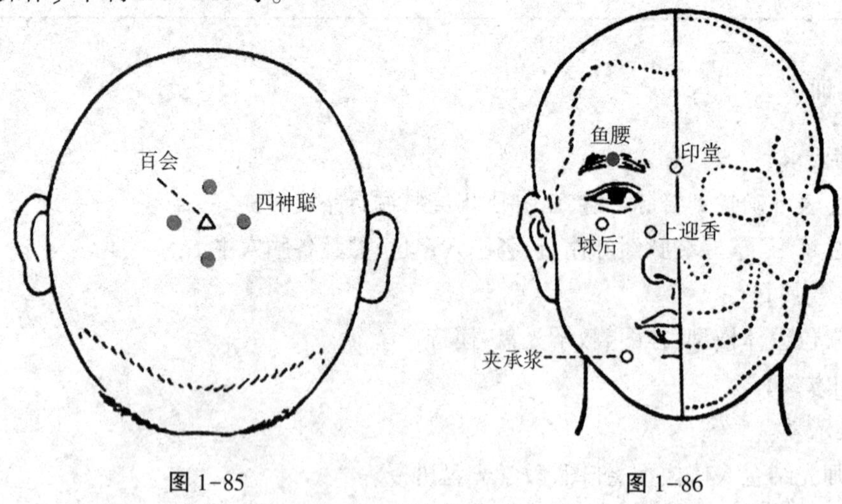

图1-85 图1-86

3. 太阳(Tàiyáng)

〔定位〕眉梢与目外眦之间,向后约1寸处凹陷中。(图1-87)

〔主治〕头痛、目疾。

〔操作〕直刺或斜刺0.3~0.5寸,或点刺出血。

4. 子宫(Zǐgōng)

〔定位〕脐中下4寸,前正中线旁开3寸。(图1-88)

〔主治〕月经不调、痛经、崩漏、不孕、子宫脱垂。

〔操作〕直刺 0.8~1.2 寸。

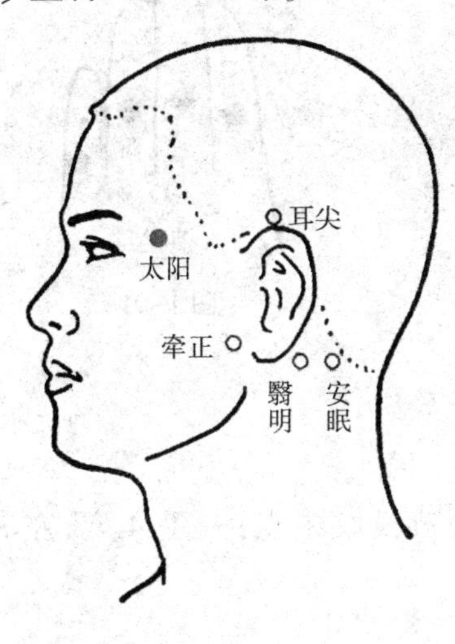

图 1-87

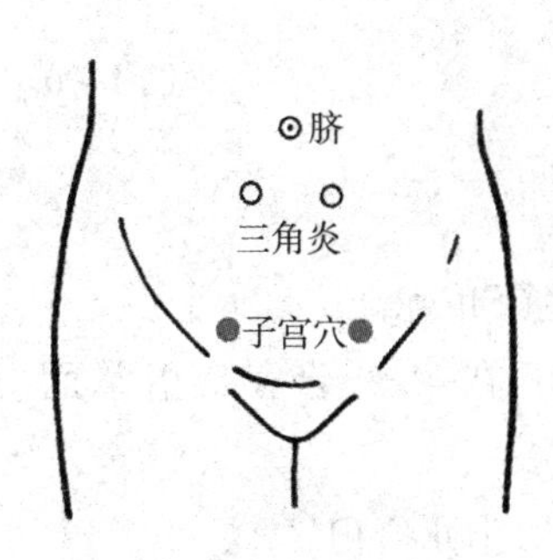

图 1-88

5. 定喘(Dìngchuǎn)

〔定位〕大椎穴旁开 0.5 寸。(图 1-89)

〔主治〕咳嗽、哮喘、肩背痛。

〔操作〕直刺 0.5~0.8 寸。

6. 夹脊(Jiájǐ)

〔定位〕第 1 胸椎至第 5 腰椎，各椎棘突下旁开 0.5 寸。(图 1-89)

〔主治〕第 1 胸椎至第 3 胸椎主治上肢疾患；第 1 胸椎至第 8 胸椎主治胸部疾患；第 6 胸椎至第 5 腰椎主治腹部疾患；第 1 腰椎至第 5 腰椎主治下肢疾患。

〔操作〕斜刺 0.5~1.0 寸。

7. 十宣(Shíxuān)

〔定位〕在手十指尖端，距指甲游离缘 0.1 寸(指寸)，左右共 10 穴。(图 1-90)

〔主治〕高热、咽喉肿痛、昏迷、癫痫、手指麻木。

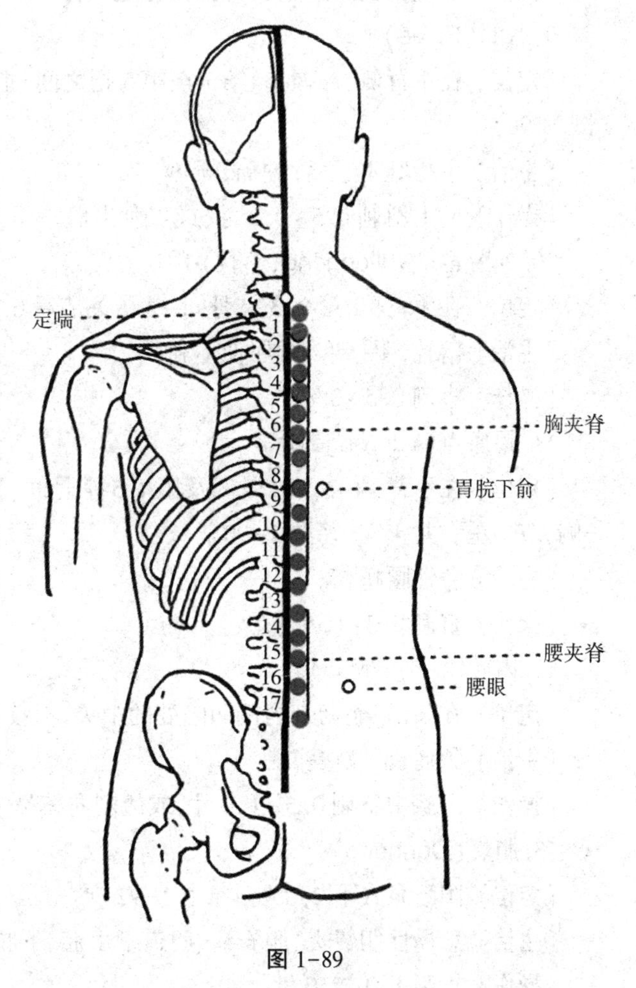

图 1-89

〔操作〕浅刺 0.1~0.2 寸,或点刺出血。

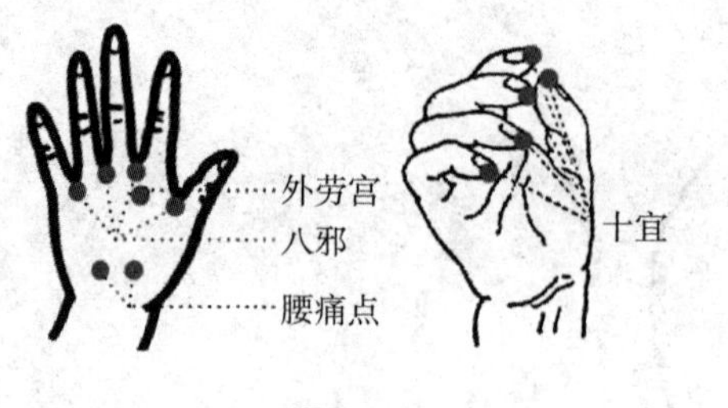

图 1-90

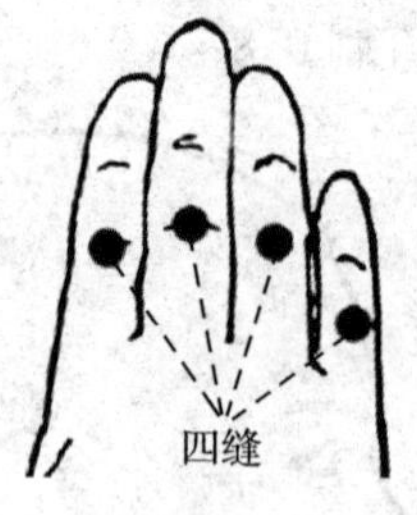

图 1-91

8. 四缝(Sìfèng)

〔定位〕在第 2 至第 5 指掌面,近端指关节横纹中点,一手 4 穴,左右共 8 穴。(图 1-91)

〔主治〕小儿疳积。

〔操作〕点刺出血或挤出少许黄白色透明液体。

9. 八邪(Bāxié)

〔定位〕在手背侧,微握拳,第 1 至第 5 指之间,指蹼缘后方赤白肉际处,左右共 8 穴。(图 1-90)

〔主治〕手指麻木、手背肿痛、烦热。

〔操作〕向上斜刺 0.5~0.8 寸,或点刺出血。

10. 外劳宫(Wàiláogōng,落枕)

〔定位〕在手背侧,第 2、3 掌骨间,掌指关节后 0.5 寸(指寸)凹陷中。(图 1-90)

〔主治〕落枕,手指麻木、屈伸不利。

〔操作〕直刺 0.5~0.8 寸。

11. 腰痛点(Yāotòngdiǎn)

〔定位〕在手背,第 2、3 掌骨间及第 4、5 掌骨间,腕背侧远端横纹与掌指关节中点处,一侧 2 穴,左右共 4 穴。(图 1-90)

〔主治〕急性腰扭伤。

〔操作〕直刺 0.3~0.5 寸。

12. 内膝眼(Nèixīyǎn)

〔定位〕在膝部,髌韧带内侧凹陷处的中央,与犊鼻穴内外相对。(图 1-92)

〔主治〕膝痛、下肢痿痹。

〔操作〕向膝中斜刺 0.5~1.0 寸,或透刺向犊鼻穴。

13. 胆囊(Dǎnnáng)

〔定位〕阳陵泉穴下 2 寸处。(图 1-92)

〔主治〕急慢性胆囊炎、胆石症、胆道蛔虫症、下肢痿痹。

〔操作〕直刺 1.0~2.0 寸。

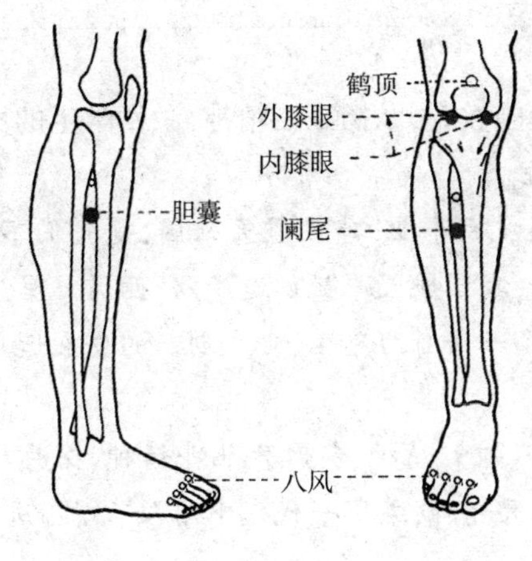

图 1-92

14. 阑尾(Lánwěi)

〔定位〕足三里穴下 2 寸,胫骨前嵴外 1 横指。(图 1-92)

〔主治〕急慢性阑尾炎、消化不良、下肢痿痹。

〔操作〕直刺 1.5~2.0 寸。

二、实训

【目的要求】

1. 在体表准确找到所学的经外奇穴。

2. 通过练习,掌握经外奇穴定位,熟悉各腧穴主治。

【标本教具】

经络穴位人体模型、挂图、教学光盘、模特。

【实训方式】

讲授、示教:

1. 教师先结合人体模型、挂图、教学光盘讲授。

2. 教师再在模特(学生)身上示教(划经点穴)。

3. 学员相互练习。

【实训内容、方法】

按顺序点画出四神聪、鱼腰、太阳、子宫、定喘、夹脊、十宣、四缝、八邪、外劳宫、腰痛点、内膝眼、胆囊、阑尾 14 个穴的定位。每穴的位置均用红笔点画出,以便学生观看记忆。

【思考题/作业】

指出四神聪、太阳、子宫、定喘、夹脊、十宣、四缝、外劳宫、腰痛点、内膝眼、胆囊、阑尾的位置,并描述各穴的主治作用。

【思政链接】

1. 以航天精神进行爱国教育，弘扬工匠精神，激发学生的民族自信和文化自信，增强专业认同感和自豪感。

“探索浩瀚宇宙，发展航天事业，建设航天强国，是我们不懈追求的航天梦。经过几代航天人的接续奋斗，我国航天事业创造了以‘两弹一星’、载人航天、月球探测为代表的辉煌成就，走出了一条自力更生、自主创新的发展道路，积淀了深厚博大的航天精神。”

“两弹一星”精神、载人航天精神、新时代北斗精神、探月精神……在不同场合，习近平总书记频频提及航天精神，激励一代代中国人不断奋进、筑梦太空。

2. 引导学生关注病人的生命和生存的质量，以人为本，关爱生命，敬畏生命，胸怀仁心。

在取穴和治疗过程中，容易忽略患者的感受，手法操作不够柔和、语言沟通不到位，容易与患者产生歧义。分析医患矛盾原因，教授学生医患沟通策略，将心比心、以情换真，站在病患的立场上思考和处理问题，提高医学技能和职业道德，引导学生关注病人的生命和生存的质量，并关注其心理需求，以人为本，关爱生命，敬畏生命，拥有同情心、爱心、耐心、细心、责任心，成为专心的倾听者，仔细的观察者，敏锐的交谈者和高效的服务者。

模块二

常用中医护理技术

项目一　毫针刺法

一、毫针常识

（一）毫针结构

毫针是针刺治病的主要针具，也是临床应用最广泛的一种针具，其制造材料以不锈钢丝为主，但也有用金、银或合金等制成的；在针身的粗细、长短以及工艺等方面都与古代的毫针有较大差异。目前毫针的结构共分5个部分：以铜丝或银丝将针的一端紧密缠绕呈螺旋形，以便手持着力处称为针柄；针柄的末端多缠绕成圆筒状，称为针尾；针的尖端锋锐部分称为针尖，又称针芒；针尖与针柄之间的主体部分称为针身，又称针体；针身与针柄连接的部分称为针根。（图2-1）

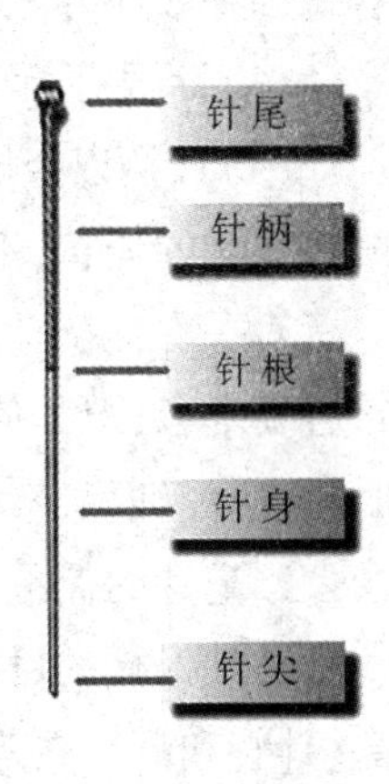

图2-1　毫针的结构

（二）毫针的规格

毫针的规格主要以针身的长短和粗细来区分，计量单位为毫米，毫针长短、粗细规格见表2-1、表2-2，在临床以28~31号、1.5~3.5寸长的毫针较为常用。

表2-1　毫针的长度规格

规格（寸）	0.5	1	1.5	2	2.5	3	4	4.5	5	6
针身长度（毫米）	15	25	40	50	65	75	100	115	125	150

表2-2　毫针的粗细规格

号数	26	27	28	29	30	31	32	33	34	35
直径（毫米）	0.45	0.42	0.38	0.34	0.32	0.30	0.28	0.26	0.24	0.22

（三）毫针的检修和保藏

毫针的检修和保藏是针灸临床中的一项重要工作，从针刺安全的角度出发，在施术前认真检修十分必要。随着时代的发展和科学技术的进步,现在已广泛使用一次性毫针,保藏工作已逐渐被取代。

1. 毫针的检修

对使用过的针具的检修应随时进行,对维修困难的针具应弃之禁用。检修针具时应注意以下几点:

(1)针尖以圆而不钝,形如松针者为佳,不宜过锐,过锐则易变成钩,过钝则易痛,也不宜有钩曲或卷毛。针尖的检查应注意有无钩曲、变钝等。若针尖不正、有钩曲或过钝时,可用细砂纸或细磨石对其进行修整打磨,使针尖恢复光滑正直、尖而不锐、圆而不钝。

(2)针身宜光滑挺直,上下圆正匀称,坚韧而富有弹性。针身的检修应注意有无锈蚀、折弯或一般弯曲。若是一般弯曲可用手指或竹片挟住针身将其捋直;若为折弯、针身有锈蚀一般应弃之不用,以免折针。

(3)针根必须牢固,不能有剥蚀或松动现象。针根不牢固不宜使用。

(4)针柄以金属丝缠绕紧密均匀为佳,针柄的长短、粗细要适中,以便于持针、运针和减轻患者的痛苦,不宜有过长或过短、粗细扁圆不匀现象。

对一次性毫针,使用前首先必须检查其包装是否完整,消毒有效期是否超期,对于不符合要求者,严禁使用。其次再对针具的外观进行检查,尤其是第一次使用某种新产品时,更应仔细。

2. 毫针的保藏

针具保藏的目的是为了防止针尖受损,针身弯曲或生锈、污染等。藏针的器具有针盒、针管和藏针夹等。如保藏不善,容易造成毫针损坏,使用时会给患者增加痛苦,甚至发生不应有的医疗事故。

(四)持针法

1.“刺手”与“押手”

刺手即持针施术的手,多为右手。其作用主要是持针、进针和行针,是实施操作的主要用手。

押手是按压在穴位旁辅助进针的手,多为左手。其作用主要是固定穴位皮肤,或使长毫针针身有所依靠,不致摇晃和弯曲,便于进针,以及帮助行针、减轻疼痛等。

刺手与押手配合得当,动作协调,才能进针、行针顺利,减轻痛感,加强针感,提高疗效。古代医家非常重视双手配合动作,正如《标幽赋》所说:“左手重而多按,欲令气散;右手轻而徐入,不痛之因”,即说明了押手的重要作用。

2. 持针姿势

(1)执毛笔式持针法:用拇、食、中3指挟持针柄,拇指指腹与食指、中指之间指腹相对,其状如同持毛笔,故称为执毛笔式持针法,此法临床最常用。

(2)二指持针法:即用右手拇、食两指指腹挟持针柄,针身与拇指呈90°角。一般用于针刺浅层腧穴的短毫针常用此持针法。

(3)多指持针法:即用右手拇、食、中、无名指指腹执持针柄,小指指尖抵于针旁皮肤,

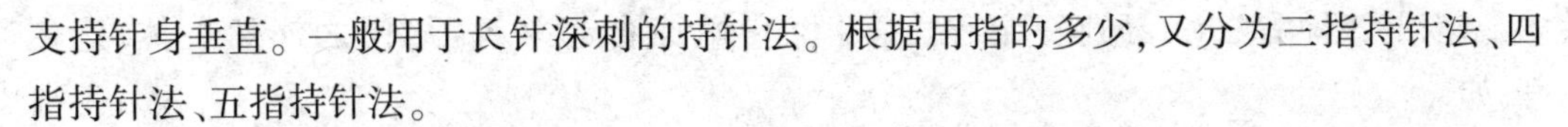

支持针身垂直。一般用于长针深刺的持针法。根据用指的多少,又分为三指持针法、四指持针法、五指持针法。

(五)练针法

针刺练习即指力和手法的练习,是初学针刺者的基础,是顺利进针、减少疼痛、提高疗效的基本保证。

1. 指力练习

指力,是指医者使力达针尖的技巧和持针之手的力度。凡欲持针进行针刺,其手指应有一定的力度,方能将针刺入机体。指力的练习,可先在纸垫或棉团上进行,具体方法如下:

(1)纸垫练习:用松软的纸做成纸垫(用线将长约8厘米、宽约5厘米、厚2~3厘米的纸块如"井"字形扎紧即成纸垫)。练习时,左手平持纸垫,右手拇、食、中3指如持笔状挟持1.0~1.5寸毫针的针柄,使针尖垂直于纸垫上并抵于纸垫后,手指渐加压力,待针刺透纸垫后另换一处,如此反复练习,以练习至针能灵活迅速刺入为度。纸垫练习主要是锻炼指力和捻转的基本手法。(图2-2)

(2)棉团练习:用棉花压缩做一直径6~7厘米的棉团,用布缝好,练习方法同纸垫练习法,所不同的是棉团松软可以做捻转、提插等多种基本手法的练习。(图2-3)

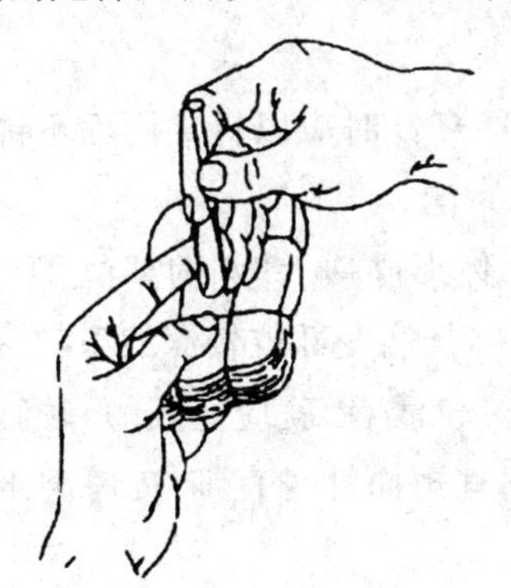

图2-2　纸垫练针法

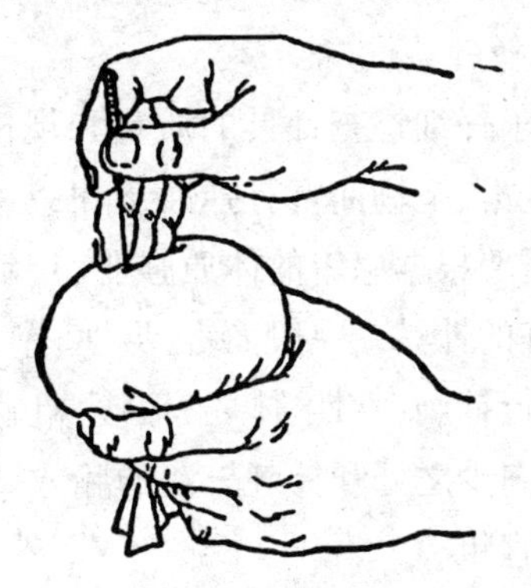

图2-3　棉团练针法

2. 手法练习

针刺手法练习是在指力练习的基础上,先用较短的毫针在纸垫或棉团上练习进针、出针、上下提插、左右捻转等基本手法的操作方法练习,待短针运用自如、操作熟练后,再改为长针练习。需要掌握的方法主要有以下几种:

(1)速刺法练习:此法是以左手拇、食指爪切在纸垫或棉团上,右手持针,使针尖迅速刺入2~3毫米,以此反复练习,用以掌握进针速度、减少疼痛的一种方法。

(2)捻转法练习:捻转练习是以右手拇、食、中指持针,刺入纸垫或棉团一定深度后,拇指与食、中指向前、向后来回在原处捻转,要求捻转的角度要均匀、快慢自如,一般以每分钟捻转120次左右,方能达到运用灵活自如的程度。

(3)提插法练习:提插练习是以右手拇、食、中指持针,刺入纸垫或棉团一定深度后,在原处做上下提插的动作。要求提插的深浅适宜且一致,并保持针体垂直且无偏斜。

以上3种方法练习到一定程度,可将它们综合起来练习,使之浑然一体、运用自如。

3. 自身试针练习

自身试针练习,是在纸垫和棉团练针的基础上,在掌握了一定的指力和针刺手法后,在自己身体上选择一些穴位进行试针练习。在学员之间也可以相互试针,以体会进针时皮肤的韧性和进针力度的大小,以及针刺后的各种感觉。待针刺技术达到一定的熟练程度之后,才能在患者身上进行实习操作。

二、针刺前准备

(一)思想准备

在针刺治疗前,医者和患者双方都必须做好思想准备,然后才可以进行针刺。医者还必须把针灸疗法的有关事宜告诉患者,使其对针灸治病能有一个全面的认识和了解,以便镇定情绪,消除不必要的紧张心理,这对于初诊患者和精神紧张的患者尤其重要。医者要聚精会神,意守神气;患者要神情安定,意守感传。此外,对个别精神高度紧张、情绪波动不定、大惊、大恐、大悲之人,应当暂时避免进行针刺,以防神气散亡,造成不良后果。

(二)选择针具

应按要求仔细检查针具的质量和规格。选择毫针时应以针尖圆而不钝、呈松针形,针身挺直、光滑、坚韧而富有弹性,针根无松动者为佳。

此外,还要根据患者的体质强弱、年龄大小、体形胖瘦、针刺的部位和不同疾病等因素,选择适宜的针具。一般而言,男性、体壮、形胖,且病变部位较深的患者,可选稍粗、较长的毫针进行针刺;女性、体弱、形瘦,且病变部位较浅者,就应选较短、较细的毫针进行针刺。皮薄肉少之处和针刺较浅的腧穴,选针则宜短而针身宜细;皮厚肉丰之处则选针宜长而针身宜粗。

(三)选择体位

针刺时患者的体位选择是否适当,对于正确取穴、针刺操作、持久留针以及防止晕针、弯针、滞针、断针都有很大关系,而且还影响到治疗效果。

选择体位必须遵循暴露穴位和患者舒适两大原则。

临床常用的基本体位有两种,即卧位和坐位。卧位又可分为仰卧位、侧卧位、俯卧位;坐位又可分为仰靠坐位、侧伏坐位、俯伏坐位。

1. 仰卧位:适用于取头面、颈、胸、腹部和部分四肢的腧穴,如印堂、人中、廉泉、膻中、中脘、天枢、足三里等。(图2-4)

2. 侧卧位:适用于取身体侧面的腧穴,如侧头、侧胸、侧腹、臂和下肢外侧等部位的腧穴,如头维、太阳、极泉、秩边、风市、阳陵泉等。(图2-5)

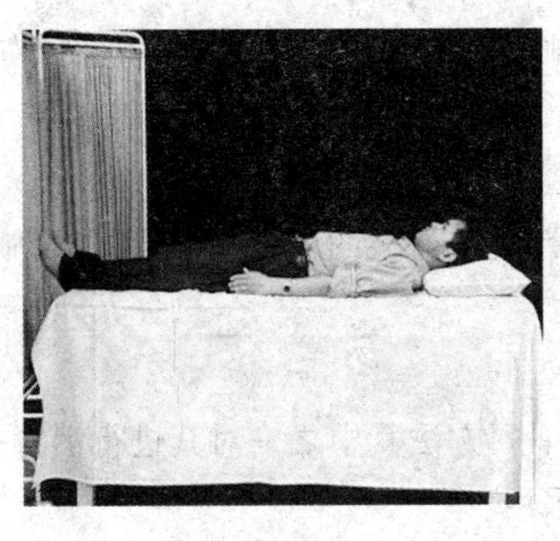

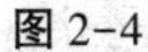
图 2-4

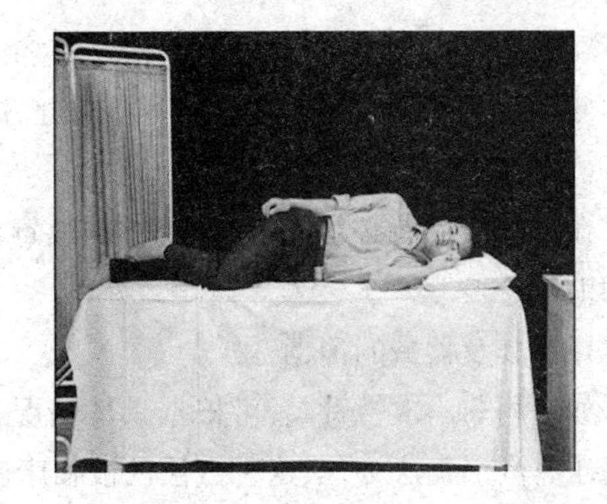

图 2-5

3. 俯卧位：适用于取头项、肩背、腰骶、下肢后面及外侧等部位的腧穴，如风池、大椎、肺俞、承扶、委中、承山等。（图 2-6）

4. 仰靠坐位：适用于取前头、面、颈、胸上部和上肢的部分腧穴，如上星、印堂、天突、肩髃、尺泽等。（图 2-7）

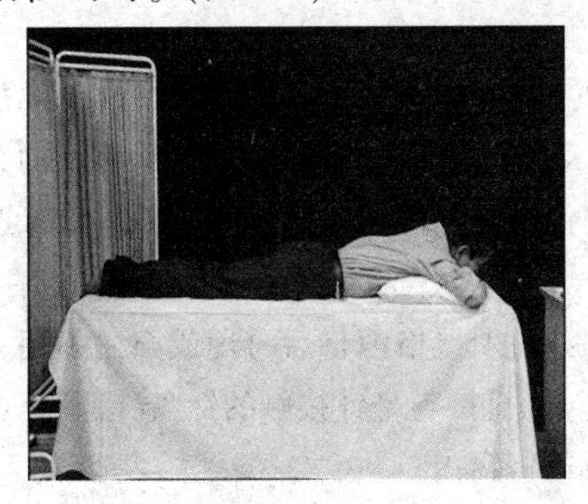

图 2-6

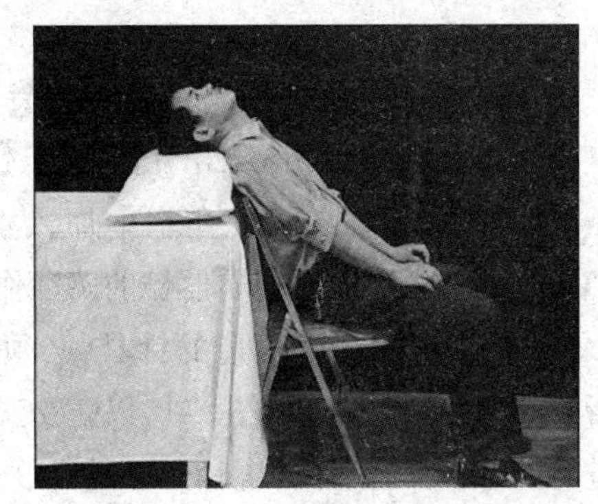

图 2-7

5. 侧伏坐位：适用于取侧头、侧颈部的腧穴，如角孙、太阳、翳风、颊车、听会等。（图 2-8）

6. 俯伏坐位：适用于取头顶、后头、项、肩、背部的腧穴，如百会、风池、风府、大椎、心俞等。（图 2-9）

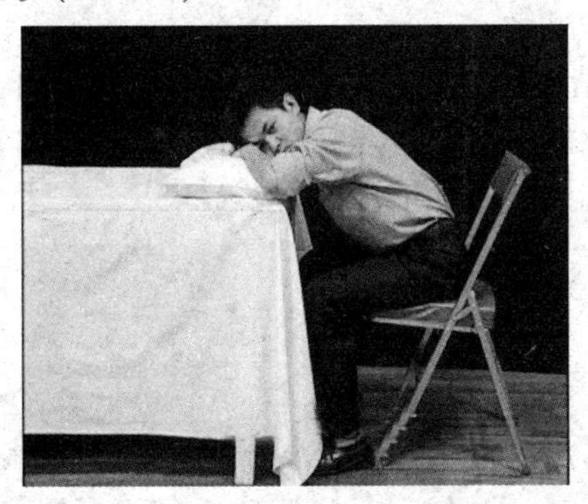

图 2-8

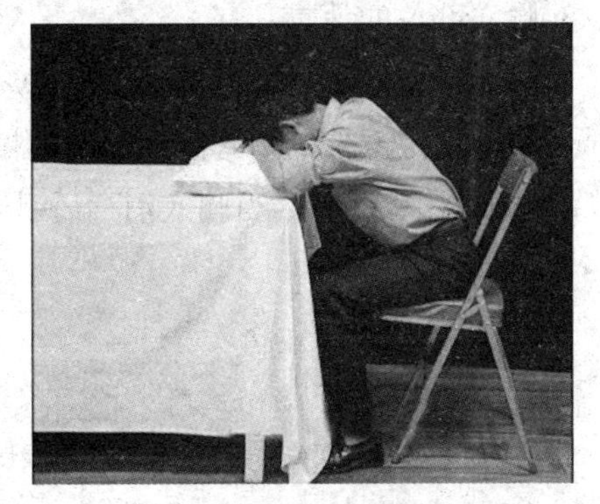

图 2-9

在临床上除上述常用体位外，对某些特殊的腧穴则应采取其他不同的体位，如环跳穴须侧卧屈股。同时也应注意尽可能对处方所列的腧穴用一种体位进行针刺。

（四）消毒

在针刺治疗前必须进行严格消毒，消毒包括针具及器械的消毒、医者手指及施术部位的消毒。

1. 针具及器械的消毒

如使用非一次性针具，可根据具体情况选择下列方法其中之一对其进行消毒，其中以高压蒸汽消毒法为佳，这种方法已被临床广泛采用。

（1）高压蒸汽消毒：将浸泡过的毫针等器具用纱布包扎，或装在试管、针盒里，然后放在密闭的高压消毒锅内，一般是 1.2 kg/cm^2 的压力，在 120℃高温下保持 15 分钟以上，即可达到消毒的目的。

（2）药物消毒：将针具放在 75%的酒精内浸泡 30 分钟，取出擦干使用。玻璃器具等可放在 1∶1000 的苯扎溴铵或 2∶1000 的新洁尔灭溶液内浸泡 60～120 分钟后使用。

（3）煮沸消毒：将毫针、应用器械等针刺用具，用纱布包扎好放置于清水锅中，加热进行煮沸，待煮沸后再煮 15～20 分钟，即可达到消毒目的。此法简便易行，但对锋利的金属器械，容易使锋刃变钝，可在水中加入重碳酸钠使之成为 2%的溶液，以提高沸点至 120℃，即可减低沸水对金属器械的腐蚀作用。

对某些传染病患者用过的针具，必须另行处理，须严格消毒后再用或弃之不用。对于所有患者，必须做到一穴一针，以防交叉感染。凡直接与毫针接触的针盘、镊子等也必须进行消毒，对已消毒的毫针则必须盛放在消毒的针盘内。

重复使用针具虽然可以节约部分费用，但却存在交叉感染的可能性，因此目前临床多选用一次性针具取代重复消毒使用的针具。

2. 术者手的消毒

在针刺前，术者必须先用肥皂水将手洗干净，待干后再用 75%酒精棉球或 0.5%的碘伏棉球擦拭，然后方可持针施术。

3. 腧穴部位的消毒

在患者需要针刺的腧穴部位，用 75%的酒精棉球或 0.5%的碘伏棉球擦拭即可。在擦拭时应由腧穴部位的中心点向外绕圈擦拭，也可先用 2.5%的碘酒棉球擦拭，然后再用 75%酒精棉球涂擦消毒，当腧穴消毒后，切忌接触污染物，以免重新感染。

三、毫针操作方法

（一）进针法

指在刺手与押手的密切配合下，运用各种手法将针刺入腧穴的方法。在进针时要注意指力与腕力的协调一致，要求做到无痛或微痛进针。毫针进针方法很多，临床应用时需根据腧穴所在部位的解剖特点、针刺深度、手法要求等具体情况，以便于进针、易于得气、避免痛感为目的，灵活选用。分类说明如下：

1. 以刺、押手势分

(1)单手进针法：即用刺手的拇食指持针，中指指端紧靠穴位，中指指腹抵住针身下段，当拇食指向下用力按压时，中指随势屈曲将针刺入，直刺至所要求的深度。此法多应用于短针，并可与双手进针法中的指切进针法、提捏进针法、舒张进针法配合使用。(图 2-10)

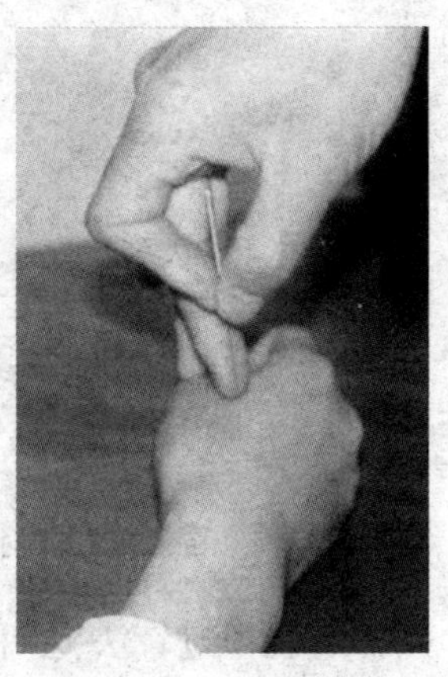

图 2-10　单手进针法

(2)双手进针法：即刺手与押手互相配合，协同进针。常用的有以下几种方法：

①爪切进针法：又称指切法，以左手拇指或食指之指甲掐切穴位的皮肤，右手持针将针紧靠左手指甲缘刺入皮下。此法适用于短针的进针。(图 2-11、图 2-12)

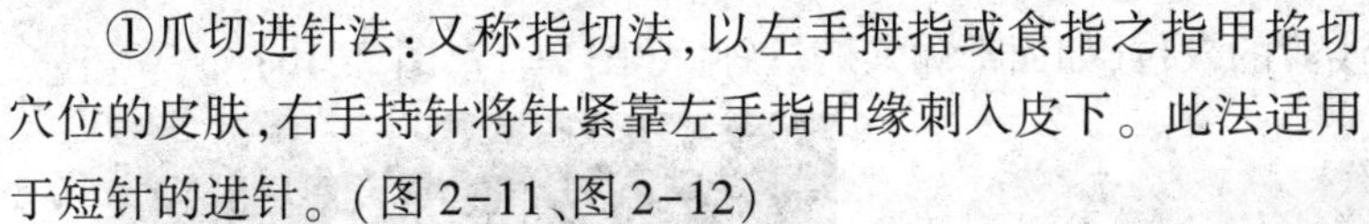

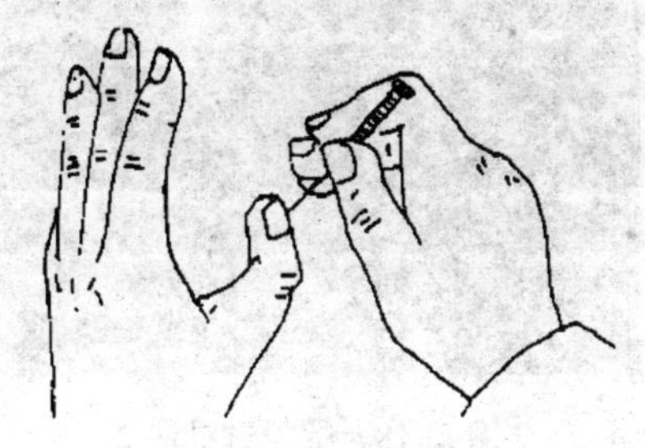

图 2-11　爪切进针法 1

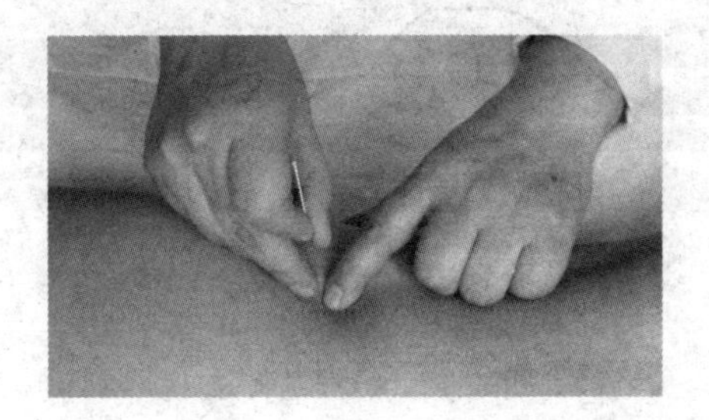

图 2-12　爪切进针法 2

②夹持进针法：即左手拇食两指用消毒干棉球捏住针身下段，露出针尖，右手拇食指执持针柄，将针尖对准穴位。当贴近皮肤时，双手配合动作，用插入法或捻入法将针刺入皮下，直至所要求的深度。此法多用于长针进针。(图 2-13、图 2-14)

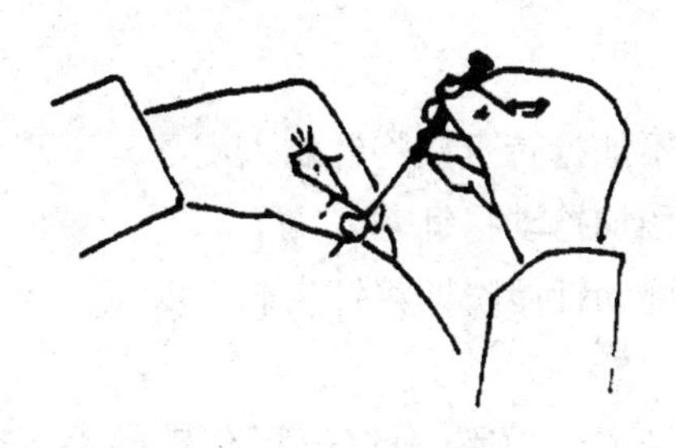

图 2-13　夹持进针法 1

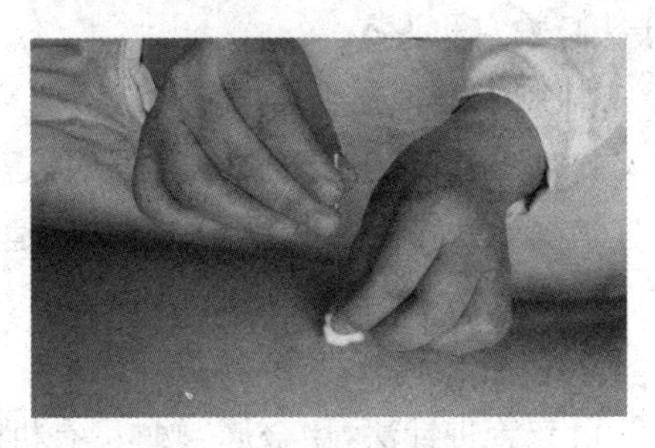

图 2-14　夹持进针法 2

③舒张进针法：左手拇食两指或食中两指分开置于穴位上，绷紧皮肤，右手持针，将针从两指间刺入皮下。此法多适用皮肤松弛或有皱纹的部位，如腹部、头面部腧穴的进针。(图 2-15、图 2-16)

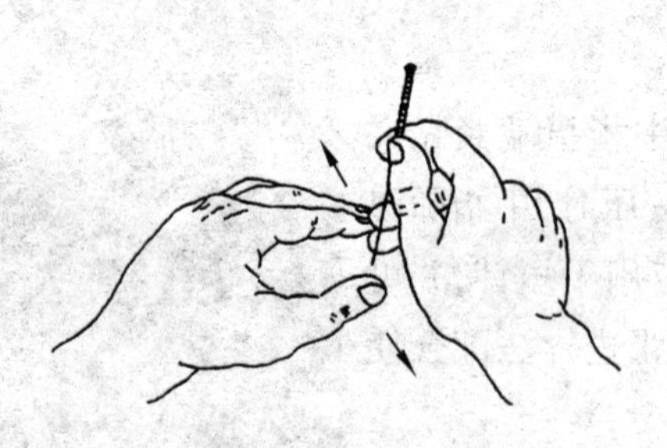

图 2-15 舒张进针法 1

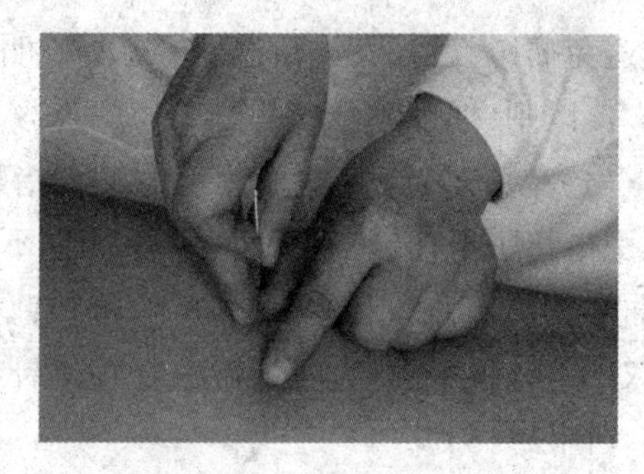

图 2-16 舒张进针法 2

④提捏进针法：左手拇食两指将腧穴部位的皮肤捏起，右手持针从捏起部的上端刺入。此法主要用于皮肉浅薄的穴位，如面部腧穴的进针。(图 2-17、图 2-18)

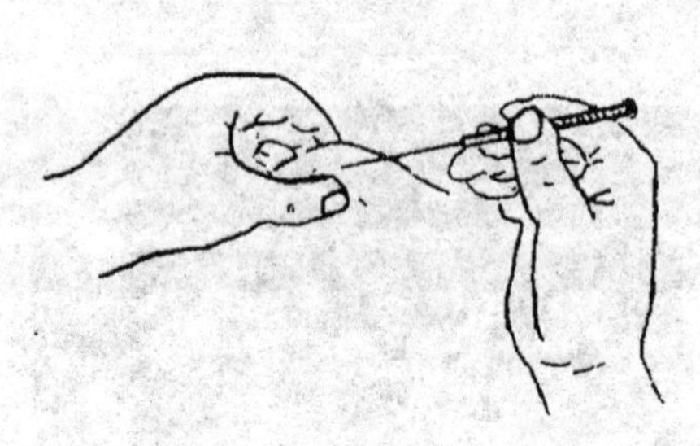

图 2-17 提捏进针法 1

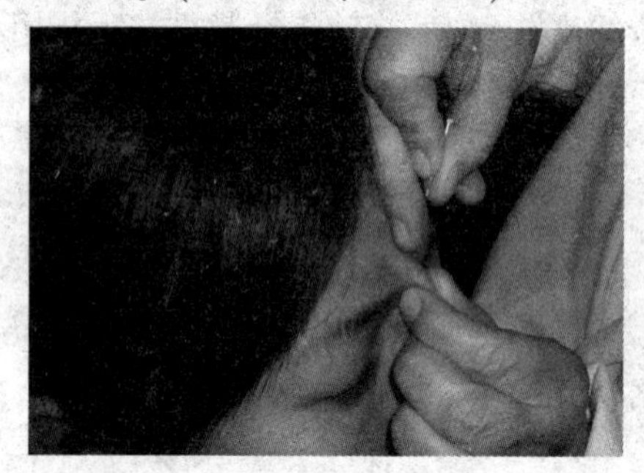

图 2-18 提捏进针法 2

2. 以进针速度分

(1)速刺法：将针尖抵于腧穴皮肤时，运用指力快速刺透表皮，针入皮下。速刺法适用于四肢腧穴和耳穴。

(2)缓刺法：将针尖抵于腧穴皮肤时，运用指力缓缓刺透表皮，针入皮下。缓刺法适用于头身腧穴和头穴。

3. 以刺入术式分

(1)插入法：针尖抵于腧穴皮肤时，运用指力不加捻转直接将针刺入皮下。

(2)捻入法：针尖抵于腧穴皮肤时，运用指力稍加捻动将针刺入皮下。

(3)弹入法：针尖抵于腧穴皮肤时，运用中指弹动针尾瞬即将针尖刺入皮下。

4. 以进针器具分

(1)套管进针法：用金属、塑料、有机玻璃等制成长短不一的细管，代替押手。选用长短合适的平柄针或管柄针置于针管内，针的尾端露于管的上口，针管下口置于穴位上，用手指拍打刺入或弹压针尾将针尖刺入腧穴皮下，然后将套管抽出。(图 2-19、图 2-20)

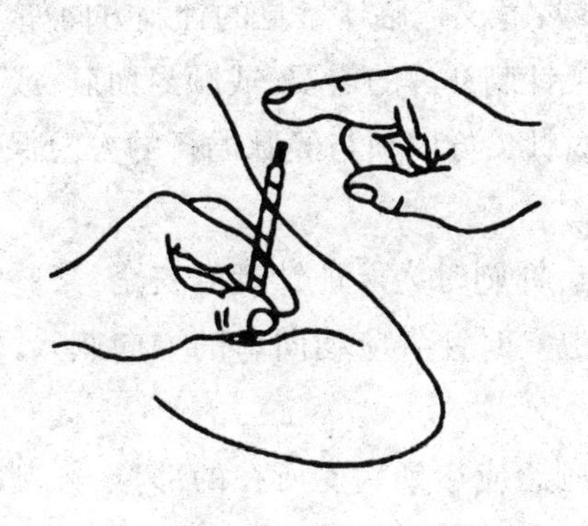
图 2-19　套管进针法 1

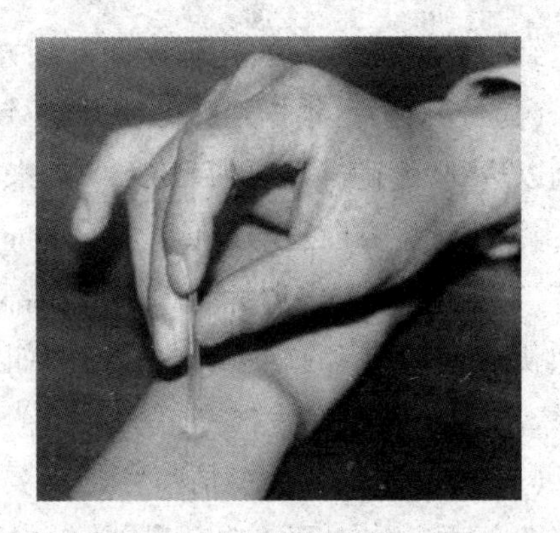
图 2-20　套管进针法 2

（2）进针器进针法：用特制的圆珠笔式或玩具手枪式进针器，将长短合适的平柄或管柄毫针装入进针器内，下口置于腧穴皮肤上，用手指拉扣弹簧，使针尖迅速弹入皮下，然后将进针器抽出。

（二）针刺角度、方向及深度

在针刺过程中，正确掌握针刺的角度、方向、深度，是增强针感、提高疗效、防止意外事故发生的重要环节。针刺同一腧穴，如果方向、角度和深浅度不同，则针刺到达的组织部位也不相同，产生的针感及得到的效果就会有差异。临床上对所选取的腧穴的针刺方向、角度和深度的把握，主要根据施术部位、病情需要、患者体质强弱以及形体胖瘦等具体情况灵活掌握。

1. 针刺的角度

指进针时针身与所刺部位皮肤表面形成的夹角，其角度大小，主要根据腧穴所在部位的解剖特点和治疗目的要求而决定。一般分为直刺、斜刺和平刺三种。（图 2-21）

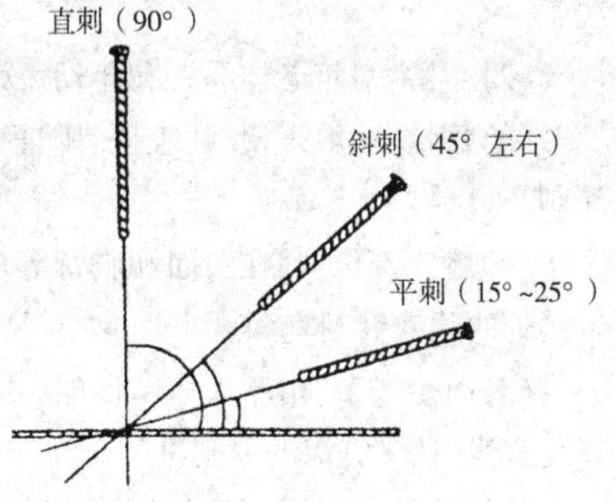

图 2-21　针刺的角度

（1）直刺：即针身与皮肤呈 90°角垂直刺入。此角度适用于全身大多数的腧穴，尤其是肌肉较丰厚部位的腧穴，如四肢、腹部、腰部的穴位多用直刺。

（2）斜刺：即针身与皮肤呈 45°角左右倾斜刺入。此角度主要适用于骨骼边缘的腧穴，或内有重要脏器而不宜深刺的部位，或为避开血管及瘢痕部位而采用的一种针刺方法，如胸、背部的穴位多用斜刺。

（3）平刺：又称横刺，或称沿皮刺，即针身与皮肤呈 15°~25°角横向刺入，此角度主要适用于皮肤浅薄处的腧穴，如头皮部、颜面部、胸骨部腧穴多用平刺。

2. 针刺的方向

指进针时和进针后针尖所朝的方向，简称针向。针刺的方向往往依经脉循行的方向、腧穴所在的部位特点、治疗所要求达到的组织及治疗效果而定。为了使进针后的针

感达到病变所在的部位,正确掌握针刺方向具有重要意义。临床常见的针刺方向如下:

(1)经脉循行:根据经脉循行方向,针刺时结合针刺补泻的需要,或顺经而刺,或逆经而刺以达到"迎随补泻"的目的。一般来说,当补时针尖方向须与经脉循行的方向保持一致;当泻时针尖方向须与经脉循行的方向相反。

(2)腧穴部位:根据针刺腧穴所在部位的特点,针刺时为保证针刺的安全,某些穴位必须朝向某一特定的方向或部位。例如,针刺风池穴时针尖应朝向口的方向刺入,针刺廉泉穴时针尖应朝向舌根方向刺入。

(3)病变部位:根据病情治疗的需要,为使针刺感应达到病变所在的部位,针刺时针尖应朝向病变所在部位,也就是要"针向病所"。

3. 针刺的深度

针刺的深度是指针身刺入腧穴部位皮肉的深浅。一般腧穴常规针刺的深度,以既有针感又不伤及重要脏器为原则。每个腧穴针刺的深度标准,在各论中已有详述,但其并不是固定不变的,在运用时还需灵活掌握,即必须根据腧穴的部位和患者的病情、体质、年龄以及经脉循行的深浅、不同时令的变化等灵活掌握。

(1)体质:针刺时首先要观察患者的形态,一般体强形胖者宜深刺,体弱形瘦者应浅刺。

(2)年龄:对年老体弱者和年幼娇嫩者宜浅刺,中青年身强体壮者宜深刺。

(3)病情:一般来说,凡表证、阳证、虚证、新病者宜浅刺,里证、阴证、实证、久病者宜深刺。

(4)腧穴部位:凡在头面和胸背等皮薄肉少部位的腧穴针刺宜浅,四肢、臀、腹等肌肉丰满处的腧穴针刺宜深。

(5)时令季节:由于人体与四时时令季节息息相关,因而针刺必须因时制宜,一般按春夏宜浅、秋冬宜深的原则进行。

针刺的角度、方向、深度之间,有着相辅相成的关系。一般来说,深刺多用直刺,浅刺多用斜刺或平刺。对颈项部(延髓部)、眼区、胸背部腧穴,因穴位所在部位内有重要脏器,故需特别注意掌握好针刺的角度、方向与深度,以防发生医疗事故。

(三)得气与行针

1. 得气

(1)概念:指将针刺入腧穴后所产生的针刺感应,又称"针感"。

(2)表现:得气时,医者手下会有沉重和紧涩的感觉;患者也会在针刺部位出现相应的酸、麻、胀、重、痛等感觉,而且这种感觉可沿着一定的部位,或向着一定的方向扩散及传导。若无经气感应即不得气时,医者则感手下空虚无物,患者在相应部位亦无酸、麻、胀、重等感觉。正如《标幽赋》中所言:"气至也,如鱼吞钩饵之浮沉;气未至也,如闲处幽堂之深邃。"

(3)意义:得气与否直接关系到针刺疗效。《灵枢·九针十二原》曰:"刺之要,气至而有效,效之信,若风之吹云,明乎若见苍天。刺之道毕矣。"一般来说,得气较速时,疗效较好;得气较慢时,疗效则较差。得气的强弱,也因人、因病而异。一般急性疼痛、痹证、偏瘫等疾病,得气较强时效果较好;反之疗效较差。

(4)影响得气的因素:临床上影响得气的因素很多,主要因素取决于两个方面:一是患者体质的强弱和病情的轻重,二是医者取穴是否准确,以及针刺的方向、角度和深度是否恰当、施术手法是否正确。一般而言,患者体质强壮、经气旺盛、血气充盈者得气迅速,反之则得气迟缓,甚至不得气;医者取穴准确时则易于得气,反之则不易得气。另外,还应注意针刺的方向、角度和深度。若仍不能得气,可采用行针催气、或留针候气,或用温针,或加艾灸等方法,以助经气来复,促使得气。

临床当针刺得气后,要注意守气,即守住针下经气,方可保持针感持久,才能使针刺对机体发挥较长时间的调整作用。

(5)促使得气的方法:临床上为促使得气,提高疗效,医者还可采取多种方法促使气至。常用的方法有候气法、催气法及守气法。

①候气法:候气是指针刺后将针留置于所刺腧穴之内,安静地等待较长时间,静以久留,以气至为度;其间亦可间歇地行针,施以提插、捻转等催气手法,直待气至。

②催气法:催气法是为促使得气而施行的各种手法,可以均匀地进行捻转、提插,或摇动针柄,以及采用弹、循、刮等行针方法,激发经气,促其气至,统称为催气。

③守气法:因得气是临床取得疗效的关键,故一旦得气就必须谨慎地守护其气,防止其气散失,这就是守气。正如《素问·宝命全形论》篇所说:“经气已至,慎守勿失。”

2. 行针

行针是指将针刺入腧穴后,为了促使得气和加强或调节针感而采取的操作手法,又名运针。临床常用的行针手法分为基本手法和辅助手法两种。

(1)基本手法

①提插法:先将针刺入腧穴一定部位,然后将针从浅层插向深层,再由深层提到浅层,如此反复地下插上提。提插幅度大且频率快,刺激量就大;提插幅度小而频率慢,刺激量就小。(图2-22、图2-23)

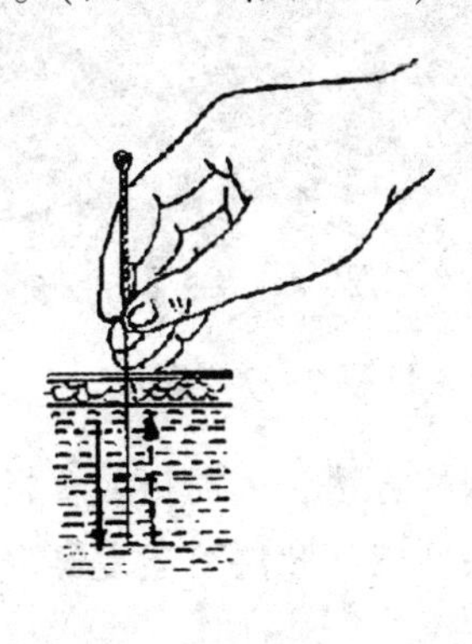

图2-22　提插法1

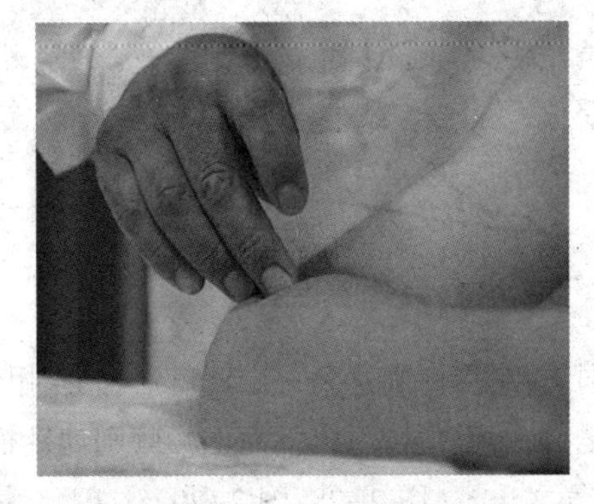

图2-23　提插法2

②捻转法：将针刺入腧穴一定深度后，用拇、食、中三指夹持针柄作一前一后、左右交替旋转捻动。捻转的角度在180°~360°，不能单向捻针，否则针身易被肌纤维等缠绕，引起局部疼痛和导致滞针而使出针困难。一般认为捻转角度大、频率快，其刺激量就大；捻转角度小、频率慢，其刺激量则小。（图2-24、图2-25）

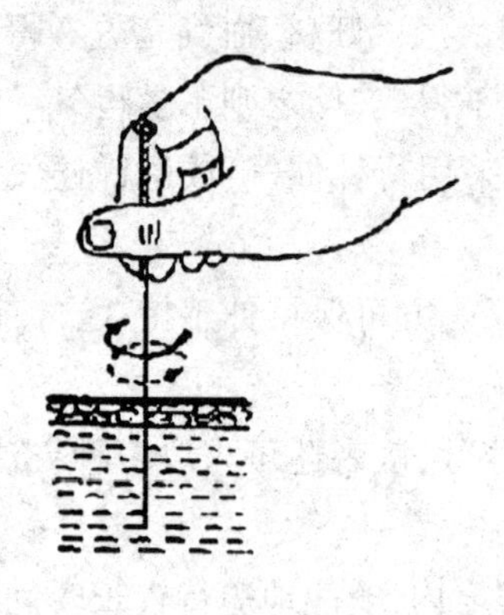

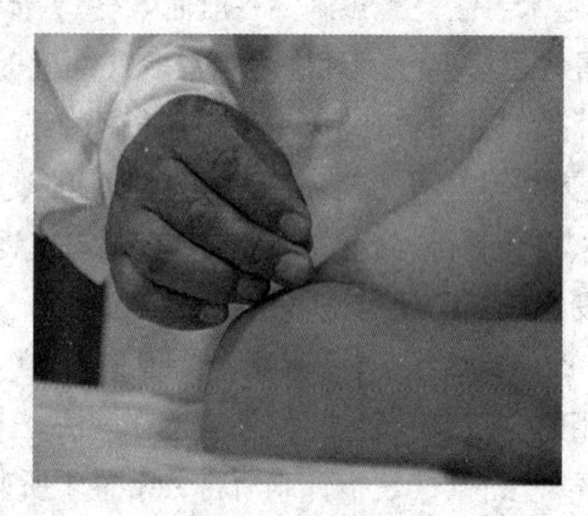

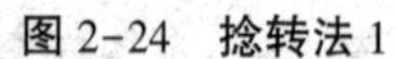

图2-24　捻转法1

图2-25　捻转法2

提插、捻转幅度或角度大小、频率的快慢、时间的长短，决定着针刺时的刺激量，需根据患者的体质、病情、腧穴部位、针刺目的等具体情况而定。

以上两种基本手法，既可单独应用，也可相互配合运用，在临床上应视患者的具体情况灵活掌握，以便发挥其应有的作用。

（2）辅助手法

①循法：针刺后若无针感，或得气不显著时，可用手指沿针刺穴位所属经脉循行路线的上下左右轻轻地叩打或按揉的方法，称为循法。（图2-26、图2-27）此法可激发经气，促使针感传导或缓解滞针等。

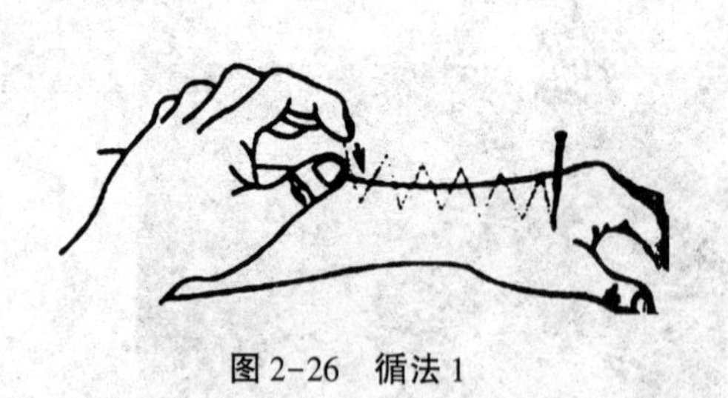

图2-26　循法1

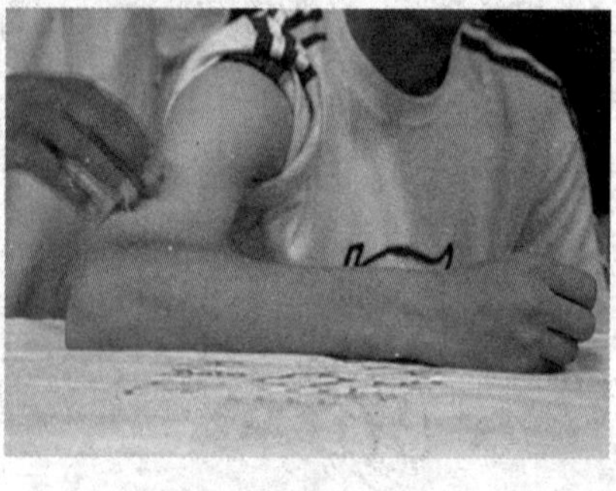

图2-27　循法2

②刮法：是指针刺达到一定深度后，用指甲刮动针柄的方法。用拇指或食指的指腹，抵住针尾，其他手指指甲由下而上频频刮动针柄，以增强针感。此法可激发经气，是一种行气、催气之法。（图2-28、图2-29）

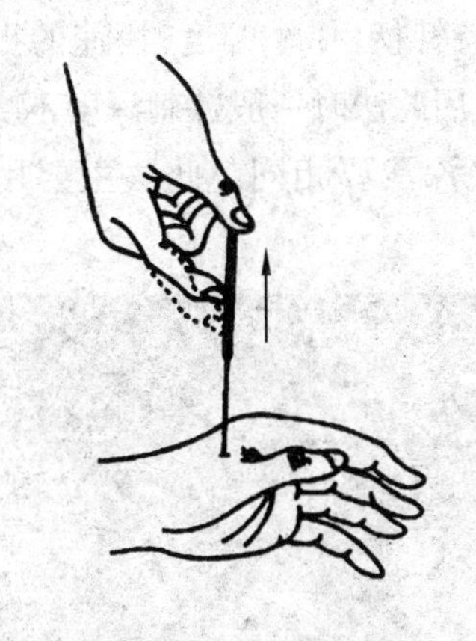

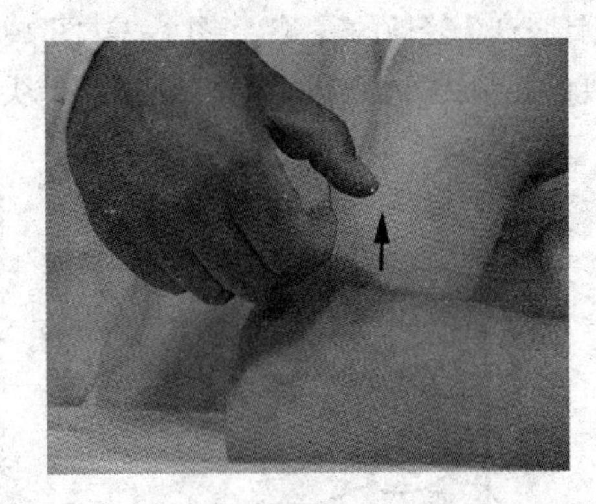

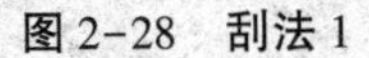

图 2-28　刮法 1　　图 2-29　刮法 2

③弹法：是指将针刺入腧穴一定深度后，用手指轻弹针柄，使针体微微振动的方法。操作时应注意用力不可过猛，弹的频率也不可过快，避免引起弯针。此法有激发经气、催气速行的作用。（图 2-30、图 2-31）

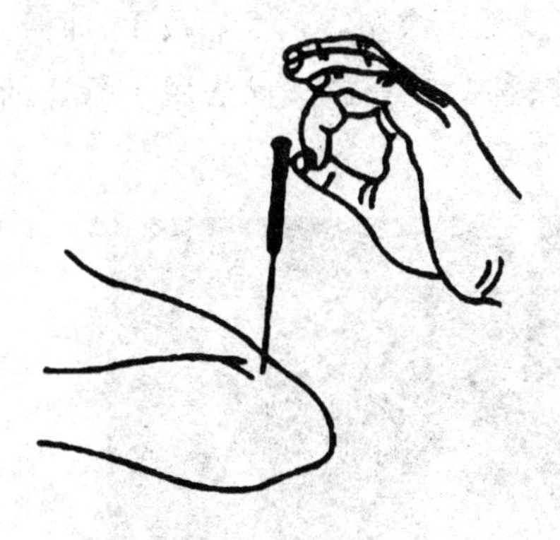

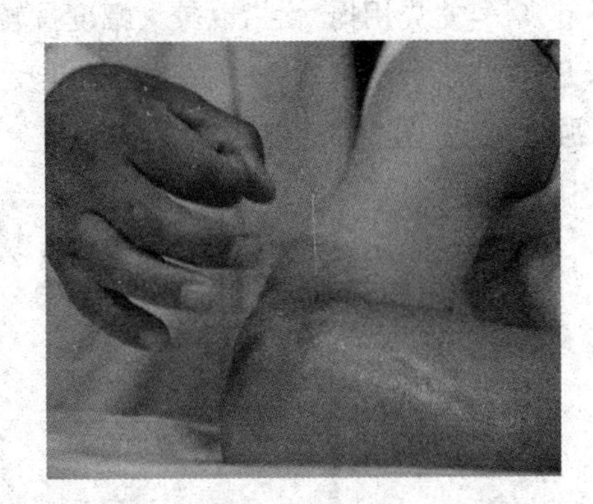

图 2-30　弹法 1　　图 2-31　弹法 2

④摇法：是将针刺入腧穴一定深度后，一手持针柄将针摇动的方法。摇法有二，一是直立针身而摇，以加强得气感应；一是卧倒针身而摇，使经气向一定方向传导。（图 2-32、图 2-33）

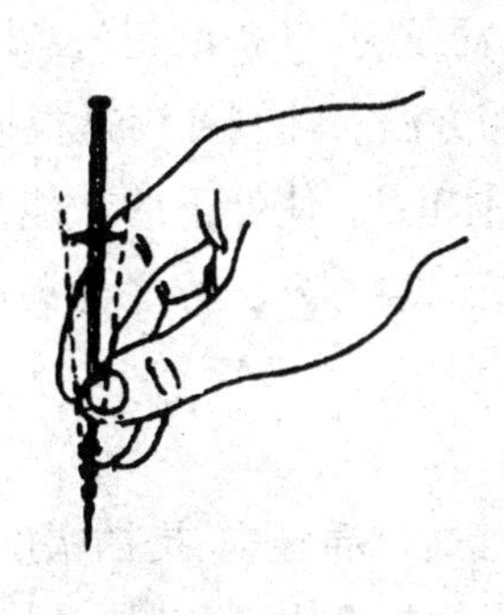

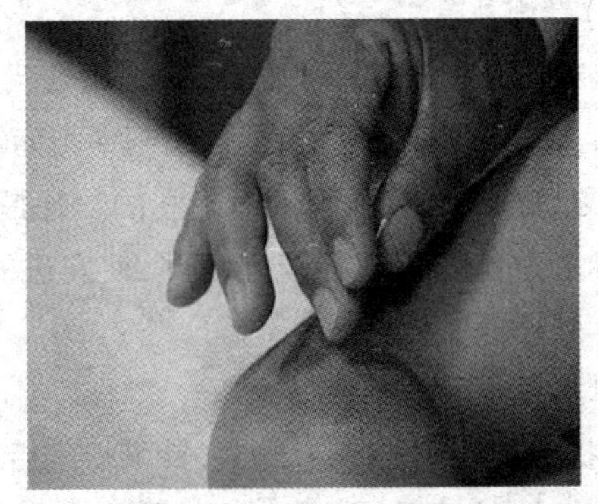

图 2-32　摇法 1　　图 2-33　摇法 2

⑤震颤法：是将针刺入腧穴一定深度后，以右手持针柄，作小幅度、快速的提插捻转动作，使针身产生轻微的震颤。（图2-34、图2-35）使用此法时一般针刺深度不变。若是较大幅度的连续提插，则称为“捣”。捣时针尖方向、深浅要相同。此法主要用以增强针感。

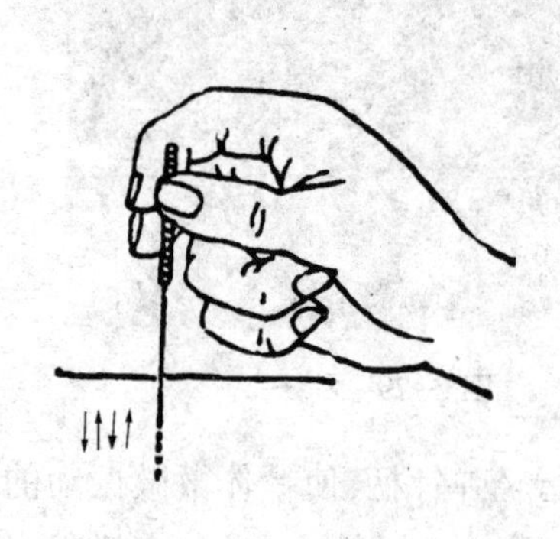

图2-34　震颤法1

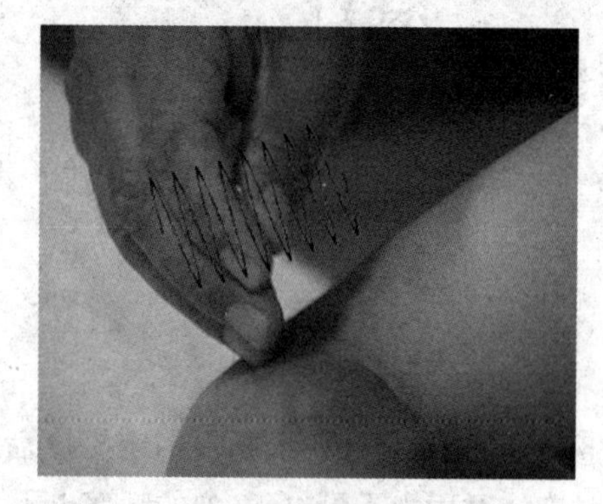

图2-35　震颤法2

⑥飞法：是先用拇、食指以较大幅度捻转数次（一般三次左右），而后放手，即拇、食二指张开，如飞鸟展翅之状，一捻一放，如此反复操作，称为“飞法”。此法用于行气、催气，可加强针感。（图2-36、图2-37）

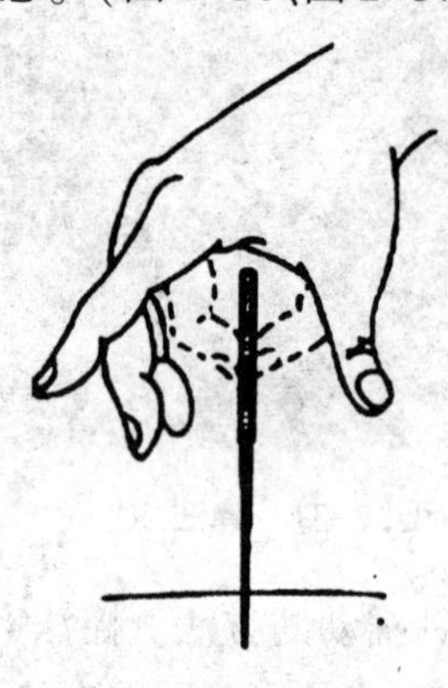

图2-36　飞法1

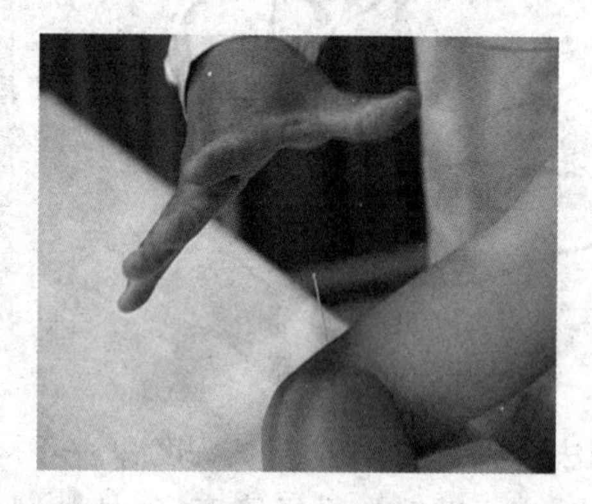

图2-37　飞法2

（四）针刺补泻

针刺补泻是指通过针刺腧穴，并采用恰当的手法激发经气，以扶助正气、疏泄病邪，从而调节人体脏腑经络功能，促使阴阳平衡而恢复健康的方法。针刺补泻是根据《内经》“实则泻之，虚则补之”的理论而确立的。凡是能鼓舞人体正气，使低下的功能恢复旺盛的方法称之为补法；凡是能疏泄病邪，使亢进的功能恢复正常的方法称之为泻法。临床常用的针刺补泻手法有：

1. 单式补泻手法

（1）提插补泻：毫针刺入腧穴，针下得气后，以先浅后深、重插轻提、提插幅度小、频率慢、操作时间短者为补法；反之，以先深后浅、轻插重提、提插幅度大、频率快、操作时间长者为泻法。

(2)捻转补泻:毫针刺入腧穴,针下得气后,以捻转角度小,用力轻,频率慢,操作时间短并结合拇指向前、食指向后(左转用力)者为补法;反之,则以捻转角度大,用力重,频率快,操作时间长并结合拇指向后、食指向前(右转用力)者为泻法。

(3)迎随补泻:迎随意指逆顺,进针时针尖顺着经脉循行的方向刺入为补法;反之,进针时针尖逆着经脉循行的方向刺入为泻法。即"随而济之"为补法,"迎而夺之"为泻法。

(4)呼吸补泻:患者呼气时进针,吸气时出针为补法;反之,患者吸气时进针,呼气时出针为泻法。

(5)开阖补泻:出针后迅速按压针孔者为补法;反之,出针时摇大针孔而不立即按压者为泻法。

(6)徐疾补泻:进针时徐徐刺入到一定深度,少捻转,疾速出针者为补法;反之,进针时疾速刺入应刺深度,多捻转,徐徐出针者为泻法。

(7)平补平泻:"平"即"均"之意,针刺得气后施以均匀地提插捻转即为平补平泻。

以上针刺补泻手法,临床上既可单独使用,也可结合使用。其中以平补平泻法最为常用。

表 2-3 单式补泻手法

手法名称	补法	泻法
提插补泻	先浅后深,重插轻提,幅度小,频率慢,时间短,以下插为主	先深后浅,轻插重提,幅度大,频率快,时间长,以上提为主
捻转补泻	捻转角度小,用力轻,频率慢,时间短,大指向前,食指向后	捻转角度大,用力重,频率快,时间长,大指向后,食指向前
迎随补泻	针尖顺经脉循行方向进针	针尖逆经脉循行方向进针
呼吸补泻	呼气时进针,吸气时出针	吸气时进针,呼气时出针
开阖补泻	出针后按压针孔	出针后不按压针孔,或摇大针孔
徐疾补泻	进针慢,出针快	进针快,出针慢
平补平泻	进针得气后,均匀地提插捻转	

2. 复式补泻手法

复式补泻手法,是对单式补泻手法的综合运用,是由单式补泻手法进一步发展组合而成的手法。即将操作形式完全不同而其基本作用相同的手法结合在一起,以达到补泻作用的操作方法。在此简单介绍临床常用的烧山火、透天凉两种方法。

(1)烧山火:将针刺入腧穴应刺深度的上 1/3(天部),得气后行捻转补法(或紧按慢提九数)。依次按上述操作方法,再将针刺入中 1/3(人部)和下 1/3(地部),再慢慢地将针提到上 1/3,如此反复操作以针下有热感为度,即将针紧按至地部留针。在此操作过程中,也可配合呼吸补泻法中的补法。烧山火多用于治疗冷痹顽麻、虚寒性疾病。

(2)透天凉:将针刺入腧穴应刺深度的下 1/3(地部),得气后行捻转泻法(或紧提慢插六数)。依次按上述操作方法,再将针紧提至中 1/3(人部)和上 1/3(天部),将针缓慢地按至下1/3。如此反复操作,以针下有凉感为度,将针紧提至天部留针。在此操作过程中,也可配合呼吸补泻法中的泻法。透天凉多用于治疗热痹、急性痈肿等实热性疾病。

3. 影响针刺补泻效果的因素

针刺补泻的效果与机体功能状态有着密不可分的联系,同时与所取腧穴的性能和针刺手法也有密切关系。因此,影响针刺补泻效果的因素有以下三方面:

(1)机体状态:人体在不同的病理状态下,针刺可以产生不同的调节作用,其补泻效果也不同。当机体处于虚弱状态呈虚证时,针刺可以起到补虚的作用;若机体处于邪盛状态而表现为实证、热证、瘀血等证时,针刺又可以起到清热启闭的泻实作用。又如胃肠痉挛疼痛时,针刺可以止痉而使疼痛缓解;同样胃肠蠕动缓慢时,针刺又可以增强胃肠蠕动,故针刺具有双向的良性调节作用。由此可见针刺补虚泻实的效果,与机体的机能状态有着密切关系。

(2)腧穴特性:腧穴的功能既有它的普遍性,有些腧穴又具有相对的特异性。有些腧穴适宜于补虚,如关元、气海、足三里等穴具有强壮作用;而有些腧穴适宜于泻实,如水沟、曲池、十宣等具有清热、开窍的泻邪作用。由此可见,针刺补泻的效果与腧穴的特性也有密切关系。

(3)针刺手法:古今针灸医家在长期的医疗实践中创造和总结了许多针刺补泻手法,如上所述的各种单式、复式补泻手法,恰当运用于临床就能取得满意的补泻效果。

(五)留针与出针

留针时间的长短需视病情而定,出针操作也因病情不同而有不同的要求。现分述如下:

1. 留针

留针是将针刺入腧穴施术后,使针留置于穴内不动。留针的目的是为了加强针刺的作用和便于继续行针施术,对针感较差的患者,留针还能起到候气的作用。临床上留针与否及留针时间的长短,应根据具体情况决定。小儿一般不留针,点刺放血亦无须留针,一些腧穴因其常用快速针刺法也不必留针。一般病症只要针下得气并施以适当的补泻手法后留针10~20分钟。对一些慢性、顽固性、疼痛性、痉挛性的特殊病症,可适当增加留针时间,有时甚至可达数小时。留针期间应每隔数分钟行针一次。

2. 出针

出针是指行针施术完毕后或留针达到预定针刺目的和针刺效果后,将针起出的操作方法,又称起针、退针。即先以左手拇、食指或食、中指持消毒干棉球按压在腧穴部位周围皮肤,右手持针小频率和小幅度的提插捻转,再将针提至皮下,静待片刻后迅速将针起出。起针时其动作应轻柔,顺势提出,不能妄用蛮力,以防意外发生;出针的快慢,还需结合病情和各种补泻手法的需要,分别采用“疾出”或“徐出”或“疾按针孔”以及“摇大针孔”的方法出针。出针后,除特殊需要外,一般都要用消毒干棉球在针孔处轻轻按压片刻,以防出血或针孔疼痛。出针之后,应检查核对针数,防止遗漏,还应询问患者针刺部位有无不适感,并注意有无晕针延迟反应现象。

四、异常情况的处理与预防

针刺是一种比较安全的治疗措施，但由于某种原因，也有可能会发生异常情况，比如晕针、滞针、弯针、断针、刺伤神经干或重要脏器等。这些异常情况，如能及时正确处理，一般不会造成严重后果，否则会给患者造成不必要的痛苦，甚至危及生命。熟悉针刺异常情况的现象、原因、预防和处理方法，是运用针刺疗法的前提条件和必要技能。

（一）晕针

1. 现象：在针刺过程中，患者突然精神疲倦、头晕目眩、恶心欲吐、心慌气短、面色苍白、出冷汗、脉象细弱，严重者甚至会出现神志昏迷、唇甲青紫、血压下降、二便失禁、脉微欲绝等症。

2. 原因：多见于初次接受针刺治疗的患者，或因精神紧张、体质虚弱、劳累过度、饥饿空腹、大汗后、大泻后、大出血后等。也与患者体位不当、施术者手法过重或选穴过多以及治疗室内空气闷热或寒冷等有关，是大脑一过性的缺血。

3. 处理：立即停止针刺，起出全部留针，去除引起晕针的原因；扶持患者平卧，头部稍低，松解衣带，注意保暖，保证大脑供血、呼吸顺畅和机体保暖；轻者静卧片刻，给饮温茶或热糖水，即可恢复。重者可用指掐或针刺人中、素髎、合谷、内关、足三里、涌泉、中冲等急救穴，也可灸百会、气海、关元、神阙等穴温补元气。必要时可配用现代急救措施。

4. 预防：对晕针要重视预防，如初次接受针治者，要做好解释工作，解除恐惧心理。正确选取舒适持久的体位，尽量采用卧位。选穴宜少，手法要轻。对劳累、饥饿、大渴者，应嘱其休息、进食、饮水后，再予针治。针刺过程中，应随时注意观察患者的神态，询问针后情况，一有不适等晕针先兆，须及早采取处理措施。

（二）滞针

1. 现象：行针时术者感到针下滞涩，捻转、提插、出针均困难，若勉强捻转、提插，则患者会感到疼痛。

2. 原因：患者精神紧张，毫针刺入后局部因疼痛而肌肉强烈挛缩；或因行针时捻转角度过大过快和持续单向捻转等，而致肌纤维缠绕针身所致。

3. 处理：嘱患者消除紧张，使局部肌肉放松；或延长留针时间，用循、摄、按、弹等手法放松；或在滞针附近加刺一针，以缓解局部肌肉紧张。如因单向捻针而致者，需反向将针捻回。

4. 预防：对精神紧张者，应先做好解释，消除顾虑。进针时应避开肌腱，行针时手法宜轻巧，捻转角度不宜过大过快，更应避免连续单方向捻针。

（三）弯针

1. 现象：进针时或进针后针身弯曲，改变了进针时刺入的方向和角度，使提插、捻转和出针均感困难，患者感到针处疼痛。

2. 原因：术者进针手法不熟练，用力过猛，或针尖碰到坚硬组织，或因患者在留针过程中变动了体位，或针柄受到某种外力碰压等所致。

3. 处理：出现弯针后，不能再行手法。如针身轻度弯曲，可慢慢将针退出；若弯曲角度过大，应顺着弯曲方向将针退出。因患者体位改变所致者，应嘱患者慢慢恢复原来体位，使局部肌肉放松后，再慢慢退针。切忌强行拔针，以免引起断针。

4. 预防：医者进针手法要熟练，指力要轻巧。患者的体位选择要恰当，并嘱其不要随意变动。注意针刺部位和针柄不能受外力碰压。

（四）断针

1. 现象：行针时或出针时发现针身折断，残端留于患者腧穴内。

2. 原因：针具质量欠佳，针身或针根有损伤剥蚀，针刺时针身全部刺入腧穴内，行针时强力提插、捻转，局部肌肉猛烈挛缩；患者体位改变，或弯针、滞针未及时正确处理，或在电针时电流强度突然增大等所致。

3. 处理：嘱患者不要紧张、乱动，以防断针陷入深层。如残端显露于皮肤外，可用手指或镊子取出。若断端与皮肤相平，可用手指挤压针孔两旁，使断针暴露体外，用镊子取出。如断针完全没入皮内、肌肉内，应在 X 线下定位，手术取出。

4. 预防：应仔细检查针具质量，不合要求者应剔除不用。进针、行针时，动作宜轻巧，不可强力猛刺。针刺入穴位后，嘱患者不要任意变动体位。针刺时，针身不宜全部刺入。遇有滞针、弯针现象时，应及时正确处理。

（五）针刺后遗感

1. 现象：出针后，患者局部遗留的酸、重、麻、胀等不适感觉过强，甚至影响患者变换体位。

2. 原因：多因行针时手法过重损伤了正气，或留针时间过长。

3. 处理：轻者用手指在局部上下按揉，即可消失或改善；重者除此之外，可配合艾灸。

4. 预防：避免手法过强和留针时间过长。

（六）出血与血肿

1. 现象：出针后，患者局部出现针孔出血，或针处皮肤青紫、肿胀疼痛等。

2. 原因：多因刺伤皮下血管所致，个别可能由凝血功能障碍引起。

3. 处理：小的青紫块一般不需处理，可自行消退；大的青紫块，应先冷敷以防继续出血，24 小时后再行热敷，使局部瘀血消散吸收。

4. 预防：针刺前要仔细查询患者有无出血病史。要熟悉浅表解剖知识，避免刺伤血管。起针时可用干棉球按压和按摩片刻，尤其是头面部、眼区等容易出血的部位。

（七）重要脏器损伤

1. 现象：损伤不同脏器，会出现不同的表现。损伤肺脏出现气胸，表现为针刺后出现胸痛、胸闷、心慌、呼吸不畅，严重者呼吸困难、心跳加速、紫绀、出汗、虚脱、血压下降、休克等，症状的轻重与漏入胸膜腔的气体多少和气胸性质密切相关，进入的气体越多则症状越重，若为张力性气胸，气体随呼吸逐渐进入胸膜腔，症状逐渐加重，有时可很快造成死亡。若刺伤肝、脾造成出血，可见肝脾区疼痛，有时向背部放射。刺伤肾脏造成出血，可见腰痛、肾区压痛及叩击痛、并可见血尿。各内脏器官的出血，严重时均可导致血压下

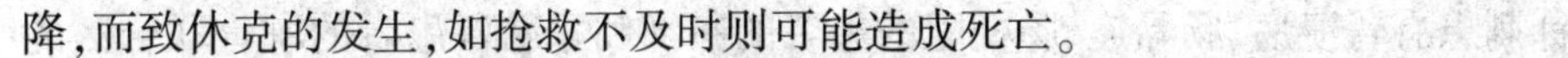

降,而致休克的发生,如抢救不及时则可能造成死亡。

2. 原因:主要是对解剖部位不熟悉、针刺手法使用不当所致。针刺胸部、背部、锁骨附近和肩井等穴时,进针过深、反复提插捻转或留针过程中针尖划破肺脏,使空气进入胸膜腔内,从而造成气胸。针刺胸部、腹部穴位时,在相应脏器部位(心、肝、脾、肾等)针刺过深,手法使用不正确;或内脏有病变(如肝脾肿大等)也会造成内脏出血。

3. 处理:如是气胸,进入胸膜腔的气体不多,症状较轻,而且创口已闭合者,一般则可待其自行吸收,同时患者即取半卧位休息,并给予对症处理;反之,进入胸膜腔的气体较多,症状严重时,应作胸腔穿刺抽气减压。若为其他内脏损伤出血,损伤较轻、症状较轻、出血量少者,一般经卧床休息,均可自愈;若有明显的出血征象,应密切观察病情、血压的变化,同时使用止血药或局部冷敷压迫止血;若病情严重且有明显腹膜刺激征,血压下降,甚至休克时,应立即采取急救措施,包括外科手术等。

4. 预防:为了避免针刺时损伤脏器组织,医者首先要熟悉穴位的解剖,掌握各个穴位深层有何重要脏器,了解针刺的深度、角度、方向与脏器、组织之间的关系;其次是针刺前应详细检查患者有无内脏器官肿大、尿潴留等病理改变,以便能更好地掌握针刺的角度、方向、深度;再次,在针刺背部、胁肋部、胸腹部穴位时,尤其是剑突下、两胁、肾区的腧穴,一般不宜直刺、深刺,应严格按应刺深度、角度操作,并根据患者体形的胖瘦、年龄的大小及脏器的病理改变等情况灵活处理。进食过饱、有肠胀气、尿潴留的患者,其相应部位也不宜深刺。

五、针刺注意事项和禁忌证

(一)注意事项

1. 患者在过于饥饿、疲劳及精神紧张时,不宜立即进行针刺治疗。对身体瘦弱、气血亏虚的患者,应取卧位,针刺手法不宜过重。

2. 对位于神经干或神经根部位的腧穴进行针刺时,如患者出现电击样放射感,应立即停针或退针少许,不宜再做大幅度反复捻转提插,以免损伤神经组织。

3. 注意针刺及出针的顺序。进针时先上后下、先阳后阴,出针时先下后上、先阴后阳。

4. 对一些特殊部位的腧穴,如胸、胁、腰、背等脏腑所居之处和头颈部(如延髓所在部)的腧穴,不宜直刺、深刺,以防刺伤重要脏器,对肝脾肿大、心脏扩大、肺气肿等患者更应慎重。注意事项包括:

(1)针刺眼区的腧穴,要掌握一定的角度、深度,而且不宜大幅度提插捻转和长时间留针,以防刺伤眼球和出血。

(2)针刺胸、背、腋、胁、缺盆等部位的腧穴,禁止直刺、深刺,以免伤及心肺等脏器,尤其对肺气肿患者更需谨慎,以防止发生气胸。

(3)对两胁及肾区的腧穴,禁止直刺和深刺,以防刺伤肝、脾、肾脏,尤其对有肝脾肿大的患者,更应该慎重。

(4)在针刺患有胃溃疡、肠黏连、肠梗阻的患者的腹部和尿潴留患者的耻骨联合区的腧穴时,也应掌握适当的针刺方向、角度、深度等,以免误伤膀胱等器官,出现意外。

(5)针刺项部如风池、风府、哑门以及背部正中第1腰椎以上的腧穴,进针时要注意掌握一定的角度及深度,更不宜大幅度地提插、捻转和长时间留针,以免伤及重要组织器官。

(二)禁忌证

1. 妇女怀孕3个月以内者,下腹部禁针;怀孕3个月以上者,腹部及腰骶部不宜针刺。合谷、三阴交、昆仑、至阴等穴有通经活血作用,孕妇禁针;即使在平时,妇女也应慎用。对有习惯性流产史者,尤须慎重。

2. 小儿囟门未合,对其所在部位的腧穴不宜针刺。

3. 对皮肤感染溃疡、瘢痕或肿瘤的部位不宜针刺。

4. 常有自发性出血或出血不止的患者不宜接受针刺。

六、实训

实训一　毫针的练针方法和进针方法

【目的要求】

1. 掌握正确的练针方法,提高指力,熟练手法;掌握常用的进针方法。

2. 熟悉毫针针刺的技巧,并恰当把握针刺的角度、方向、深度,细心体会针刺的各种感应。

3. 了解毫针的结构、规格、种类,并正确选择使用毫针。

【标本教具】

教学光盘、模特、各种规格的毫针、75%酒精棉球、碘伏棉球、消毒干棉球、针盘、镊子等。学生自备棉团、纸垫。

【实训方式】

讲授、示教:

1. 教师先结合教学光盘及教具进行讲授,明确进针方法要点。

2. 教师再在模特(学生)身上做各种手法的演示。

3. 学员相互试针练习。

【实训内容、方法】

1. 展示各种毫针,让学生观察、观看、确认毫针的结构、规格、种类。

2. 指力练习:教师在纸垫、棉团等器材上进行示范操作,演示规范的持针法及练习指力方法。

要点:①持针稳固,不向下滑;②右手臂须悬空(无依托)持针练习;③练针过程中保持针身垂直;④先用短毫针练习,待指力增长后换用较长毫针练习。

3. 进针方法练习:借助于纸垫、棉团等器材,反复练习进针法,掌握常用的四种进针法(爪切进针法、夹持进针法、舒张进针法、提捏进针法)的操作要领。

(1)爪切进针法:用左手拇指或食指的指甲切按在穴位旁边,右手持针紧靠指甲缘将针刺入皮下。

要点:指甲切按方向应与经脉循行方向相一致,切按的力量适中。

(2)夹持进针法:用左手拇、食两指夹捏消毒干棉球裹住针身下端,将针尖固定在所刺腧穴的皮肤表面位置上方;右手持针柄,双手协同用力,将针刺入皮下。

要点:注意刺手、押手协同配合进针。

(3)舒张进针法:用左手拇、食两指将针刺腧穴部位的皮肤向两侧撑开,使之绷紧,右手持针从指间将针刺入穴位皮下。

要点:左手指需将所针穴位皮肤绷紧固定。

(4)提捏进针法:用左手拇、食两指将针刺腧穴部位的皮肤捏起,右手持针从捏起的上端刺入皮下。

要点:注意进针的角度。能根据不同部位,正确选择适当的进针方法。进针顺利,基本不产生痛感。

在熟练掌握双手进针法的基础上,学习运用单手进针法,如飞针法。在人体四肢部肌肉较丰厚的腧穴处能顺利进针,针身不弯,疼痛较轻或基本无痛感。

【思考题/作业】

1. 常用的进针方法有哪几种?

2. 试述针刺的角度、方向、深度。

3. 细心体会针刺的各种感应。

4. 按上述步骤进行操作练习,反复实践,并做好如下所示记录(或写好实训报告)。

针刺穴位	进针方法名称	幅度、频率、操作时间	针刺感应

实训二　毫针行针方法和针刺补泻方法

【目的要求】

1. 掌握行针的基本手法。

2. 熟悉行针的辅助手法。

3. 了解针刺的补泻方法。

【标本教具】

教学光盘、模特、各种规格的毫针、75%酒精棉球、碘伏棉球、消毒干棉球、针盘、镊子等。

【实训方式】

讲授、示教:

1. 教师先结合教学光盘及教具进行讲授,明确基本行针法、辅助行针法及针刺补泻的要点。

2. 教师再在模特(学生)身上做各种手法的演示。

3. 学生两人一组相互试针练习,教师指正总结。

【实训内容、方法】

1. 基本行针法练习

(1)提插法:局部常规消毒后,将针刺入腧穴一定深度后,施以上提下插的动作。

要点:①对于提插幅度的大小、层次的变化、频率的快慢和操作时间的长短,应根据被操作者的体质、病情、腧穴部位和针刺目的等灵活掌握;②使用提插法时的指力要均匀一致,幅度一般以3~5分为宜,频率一般以每分钟60次左右为宜,保持针身垂直,不改变针刺角度、方向和深度;③行针时提插的幅度大,频率快,刺激量就大;反之,提插的幅度小,频率慢,刺激量就小。

(2)捻转法:局部常规消毒后,将针刺入腧穴一定深度后,施以反复前后捻转的操作。

要点:①捻转角度的大小、频率的快慢、时间的长短等,需根据被操作者的体质、病情、腧穴部位、针刺目的等具体情况而定;②使用捻转法时,指力要均匀,角度要适当,一般应掌握在180°~360°,不能单向捻针,否则针身易被肌纤维等缠绕,引起局部疼痛、滞针而导致出针困难;③捻转角度大、频率快,其刺激量就大;捻转角度小、频率慢,其刺激量则小。

2. 辅助行针法练习

(1)循法:操作者用手指顺着经脉的循行径路,在腧穴的上下部轻柔地循按。

(2)弹法:针刺后在留针过程中,以手指轻弹针尾或针柄,使针体微微振动,以加强针感,助气运行。

(3)刮法:毫针刺入一定深度后,经气未至,以拇指或食指的指腹,抵住针尾,用拇指、食指或中指指甲由下而上频频刮动针柄,促使得气。

(4)摇法:针刺入一定深度后,手持针柄,将针轻轻摇动,以行经气。摇法有两种,一是直立针身而摇,以加强得气感应;一是卧倒针身而摇,使经气向一定方向传导。

(5)飞法:用右手拇、食两指执持针柄,细细捻搓数次,然后张开两指,一搓一放,反复数次,状如飞鸟展翅。

(6)震颤法:针刺入一定深度后,右手持针柄,用小幅度、快频率的提插、捻转手法,使针身轻微震颤。

3. 单式补泻法练习

(1)徐疾补泻法:①将针刺入皮肤后,先在浅部候气,得气后将针缓慢向内推进到一定深度,退针时快速提至皮下,然后快速出针为补法;②将针刺入皮肤后,进针要快,一次性刺入深层候气,气至后缓慢向外退针,引气往外,为泻法。

要点:补法重在徐入,泻法重在徐出。

(2)提插补泻法:①针刺得气后,反复重插轻提,下插时用力大、速度快;上提时用力小、速度慢,以下插为主为补法;②针刺得气后,反复重提轻插,上提时用力大、速度快;下

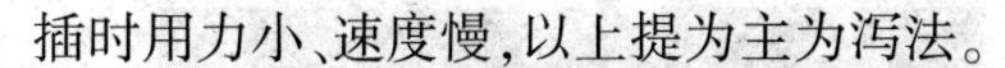

插时用力小、速度慢,以上提为主为泻法。

要点:补法以向内按纳为主,泻法以向外提引为主。

(3)捻转补泻法:①左捻为主,即拇指向前时用力重、向后时用力轻为补法;②右捻为主,即拇指向后时用力重、向前时用力轻为泻法。

要点:左捻针,拇指向前、次指向后为补;右捻针,拇指向后、次指向前为泻。

(4)呼吸补泻法:①患者呼气时进针、吸气时出针为补法;②患者吸气时进针、呼气时出针为泻法。

要点:补法重在呼进针吸出针,泻法重在吸进针呼出针。

(5)开阖补泻法:①出针后迅速按压针孔者为补法;②出针时摇大针孔而不立即按压者为泻法。

要点:补法重在按压针孔,泻法重在摇大针孔。

(6)迎随补泻法:①进针时针尖顺着经脉循行的方向刺入为补法;②进针时针尖逆着经脉循行的方向刺入为泻法。

要点:补法是“随而济之”,泻法是“迎而夺之”。

(7)平补平泻法:针刺得气后施以均匀的提插捻转。

【思考题/作业】

1. 常用的行针基本手法有哪几种?提插法如何操作?

2. 常用的行针辅助手法有哪几种?飞法的操作要点是什么?

3. 常用的单式补泻方法有哪些?

项目二　三棱针法

三棱针,古称“锋针”,是一种常用的点刺放血的工具。三棱针刺法又被称为“放血疗法”,古人称为“刺络”或“刺血络”。临床主要用来刺破患者身体的一定部位或浅表血络,放出少量血液而达到治疗疾病的目的,相当于《灵枢·官针》之“络刺”“赞刺”“豹纹刺”。

一、针具及持针式

三棱针针具多由不锈钢制成,其长约 6 厘米,针柄粗呈圆柱状,针身呈三棱形,针尖锋利,三面有刃。(图 2-38)一般以右手持针,状如握笔,即用拇、食两指捏住针柄,中指腹紧靠针身下端,针尖露出 2~3 毫米。(图 2-39)

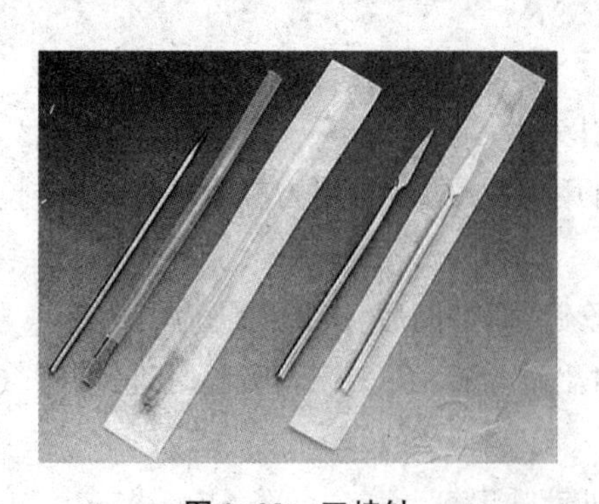

图 2-38　三棱针

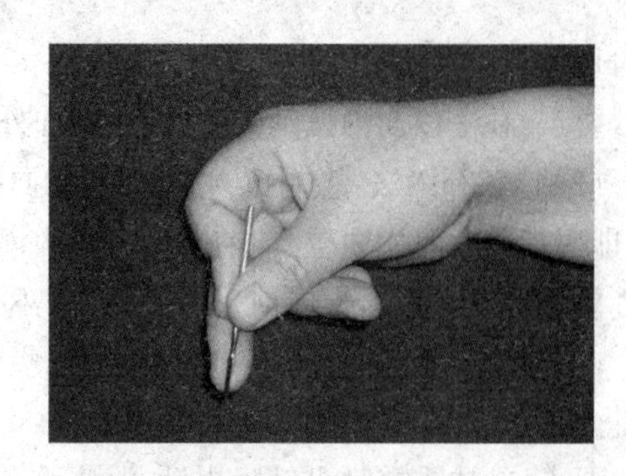

图 2-39　持针姿势

二、操作方法

三棱针使用前可用高压消毒、75%酒精浸泡消毒或煮沸消毒。针刺部位用 75%酒精消毒，按疾病的需要，选用下列不同的刺法：

1. 点刺：又称速刺，针刺前，首先选定好穴位或部位，在预定针刺部位的上下左右用左手拇指向针刺处推按，使血液积聚于针刺部位，继之用 75%酒精棉球消毒，针刺时左手拇、食、中三指挟紧或捏紧被刺部位的皮肤及皮下组织，右手持针，对准已消毒的部位，刺入 2～3 毫米深，随即将针迅速退出，轻轻挤压针孔周围，使之出 3～7 滴血，然后用消毒干棉球按压针孔。（图 2-40）其操作过程总结为 6 步：①定穴→②充血→③消毒→④点刺→⑤挤血→⑥压迫止血。此法多用于耳尖、耳垂等部位及四肢末端的十二井、十宣等穴。

2. 散刺：又称豹纹刺，是在病变局部周围进行点刺的一种方法。（图 2-41）根据病变部位大小的不同，由病变中心向外缘环形点刺，可刺 10～20 针以上。此法多用于局部瘀血、水肿、顽癣等。

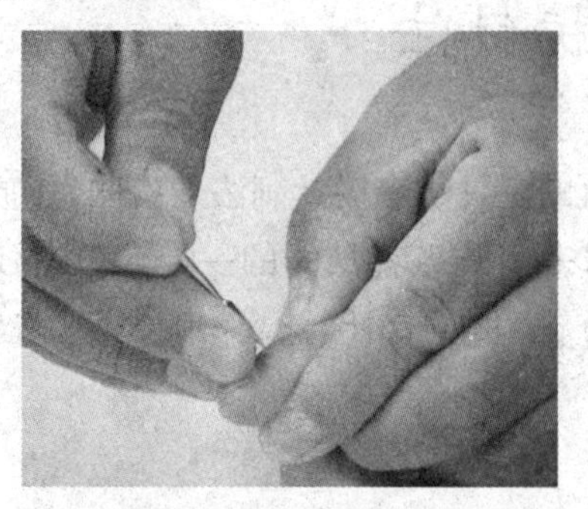

图 2-40　点刺法

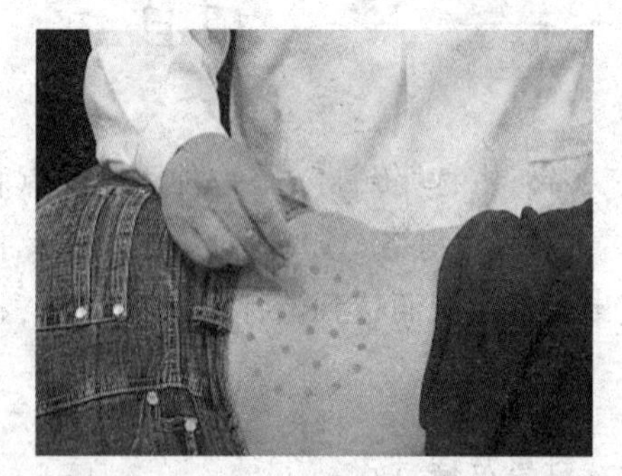

图 2-41　散刺法

3. 刺络：先在已消毒的部位上端（近心端）用橡皮管或带子结扎，左手拇指压在被针刺部位下端，右手持三棱针对准针刺部位的静脉刺入后立即出针，使其出血，达一定出血量后，立即用消毒棉球按压针孔止血。（图 2-42）此法多用于阿是穴、曲泽、委中等穴，治疗下肢静脉曲张、急性吐泻、中暑发热、丹毒等。

4. 挑刺：用左手捏起施术部位两侧的皮肤，或按压其皮肤，使皮肤固定，右手持针迅速刺入，将腧穴或反应点的表皮刺破，而后深入皮内，随即将针身倾斜，使针尖轻轻提起并挑断皮下部分纤维组织后出针，继之覆盖敷料。（图 2-43）此法多用于支气管哮喘、肩周炎、颈椎综合征、失眠、胃脘痛、血管神经性头痛等的治疗。

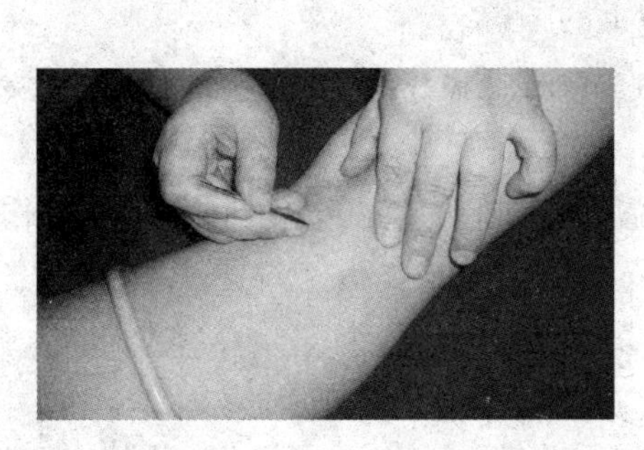

图 2-42　刺络法

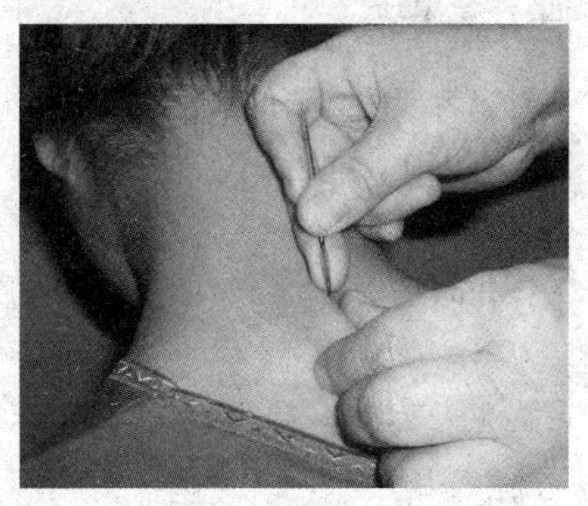

图 2-43　挑刺法

三、作用和适应证

三棱针刺法有通经活络、开窍泻热、消肿止痛、调和气血等作用，主要用于实证、热证、痛证、瘀证。其临床应用见表 2-4。

表 2-4　三棱针刺法临床应用举例

常见病症	针刺部位	刺法
发热	耳尖、大椎	点刺
昏厥	十二井、十宣	点刺
咽喉肿痛	耳尖、少商、商阳	点刺
目赤肿痛	太阳、耳尖、眼穴	点刺
头痛	太阳、印堂	点刺
高血压	耳尖	点刺
手指麻木	十宣或十二井	点刺
疳积	四缝	点刺
顽癣	病位周围	散刺
陈旧性软组织损伤	局部(阿是穴)	散刺
中暑	曲泽、委中	刺络
急性腰扭伤	委中	刺络
痔疮	八髎、腰骶部	挑刺
前列腺炎	八髎、腰骶部	挑刺
颈椎综合征	椎旁压痛点	挑刺

四、注意事项

1. 对患者要做必要的解释工作，以消除思想上的顾虑。

2. 凡有出血倾向者，不宜使用本法。对体弱、贫血、低血压、妇女怀孕和产后等，要慎用本法。

3. 操作时手法宜轻、稳、准、快，不可用力过猛，防止刺入过深、创伤过大，更不可伤及动脉。

4. 注意无菌操作，防止感染。

五、实训

【目的要求】

1. 掌握三棱针刺法中点刺法的操作。

2. 熟悉三棱针散刺法、刺络法、挑刺法的操作。

3. 了解三棱针针具的特点、三棱针各种刺法的应用。

【标本教具】

教学光盘、活体模特。大、中、小号三棱针，碘伏棉球，75%酒精棉球，消毒干棉球，无菌纱布等。

【实训方式】

讲授、示教：

1. 教师先结合教学光盘进行讲授。

2. 教师再在活体模特（学生）身上做三棱针点刺的演示。根据情况可以选择做散刺、刺络法的演示。

3. 学员相互操作练习。

【实训内容、方法】

1. 点刺法：先用左手拇指推按施术部位，使之充血。再用75%酒精棉球消毒。针刺时左手拇、食、中三指夹紧施术部位的皮肤及皮下组织，右手持针，用拇、食二指夹持针柄，中指腹紧靠针身下端，露出针尖1~2分，对准已消毒的施术部位快速刺入1~3分深，随即将针迅速退出，轻轻挤压针孔周围，使之出血数滴，然后用消毒干棉球按压针孔。

2. 散刺法：以点刺为基础，在病灶的四周散在点刺，可由病变中心向外缘环形点刺10~20针。此法先在棉团上练习至熟练，有适宜病例可实体操作。

3. 刺络法：先在针刺部位上端用橡皮管或带子扎紧，左手拇指按压针刺部位下端，常规消毒，右手持三棱针对准被刺部位静脉，迅速刺入后立即出针，使少量出血，待出血停止后，再用消毒干棉球按压针孔。

4. 挑刺法：局部常规消毒后，左手按压施术部位的两侧皮肤，使之固定，右手持针迅速刺入，将腧穴或反应点的皮肤刺破，深入皮内将针身倾斜，并使针尖轻轻提高，挑断皮下部分纤维组织后出针。术后局部消毒,覆盖敷料。

【思考题/作业】

1. 三棱针刺法有哪几种操作方法?

2. 按上述步骤进行操作练习,反复实践,并做好记录。

施术针具	方法	穴位(部位)	操作要点
三棱针			

项目三 皮肤针法

皮肤针刺法属于丛针浅刺法,是运用皮肤针叩刺人体一定部位或穴位,从而激发经气,调整气血,达到防病治病目的的方法。

皮肤针法是由古代的“浮刺”“毛刺”“半刺”“扬刺”等刺法发展而来的。如《灵枢·官针》篇记载:“毛刺者,刺浮痹皮肤也。”“半刺者,浅内而疾发针,无针伤肉,如拔毛状,以取皮气,此肺之应也。”“扬刺者,正内一,傍内四,而浮之,以治寒气之博大者也。”

一、针具及持针式

皮肤针的一端呈小锤形,附有莲蓬状的针盘,其下散嵌着多根不锈钢短针,称为针头;针柄长一般为15~19厘米。(图2-44)针尖不宜太锐,应呈松针形,针柄要坚固具有弹性,全束针的针尖要平齐,不要有偏斜、钩曲、锈蚀、缺损。

根据所嵌不锈钢短针的数量,可分别称为梅花针(五根针)、七星针(七根针)、罗汉针(十八根针)等。

临床使用时,多以右手持针。手握针柄后段部分,拇指和中指夹持针柄两侧,食指压在针柄中段上面,以无名指、小指将针柄末端固定在小鱼际处,针柄末端一般露出手掌后2~5厘米。(图2-45)

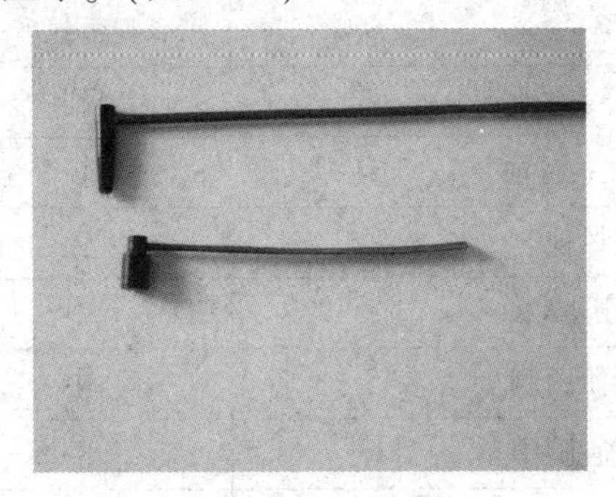

图2-44 皮肤针具

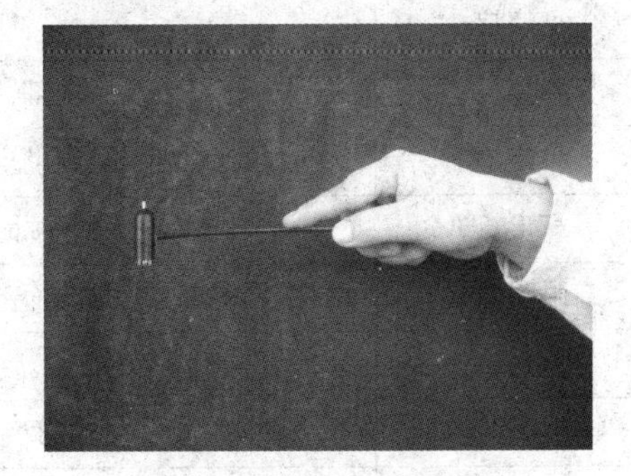

图2-45 持针姿势

二、操作方法

操作前应先检查针具,用干棉球轻触针尖,若棉絮被勾动,说明针尖有钩和缺损。使用前一般用75%酒精浸泡约30分钟消毒,禁止用高温消毒,以防破坏针具。

操作时,先用75%酒精将皮肤消毒,而后取消毒好的针具,使用手腕之力进行弹刺,使针尖有节奏地垂直叩打在皮肤上,并立即提起,而后再叩下,如此反复进行。要求叩刺速度要均匀,上下幅度要一致。

(一)刺激强度

1. 轻刺:用力较小,叩刺后皮肤仅现轻微潮红、充血。适用于头面部、老弱妇幼患者以及虚证、久病者。

2. 中刺:其叩刺力度介于轻刺与重刺之间,叩刺后局部有较明显潮红,但不出血。适用于机体一般部位,以及一般病症患者。

3. 重刺:用力较大,叩刺后皮肤有明显潮红,并伴轻微出血。适用于背部、臀部及压痛点、年轻体壮以及实证、新病患者。

(二)叩刺部位

1. 局部叩刺:是指在病变局部进行叩刺的一种方法,如扭伤后局部的瘀肿疼痛、皮肤病、顽癣等,可在局部进行围刺或散刺。

2. 循经叩刺:是指循着经脉循行方向进行叩刺的一种方法,常用于督脉和足太阳膀胱经的项背腰骶部、十二经脉在四肢肘膝以下循行的部位。一般每隔1厘米左右叩刺一下,可叩8~16次。

3. 穴位叩刺:是指在穴位上进行叩刺的一种方法,临床常用于各种特定穴、阿是穴、华佗夹脊穴等。

三、作用和适应证

皮肤针具有行气活血、消肿止痛、祛风止痒等作用。

皮肤针的适应范围较广泛,具体应用参考表2-5。

表2-5 皮肤针刺法临床应用举例

常见病症	叩刺部位	刺激强度
头痛	后项部、头部有关经脉	轻到中
目疾	眼周、肝俞、胆俞、肾俞	轻
鼻疾	鼻周、肺俞、风池	轻
口眼㖞斜	患侧颜面部、手阳明大肠经	中
斑秃	局部、后项、腰骶两侧	中
咳嗽、哮喘	胸椎两侧、肺俞、膻中	中
胃脘痛、呕吐	脾俞、胃俞、中脘	中
腹痛	第9~12胸椎两侧、第1~5腰椎两侧、腹部	中
阳痿、遗精、遗尿	下腹部、腰骶椎两侧、足三阴经	中
痛经	下腹部、腰骶椎两侧	中

（续表）

常见病症	叩刺部位	刺激强度
急性腰扭伤	脊柱两侧、阿是穴(加拔罐)	重
痿证	局部、有关经脉	中到重
顽癣	局部(加灸)	重

四、注意事项

1. 要经常检查针具，注意针尖有无钩毛，针面是否平齐。

2. 叩刺时动作要轻快，正直无偏斜，避免斜、钩、挑，以减少疼痛。

3. 局部如有溃疡或损伤者不宜叩刺，急性传染性疾病和急腹症也不宜使用。

4. 若重刺出血者，应用消毒干棉球擦拭，再用75%酒精棉球消毒，并保持清洁干燥，防止感染。

五、实训

【目的要求】

1. 掌握皮肤针叩刺法的操作。

2. 熟悉皮肤针针具的特点。

3. 了解皮肤针刺法的临床应用。

【标本教具】

教学光盘、活体模特。各型皮肤针、碘伏棉球、75%酒精棉球、消毒干棉球等。

【实训方式】

讲授、示教：

1. 教师先结合教学光盘进行讲授。

2. 教师再在活体模特(学生)身上做皮肤针局部、穴位、循经叩刺法的演示。

3. 学员相互做皮肤针的操作练习。

【实训内容、方法】

1. 持针法：教师演示皮肤针的持针方法。

2. 叩刺法：将针具和皮肤常规消毒后，针尖对准叩刺部位，使用腕力，将针尖垂直叩打在皮肤上，并立即弹起，反复往返进行，使叩刺的力量、速度、频率均匀一致，动作协调。

3. 叩刺动作熟练后，再按轻、中、重不同刺激强度，做局部、穴位、循经叩刺法练习。

【思考题/作业】

1. 如何划分皮肤针叩刺的程度？

2. 在人体上做局部、穴位、循经叩刺法练习。

项目四　电针法

电针是在毫针刺法的基础上,用电针器输出微量脉冲电流,通过毫针作用于人体经络腧穴以治疗疾病的一种方法。它的优点是:在针刺得气的基础上,加以脉冲电的治疗作用,两种刺激同时刺激腧穴,可以提高治疗效果,而且电针节省人力,能比较客观地控制刺激,故临床应用广泛。

一、电针器械

电针器的种类较多,较常见的有蜂鸣式电针器、电子管电针器、半导体电针器等数种,但其本质都属于低频电疗法。临床上既可用电针,也可用电极片直接放在穴位或患部进行治疗。电针器一般以刺激量大、安全、不受电源限制、耗电省、体积小、携带方便、耐震、无噪声者为佳。

二、配穴处方

与毫针刺法治疗大致相同,但须选取两个穴位以上。电针的选穴,既可按经络选穴,也可结合神经的分布,选取有神经干通过的穴位或肌肉神经运动点。不同神经干与腧穴的关系举例如表2-6。

表2-6　不同神经干与腧穴的关系

神经干	腧穴	神经干	腧穴
面神经	听会、翳风	三叉神经	下关、阳白、四白、夹承浆
臂丛神经	颈夹脊6~7、天鼎	尺神经	小海
桡神经	曲池、手三里	正中神经	曲泽、郄门、内关
坐骨神经	环跳、承扶	胫神经	委中、三阴交
腓总神经	阳陵泉	股神经	冲门、髀关

具体应用:如面神经麻痹,取听会或翳风为主穴,额部瘫配阳白,颧部瘫配颧髎,口角瘫配地仓,眼睑瘫配瞳子髎。上肢瘫痪,以天鼎为主穴,三角肌瘫配肩髎或肩髃,肱三头肌瘫配臑会,肱二头肌瘫配天府,屈腕和伸指肌瘫配以曲池、手三里。下肢瘫痪,股前部瘫以冲门为主穴,配髀关、伏兔;臀、腿后部瘫以环跳为主穴,小腿后面配委中,小腿外侧配阳陵泉,足底配三阴交。

三、电针操作与参数设置

1. 电针操作

电针仪器在使用前,必须先把强度调节旋钮调至零位(无输出)。针刺"得气"后(神志失常、知觉麻木、小儿患者例外)再接通电针器,把电针器上每对输出的两个电极分别连接在两根毫针上。负极接主穴,正极接配穴,也可不分正负极,将两根导线任接两支针柄。然后拨开电源开关,选好波型,慢慢调高至所需输出电流量。通电时间一般为5~20分钟,针刺麻醉可持续更长时间。如感觉减低,可适当加大输出电流量,或暂时断电1~2分钟后再行通电。

2. 电针的波形与治疗作用

脉冲电流作用人体时,组织中的离子会发生定向运动,消除细胞膜极化状态,使离子浓度和分布发生显著变化,从而影响人体组织功能。离子浓度和分布的改变,是脉冲电流治疗作用最基本的电生理基础。低频脉冲电流通过毫针刺激腧穴,具有调整人体功能,加强止痛、镇静,促进气血循环,调整肌张力等作用。不同波形的电流作用不同。常用的电针刺激波形有方形波、尖峰波、三角波和锯齿波。(图2-46)每种波形又有单向和双向之分,也有正向是方形波、负向是尖峰波的。

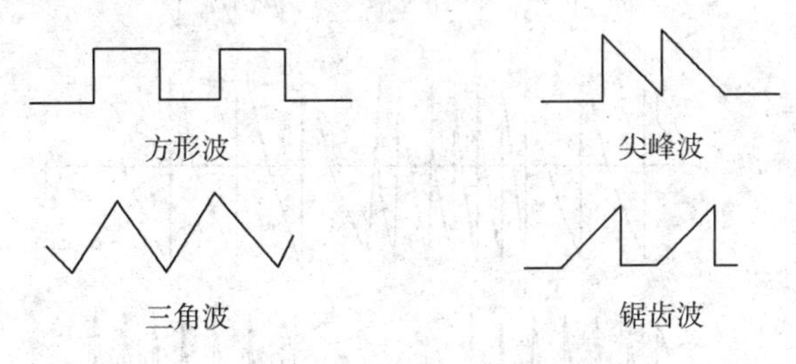

图2-46 电针的波形

尖峰波:容易通过皮肤扩散到组织器官中去,对运动神经和肌肉起兴奋作用,可以改变肌肉的血液循环和组织营养,提高新陈代谢,促使神经再生。临床上多用于周围性面神经麻痹、周围神经损伤、小儿麻痹后遗症、肌肉萎缩、尿潴留、尿失禁、胃下垂等症。一般痉挛性瘫痪、急性炎症、出血性疾病不宜使用。

方形波:具有消炎止痛、镇静催眠、解痉、恢复肢体功能、促进组织吸收以及止痒、降血压等作用。临床上多用于关节扭挫伤、腰肌劳损、偏瘫、神经性头痛、失眠、末梢神经炎、皮神经炎、胃肠痉挛、腱鞘囊肿、类风湿性关节炎、高血压等的治疗。

3. 电针的波型与治疗作用

不同频率的低频脉冲电流,其治疗作用亦不同。一般电针的频率在每分钟几十次至每秒钟几百次不等。多数电针器根据频率的大小和变化的不同,设置了密波、疏波、连续波、疏密波、断续波等数种波型。(图2-47)频率不变化的连续脉冲称为连续波,其中频率快的称为密波,一般是50~100次/秒;频率慢的称为疏波,一般是2~5次/秒;频率在疏波和密波之间有规律地变化的称为疏密波;频率不变化的不连续的脉冲则称为断续波。电针的这种脉冲频率的不同设置类型称作波型。不同波型的电流脉冲治疗作用也不同,临床上根据病情选择适当波型,可以提高疗效。

密波:能降低神经应激功能。先对感觉神经起抑制作用,接着对运动神经也产生抑制作用。常用于止痛、镇静、缓解肌肉和血管痉挛、针刺麻醉等。

疏波:其刺激强调作用较强,引起肌肉收缩明显,可提高肌肉韧带的张力。对感觉和运动神经的抑制发生较迟。常用于治疗痿症，各种肌肉、关节、韧带、肌腱的损伤等。

疏密波：是疏波、密波自动交替出现的一种波型。疏、密交替持续的时间可以随病情需要调节，能克服单一波型易产生适应的缺点，同时，治疗时兴奋效应占优势，能促进代谢，促进气血循环，改善组织营养，消除炎性水肿。常用于止痛、扭挫伤、关节周围炎、气血运行障碍、坐骨神经痛、面瘫、肌无力、局部冻伤等。

断续波：是一种有节律地时断时续自动出现的疏波。断时，在 1.5 秒时间内无脉冲电输出；续时，是密波连续工作 1.5 秒以上。断续波型，机体不易产生适应，能提高肌肉组织的兴奋性，对横纹肌有良好的刺激收缩作用。常用于治疗痿症、瘫痪，也可用作电体操训练。

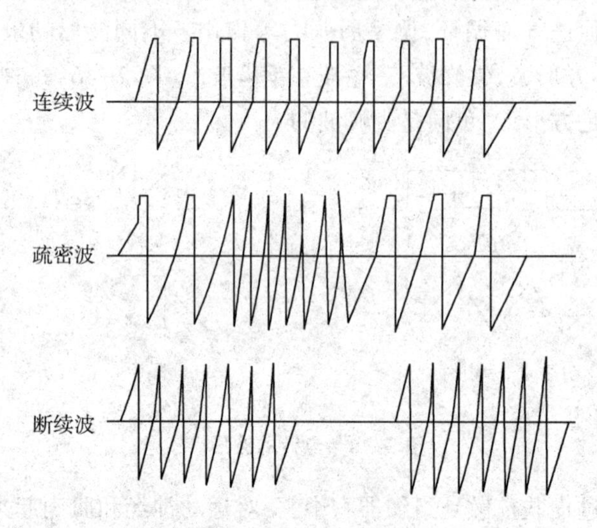

图 2-47 电针的波型

4. 刺激强度

当电流开到一定强度时，患者会有麻刺感，这时的电流强度称为“感觉阈”。如果电流强度进一步加大，患者会突然产生刺痛感，能引起疼痛感觉的电流强度称为电流的“痛阈”。脉冲电流的痛阈因人而异，各种病症情况下差异也较大。一般情况下，感觉阈和痛阈之间的电流强度，是治疗最适宜的刺激强度。但此区间范围较窄，需仔细调节。

四、适应范围

电针的适应证基本和毫针刺法相同，故其治疗范围较广。临床常用于各种痛症，痹症，痿症，心、胃、肠、胆、膀胱、子宫等器官的功能失调，癫狂，肌肉、韧带、关节的损伤性疾病等，并可用于针刺麻醉。

五、注意事项

1. 电针感应强，通电后会产生肌收缩，故需事先告诉病员，让其思想上有所准备，以便其更好地配合治疗。

2. 治疗前，应检查电针器输出调节电钮是否全部在零位，通电和断电时应注意要逐渐加

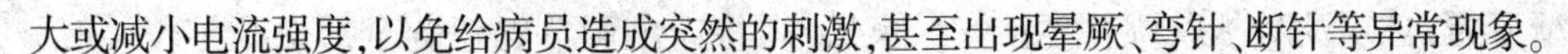

大或减小电流强度,以免给病员造成突然的刺激,甚至出现晕厥、弯针、断针等异常现象。

3. 一般将同一对输出电极连接在身体的同侧,在胸背部的穴位上使用电针时,更不可将两个电极跨接在身体两侧。患有严重心脏病者,在应用电针时应严加注意,避免电流回路经过心脏。在邻近延髓、脊髓部位使用电针时,电流的强度要小些,切不可作强电刺激,以免发生意外。

4. 在两个穴位上使用电针时,如出现一个感觉过强、一个感觉过弱,这时可以将左右输出电极对换。对换后,如果原感觉强的变弱,而弱的变强,则这种现象是由于电针器输出电流的性能所致。如果无变化,说明是由于针刺在不同的解剖部位所引起的。如果病情只需用一个穴位,可把一根导线接在针柄上,另一根导线接在一块约 25 厘米大小的薄铝板上,外包几层湿纱布,平放在离针稍远的皮肤上,用带子固定。这样,针刺部位的电刺激感应很明显,作用较集中,而铝板部位因电流分散,感应微弱,作用很小。

5. 曾作为温针使用过的毫针,针柄表面往往因氧化而导电不良,有的毫针柄是用铝丝绕制而成,并经氧化处理成金黄色,导电性能也不好,毫针经多次使用后,针身容易产生缺损,这些毫针最好不用。

六、实训

【目的要求】

1. 掌握电针的使用方法。

2. 熟悉电针在使用过程中的注意事项。

【标本教具】

教学光盘、模特、电针仪、各种规格的毫针、75%酒精棉球、碘伏棉球、消毒干棉球、针盘、镊子等。

【实训方式】

讲授、示教:

1. 教师先结合教学光盘、教具进行讲授。

2. 教师再在模特(学生)身上做电针的演示。

3. 学员两人一组相互练习,教师指正总结。

【实训内容、方法】

1. 检查准备

电针仪器在使用前,必须检查仪器各项性能是否正常,并先把强度调节旋钮调至零位(无输出),连接好导线。

2. 电针操作方法练习

常规消毒针刺,穴位有了治疗所需的“得气”感应后,将输出电位器调至“0”度,把电针器上每对输出的两个电极分别连接在两根毫针上。负极接主穴,正极接配穴,也有不分正负极,将两根导线任接两支针柄,然后拨开电源开关,选好波型,慢慢调高至所需输出电流量。通电时间一般为 5~20 分钟。治疗几分钟后,患者出现电适应,感到电刺激强度逐渐下降，必须及时予以调整。治疗结束后，须将输出调节电钮等全部退至零位，随后关闭电源，撤去导线。

【思考题/作业】

1. 电针法的操作步骤是什么？

2. 电针操作时有何注意事项？

3. 填写下面表格，课后进行练习。

病名	处方	波形	操作步骤
胃痛			
中风后遗症			
贝尔氏面瘫			
偏头痛			

项目五　耳针法

耳针是用针刺或其他方法刺激耳廓穴位，以防治疾病的一种方法。其治疗范围较广，操作方便，且对疾病的诊断也有一定的参考意义。

我国利用耳穴诊治疾病有悠久的历史，为了便于国际间的研究和交流，制订了《耳穴名称与部位的国家标准方案》。要确定具体的耳穴定位，需要了解耳廓的表面解剖及各解剖部位分区。

一、耳廓表面解剖

耳廓分为凹面的耳前和凸面的耳背，其体表解剖见下两幅图（图 2-48、图 2-49）：

耳轮：耳廓卷曲的游离部分。

耳轮结节：耳轮后上部的膨大部分。

耳轮尾：耳轮向下移行于耳垂的部分。

耳轮脚：耳轮深入耳甲的部分。

对耳轮：与耳轮相对呈“Y”字形的隆起部，由对耳轮体、对耳轮上脚和对耳轮下脚三部分组成。

对耳轮体：对耳轮下部呈上下走向的主体部分。

对耳轮上脚：对耳轮向上分支的部分。

对耳轮下脚：对耳轮向前分支的部分。

三角窝：对耳轮上、下脚与相应耳轮之间的三角形凹窝。

耳舟：耳轮与对耳轮之间的凹沟。

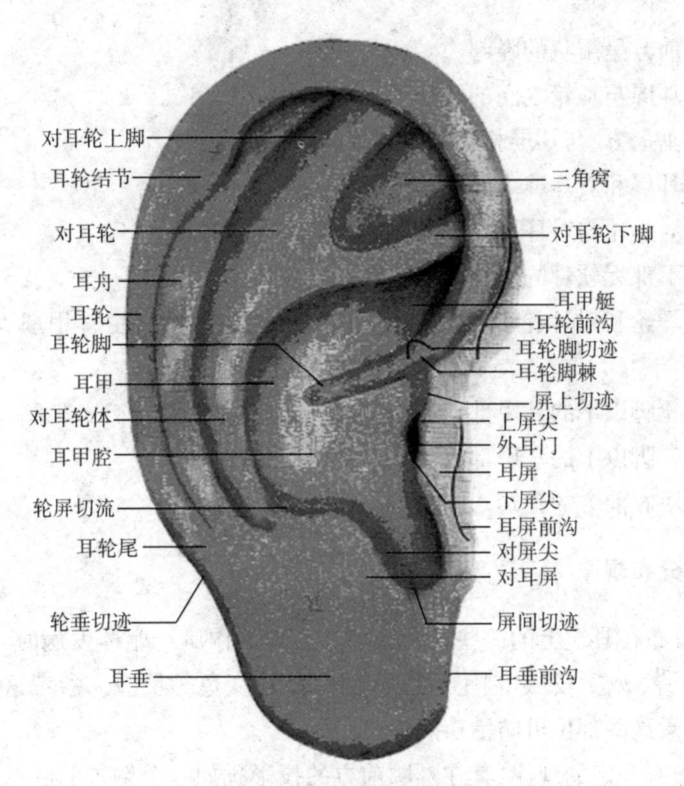

图 2-48　耳廓解剖名称示意图(正面)

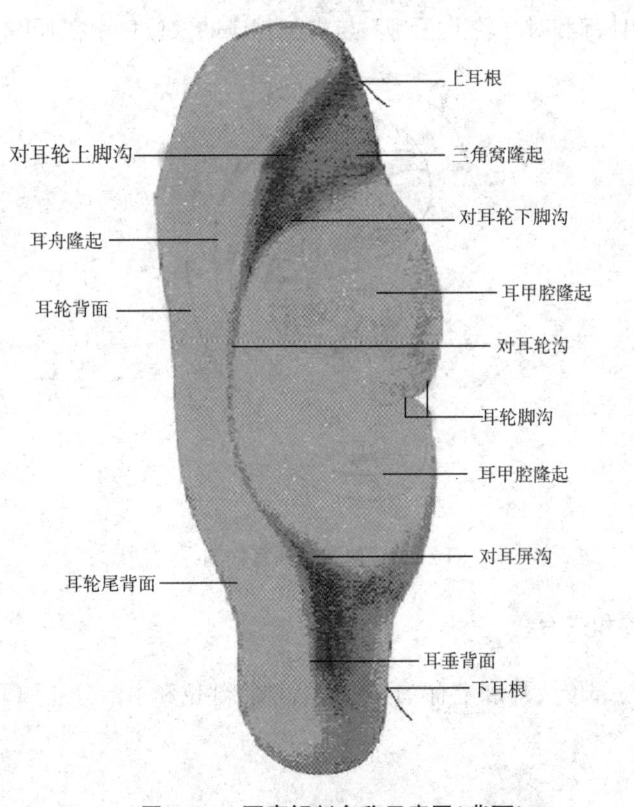

图 2-49　耳廓解剖名称示意图(背面)

耳屏:耳廓前方呈瓣状的隆起。

屏上切迹:耳屏与耳轮之间的凹陷处。

对耳屏:耳垂上方、与耳屏相对的瓣状隆起。

屏间切迹:耳屏和对耳屏之间的凹陷处。

轮屏切迹:对耳轮与对耳屏之间的凹陷处。

耳垂:耳廓下部无软骨的部分。

耳甲:部分耳轮和对耳轮、对耳屏及外耳门之间的凹窝。由耳甲艇、耳甲腔两部分组成。

耳甲腔:耳轮脚以下的耳甲部。

耳甲艇:耳轮脚以上的耳甲部。

外耳门:耳甲腔前方的孔窍。

二、耳穴的分布规律

耳穴是指分布在耳廓上的一些特定区域。人体的内脏或躯体发病时,往往在耳廓的相应部位出现压痛敏感、皮肤电特异性改变和变形、变色等反应。参考这些现象来诊断疾病,并通过刺激这些部位可防治疾病。

耳穴的分布有一定的规律,其在耳廓前方的投影犹如一个倒置的胚胎,根据“倒置胎儿耳穴图”可知:与头面相应的穴位在耳垂,与上肢相应的穴位在耳舟,与躯干和下肢相应的穴位在对耳轮体部和对耳轮上、下脚,与内脏相应的穴位集中在耳甲。

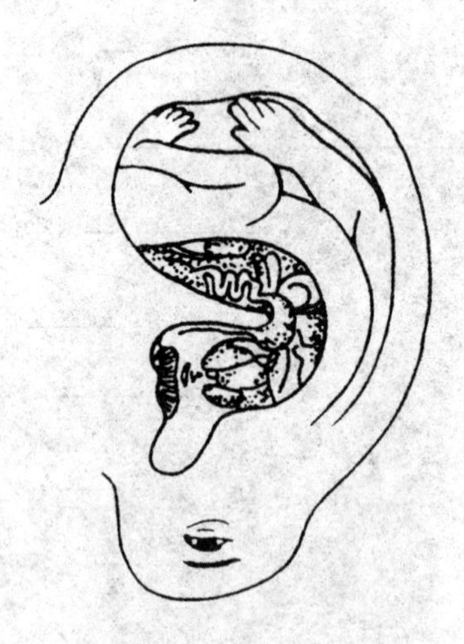

图 2-50　倒置胎儿耳穴图

三、耳穴的定位和主治

按《耳穴名称与部位》,耳廓上有 91 个穴位,现将部位和主治分述如下:

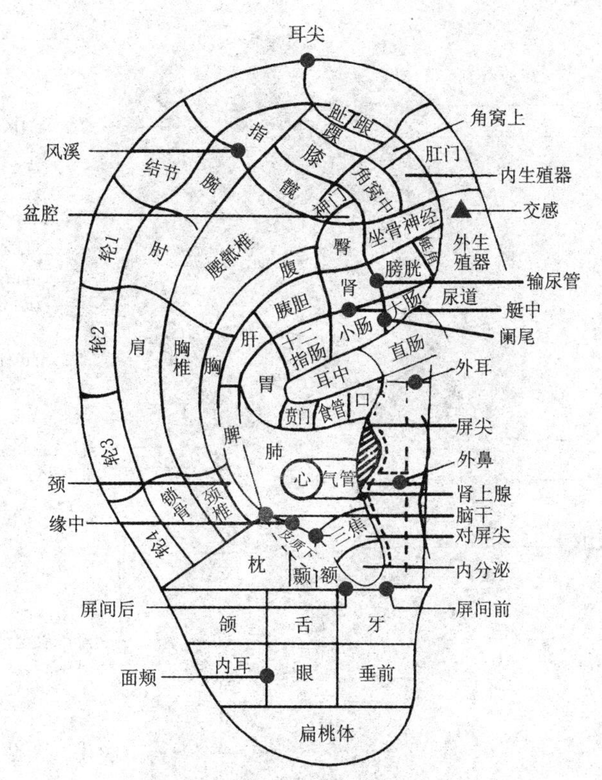

图 2-51　国际标准耳针定位(正面)1

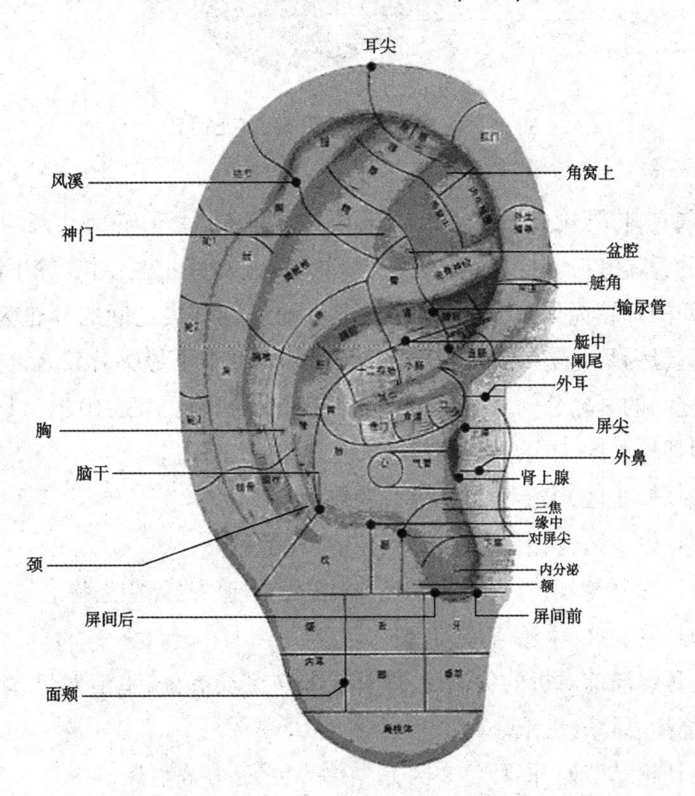

图 2-52　国际标准耳针定位(正面)2

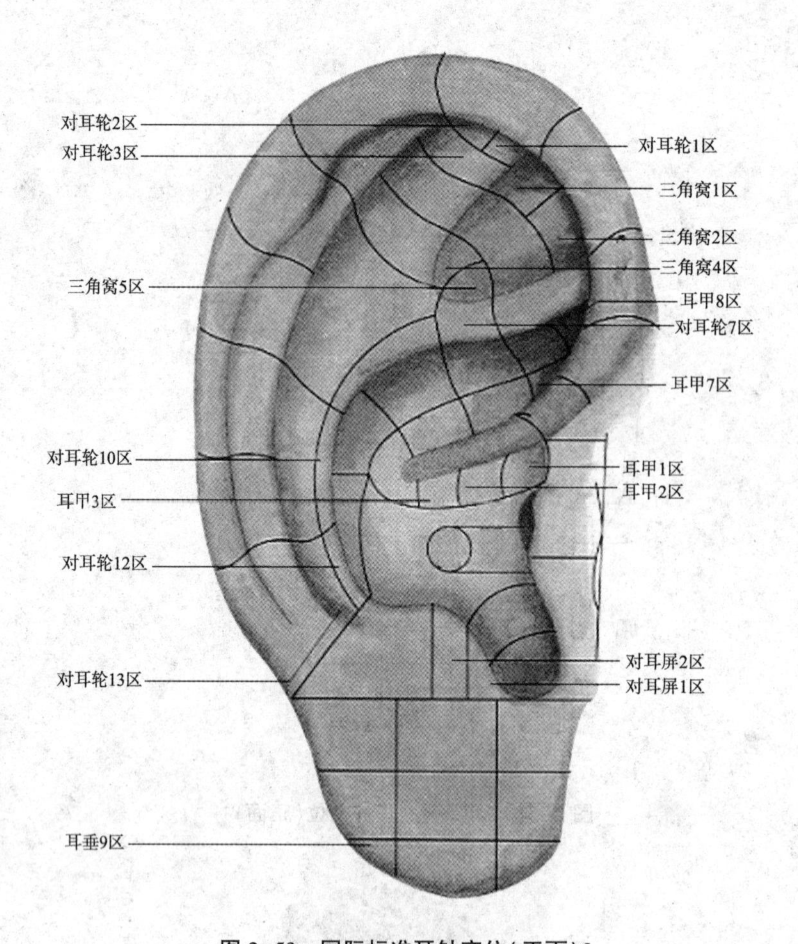

图2-53　国际标准耳针定位(正面)3

(一)耳轮穴位

为了便于取穴,将耳轮分为12区。耳轮脚为耳轮1区。耳轮脚切迹到对耳轮下脚上缘之间的耳轮分为3等份,自下而上依次为耳轮2区、3区、4区;对耳轮下脚上缘到对耳轮上脚前缘之间的耳轮为耳轮5区;对耳轮上脚前缘到耳尖之间的耳轮为耳轮6区,耳尖到耳轮结节上缘为耳轮7区;耳轮结节上缘到耳轮结节下缘为耳轮8区。耳轮结节下缘到轮垂切迹之间的耳轮分为4等份,自上而下依次为耳轮9区、10区、11区和12区。

1. 耳中:即耳轮1区,主治呃逆、荨麻疹、皮肤瘙痒、咯血。

2. 直肠:即耳轮2区,主治便秘、腹泻、脱肛、痔疮。

3. 尿道:即耳轮3区,主治尿频、尿急、尿痛、尿潴留。

4. 外生殖器:即耳轮4区,主治睾丸炎、附睾炎、阴道炎、外阴瘙痒。

5. 肛门:即耳轮5区,主治痔疮、肛裂。

6. 耳尖:在耳廓向前对折的尖端处,即耳轮6、7区交界处,主治发热、高血压、急性结膜炎、麦粒肿、痛症、风疹、失眠。

7. 结节:在耳轮结节处,即耳轮8区,主治头晕、头痛、高血压。

8. 轮1、轮2、轮3、轮4分别为耳轮9、10、11、12区,主治扁桃体炎、上呼吸道感染、

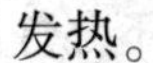

发热。

（二）耳舟穴位

为了便于取穴，将耳舟分为6等份，自上而下依次为耳舟1区、2区、3区、4区、5区、6区。

1. 指：即耳舟1区，主治甲沟炎、手指疼痛和麻木。

2. 腕：即耳舟2区，主治腕部疼痛。

3. 风溪：在耳轮结节前方，指区与腕区之间，即耳舟1、2区交界处，主治荨麻疹、皮肤瘙痒、过敏性鼻炎、哮喘。

4. 肘：即耳舟3区，主治肱骨外上髁炎、肘部疼痛。

5. 肩：即耳舟4、5区，主治肩关节周围炎、肩部疼痛。

6. 锁骨：即耳舟6区，主治肩关节周围炎。

（三）对耳轮穴位

为了便于取穴，将对耳轮分为13区。对耳轮上脚分为上、中、下3等份，下1/3为对耳轮5区，中1/3为对耳轮4区；再将上1/3分为上、下2等份，下1/2为对耳轮3区，再将上1/2分为前后2等分，后1/2为对耳轮2区，前1/2为对耳轮1区。对耳轮下脚分为前、中、后3等份，中、前2/3为对耳轮6区，后1/3为对耳轮7区。将对耳轮体从对耳轮上、下脚分叉处至轮屏切迹分为5等份，再沿对耳轮耳甲缘将对耳轮体分为前1/4和后3/4两部分，前上2/5为对耳轮8区，后上2/5为对耳轮9区，前中2/5为对耳轮10区，后中2/5为对耳轮11区，前下1/5为对耳轮12区，后下1/5为对耳轮13区。

1. 跟：即对耳轮1区、主治足跟痛。

2. 趾：即对耳轮2区，主治甲沟炎、足趾部疼痛麻木。

3. 踝：即对耳轮3区，主治踝关节扭伤、踝关节炎。

4. 膝：即对耳轮4区，主治膝关节肿痛。

5. 髋：即对耳轮5区，主治髋关节疼痛、坐骨神经痛、腰骶部疼痛。

6. 坐骨神经：即对耳轮6区，主治坐骨神经痛、下肢瘫痪。

7. 交感：在对耳轮下脚末端与耳轮内缘相交处，即对耳轮6区前端，主治胃肠痉挛、心绞痛、胆绞痛、肾绞痛、植物神经功能紊乱、心悸、多汗、失眠等。

8. 臀：即对耳轮7区，主治坐骨神经痛、臀部疼痛。

9. 腹：即对耳轮8区，主治腹痛、腹胀、腹泻、急性腰扭伤、痛经、产后宫缩痛。

10. 腰骶椎：即对耳轮9区，主治腰骶部疼痛。

11. 胸：即对耳轮10区，主治胸胁疼痛、胸闷、乳痈、乳少。

12. 胸椎：即对耳轮11区，主治胸胁疼痛、经前乳房胀痛、产后乳少、乳痈。

13. 颈：即对耳轮12区，主治落枕、颈项强痛。

14. 颈椎：即对耳轮13区，主治落枕、颈椎病。

（四）三角窝穴位

为了便于取穴，将三角窝由耳轮内线至对耳轮上、下脚分叉处分为前、中、后3等份，中1/3为三角窝3区；再将前1/3分为上、中、下3等份，上1/3为三角窝1区，中、下2/3为三角窝2区；再将后1/3分为上、下2等份，上1/2为三角窝4区，下1/2为三角窝5区。

1. 角窝上：即三角窝1区，主治高血压。

2. 内生殖器：即三角窝2区，主治痛经、月经不调、白带过多、功能性子宫出血、遗精、阳痿、早泄。

3. 角窝中：即三角窝3区，主治哮喘、咳嗽、肝炎。

4. 神门：即三角窝4区，主治失眠、多梦、各种痛症、咳嗽、哮喘、眩晕、高血压、过敏性疾病、戒断综合征。

5. 盆腔：即三角窝5区，主治盆腔炎、附件炎。

（五）耳屏穴位

为了便于取穴，将耳屏分成4区。耳屏外侧面分为上、下2等份，上部为耳屏1区，下部为耳屏2区。将耳屏内侧面分为上、下2等份，上部为耳屏3区，下部为耳屏4区。

1. 上屏、下屏：分别为耳屏1、2区，主治咽炎、单纯性肥胖症。

2. 外耳：在屏上切迹前方近耳轮部，即耳屏1区上缘处，主治外耳道炎、中耳炎、耳鸣。

3. 屏尖：在耳屏游离缘上部尖端，即耳屏1区后缘处，主治发热、牙痛、腮腺炎、咽炎、扁桃体炎、结膜炎。

4. 外鼻：在耳屏外侧面中部，即耳屏1、2区之间，主治鼻疖、鼻部痤疮、鼻炎。

5. 肾上腺：在耳屏游离缘下部尖端，即耳屏2区后缘处，主治低血压、风湿性关节炎、腮腺炎、间日疟、链霉素中毒性眩晕、哮喘、休克、鼻炎、急性结膜炎、咽炎、过敏性皮肤病等。

6. 咽喉：即耳屏3区，主治声音嘶哑、咽炎、扁桃体炎。

7. 内鼻：即耳屏4区，主治鼻炎、副鼻窦炎、鼻衄。

8. 屏间前：在屏间切迹前方，耳屏最下部，即耳屏2区下缘处，主治眼病。

（六）对耳屏穴位

为了便于取穴，将对耳屏分为4区。由对屏尖及对屏尖至轮屏切迹连线之中点，分别向耳垂上线作两条垂线，将对耳屏外侧面及其后部分成前、中、后3区，前为对耳屏1区，中为对耳屏2区，后为对耳屏3区。对耳屏内侧面为对耳屏4区。

1. 额：即对耳屏1区，主治额窦炎、头痛、头晕、失眠、多梦。

2. 屏间后：在屏间切迹后方，对耳屏前下部，即对耳屏1区下缘处，主治眼病。

3. 颞：即对耳屏2区，主治偏头痛。

4. 枕：即对耳屏3区，主治头痛、眩晕、哮喘、癫痫、神经衰弱。

5. 皮质下：即对耳屏4区，主治痛症、间日疟、神经衰弱、假性近视、胃溃疡、腹泻、高血压病、冠心病、心律失常。

6. 对屏尖：在对耳屏游离缘的尖端，即对耳屏1、2、4区交点处，主治哮喘、腮腺炎、皮

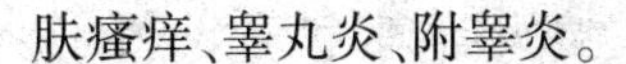

肤瘙痒、睾丸炎、附睾炎。

7. 缘中:在对耳屏游离缘上,对屏尖与轮屏切迹之中点处,即对耳屏 2、3、4 区交点处,主治遗尿、内耳眩晕症、功能性子宫出血。

8. 脑干:在轮屏切迹处,即对耳屏 3、4 区之间,主治头痛、眩晕、假性近视。

(七)耳甲穴位

为了便于取穴,将耳甲用标志点、线分为 18 个区。在耳轮的内缘上,设耳轮脚切迹至对耳轮下脚间中、上 1/3 交界处为 A 点;在耳甲内,由耳轮脚消失处向后作一水平线与对耳轮耳甲缘相交,设交点为 D 点;设耳轮脚消失处至 D 点连线中、后 1/3 交界处为 B 点;设外耳道口后缘上 1/4 与下 3/4 交界处为 C 点;从 A 点向 B 点作一条与对耳轮耳甲艇缘弧度大体相仿的曲线;从 B 点向 C 点作一条与耳轮脚下缘弧度大体相仿的曲线。将 BC 线前段与耳轮脚下缘间分成 3 等份,前 1/3 为耳甲 1 区,中 1/3 为耳甲 2 区,后 1/3 为耳甲 3 区。ABC 线前方,耳轮脚消失处为耳甲 4 区。将 AB 线前段与耳轮脚上缘及部分耳轮内缘间分成 3 等份,后 1/3 为 5 区,中 1/3 为 6 区,前 1/3 为 7 区。将对耳轮下脚下缘前、中 1/3 交界处与 A 点连线,该线前方的耳甲艇部为耳甲 8 区。将 AB 线前段与对耳轮下脚下缘间耳甲 8 区以后的部分,分为前、后 2 等份,前 1/2 为耳甲 9 区,后 1/2 为耳甲 10 区。在 AB 线后段上方的耳甲艇部,将耳甲 10 区后缘与 BD 线之间分成上、下 2 等份,上 1/2 为耳甲 11 区,下 1/2 为耳甲 12 区。由轮屏切迹至 B 点作连线,该线后方、BD 线下方的耳甲腔部为耳甲 13 区。以耳甲腔中央为圆心,圆心与 BC 线间距离的 1/2 为半径作圆,该圆形区域为耳甲 15 区。过 15 区最高点及最低点分别向外耳门后壁作两条切线,切线间为耳甲 16 区。15、16 区周围为耳甲 14 区。将外耳门的最低点与对耳屏耳甲缘中点相连,再将该线以下的耳甲腔部分为上、下 2 等份,上 1/2 为耳甲 17 区,下 1/2 为耳甲 18 区。

1. 口:即耳甲 1 区,主治面瘫、口腔炎、胆囊炎、胆石症、戒断综合征、牙周炎、舌炎。

2. 食道:即耳甲 2 区,主治食道炎、食道痉挛。

3. 贲门:即耳甲 3 区,主治贲门痉挛、神经性呕吐。

4. 胃:即耳甲 4 区,主治胃炎、胃溃疡、失眠、压痛、消化不良、恶心呕吐。

5. 十二指肠:即耳甲 5 区,主治十二指肠球部溃疡、胆囊炎、胆石症、幽门痉挛、腹胀、腹泻、腹痛。

6. 小肠:即耳甲 6 区,主治消化不良、腹痛、心动过速、心律不齐。

7. 大肠:即耳甲 7 区,主治腹泻、便秘、痢疾、咳嗽、痤疮。

8. 阑尾:即耳甲 6、7 区交界处,主治单纯性阑尾炎、腹泻、腹痛。

9. 艇角:即耳甲 8 区,主治前列腺炎、尿道炎。

10. 膀胱:即耳甲 9 区,主治膀胱炎、遗尿、尿潴留、腰痛、坐骨神经痛、后头痛。

11. 肾:即耳甲 10 区,主治腰痛、耳鸣、神经衰弱、水肿、哮喘、遗尿症、月经不调、遗精、阳痿、早泄、眼病、五更泻。

12. 输尿管:即耳甲 9、10 区交界处,主治输尿管结石绞痛。

13. 胰胆:即耳甲 11 区,主治胆囊炎、胆石症、胆道蛔虫症、偏头痛、带状疱疹、中耳炎、耳鸣、听力减退、胰腺炎、口苦、胁痛。

14. 肝:即耳甲 12 区,主治胁痛、眩晕、经前期紧张症、月经不调、更年期综合征、高血压病、假性近视、单纯性青光眼、目赤肿痛。

15. 艇中:即耳甲 6、10 区交界处,主治腹痛、腹胀、腮腺炎。

16. 脾:即耳甲 13 区,主治腹胀、腹泻、便秘、食欲不振、功能性子宫出血、白带过多、内耳性眩晕、水肿、痿证、内脏下垂、失眠。

17. 心:即耳甲 15 区,主治心动过速、心律不齐、心绞痛、无脉症、自汗盗汗、癔病、口舌生疮、心悸怔忡、失眠、健忘。

18. 气管:即耳甲 16 区,主治咳嗽、气喘、急慢性咽炎。

19. 肺:即耳甲 14 区,主治咳喘、胸闷、声音嘶哑、痤疮、皮肤瘙痒、荨麻疹、扁平疣、便秘、戒断综合征、自汗、盗汗、鼻炎。

20. 三焦:即耳甲 17 区,主治便秘、腹胀、水肿、耳鸣、耳聋、糖尿病。

21. 内分泌:即耳甲 18 区,主治痛经、月经不调、更年期综合征、痤疮、间日疟、糖尿病。

(八)耳垂穴位

为了便于取穴,将耳垂分为 9 区。在耳垂上线至耳垂下线最低点之间划两条等距离平行线,于上平行线上引两条垂直等分线,将耳垂分为 9 个区,上部由前到后依次为耳垂 1 区、2 区、3 区;中部由前到后依次为耳垂 4 区、5 区、6 区;下部由前到后依次为耳垂 7 区、8 区、9 区。

1. 牙:即耳垂 1 区,主治牙痛、牙周炎、低血压。

2. 舌:即耳垂 2 区,主治舌炎、口腔炎。

3. 颌:即耳垂 3 区,主治牙痛、颞颌关节紊乱症。

4. 垂前:即耳垂 4 区,主治神经衰弱、牙痛。

5. 眼:即耳垂 5 区,主治假性近视、目赤肿痛、迎风流泪。

6. 内耳:即耳垂 6 区,主治内耳性眩晕症、耳鸣、听力减退。

7. 面颊:即耳垂 5、6 区交界处,主治周围性面瘫、三叉神经痛、痤疮、扁平疣。

8. 扁桃体:即耳垂 7、8、9 区,主治扁桃体炎、咽炎。

(九)耳背穴位

为了便于取穴,将耳背分为 5 区。分别过对耳轮上、下脚分叉处耳背对应点和轮屏切迹耳背对应点作两条水平线,将耳背分为上、中、下 3 部,上部为耳背 1 区,下部为耳背 5 区。再将中部分为内、中、外 3 等份,内 1/3 为耳背 2 区、中 1/3 为耳背 3 区、外 1/3 为耳背 4 区。(图 2-54、图 2-55、图 2-56)

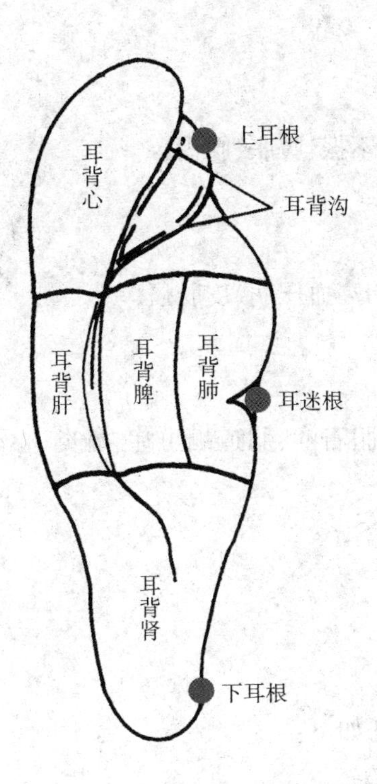

图 2-54　国际标准耳针(背面)1

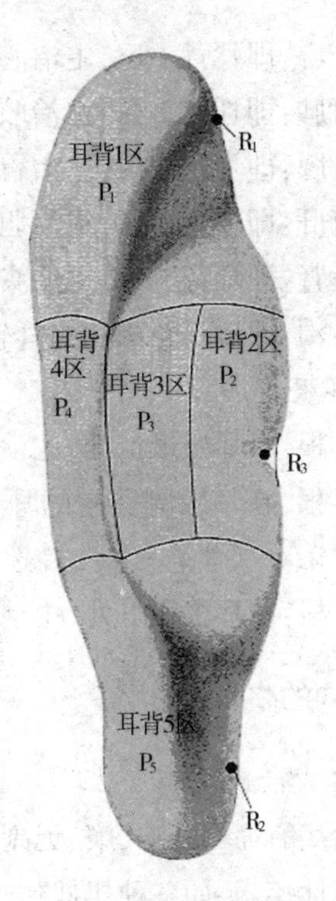

图 2-55　国际标准耳针(背面)2

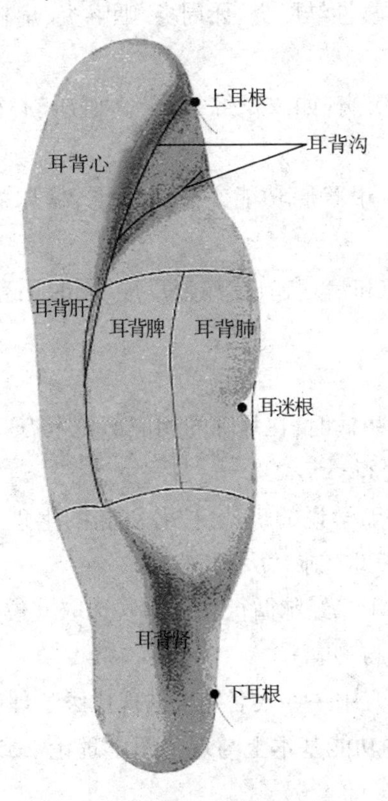

图 2-56　国际标准耳针(背面)3

1. 耳背心:即耳背1区,主治心悸、失眠、多梦。

2. 耳背肺:即耳背2区,主治咳喘、皮肤瘙痒。

3. 耳背脾:即耳背3区,主治胃痛、消化不良、食欲不振、腹胀、腹泻。

4. 耳背肝:即耳背4区,主治胆囊炎、胆石症、胁痛。

5. 耳背肾:即耳背5区,主治头痛、眩晕、神经衰弱。

6. 耳背沟:即对耳轮沟和对耳轮上、下脚沟处,主治高血压病、皮肤瘙痒。

(十)耳根穴位

1. 上耳根:在耳根最上处,主治鼻衄、哮喘。

2. 耳迷根:在耳轮脚后沟的耳根处,主治胆囊炎、胆石症、胆道蛔虫症、鼻炎、心动过速、腹痛、腹泻。

3. 下耳根:在耳根最下处,主治低血压、下肢瘫痪。

四、耳穴的临床应用

(一)耳穴的适应证

耳穴治病有简、验、广、廉、无副作用等特点,适应证如下:

1. 疼痛性疾病:如各种扭挫伤、头痛和神经性疼痛等。

2. 炎性疾病及传染病:如急慢性结肠炎、牙周炎、咽喉炎、扁桃体炎、胆囊炎、流感、百日咳、菌痢、腮腺炎等。

3. 功能紊乱和变态反应性疾病:如眩晕综合征、高血压、心律不齐、神经衰弱、荨麻疹、哮喘、鼻炎、紫癜等。

4. 内分泌代谢紊乱性疾病:甲状腺功能亢进或低下、糖尿病、肥胖症、更年期综合征等。

5. 其他:有催乳、催产,预防和治疗输血、输液反应,同时还有美容、戒烟、戒毒、延缓衰老、防病保健等作用。

(二)耳穴的选穴原则

1. 按相应部位取穴:当机体患病时,在耳廓的相应部位上有一定的敏感点,它便是本病的首选穴位,如胃痛取“胃”穴等。

2. 按脏腑辨证取穴:根据脏腑学说的理论,按各脏腑的生理功能和病理反应进行辨证取穴,如脱发取“肾”穴,皮肤病取“肺”“大肠”穴等。

3. 按经络辨证取穴:即根据十二经脉循行和其病候选取穴位。例如,坐骨神经痛,取“膀胱”或“胰胆”穴;牙痛取“大肠”穴等。

4. 按现代医学理论取穴:耳穴中一些穴名是根据现代医学理论命名的,如“交感”“肾上腺”“内分泌”等。这些穴位的功能基本上与现代医学理论一致,故在选穴时应考虑其功能,如炎性疾病取“肾上腺”穴。

5. 按临床经验取穴:临床实践发现有些耳穴具有治疗本部位以外疾病的作用,如“外生殖器”穴可以治疗腰腿痛。

（三）操作方法

随着现代科学和新技术的发展，耳穴治疗疾病的刺激方法日益增加，仅介绍一些目前临床常用的方法，供治疗选择应用。

1. 毫针法

利用毫针针刺耳穴，治疗疾病的一种常用方法。其操作程序如下：

（1）定穴和消毒：诊断明确后，将用探棒或耳穴探测仪所测得的敏感点或耳穴作为针刺点。行针刺之前耳穴必须严格消毒，先用2.5%碘酒消毒，再用75%的酒精脱碘，待酒精干后施术。

（2）体位和进针：一般采用坐位，如年老体弱、病重或精神紧张者宜采用卧位，针具选用26～30号的0.5～1寸长的不锈钢针。进针时，医者左手拇、食两指固定耳廓，中指托着针刺部的耳背，既可以掌握针刺的深度，又可以减轻针刺疼痛。然后用右手拇、食两指持针，在刺激点针刺即可，用快速插入的速刺法或慢慢捻入的慢刺法进针均可。刺入深度应视患者耳廓局部的厚薄灵活掌握，一般刺入皮肤2～3分，达软骨后毫针站立不摇晃为准。刺入耳穴后，如局部感应强烈，患者症状往往有即刻减轻感；如局部无针感，应调整针刺的方向、深度和角度。刺激强度和手法依病情、体质、证型、耐受度等因素综合考虑。

（3）留针和出针：留针时间一般为15～30分钟，慢性病、疼痛性疾病留针时间可适当延长，儿童、年老者不宜多留。留针期间，可每隔10分钟运针1次。出针时医者左手托住患者耳廓，右手迅速将毫针垂直拔出，再用消毒干棉球压迫针眼，以免出血（证候属实热、瘀血，需要放血治疗者除外）。

2. 电针法

毫针法与脉冲电流刺激相结合的一种疗法，临床上更适用于神经系统疾病、内脏痉挛、哮喘诸证。

针刺获得针感后，接上电针机两个极，具体操作参照电针法。通电时间一般以10～20分钟为宜。

3. 埋针法

将皮内针埋入耳廓皮下治疗疾病的方法，适用于慢性疾病和疼痛性疾病，起到持续刺激、巩固疗效和防止复发的目的。

使用时，左手固定常规消毒后的耳廓，右手用镊子挟住皮内针柄，轻轻刺入所选耳穴，再用胶布固定。一般埋患侧耳廓，必要时埋双耳，每日自行按压3次，每次留针3～5日，5次为一疗程。

4. 压丸法

在耳穴表面贴敷压丸替代埋针的一种简易疗法，安全无痛，且无副作用，目前广泛应用于临床。

压丸法一般就地取材，如王不留行、油菜籽、小米、绿豆、白芥籽等。临床现多用王不留行，因其表面光滑，大小和硬度适宜。应用前用沸水烫洗2分钟，晒干装瓶备用。

应用时将王不留行贴附在0.6厘米×0.6厘米大小胶布中央，用镊子夹住贴敷在选用的耳穴上，每日自行按压3~5次，每次每穴按压30~60秒，3~7日更换1次，双耳交替。刺激强度视患者情况而定，一般儿童、孕妇、年老体弱者、神经衰弱者用轻刺激法，急性疼痛性病症宜用强刺激法。

（四）注意事项

1. 严格消毒，防止感染。因耳廓暴露在外，表面凹凸不平，结构特殊，针刺前必须严格消毒，有伤面和炎症部位禁针。针刺后如针孔发红、肿胀，应及时涂2.5%碘酒，防止化脓性软骨膜炎的发生。

2. 对扭伤和有运动障碍的患者，进针后宜适当活动患部，有助于提高疗效。

3. 有习惯性流产的孕妇应禁针。

4. 患有严重器质性病变和伴有高度贫血者不宜针刺，对严重心脏病、高血压者不宜接受强刺激法。

5. 耳针治疗时亦应注意防止发生晕针，如发生应及时处理。

五、实训

【目的要求】

1. 掌握耳穴的定位、诊断及压丸、针刺的操作方法。

2. 熟悉耳穴适应证、禁忌证。

3. 了解各穴区的主治范围。

【标本教具】

教学光盘、活体模特、耳穴模型、耳穴探笔（机械或电子均可）、碘伏棉球、75%酒精棉球、消毒干棉球、王不留行籽、0.5寸普通毫针、耳针、消毒镊子。

【实训方式】

讲授、示教：

1. 教师先结合教学光盘进行讲授。

2. 教师再在活体模特（学生）身上做耳穴定位、视诊、探查、压丸、耳针的演示。

3. 学员相互做耳穴定位、视诊、探查、压丸、耳针的操作练习。

【实训内容、方法】

1. 耳穴定位：教师运用耳穴模型演示耳穴的定位。

2. 耳穴诊查：在自然光下观察耳穴有无外形、色泽的变化，如凹陷、结节、脱屑、充血等；之后探查有无压痛、有无低电阻特性，并进行左右两侧对比。

3. 耳穴治疗：学生相互进行耳穴压丸、毫针针刺操作。

【思考题/作业】

1. 耳穴是如何分区的，各区的名称是什么？

2. 耳穴诊查前可否揉搓耳廓或者用酒精棉球清洁耳廓？为什么？

3. 耳穴压丸如何保证贴压位置准确？

项目六 穴位注射法

穴位注射法是一种以针刺和药物注射相结合的治疗疾病的方法。可根据所患疾病,按照穴位的治疗作用和药物的药理性能,选择相适应的腧穴和药物,发挥其综合效应,达到治疗疾病的目的。

一、应用器材及药物

1. 应用器材

即针具(消毒的注射器和针头,现多用一次性的器具),可根据需要选用不同型号。

2. 常用药物

凡是可供肌肉注射的药物,都可根据病情需要选用。常用的中药有:当归、红花、复方丹参、板蓝根、夏天无、徐长卿、灯盏花、肿节风、柴胡、鱼腥草、川芎等。常用的西药有:5%~10%葡萄糖注射液,0.9%生理盐水,25%硫酸镁,维生素 B_1、维生素 B_{12}、维生素 C 注射液,2%盐酸普鲁卡因注射液,阿托品、利血平、安络血、麻黄素、胎盘组织液、风湿宁等注射液。

二、操作方法

1. 穴位选择

选穴原则同针刺法,但作为本法的特点,以选取阳性反应点为主。例如,在背部、胸腹部或四肢的特定穴部位,常结合经络、穴位,按诊法出现的条索、结节、压痛,以及皮肤的凹陷、隆起、色泽变异等反应选取;软组织损伤可选取最明显的压痛点。一般每次选2~4 穴,以精为要,不宜过多。

2. 注射剂量

应根据药物说明书规定的剂量,不能过量。作小剂量注射时,一般以穴位部位来分,可用原药物剂量的1/5~1/2。如耳穴可注射 0.1 毫升,头面部可注射 0.3~0.5 毫升,四肢部可注射 1~2 毫升,胸背部可注射 0.5~1 毫升,腰臀部可注射 2~5 毫升或 5%~10%葡萄糖液 10~20 毫升。

3. 具体操作

首先让患者取舒适体位,选择适宜的一次性注射器或消毒注射器和针头,抽取适量的药液,在穴位局部消毒后,左手按压在已消毒的穴位周围皮肤,右手持注射器对准穴位或阳性反应点,快速刺入皮下,而后将针缓慢刺入。针下得气后,回抽注射器无血,便可将药液缓慢注入。如所用药液较多时,可由深至浅,边推药液边退针,或将药液向多个方向注射。推注完药液后快速出针,用消毒干棉球按压针孔 1 分钟。

三、穴位注射的作用和适应证

穴位注射的药物不同,其作用也不同。穴位注射法的适应证较广泛,凡是针灸治疗的适应证大部分均可采用本法,如痹证、腰腿痛哮喘、三叉神经痛、软组织扭挫伤等。急症患者每日1~2次,慢性病一般每日或隔日1次,6~10次为1疗程。反应强烈者,可隔2~3日1次,穴位可左右交替使用。每个疗程间可休息3~5日。

四、注意事项

1. 治疗时应对患者说明本治疗方法的特点和注射后的正常反应,以期得到患者的理解、支持。例如,注射后局部可能有酸胀感,短时间内局部有轻度不适,有时持续时间较长,但一般不超过1日。如因消毒不严而引起局部红肿、发热等,应及时处理。

2. 严格无菌操作,防止感染。

3. 注意药物的性能、药理作用、剂量、配伍禁忌、副作用、过敏反应、有效期及有无沉淀变质等情况。凡能引起过敏反应的药物,如青霉素、链霉素、普鲁卡因等,必须先做皮试,阳性反应者不可应用。副作用较强的药物,使用亦当谨慎。配伍的药物不宜过多、过杂,尤其是中西药物的配伍禁忌,药物有沉淀、变色现象时切勿使用。

4. 一般药液不宜注入关节腔、脊髓腔和血管内,否则会导致不良后果。此外,应注意避开神经干,以免损伤神经,造成严重伤害。

5. 孕妇的下腹部、腰骶部和三阴交、合谷等不宜用穴位注射法,以免引起流产或早产。年老、体弱者及幼儿,选穴宜少,药液剂量应酌减。

项目七　灸法

一、概述

灸法是指用艾绒或其他药物熏灼或温熨穴位或患处,通过经络的传导作用,起到温通经脉、调和气血、调整阴阳、扶正祛邪作用,从而防治疾病的一种外治方法。

(一)灸用的材料

施灸材料主要是艾叶制成的艾绒。选用干燥的艾叶,除去杂质并捣碎,即可制成细软纯净的艾绒。其制备简单、价廉物美、易于储藏备用。《本草从新》说:"艾叶苦辛,生温,熟热,纯阳之性,能回垂绝之阳,通十二经,走三阴,理气血,逐寒湿,暖子宫,……以之灸火,能透诸经而除百病。"说明用艾叶作施灸材料,有温通经脉、祛除阴寒、回阳救逆等作用。艾叶经过加工制成的艾绒,便于搓捏成大小不同的艾炷,易于燃烧,气味芳香,燃烧时热力温和,能穿透皮肤,直达深部。又由于艾产于各地,价值低廉,所以几千年来一直为针灸临床所采用。

(二)灸法的作用

灸法的作用较广泛,主要有以下几个方面:

1. 温通经络、散寒除湿

风、寒、湿等外邪侵袭人体,会导致气血凝滞,经络受阻,出现肿胀、疼痛等症状和一系列功能障碍。通过灸法对经络穴位的温热刺激,可以温经散寒、祛风除湿,因此临床多用于外邪留滞、气血运行不畅引起的痹证、疮疡疖肿、冻伤、扭挫伤等疾病。也常用于跌打损伤等其他原因引起的气血不畅、瘀血停留之症。

2. 升阳举陷、扶阳固脱

《灵枢·经脉》篇云:“陷下则灸之”,灸疗能益气温阳、升阳举陷,可用以治疗脾肾阳虚、命门火衰引起的久泄久痢,以及气虚下陷之脱肛、脏器下垂等症。临床常取百会穴治疗中风脱证、胃下垂等。

3. 保健强身、预防疾病

灸疗可温阳补虚,因此除了有治疗作用外,还有预防疾病和保健的作用,是防病保健的方法之一。灸足三里、中脘,可使胃气常盛、气血充盈;灸命门、关元、气海可温阳益气、填精补血。俗话亦说“若要身体安,三里常不干”,“三里灸不绝,一切灾病息”。灸疗是重要的防病保健方法之一。

4. 拔毒泄热、引热外出

灸法治疗痈疽,首见于《黄帝内经》,在古代文献中亦有“热可用灸”的记载。《医宗金鉴·痈疽灸法篇》指出:“痈疽初起七日内,开结拔毒灸最宜,不痛灸至痛方止,疮痛灸至不痛时。”总之,灸法能以热引热,使热外出。

二、操作方法

(一)艾炷灸

施灸时将艾绒搓捏成一个个圆锥形艾团,称为艾炷。(图 2-57)如蚕豆大者为大炷,如黄豆大者为中炷,如麦粒大者为小炷。每烧尽一个艾炷,称为一壮。灸治时,即以艾炷的大小和壮数的多少来掌握刺激量的轻重。

1. 直接灸法

又称为明灸、着肤灸,是将艾炷直接放置在皮肤上点燃施灸的一种方法。(图 2-58)根据灸后对皮肤的烧灼、刺激的程度不同,又分为化脓灸和非化脓灸两种。

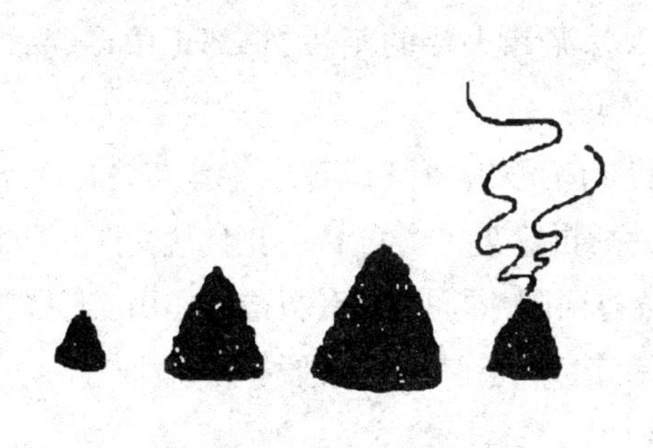

图 2-57 艾炷灸

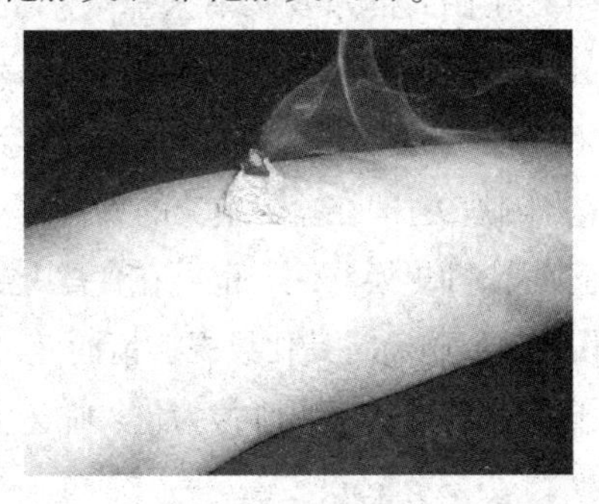

图 2-58 直接灸

(1)化脓灸:将大小适宜的艾炷直接置于相应腧穴上进行施灸至皮肤起疱,并致局部化脓。施灸前必须征得患者的同意及合作,先在施术部位上涂以少量凡士林或大蒜液,以增加黏附作用和刺激作用，一般每个艾炷燃尽再换，可灸7~9壮。施灸部位大约1周即可化脓，化脓时每天换药1次，多吃鱼虾等高蛋白食物，大约2周开始结痂，约40天左右结痂脱落后留下瘢痕。临床上常用此法治疗哮喘、慢性胃肠道疾病、肺痨和发育障碍等，但对有皮肤病、糖尿病的患者不宜使用。

（2）非化脓灸：灸后达到温烫为主，不致透发成灸疮者，称为非化脓灸。因灸后不形成瘢痕，故又称无瘢痕灸。操作时，采用中、小艾炷放在穴位上，点火后，当患者感到烫时即用镊子将艾炷夹去，一般连续灸5~7壮，以局部皮肤红晕为止。因艾炷小，灼痛时间短，不留疤痕，故易为患者所接受。本法适用于虚寒的轻证，常用于气血虚弱、眩晕和皮肤疣等。

2. 间接灸法

又称隔物灸，即在艾炷下垫衬一些药物进行施灸的方法。（图2-59）因衬隔物的不同，可分为隔姜灸、隔蒜灸、隔盐灸、隔药饼灸等。此法具有艾灸和药物的双重作用，火力温和，易为患者接受。

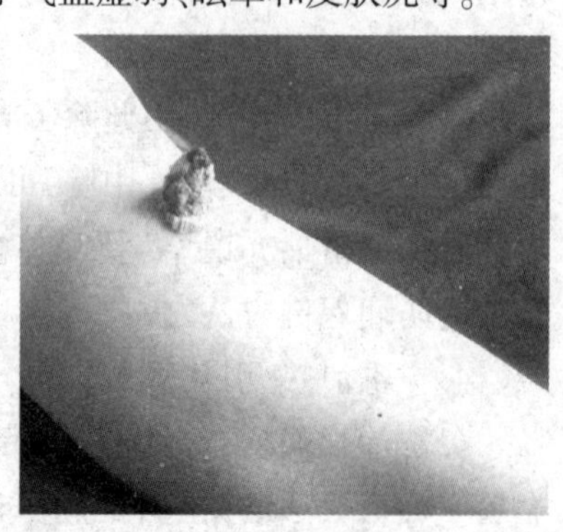

图2-59　间接灸法

（1）隔姜灸：切取厚为2~3毫米的生姜一片，用针穿刺数孔，上置艾炷，放在穴位上施灸。如患者感觉灼热不可忍受时，可将姜片向上提起，放下再灸，或易炷再灸，如此反复进行，直到局部皮肤潮红为止，一般灸5~9壮。隔姜灸具有温中散寒、宣散发表、通经活络的作用，多用于治疗外感表证和虚寒性疾病，如感冒、腹痛、泄泻、呕吐、关节疼痛、痛经等。

（2）隔蒜灸：用独头大蒜切成厚约2~3毫米的薄片，用针穿刺数孔，放在穴位或肿块上（如未溃破化脓的脓头处），用艾炷灸之，每穴一次须灸5~7壮。因大蒜液对皮肤有刺激性，灸后容易起泡，故应注意防护。隔蒜灸具有消肿化结、拔毒止痛、杀虫的作用，多用于治疗肺痨、未溃疮疖、蛇蝎毒虫所伤等证。

另有一法名为铺灸或长蛇灸。取大蒜500克，去皮捣成蒜泥，使患者伏卧，于其脊柱正中，自大椎穴至腰俞穴铺敷蒜泥一层，约2.5厘米厚、6厘米宽，周围用棉皮纸封固，然后用中艾炷在大椎穴及腰俞穴点火施灸，不计壮数，直到患者自觉口鼻中有蒜味时停灸。灸后，以温开水渗湿棉皮纸周围，移去蒜泥。因蒜泥和火热的刺激，脊部正中多起水泡，灸后须注意局部防护。本法多用来治疗虚劳顽痹等证。

（3）隔盐灸：即在盐上施灸的方法。将食盐置于脐窝中，将脐部填平，上置艾炷施灸，待患者稍感灼痛，即更换艾炷。也可在食盐上放置姜片后再置艾炷施灸，以防止食盐受火起爆而造成烫伤。一般施灸时其壮数视病情而定。隔盐灸有回阳、固脱、散寒、救逆的作用。但需连续施灸，以脉起、肢温、证候改善为止。临床多用于治疗急性寒性腹痛、虚脱、中风脱证等。

（二）艾条灸

取纯净细软的艾绒，用桑皮纸紧紧包裹卷成圆柱形，制成26厘米长、直径约1.5厘米的艾卷，即称为艾条，也称艾卷。临床应用时将其一端点燃，对准穴位或患处施灸的一种方法即称为艾条灸。艾条灸又可分为悬起灸、实按灸两种，现介绍如下：

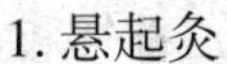

1. 悬起灸

将艾条的一端点燃后,对准施灸的腧穴部位或患处,距离皮肤1~2厘米处进行熏烤的方法即称为悬起灸。按其具体操作方法的不同又可分为温和灸、雀啄灸、回旋灸等。

(1)温和灸:将艾条的一端点燃,对准施灸部位,距离2~3厘米进行熏灸,使患者局部有温热感而无灼痛感,一般每穴灸3~5分钟,至皮肤稍呈红晕为度。(图2-60、图2-61)对于昏厥或局部知觉减退的患者和小儿,医者可将食、中两指,置于施灸部位两侧,通过医生手指的感觉来测知患部受热程度,以便随时调节施灸距离,掌握施灸时间,防止烫伤。

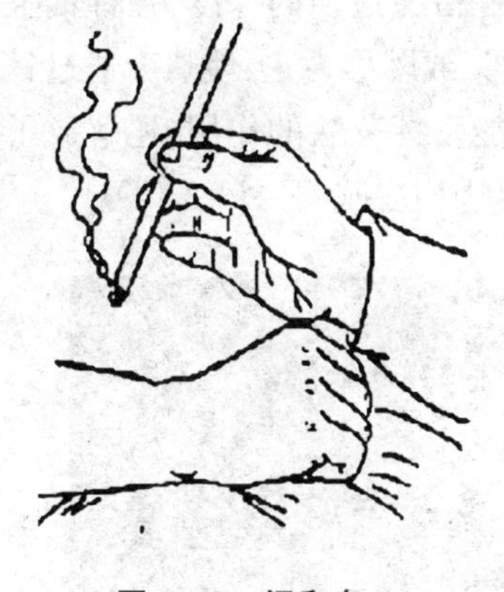

图2-60　温和灸1

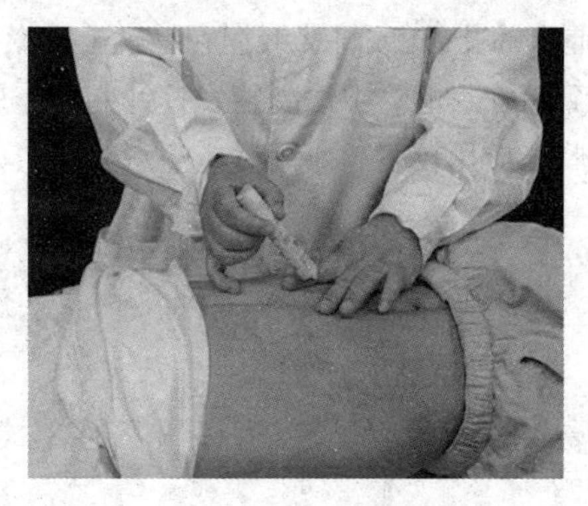

图2-61　温和灸2

(2)雀啄灸:点燃艾条一端,对准施灸部位的皮肤,但并不固定在一定的距离,而是如鸟雀啄食一样,一上一下地移动施灸。(图2-62)可用于治疗昏厥急救、胎位不正等病症。

(3)回旋灸:艾条燃着一端,与施灸部位保持一定的距离,可均匀地向左右方向移动或反复旋转施灸。(图2-63)此法用于治疗面积较大的风湿痹痛、损伤、麻木等病症。

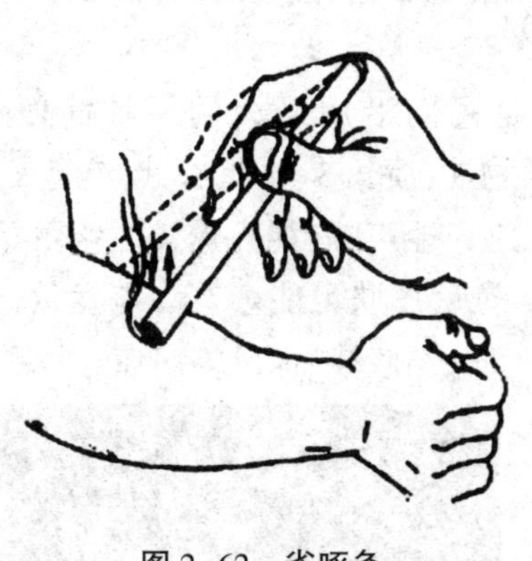

图2-62　雀啄灸

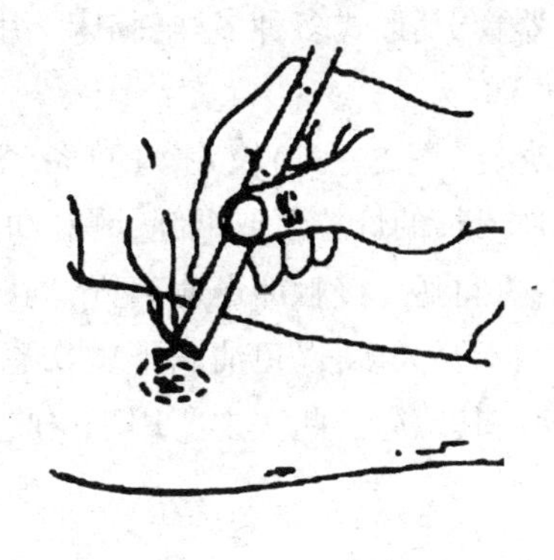

图2-63　回旋灸

2. 实按灸

指施灸时,先在施灸腧穴部位或患处垫上数层布或数层纸。然后将药物艾条的一端点燃,乘热按压到施术部位上,使其热力透达深部,待艾火熄灭后,再点再按;或者以粗布数层(布层以4~6层为宜)包裹已点燃的一端,立即将其按于所选灸的腧穴或患处,一按即起,起后再按,几次后火力减弱,针冷则再点燃后重复熨于穴位上,反复数次后,待布烧焦黑(不能使其燃着起火),灸熨处皮肤温热红润为度。临床最常用的有太乙神针和雷火神针两种,它们虽名针实为灸。太乙神针的药物组成为:艾绒 150 克,麝香少许、小茴香 500 克、肉桂 500 克、穿山甲 250 克、山羊血 90 克、人参 125 克、千年健 500 克、钻地风 300 克、苍术 500 克、甘草 1 000 克、防风 2 000 克。雷火神针的药物组成:沉香、木香、乳香、茵陈、羌活、干姜、穿山甲各 9 克,麝香少许,艾绒 100 克。

(三)温针灸

温针灸是将针刺与艾灸结合使用的一种方法(图 2-64、图 2-65),适用于既需要留针,又需施灸的疾病。操作方法是针刺得气后,将毫针留在适当的深度,在针柄上套置一段 1~2 厘米的艾条,或将艾绒捏在针柄上点燃,直到艾绒燃尽为止,使热力通过针身传入体内,达到治疗目的。本法既能发挥针刺的作用,又能发挥灸法的作用,还解放了施灸者人力,故临床应用较多。应用时应注意防止灰火脱落烧伤皮肤。

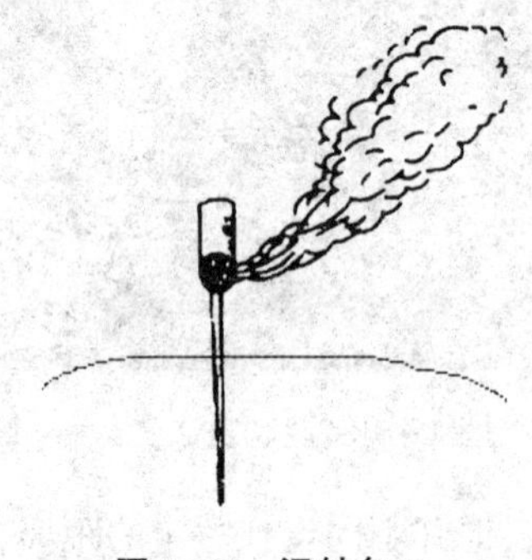

图 2-64 温针灸 1

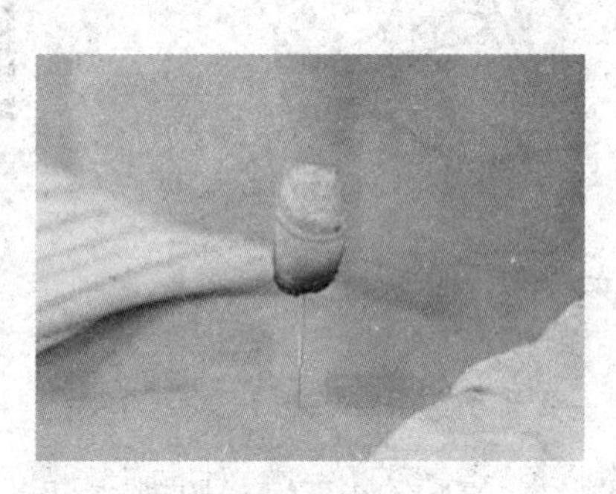

图 2-65 温针灸 2

(四)温灸器灸

温灸器灸是指用温灸器在腧穴上或患处施灸的一种方法。温灸器是一种专门用于施灸的器具,其形式多种多样,临床常用的温灸器有温灸盒、温灸筒。(图 2-66)

(五)灯火灸

灯火灸(图 2-67)又称灯草灸、油捻灸,是民间沿用最久的一种简便灸法。取 10~15 厘米长的灯芯草或纸绳,蘸麻油或其他植物油,渍长 3~4 厘米,点燃起火后快速对准穴位,瞬间猛一接触即迅速离开,同时可听到“叭”地声响,如无爆淬之声可重复 1 次。灸时蘸油不要太多,以免油滴下烫伤患者皮肤。灸后皮肤可能会有一点发黄,有时可起小泡,勿使其感染。此法主要用于皮肤病、小儿痄腮、结膜炎、惊风等病症。

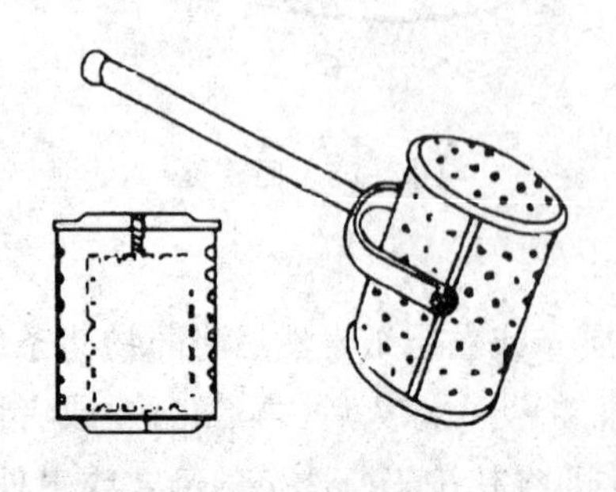

图 2-66 温灸筒

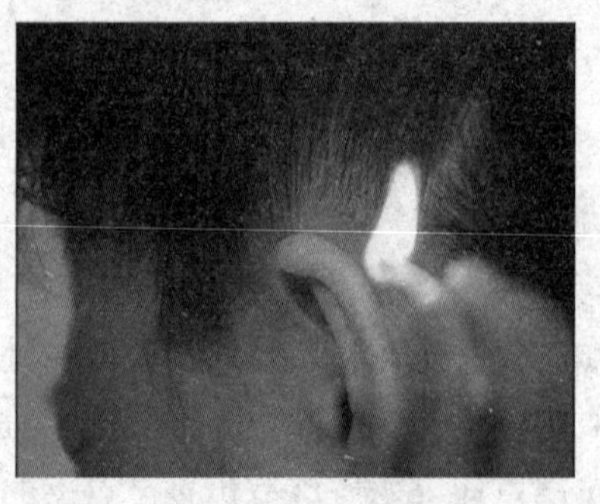

图 2-67 灯火灸

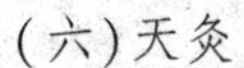

(六)天灸

本法用刺激性药物敷贴穴位,局部发泡如灸疮而得名,近现代又称“发泡疗法”。常用药物有新鲜的毛茛叶、旱莲草、大蒜泥、生白芥子等。将这些药物捣烂敷置穴位上,使之发泡,可以治疗多种病症。常用的有:

1. 蒜泥灸:取大蒜适量,捣烂如泥状,贴敷于穴位上,敷灸1~3小时,待局部皮肤发痒、发红、起泡为度。例如,蒜泥敷合谷穴可治疗扁桃体炎;敷涌泉穴可治疗咯血、衄血;敷鱼际穴可治疗喉痹等。

2. 白芥子灸:取白芥子适量,研为极细末,加水或食醋调和成糊状,贴敷于穴位或患处,外覆油纸,并用胶布固定。通常用于治疗哮喘、肺结核、关节疼痛、口眼歪斜等。

3. 斑蝥灸:取斑蝥浸于醋中,数日后取醋汁涂抹患处,以治疗顽癣。

三、灸法的临床应用

(一)灸法的适应证

明代李梴在《医学入门》说:“虚者灸之,使火气以助元阳也;实者灸之,使实邪随火气而发散也;寒者灸之,使其气之复温也;热者灸之,引郁热之气外发,火就燥之义也。”李氏不仅对灸治的适应范围和灸治机理作了较详细的阐述,而且明确指出灸疗适用于寒热虚实之证。但临床多用于虚证、寒证和阴证,如常见的阳痿、遗尿、脱肛、痹痛、痿症、久泻、久痢、胃痛、腹痛、冷哮,妇女气虚引起的崩漏、阴挺,男子虚羸少气,小儿疳积等皆可使用灸法治疗,灸法还可用于中风脱证、大汗亡阳、气虚暴脱等危急重症的救治。

(二)灸法的禁忌证

对于灸法的禁忌,历来很多,但随着灸法的发展演变,古代的一些禁忌已不再是禁忌,近代施灸禁忌主要考虑病情和部位。

1. 病情禁忌

(1)灸能壮阳,也能伤阳,因此对阴虚阳亢及邪热内炽的患者,皆不宜用灸或慎用,如肝阳头痛、中风闭证、高热神昏、阴虚咯血、吐血或极度衰竭呈恶病质状态之人,均应慎用灸法。

(2)一般空腹、过饱、极度疲劳和对灸法恐惧者,应慎用灸法。对于体弱患者,灸治时艾炷不宜过大,刺激量不可过强。

2. 部位禁忌

临床上有些部位,因施灸方法的不同,易造成不同伤害,故不宜施灸。常见部位禁忌如下:

(1)面部穴位、乳头、大血管等处均不宜用直接灸,以免烫伤形成瘢痕,影响美观及功能。关节活动部位不适宜用化脓灸,以免化脓溃破,不易愈合,甚至形成瘢痕,影响关节功能活动。

(2)孕妇的腹部和腰骶部不宜施灸,以免造成流产等不良后果。

(三)施灸方法的选择

老人、小儿尽量少用或不用直接灸,面部宜用艾条温和灸或艾炷间接灸,而不能用直接灸,以防烫伤皮肤或出现灸疮。糖尿病患者因其易出现严重的化脓感染,伤口不易愈合,故一般也不用艾炷灸。

（四）施灸剂量的掌握

施灸剂量取决于施灸的方式、灸炷的大小、壮数的多少等因素。一般而言，病深痼疾灸量宜大，病情轻浅灸量宜小；初病、体质强壮者灸量宜大，久病体弱者灸量宜小；施灸时患者热感不明显者灸量宜大，热感明显者灸量宜小；青壮年灸量宜大，老人妇幼灸量宜小；皮肉厚实部位灸量宜大，皮肉浅薄部位灸量宜小；腰背腹部灸量宜大，胸部四肢灸量宜少；治疗疾病时灸量宜大，防病保健时灸量宜小，但须长期坚持。另外，冬日灸量宜大，夏日灸量宜小；北方施灸灸量宜大，南方施灸灸量宜小。

总之，在具体施灸时综合考虑病情、体质、年龄、施灸部位、施灸目的，甚至施灸时的季节、地域等。

（五）灸法注意事项

1. 颜面部、大血管或重要脏器附近，不宜用艾炷直接灸。孕妇少腹部和腰骶部亦禁灸。

2. 昏迷、感觉迟钝或消失的患者，应注意勿灸过量，避免灼伤。

3. 非化脓灸时，灸灼过度局部可出现水泡，如水泡不大，可用龙胆紫药水擦涂，并嘱患者不要抓破，一般数日后即可吸收自愈，如水泡过大，宜用消毒针具引出水泡内液，外用消毒敷料保护，也可在数日内痊愈。

4. 化脓灸时，在化脓期或灸后起泡破溃期，均应忌酒、鱼腥及刺激性食物，因为这些食物能助湿化热、生痰助风，从而使创面不易收敛或愈合。

5. 要注意用火安全，防止艾火脱落灼伤患者或烧坏衣服、被褥，灸法结束后必须将燃着的艾绒熄灭，以防复燃。

四、实训

【目的要求】

1. 掌握艾炷灸（无瘢痕灸）、隔姜灸、艾条灸的操作方法。
2. 熟悉艾灸的分类以及温针灸的操作方法。
3. 了解艾灸的材料、艾炷的制作方法。

【标本教具】

教学光盘、模特、艾条、艾绒、打火机、生姜、三棱针、温灸器、各种规格的毫针、75%酒精棉球、碘伏棉球、消毒干棉球、针盘、镊子等。

【实训方式】

讲授、示教：

1. 教师先结合教学光盘及教具进行讲授，明确艾灸的不同方法及操作要点。

2. 教师再在模特（学生）身上做各种灸法的演示。

3. 学员相互操作练习。

4. 注意用火安全，保持室内空气流通。

【实训内容、方法】

实训前检查实训材料是否齐全，向学生展示艾绒、艾条，嗅气味，触摸了解性状，了解艾草的性能。

1. 直接灸(无瘢痕灸)

先将艾绒捏成直径约2厘米的圆锥形艾炷,将艾炷放在穴位上,用打火机点燃,在艾火烧到皮肤之前,当被操作者患处感到烫时即用镊子将艾炷夹去或压灭,连续3~7壮,以局部皮肤产生红晕为度。

注意:①艾绒要捏紧,勿使艾绒燃烧时松动掉落,烫伤皮肤;②移去艾炷的时间以被操作者的感觉为度。

2. 隔物灸(隔姜灸)

将生姜切取厚约0.5厘米的薄薄一片,在中心处用三棱针穿刺数孔备用,然后将艾绒捏成小圆锥形的艾炷数壮备用,先将生姜片置于穴位上(如神阙),然后上置艾炷,点燃,直到局部皮肤潮红为止,一般灸5~9壮。

注意:如被操作者感觉灼热不可忍受时,可将姜片向上提起,衬一些纸片或干棉花,放下再灸。

3. 艾条灸

(1)温和灸:将艾条的一端点燃,对准施灸部位进行熏灸,至患者感觉局部温热舒适而不灼烫,即固定不动,一般距皮肤约3厘米,每穴灸3~5分钟,至皮肤稍呈红晕为度。

(2)雀啄灸:点燃艾条一端,对准施灸部位的皮肤,但并不固定在一定的距离,而是如鸟雀啄食一样,一上一下地移动来施灸。

(3)回旋灸:艾条燃着一端,与施灸部位保持一定的距离,可均匀地向左右方向移动或反复旋转施灸。

注意:施灸的距离以被治疗者皮肤感觉为度,施灸的程度以皮肤稍呈红晕为度,切勿烫伤。

4. 温针灸

先进行毫针刺法操作,常规消毒后,将针刺入穴位得气后,将毫针留在适当的深度,将艾绒捏在针柄上点燃,直到艾绒燃尽为止,或在针柄上套置一段1~2厘米的艾条施灸,使热力通过针身传入体内。

注意:①若用艾绒捏在针柄上,艾绒一定要捏紧,防止艾绒在燃烧时松动掉落烫伤皮肤;②若用艾条一定要在针柄上套紧,防止艾条滑落,烫伤皮肤;③为了安全,可在针周围夹一小块纸板,以防烧尽的艾灰脱落,污染皮肤;④若用艾条施灸,要注意从底部点燃。

注意:施灸时间以被操作者皮肤感觉为度,一般以皮肤发红为度,若觉太烫可在薄的衣物外面进行操作。

【思考题/作业】

1. 常用的灸法有哪几种?

2. 归纳艾炷灸的注意事项。

3. 按上述步骤进行操作练习,反复实践,并做好如下记录(或写好实训报告)。

艾灸方法	操作方法	局部反应

项目八 拔罐法

一、概述

(一)定义

拔罐法古称“角法”,是一种以罐状器具为工具,利用燃烧等方法排除罐内空气,造成负压,使之吸附于施术部位,造成局部充血或瘀血,从而防治疾病的一种方法。

(二)罐的种类

1. 玻璃罐:用耐热硬质玻璃烧制而成,肚大口小,罐口边缘略突向外,分大小多种型号。(图 2-68)因其清晰透明,便于观察罐内皮肤充血、瘀血等情况,利于掌握时间,而且罐口光滑吸拔力好,易于清洁消毒,适于全身各部位,因此,玻璃罐是目前常用的罐具,缺点是容易破碎。

2. 竹罐:取直径 3~5 厘米,长度 6~9 厘米的坚实成熟的竹筒,一头开口,一头留节作底,经打磨光滑后制成。(图 2-69)竹罐多用于煮药罐,缺点是日久不用后易干裂,容易透进空气,克服的方法是经常用温水浸泡。

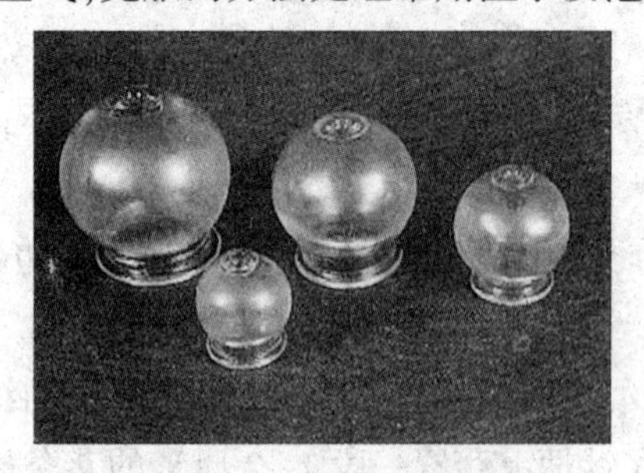

图 2-68 玻璃罐

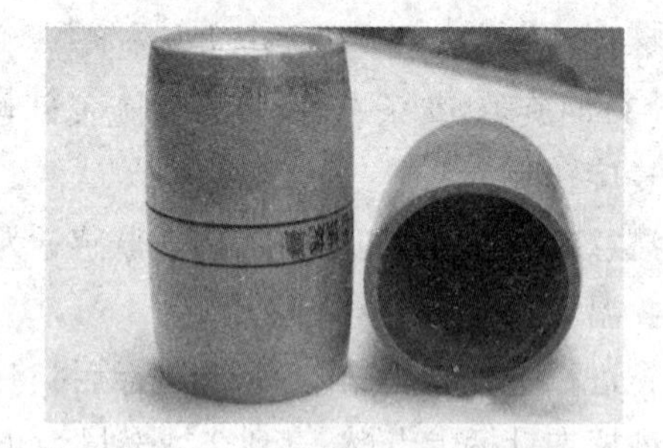

图 2-69 竹罐

3. 陶罐:使用陶土加工烧制而成,有大、中、小和特小几种型号。(图 2-70)陶瓷罐里外光滑,吸拔力大,经济实用。缺点是较重且容易摔破。

4. 抽气罐:用透明塑料制成,上置活塞,便于抽气。(图 2-71)特点是可随时调节吸力,且不容易破碎,特别适合在家庭中推广应用。

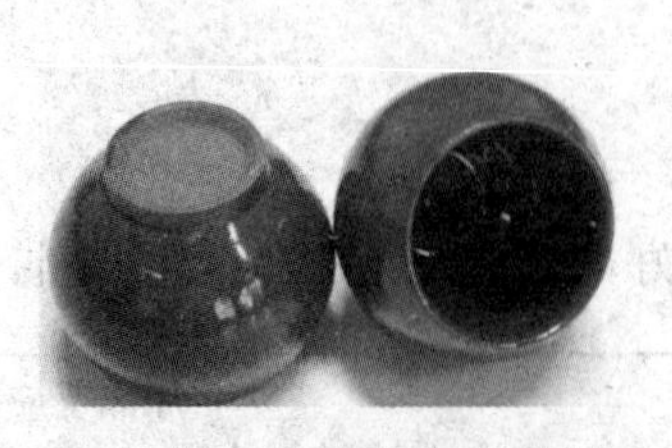

图 2-70 陶罐

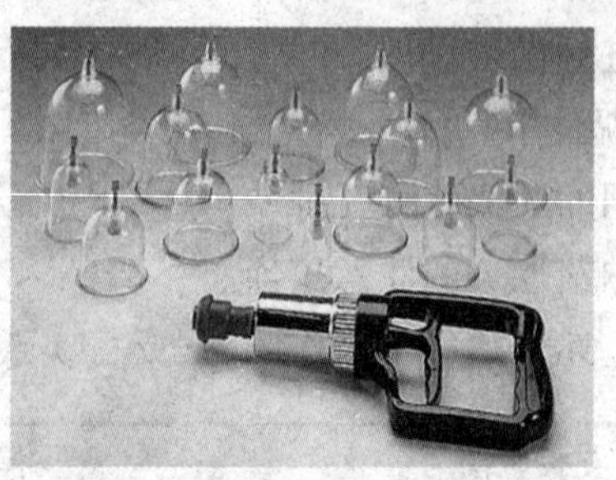

图 2-71 抽气罐

（三）拔罐的辅助材料

拔罐所用辅助材料，主要有95%的酒精、镊子、火柴、润滑剂等。

二、操作方法

（一）排气的方法

根据罐具的不同特点，吸拔方法也很多，常用的吸拔方法有以下几种：

1. 火罐法

利用燃烧时火焰的热力，排去空气，使罐内形成负压，将罐轻、快、准、稳地吸着在皮肤上。有下列几种方法：

（1）闪火法：用镊子夹住酒精棉球，点燃后在罐内绕1～2圈，迅速退出，并将罐扣在施术部位。（图2-72）注意闪火时必须伸进罐内，不要烧在罐口，以免烫伤皮肤。

（2）贴棉法：将酒精棉球贴在罐肚，点燃后扣在施术部位。（图2-73）注意酒精不要浸得太多，以免滴下烫伤皮肤。

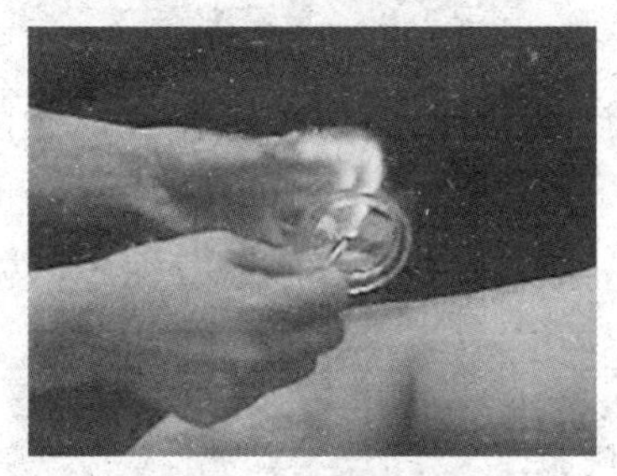

图2-72　闪火法

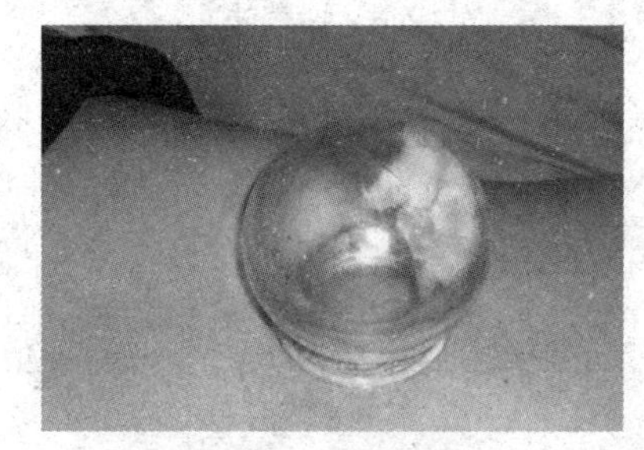

图2-73　贴棉法

（3）投火法：将纸卷、纸条点燃后投入罐内，将火罐迅速扣在选定的部位上。（图2-74）

（4）架火法：准备一个不易燃烧及传热的块状物，直径小于罐口，放在应拔的部位上，上置小块酒精棉球，将棉球点燃，然后迅速将罐子扣上。（图2-75）

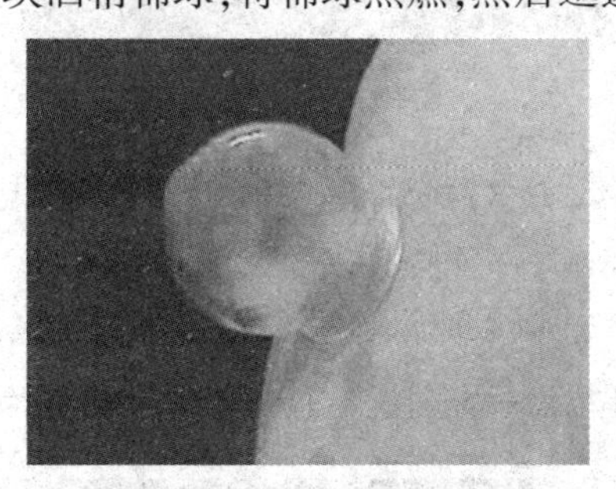

图2-74　投火法

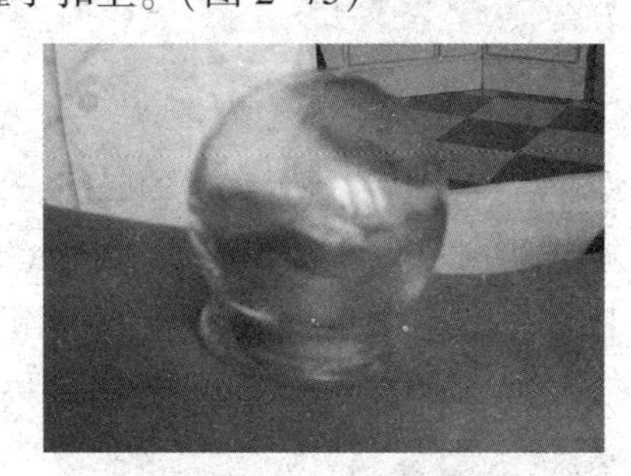

图2-75　架火法

（5）滴酒法：向罐内滴1～2滴酒精，将罐子转动一周，使酒精均匀地附着于罐子的内壁上（不要沾罐口），然后用火柴将酒精燃着，迅速将罐子叩在选定的部位上。

2. 水罐法

利用水的热量排出罐内空气的方法，一般应选用竹罐。先将竹罐放在锅内加水煮沸2～3分钟，使用时将罐子倾倒用镊子夹出，甩去水液，用折叠的湿毛巾紧扪罐口，以吸出罐内水气,降低罐内温度,趁热拔在施术部位,轻按罐具30秒左右,使其吸牢。

3. 抽气法

将备好的抽气罐紧扣在施术部位,用抽气筒将罐内空气抽出,产生负压,吸附于皮肤。(图2-76)

(二)运用的方法

1. 单罐法:在相应病变部位拔一个罐,此法适用于病变范围较小的病症。(图2-77)

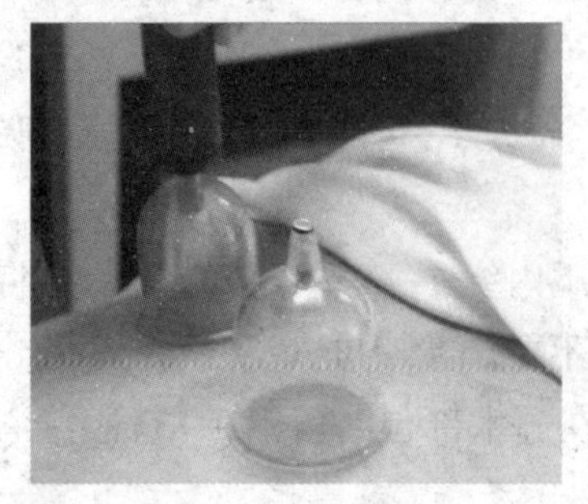

图2-76 抽气法

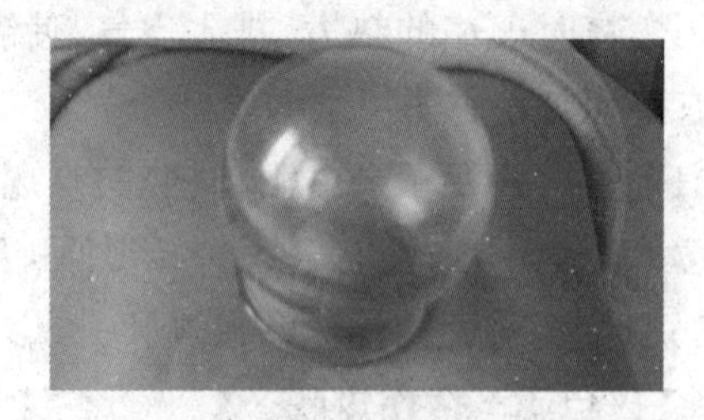

图2-77 单罐法

2. 多罐法:亦称为"排罐法",即一次吸拔数个罐,用于病变范围比较广泛的疾病。(图2-78)拔罐时罐的间距要适当,以免扯伤皮肤。

3. 闪罐法:将罐吸拔在施术部位后立即取下,再吸拔,再取下,反复多次至皮肤潮红为度。(图2-79)

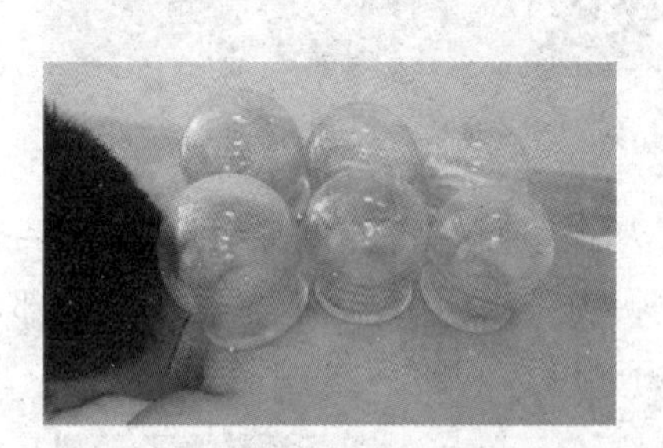

图2-78 多罐法

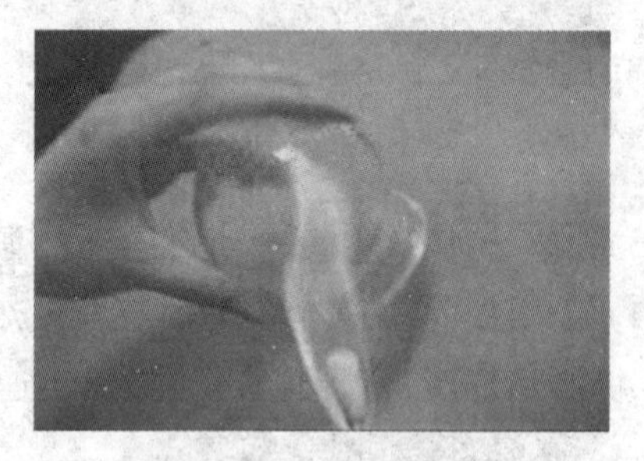

图2-79 闪罐法

4. 留罐法:拔罐后,留置一定的时间,一般为5~15分钟。(图2-80)罐大吸拔力强的应适当减少留罐时间,夏季及肌肤薄处,留罐时间也不宜过长,以免起泡损伤皮肤。

5. 走罐法:又称推罐法,一般用于面积较大、肌肉丰厚的部位,如腰背、大腿等部位。(图2-81) 最好用玻璃罐,先在罐口或拔罐部位涂一些润滑油脂,将罐吸拔住后,以手

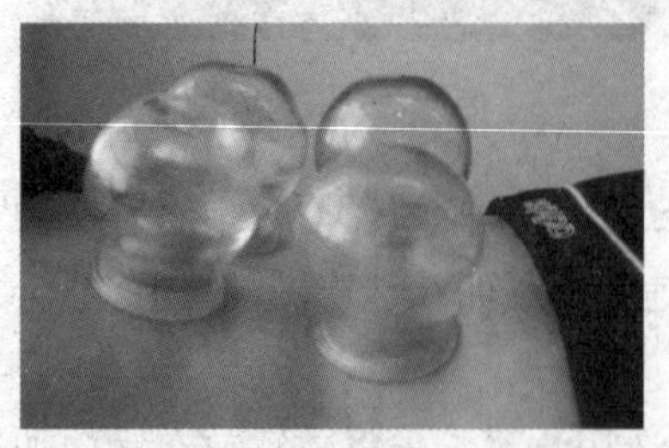

图2-80 留罐法

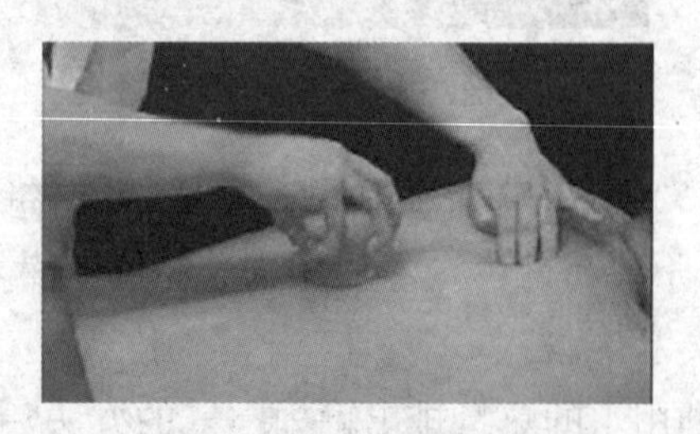

图2-81 走罐法

握住罐底，稍倾斜，即后半边着力，前半边略提起，慢慢向前推动，在皮肤表面上下或左右来回推拉移动数次，至皮肤充血或瘀血为止。

6. 针罐法：将针刺和拔罐二者结合应用的一种方法。（图 2-82）即先针刺待得气后留针，再以针为中心点，将火罐拔上，留置一定时间，然后起罐、起针。

7. 刺血（刺络）拔罐法：又称作刺血拔罐，即先将应拔罐部位的皮肤进行消毒后，用三棱针点刺或用皮肤针叩刺，然后将火罐吸拔于点刺或叩刺部位上，使之出血，以加强刺血作用的治疗方法。（图 2-83）

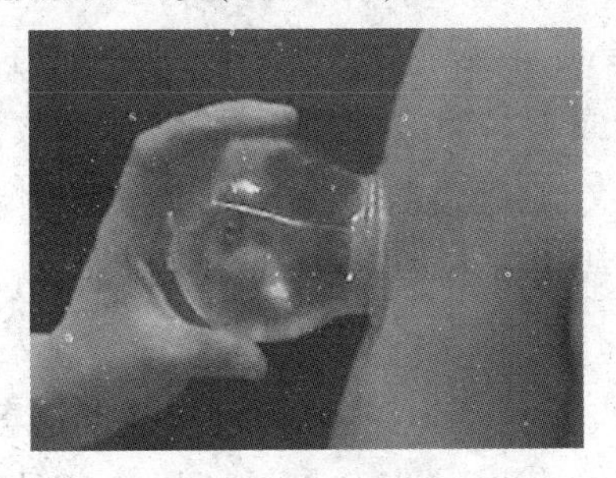

图 2-82　针罐法

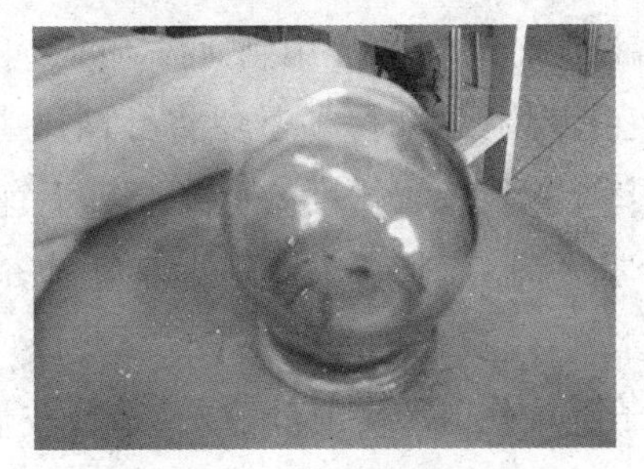

图 2-83　刺络拔罐法

（三）起罐的方法

起罐时要一手拿住罐体，另一手将罐口边缘的皮肤轻轻按下，空气进入罐内后，火罐自然脱落。（图 2-84）若使用抽气罐，则拔起气嘴待空气进入后，罐即脱落，切忌用力猛拔，损伤皮肤。

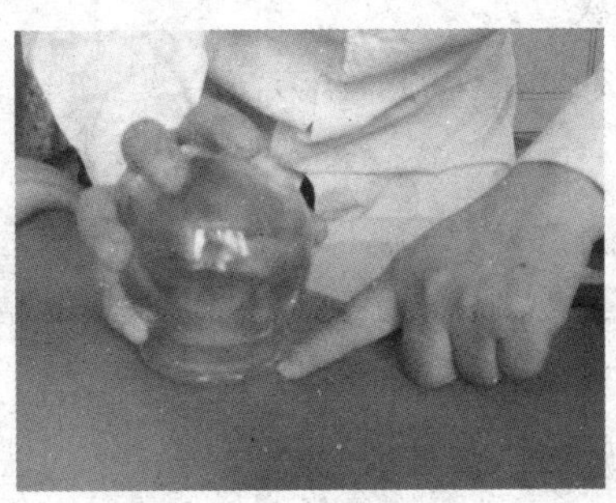

图 2-84　起罐

三、拔罐法的作用和适应证

拔罐法有温经通络、行气活血、消肿止痛、祛湿逐寒的作用，其适应范围较为广泛，一般多用于风湿痹痛、腰腿痛、肩背痛、头痛、各种神经麻痹、痛经、胃痛、腹痛、腹泻、呕吐、咳嗽、感冒、咯血、哮喘、急性腰扭伤或慢性腰肌劳损、丹毒、神经性皮炎、红丝疔、毒蛇咬伤等。

四、拔罐法注意事项

1. 拔罐时要选择适当体位，其部位的肌肉要丰厚，留罐过程中不能改变体位。

2. 拔罐时要根据所拔部位的面积大小来选择适当大小的罐。操作时动作必须迅速，才能使罐拔牢。

3. 心尖区、体表大动脉搏动部及静脉曲张部，妊娠妇女的腹部、腰骶部、乳房部及前后阴部，眼、耳、口、鼻等五官部，骨骼凸凹不平或毛发较多的部位以及皮肉有皱纹、松弛、疤痕等处均不宜拔罐。

4. 各种拔罐法的注意点：使用闪火法时，棉花蘸酒精不要太多，以防止酒精滴下烫伤皮肤；使用贴棉法时，火焰要旺，动作要快，避免火源掉下及火罐烧得过烫而烫伤皮肤；使用投火法时，须防止燃着的纸片脱落烫伤皮肤；使用架火法时，扣罐要准，不能将燃着的火架撞翻而烧伤皮肤；使用刺血拔罐时，出血量要适量，以每次总量（成人）不超过 10~20 毫升为宜；使用针罐时，须避免将针撞压入深部或折断而造成损伤，胸背部腧穴均宜慎用；使用多罐时，火罐排列的距离一般不宜太近，否则因皮肤被火罐牵拉会产生疼痛；应用走罐时，不能在骨突出处推拉，以免损伤皮肤，或火罐漏气脱落；应用水罐时，应甩去罐中的热水，以免烫伤患者的皮肤。

5. 若因烫伤或留罐时间过长，造成皮肤起水泡时，小泡无须处理，仅敷以消毒纱布，防止擦破感染即可。若水泡较大时，用消毒针将水放出，涂以龙胆紫药水，上用消毒纱布贴盖，并用胶布固定，以防感染。

五、实训

【目的要求】

1. 掌握闪火法的操作方法。

2. 熟悉投火法、贴棉法、抽气罐法的操作方法。

3. 了解罐的种类。

【标本教具】

教学光盘、模特、小中大三种规格的玻璃罐、95%医用酒精、消毒干棉球、持针器、打火机、各种规格的抽气罐、按摩乳、治疗床。

【实训方式】

讲授、示教、练习：

1. 教师先结合教学光盘及教具进行讲授，明确各种拔罐法的操作要点。

2. 教师再在模特（学生）身上做各种拔罐法的演示。

3. 学员相互拔罐练习。

【实训内容、方法】

实训前检查实训用具是否齐全；检查罐口是否光滑和有无残角破口；检查拔罐的部位和患者体位是否合适；检查拔罐部位的皮肤是否有破损及感染等不适合操作的情况。

1. 拔罐方法

（1）闪火法：一手持玻璃罐，另一手用持针器挟住浸有 95%酒精的棉球，用打火机点燃后在罐内中部绕 1~2 圈，迅速退出，并迅速将罐拔在施术部位。

注意事项：①手持玻璃罐必须距拔罐部位较近，闪火后迅速扣拔到施术部位，速度要

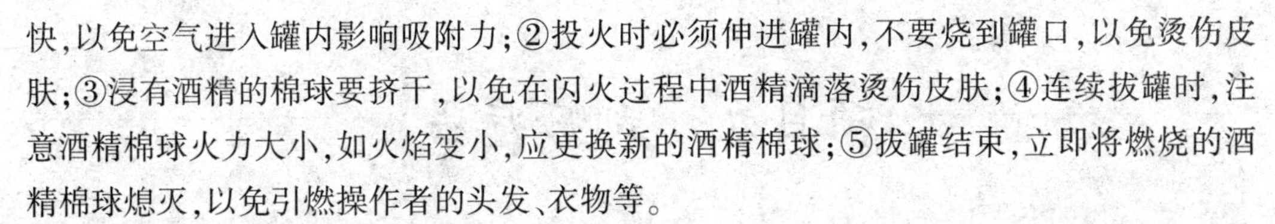

快，以免空气进入罐内影响吸附力；②投火时必须伸进罐内，不要烧到罐口，以免烫伤皮肤；③浸有酒精的棉球要挤干，以免在闪火过程中酒精滴落烫伤皮肤；④连续拔罐时，注意酒精棉球火力大小，如火焰变小，应更换新的酒精棉球；⑤拔罐结束，立即将燃烧的酒精棉球熄灭，以免引燃操作者的头发、衣物等。

（2）投火法：一手持玻璃罐，另一手用持针器挟住浸有95%酒精的棉球，将酒精棉球点燃后投入罐内，然后将火罐迅速叩在选定的部位上。

注意事项：①可在被拔部位涂水少许，让其吸收热力，可以保护皮肤；②该法罐内燃烧物易坠落烫伤皮肤，因此体位应选择坐位或侧卧位，在身体侧面拔罐；③使用的酒精棉球须挤干，勿滴水。

（3）贴棉法：将一片浸有95%酒精的医用棉球，挤干压成约2厘米直径大小，紧贴在罐壁中段，然后用打火机点燃后迅速扣在施术部位上。

注意事项：①酒精棉球一定要挤干，以免滴下烫伤皮肤；②注意棉球火力，应在火力旺盛时拔罐，勿等到棉球熄灭再拔，否则会影响吸附效果；③贴棉应到罐中部，勿近罐口，以免罐口温度过高；④该法罐内燃烧物易坠落烫伤皮肤，应用于身体侧面拔罐。

（4）抽气罐法：根据治疗部位选择大小适中的抽气罐，将罐扣在施术部位，拉开抽气阀，用抽气枪对准抽气阀将罐内空气抽出。当罐吸附于治疗部位后，拔开抽气枪，按下抽气阀。

注意事项：①抽气时注意观察罐内情况，勿使肌肉吸附太紧；②拔罐结束后注意按下抽气阀，以免漏气影响吸附效果。

2. 留罐与起罐

根据身体体质强弱和浅层毛细血管渗出血液情况，一般为5~10分钟。起罐时左手轻按罐口的皮肤，使罐口漏出空隙，透入空气，吸力消失，罐自然脱落。抽气罐则是将抽气阀向上拔，空气进入后，罐即脱落。

注意事项：①留罐时应观察皮肤颜色，如瘀血较深或患者疼痛感加重，应立即起罐，以免起泡；②起罐时切忌用力猛拔，以免损伤皮肤；③注意不要在骨突部位和大血管附近拔罐。

3. 整理

实训结束，检查操作部位皮肤有无疼痛起泡现象。如果出现起泡现象，小水泡不需处理，但要防止擦破而发生感染；大水泡可用针刺破，放出泡内液体，并涂以龙胆紫药水，覆盖消毒敷料。最后用清水将玻璃罐洗干净，整理清点物品。

【思考题/作业】

1. 常用的拔火罐方法有哪几种？

2. 几种拔罐法中哪种最常用，有哪些注意事项？

3. 按上述步骤进行操作练习，反复实践，并做好如下记录（或写好实训报告）。

拔罐方法	操作方法	局部反应

项目九　刮痧疗法

刮痧,是以皮部理论为依据,用手或器具(牛角、玉石、火罐等)在皮肤相应部位抓捏、刮拭、放血,达到扶正祛邪、防病治病之目的的一种方法。

一、痧证概述

痧不特指某一种疾病,而作为一个证候出现,有“百病皆可发痧”之说。它包括两个方面:一是痧象,即酸胀感;二是痧疹的形态外貌,即皮肤出现的粟米样红点。其临床表现可分为两类:一是轻症表现,包括头昏脑涨、心烦郁闷、全身酸胀、倦怠无力、胸腹灼热、四肢麻木。邪入气分则作肿作胀;入血分则为蓄为瘀;遇食积痰火,结聚而不散,则脘腹痞满,甚则恶心、呕吐。二是急重表现,包括心胸憋闷烦躁难忍,胸中大痛,或吐或泻,或欲吐不吐、欲泻不泻,甚则猝然眩晕昏仆、面唇青白、口噤不语、昏厥如尸、手足厥冷,或无汗,或额头冷汗如珠,针放无血、痧点时现时隐、唇舌青黑。

痧证相当于现代医学的何种疾病目前尚难确定。中医古籍中所载痧证涉及内、外、妇、儿等多科疾病。仅《痧惊合璧》一书就介绍了100余种。此外民间还有所谓寒痧、热痧、暑痧、风痧、暗痧、闷痧、白毛痧、冲脑痧、吊脚痧、青筋痧等,名目繁多。根据其所描述的症状分析:“角弓反张痧”类似破伤风;“坠肠痧”类似腹股沟斜疝;“产后痧”似指产后发热;“膨胀痧”类似腹水;“盘肠痧”类似肠梗阻;“头疯痧”类似偏头痛;“缩脚痈痧”类似急性阑尾炎等。

中医学认为,痧证主要由风、湿、火之气相搏而致。一年四季均可发生,以夏秋季为多。夏秋之际,风、湿、火三气盛,适逢人劳逸失度,外邪侵袭肌肤,或由皮肤毫毛而入,或由口鼻而入,阳气不得宣通透泄,阳郁血瘀而发痧证。通过刮痧可以起到疏通经络、祛风散寒、清热除湿、活血化瘀、消肿止痛的作用,从而达到平衡阴阳、恢复健康之目的。

现代医学认为,痧不同于外伤出现的瘀血、肿胀,它是一种自然溶血现象。刮痧通过刺激皮肤,可以扩张毛细血管,促进血液循环,增加汗腺分泌,改善全身的微循环灌注状态,从而增强机体代谢和免疫功能。

二、操作方法

1. 刮板握持:治疗时刮板厚的一面对手掌,保健时刮板薄的一面对手掌。刮板与刮拭方向所成角度在45°~90°范围内。

2. 刮拭方向:按“颈→背→腰→胸→腹→上肢→下肢”顺序进行。胸部从内向外刮拭。

3. 补泻手法:与刮拭的力量、角度、刮痧板的拿法有关。补刮力量轻、速度慢、角度小,刮痧板薄的一面对手掌;泻刮力量重、速度快、角度大,刮痧板厚的一面对手掌;平补

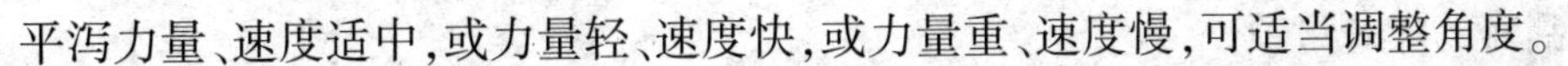

平泻力量、速度适中,或力量轻、速度快,或力量重、速度慢,可适当调整角度。

4. 刮痧时间:一般每个部位刮 3~5 分钟,最长不超过 20 分钟。对于一些不出痧或出痧少的患者,不可强求出痧,以患者感觉舒适为度。刮痧次数一般是第一次刮完痧退后(3~6 天),再施第二次刮治。

三、注意事项

(一)一般注意事项

1. 刮痧板一定要消毒。

2. 刮痧治疗时应注意室内保暖,尤其是在冬季应避寒冷与风口。夏季刮痧时,应避免风扇直接吹刮拭部位。

3. 刮痧出痧后 30 分钟以内忌洗凉水澡。

4. 刮痧出痧后最好饮一杯温开水(最好为淡糖盐水),并休息 15~20 分钟。

5. 出痧后 1~2 天,皮肤可能轻度疼痛、发痒,属正常反应。

6. 治疗下肢静脉曲张,刮拭方向应从下向上,用轻手法。

7. 临床诊断要注意中西并重,选取中医刮痧疗法所擅长的疾病进行治疗,切莫因误诊误治而延误病情。

(二)适应证与禁忌证

1. 适应证:感冒、发热、中暑、头痛、肠胃病、落枕、肩周炎、腰肌劳损、风湿性关节炎等病症。

2. 禁忌证:

(1)孕妇的腹部、腰骶部,妇女的乳头禁刮。

(2)白血病、血小板减少性紫癜慎刮。

(3)心脏病出现心力衰竭者、肾功能衰竭者、肝硬化腹水者,及其他原因引起的全身重度浮肿者禁刮。

(4)凡刮治部位的皮肤有溃烂、损伤、炎症都不宜用本法,大病初愈、重病(痧证急重表现)、气虚血亏及饱食、饥饿状态下也不宜刮痧。

四、晕刮的表现及防治

1. 症状:头晕、面白、心慌、肢冷、汗出、恶心欲吐甚或昏仆。

2. 预防:空腹、过度疲劳患者禁刮;低血压、低血糖、过度虚弱和精神紧张患者宜轻刮。

3. 急救措施:迅速让患者平卧,注意保暖。让患者饮用一杯温糖水、或者迅速用刮板刮拭患者百会穴(重刮)、人中穴(棱角轻刮)、内关穴(重刮)、足三里穴(重刮)、涌泉穴(重刮)。

五、实训

【目的要求】

1. 掌握刮痧的操作方法。

2. 熟悉刮痧的注意事项。

3. 了解几种刮痧板的形状及应用特点。

4. 能顺利完成一次完整的刮痧过程,并达到出痧的目的。

【标本教具】

多媒体、教学光盘、刮痧板、刮痧油或凡士林、甘油、吸水纸或干棉球。

【实训方式】

讲授、示教:

1. 教师结合光盘一边讲解,一边在人体模特上示范,并指导学生相互间进行正确的操作。

2. 指导学生完成背部或颈项部的一次完整的刮痧疗程,并达到出痧的效果。

3. 找几个有颈项、腰、四肢不适和感冒的模特,进行现场治疗。

【实训内容、方法】

1. 教师展示刮痧的材料和工具,并介绍其用途,指导学员正确握持刮痧板。

2. 教师边示范边指导学生练习补刮、泻刮、平补平泻的操作,并能根据病症正确地运用。

(1)刮痧板薄的一面对手掌,力量轻、速度慢、角度小为补法。

(2)刮痧板厚的一面对手掌,力量重、速度快、角度大为泻法。

(3)力量、速度适中,或力量轻、速度快,或力量重、速度慢,为平补平泻法。

3. 指导学生完成在背部、颈部或四肢的刮痧过程。

(1)准备好刮痧板和润滑剂。

(2)根据刮拭的部位为模特选好体位。

(3)用刮痧板蘸刮痧油,在局部遵循由上到下、由内向外、先头后颈、先背后腹、最后刮四肢关节的原则,单方向直线地刮拭,刮面尽量拉长。避开骨凸部、溃疡处、大血管处等。或在关节处用刮痧板的棱点按,直至出痧。刮5~10分钟,如果还没出痧,不必强求。

颈项部操作是沿正中线,由哑门穴刮至大椎穴,再刮拭颈部两侧到肩上,从风池穴开始,至肩井穴、巨骨穴。

背部操作是沿背正中线,由大椎穴至长强穴,或在背的两侧,沿足太阳膀胱经刮拭。

(4)刮完后擦干润滑剂,让患者饮热水。

【思考题/作业】

1. 试述刮痧的步骤。

2. 独自完成背部、四肢部、颈项部的刮痧操作。

3. 刮痧手法的补、泻、平补平泻如何操作?

4. 试述刮痧的注意事项。

项目十 常用推拿技术

推拿技术是指通过手法来治疗各种临床病症的中医治疗技术,有别于针灸技术和药物治疗,具有鲜明的特色。实施推拿治疗需要了解以下内容:推拿常识、推拿作用原理及推拿临床常用的检查方法。

1. 推拿常识

(1)手法的分类

根据手法的动作形态特点可将成人推拿手法分为摆动类、摩擦类、振动类、挤压类、叩击类和运动关节类六个大类。将在后面详述,此处暂略。

(2)"力"的总体要求

在运用推拿手法治疗的过程中,往往采用"放松→整复→放松"的手法操作模式,每一种手法都有其特定的技术操作要求,但必须符合"持久、有力、均匀、柔和从而达到深透"的成人推拿手法的基本要求。

由于关节周围软组织的保护作用以及在病理情况下错缝关节周围的软组织呈现的紧张状态等多方面原因,给手法操作带来一定的难度。因此,为了保证手法的安全性与有效性,整复类手法的操作应符合稳、准、巧、快的基本技术要求。

(3)手法的补泻

推拿的补泻是根据患者体质的强弱、病情的虚实、年龄的大小以及脏腑机能的盛衰来决定的,遵循的是《黄帝内经》"虚则补之,实则泻之"的基本法则。补与泻的要领大致可以分为以下几种:

①按经络循行方向:"顺经为补,逆经为泻。"顺经络循行方向的手法为补,逆经络循行方向的手法为泻。

②按手法的刺激强度:"轻揉为补,重揉为泻。"轻刺激手法为补,重刺激手法为泻。

③按手法的频率:"缓摩为补,急摩为泻。"频率慢的手法为补,频率快的手法为泻。

④按手法操作时间的长短:"长者为补,短者为泻。"操作时间较长的手法为补,反之为泻。

⑤按手法的旋转方向:"顺摩为补,逆摩为泻。"顺时针方向的手法为补,逆时针方向的手法为泻。

⑥按手法的性质:"旋推为补,直推为泻。"在小儿推拿五经的操作中旋转性推动的手法为补,直线推动的手法为泻。

(4)操作顺序

手法操作要有一定的顺序,一般是自上而下,先左后右(或男左女右,即男性患者先操作左侧后操作右侧,女性患者则反之),从前到后,由浅入深,循序渐进,可依具体病情适当调整。局部治疗,则按手法的主次进行,即:先用放松手法后用整复手法。

(5)推拿介质

很多手法的操作常借助于介质来完成,如摩擦类手法等。

①介质的概念:介质是在手法操作以前,涂擦在治疗部位的一种药物制剂。

②介质的作用:首先介质必须有润滑作用,既可保护皮肤,防止皮肤损伤,又能利于手法操作,增强手法作用。其次可以发挥和利用药物的作用,提高推拿效果。

③常见的介质主要有以下几种:滑石粉、爽身粉、葱姜汁、白酒、外用药酒、薄荷水、木香水、凉水、红花油、冬青膏。要根据辨病、辨证的结果来选用。例如:寒证,选用有温经散寒作用的介质,如葱姜水等;热证,选用有清凉退热作用的介质,如凉水等;软组织损伤,如关节扭伤、腱鞘炎等可选用有活血化瘀、消肿止痛、舒筋活络作用的介质,如红花油、冬青膏等;小儿肌性斜颈可选用润滑性能较强的滑石粉、爽身粉等;小儿发热可选用清热性能较强的酒精、凉水等。

(6)推拿的适应证

推拿属于中医外治法之一,它对骨伤科、内科、外科、妇科、儿科和耳鼻喉科等各科的许多疾病均有较好的治疗效果,而且还具有强身保健、预防疾病、祛病延年的作用。

①骨伤科病:适应于各种软组织病变、关节错缝、腰痛、胸胁迸伤、椎间盘突出症、颈椎病、落枕、漏肩风、类风湿性关节炎、颞颌关节功能紊乱症和骨折后遗症等。

②内科病:头痛、失眠、胃脘痛、胃下垂、便秘、腹泻、呃逆、肺气肿、癃闭、胆囊炎、哮喘、高血压病、心绞痛与糖尿病等。

③外科病:乳痈初期、褥疮和手术后肠黏连等。

④妇科病:痛经、闭经、月经不调、盆腔炎与产后耻骨联合分离症等。

⑤儿科病:小儿发热、腹泻、呕吐、便秘、疳积、咳嗽、百日咳、遗尿、尿闭、夜啼、惊风、肌性斜颈与小儿麻痹症等。

⑥耳鼻喉科病:假性近视、鼻炎、声门闭合不全、耳鸣耳聋、咽喉痛等。

(7)推拿的禁忌证

临床有许多疾病不适合用推拿治疗,因此在运用手法治疗前一定要明确推拿的禁忌证。即使推拿保健,推拿前也应对顾客身体状况进行了解,以便合理地选择手法。因此,手法操作前首先要做的就是明确诊断。

①各种传染性疾病,如肝炎、结核等不宜推拿。

②某些感染性疾病,如骨髓炎、化脓性关节炎、脓毒血症、丹毒等不宜推拿。

③有血液病或出血倾向的患者,如紫癜、咯血、便血、尿血等不宜推拿。

④烫伤与皮肤破损的局部,皮肤疾病(各种癣、湿疹、脓肿等)患处不宜推拿。

⑤各种恶性肿瘤不宜推拿。

⑥外伤出血、骨折早期、截瘫初期等不宜推拿。

⑦严重的心、脑、肺、肾等器质性疾病以及急腹症,禁止单独使用推拿手法。

⑧妇女妊娠期不宜作腹部推拿。

⑨醉酒后神志不清及饭后半小时以内不宜推拿。

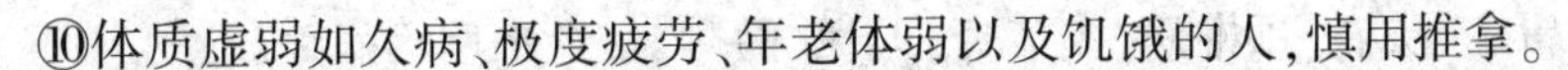

⑩体质虚弱如久病、极度疲劳、年老体弱以及饥饿的人，慎用推拿。

2. 作用原理

手法产生的疗效取决于手法的“质量”和治疗的部位。其疗效的产生通过疏通经络、平衡阴阳和理筋整复实现。其中内科、妇科、儿科疾病多通过疏通经络、平衡阴阳达到治疗的目的，而骨伤科疾病由于其特殊的病理特点，理筋整复为其主要作用原理。

一、摆动类手法

我们把通过腕关节有节奏的摆动，轻重交替、持续不断地作用于所施部位的手法归类为摆动类手法。主要包括一指禅推法、㨰法和揉法三种。

（一）一指禅推法

用拇指指端、指面或偏峰着力，沉肩、垂肘、悬腕，通过肘关节屈伸，前臂与腕的摆动，带动拇指的屈伸运动，使产生的力持续地作用于施术部位的一种手法，称一指禅推法。

【动作要领】

（1）拇指自然伸直，余四指呈半握拳状，拇指盖住拳眼，以拇指端或指面、偏峰着力于施术部位或腧穴上，腕部放松，指实掌虚。

（2）上肢肌肉放松，沉肩、垂肘、悬腕，肘关节略低于手腕，以肘部为支点，前臂主动左右摆动，带动腕关节和拇指节律性地摆动，紧推慢移，使产生的力持续地通过拇指作用于施术部。

【注意事项】

（1）姿势端正，心平气和，凝神聚气，自然呼吸。

（2）沉肩、垂肘、悬腕、指实掌虚，紧推慢移。沉肩，是指肩关节放松，肩胛骨自然下移，不要耸肩用力；垂肘，肘部下垂略低于腕部，肘部不要外翘；悬腕，腕关节屈曲约90°，如悬吊状，腕部放松，不要用力；指实掌虚，拇指自然伸直，余指呈半握拳状，操作时产生的力聚于拇指，余指虚不受力，拇指自然下压进行操作；紧推慢移，腕部和拇指随前臂的左右摆动频率快，而拇指端或其罗纹面在着力部的移动较慢，拇指不要摩擦移动或滑动。

（3）以肘关节为支点，前臂主动地左右摆动，带动腕部和拇指往返摆动，手法频率每分钟120~160次。（图2-85、图2-86）

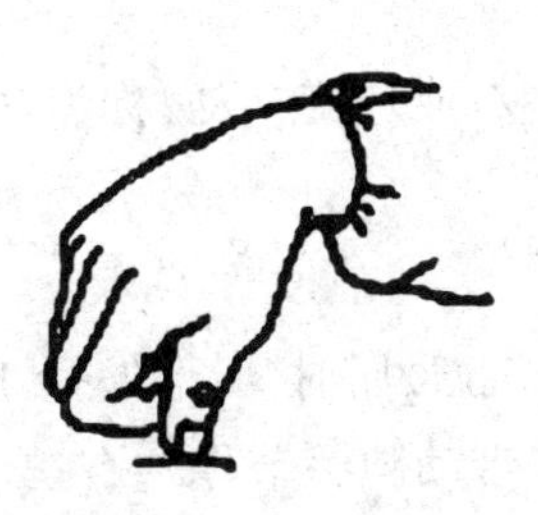

图2-85　一指禅推法1

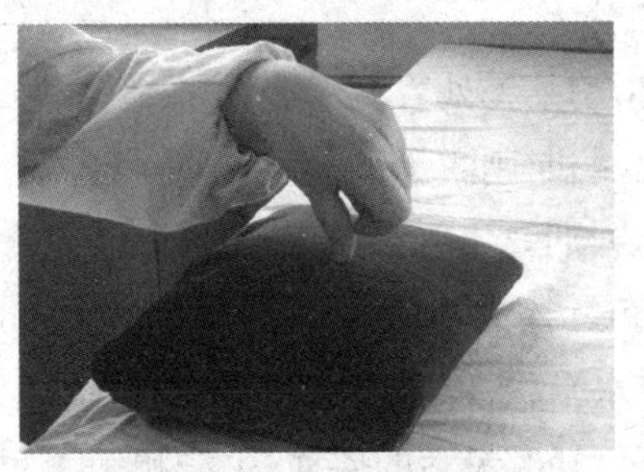

图2-86　一指禅推法2

【临床应用】

本法具有舒筋活络、调和营卫、健脾和胃的作用。常在头面、胸腹及四肢部操作。临床多用于冠心病、胃痛、头痛、颈椎病、关节炎、近视、面瘫、月经不调等病症。

(二)㨰法

用手背等部位着力,通过前臂旋转摆动及腕关节屈伸旋转的联合动作,使着力部对所施部位进行滚动性压力刺激的一种手法,称之为㨰法。可将其分为拳背㨰、小鱼际㨰、掌指关节㨰等术式,以便根据不同部位特点灵活选用。

【动作要领】

(1)腕关节放松,用小鱼际、拳背近小鱼际侧的1/2~2/3或5、4、3掌指关节着力。

(2)肘关节微屈,以肘部为支点,前臂主动旋转运动,带动腕关节做屈伸外旋运动,在施术部位上进行连续不断的㨰动。手法频率为每分钟120~160次。

【注意事项】

(1)肩和腕关节放松,不要用力。手法着力处要紧贴体表,操作时不可拖动、跳动和辗动。在㨰动频率不变的情况下,于施术部位上慢慢移动。

(2)肘关节微屈,以肘部为支点,前臂主动旋转运动,带动腕关节做屈曲外旋运动,动作要协调而有节律,压力、频率要均匀一致。(图2-87、图2-88)

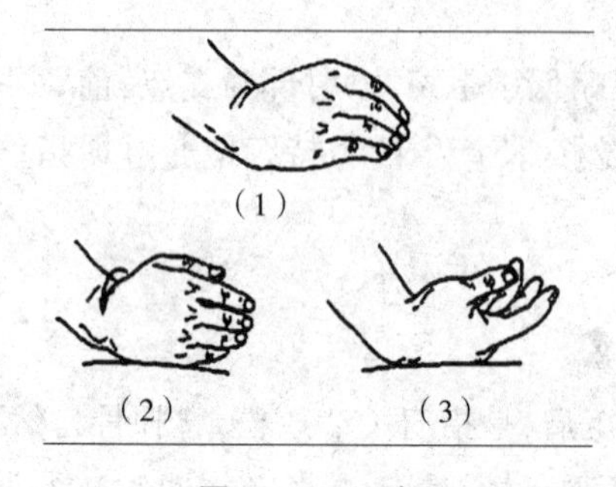

图2-87 㨰法1

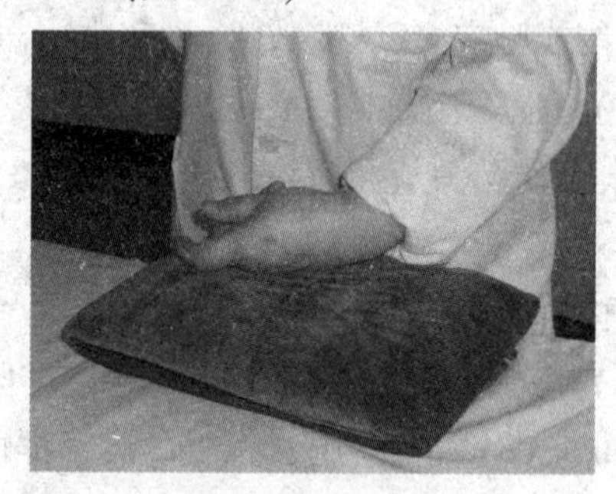

图2-88 㨰法2

【临床应用】

本法具有舒筋活血、松解黏连、解痉止痛的作用。常在项、肩背、腰臀和四肢等肌肉较丰厚部操作。临床多用于颈椎病、肩周炎、腰椎间盘突出症、各种运动损伤、疲劳症、偏瘫、截瘫等多种疾病,也是常用的保健推拿手法之一。

(三)揉法

以掌、指的某一处着力于施术部做轻柔灵活的左右或环旋揉动,称为揉法。本法的特点是轻柔缓和、刺激量小,适用于全身各部。

【动作要领】

(1)大鱼际揉法:以手掌大鱼际处着力于施术部,沉肩、屈肘、肘部外翘,腕关节放松,呈略背伸或水平状,以肘关节为支点,前臂主动运动,带动腕关节作左右摆动,使大鱼际在施术部进行轻柔灵活的揉动,手法频率为每分钟120~160次。(图2-89)

(2)掌根揉法:肘关节微屈,腕关节放松略背伸,手指自然伸直,以掌根部着力于施术部,以肘关节为支点,前臂主动运动,带动腕掌做小幅度的环旋运动,使掌根部在施术部进行柔和的连续不断的旋转揉动,手法频率为每分钟120~160次。(图2-90)

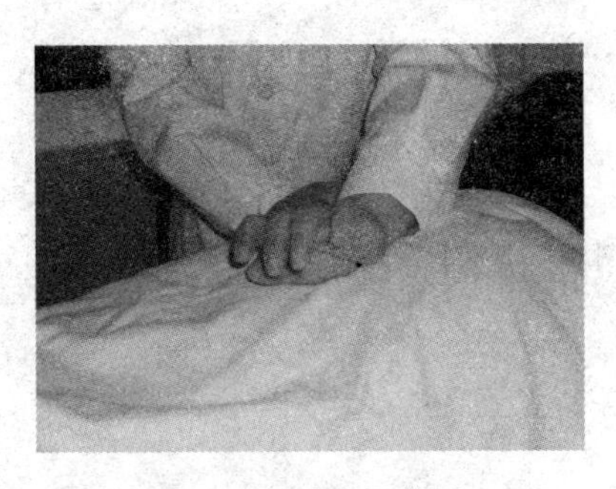

图 2-89　**大鱼际揉法**

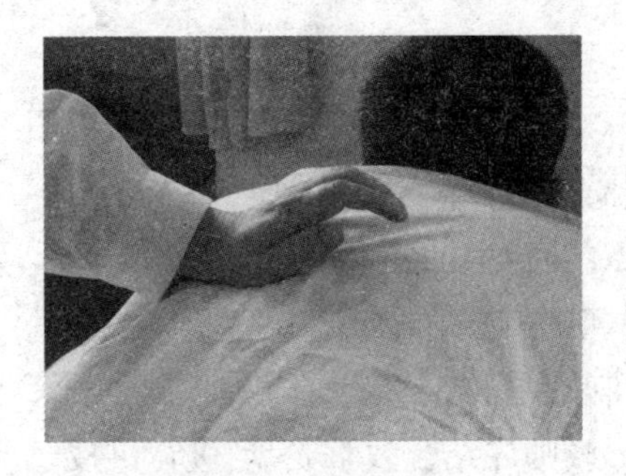

图 2-90　**掌根揉法**

(3)拇指揉法:以拇指罗纹面着力于施术部,余四指置于合适的位置以助力,腕关节微屈或伸直,以腕关节为支点,拇指主动环转运动,使拇指罗纹面在施术部做连续不断的旋转揉动,手法频率为每分钟 120~160 次。(图 2-91)

(4)中指揉法:中指指间关节自然伸直,掌指关节微屈,以中指罗纹面着力于施术部,以肘关节为支点,前臂主动运动,带动腕关节使中指罗纹面在施术部做轻柔灵活的小幅度的环旋揉动,手法频率为每分钟 120~160 次。为加强揉动的力量,可以用食指罗纹面压在中指远侧指间关节背侧进行操作。(图 2-92)

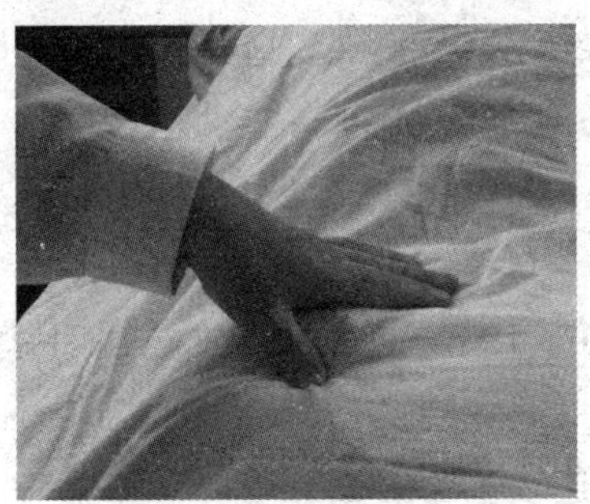

图 2-91　**拇指揉法**

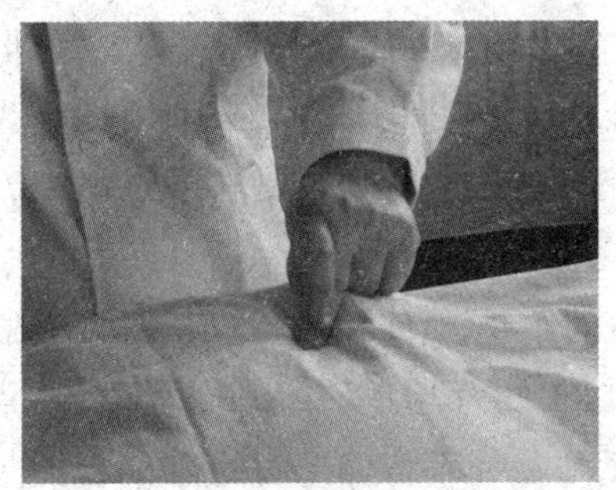

图 2-92　**中指揉法**

【注意事项】

(1)操作时压力要轻柔适中,揉动时要带动皮下组织一起运动,不可在体表形成摩擦运动,动作要协调而有节律性。

(2)大鱼际、掌根、中指揉法均以肘部为支点,腕关节放松,前臂主动运动,带动腕、掌、中指做左右或环旋运动;拇指揉法以腕关节为支点,拇指主动做环旋运动。

【临床应用】

本法具有消导积滞、宽胸理气、消肿止痛、活血祛瘀的作用。指揉法常在头面部及全身腧穴操作;大鱼际揉法常在腹部、面部、颈项部及四肢部操作;掌根揉法常在背、腰、臀及躯干部操作。临床多用于胃脘痛、泄泻、便秘、癃闭、软组织扭挫伤、头痛、颈椎病、小儿斜颈、小儿遗尿、近视、骨折术后康复、疲劳症等多种病症。

(四)实训

【目的要求】

1. 掌握摆动类各手法的动作要领。

2. 熟悉各手法的操作要求。

3. 了解各手法的注意事项、临床应用。

【标本教具】

教学光盘、活体模特(学生)、按摩床、凳子、滑石粉、甘油等。

【实训方式】

讲授、示教:

1. 教师先结合教学光盘、进行讲授。

2. 教师再在活体模特(学生)身上示范操作各种手法。

3. 学生相互进行各种手法的操作练习。

【实训内容、方法】

1. 一指禅推法

(1)动作要领:①上肢放松,沉肩、垂肘、悬腕,肘关节略低于腕部。②手握空拳,拇指伸直盖住拳眼,以拇指端或罗纹面着力于施术部位或穴位上。③以肘部为支点,前臂主动屈伸,带动腕关节和拇指节律性地摆动,紧推慢移,使之产生的力持续地通过拇指作用于施术部位。

(2)注意事项:①姿势端正,心平气和,凝神聚气,呼吸自然。②沉肩、垂肘、悬腕,肘关节略低于腕部,指实掌虚,紧推慢移。③以肘关节为支点,前臂主动左右摆动,带动腕部和拇指往返摆动。频率要求每分钟120~160次。

2. 㨰法

(1)动作要领:①沉肩、垂肘、肘关节微屈(120°~130°)。②腕部放松,用手背近小指的1/2~2/3处为着力部。③以肘部为支点,前臂主动旋转摆动,带动腕关节做屈伸外旋的连续动作。使手背偏尺侧处在施术部位上进行连续不断的㨰动。

(2)注意事项:以肘部为支点,前臂主动旋转摆动,带动腕关节作屈曲旋转的联袂运动,动作要协调而有节律,压力、频率及幅度要均匀一致。频率要求每分钟120~160次。

3. 揉法

(1)动作要领:①腕部放松,自然伸平或微背伸,手指自然伸开勿用力。②以手掌为着力部,肘关节为支点,前臂主动运动,带动腕关节连同着力部及皮下组织一起做轻柔灵活的回旋运动。

(2)注意事项:①操作时压力要轻柔适中,揉动时要带动皮下组织一起回旋运动,不可在体表形成摩擦运动,动作要协调而有节律性。②其他如大鱼际揉法、掌根揉法、拇指揉法、中指揉法等,动作要领均同,只是着力部不同而已。

【思考题/作业】

按上述步骤进行操作练习,反复实践,并做好如下记录(或写好实训报告)。

手法	操作部位	操作要领、操作时间
一指禅推法		
㨰法		
揉法		

二、摩擦类手法

我们把含有摩擦运动的手法归类为摩擦类手法，主要包括摩法、擦法、推法、搓法等手法。

(一)摩法

以掌或指着力于施术部作环形有节律的抚摸，称为摩法。本法特点是轻柔缓和、舒适自然。

【动作要领】

(1)掌摩法：手指自然伸直，腕关节放松略背伸，掌面着力于施术部，以肘关节为支点，前臂主动运动，带动腕掌做环形摩动。(图2-93、图2-94)

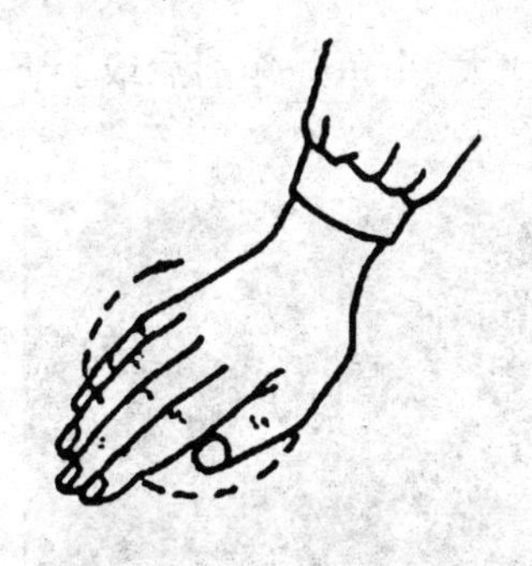

图2-93　**掌摩法1**

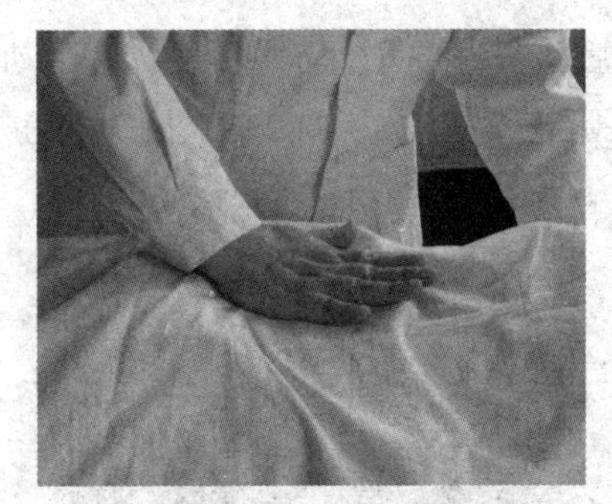

图2-94　**掌摩法2**

(2)指摩法：手指自然伸直，食、中、无名指并拢，且指腹面着力于施术部，其操作过程同掌摩法。(图2-95、图2-96)

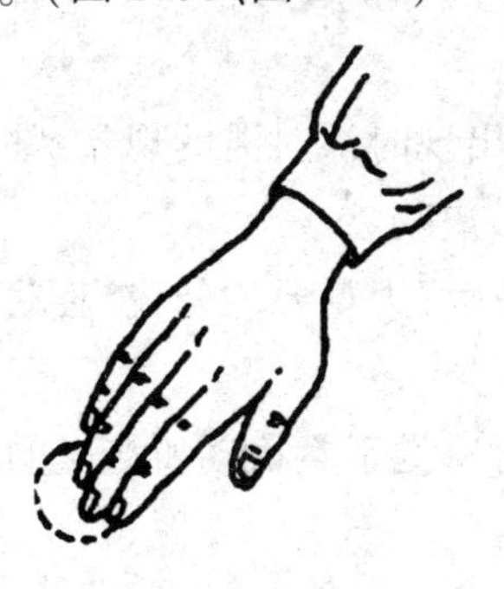

图2-95　**指摩法1**

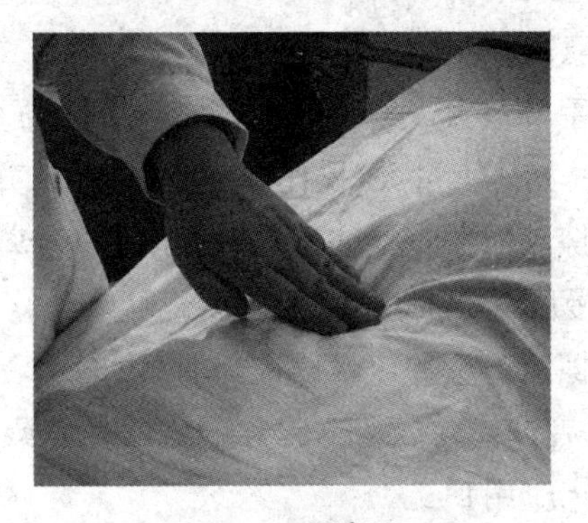

图2-96　**指摩法2**

【注意事项】

(1)肘关节屈曲，指掌自然伸直。指摩法在操作时腕关节保持一定的紧张度，而掌摩法则腕部要放松。

(2)操作时动作要缓和而协调,摩动的速度、压力宜均匀。正如《圣济总录》中所说:“摩法不宜急,不宜缓,不宜轻,不宜重,以中和之意施之。”

(3)根据病情的虚实决定摩动的方向。古有“顺摩为补,逆摩为泻”之说,即虚证宜顺时针方向摩动,实证则要逆时针方向摩动。

【临床应用】

本法具有消郁散结、调中理气的作用。指摩法常在颈项、面部、四肢等部位操作;掌摩法常在胸腹、背腰等部位操作。临床多用于咳喘、胸胁胀痛、呃逆、消化不良、脘腹胀痛、泄泻、便秘、月经不调、痛经、遗精、阳痿早泄、外伤肿痛等病症。

(二)擦法

以掌或大、小鱼际着力于施术部做快速的直线往返擦动,称为擦法。本法特点是柔和舒适,温热刺激,可用于全身各部位。

【动作要领】

(1)用手掌或大鱼际或小鱼际着力于施术部,腕关节伸直,前臂与手背面接近水平,五指自然伸开。

(2)肩关节为支点,上臂主动运动,带动掌指面或大、小鱼际作前后或上下方向的快速直线往返连续擦动。(图2-97、图2-98)

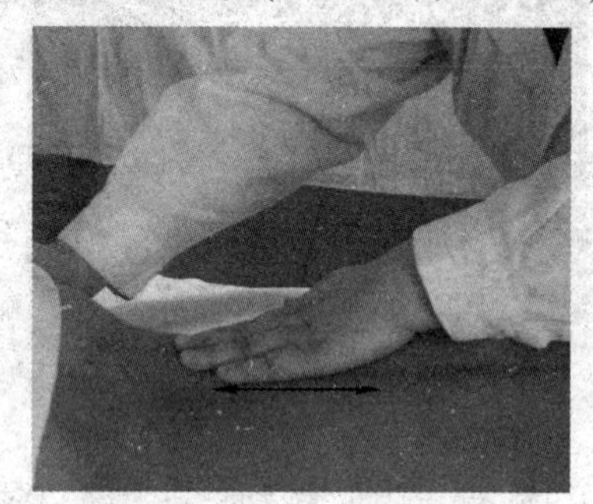

图2-97 擦法1

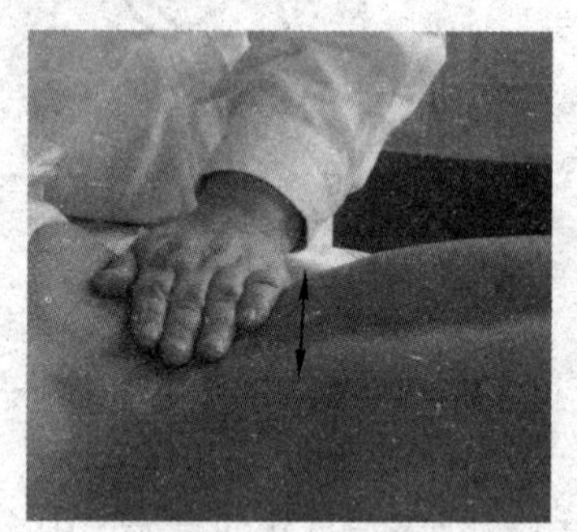

图2-98 擦法2

【注意事项】

(1)手掌或大、小鱼际要紧贴施术部,防止擦动时出现时浮时滞的现象;掌下的压力不宜太大,如压力过大,操作时则手法重滞,并容易擦破皮肤。

(2)擦动时要直线往返运动,往返的距离要尽量拉大,力量要均匀稳当,动作要连绵不断,先慢后逐渐加快,呼吸自然,不可屏气。

(3)擦法产生的热量以透热为度,即术者在操作时感觉手掌擦动所产生的热已渐渐进入受术者的体内。透热后方可结束手法操作。

【临床应用】

本法具有温经通络、行气活血、消肿止痛、健脾和胃的作用。本法常在胸腹部、两胁部、背部和四肢部操作。临床多用于外感风寒、风湿痹痛、寒性胃脘痛、腰腿冷痛、小腹冷痛、月经不调及外伤肿痛等病症。

(三)推法

是指、掌、拳、肘等部位着力,对所施部位进行单方向直线推压的一种手法。可将其分为指推、掌推、拳推、肘推。指推又可分为拇指推、食中指推、食中环三指推、拇指指间关节推、食指指间关节推、中指指间关节推、食中指指间关节推、食指中节骨推、八字推;掌推可分为全掌推、大鱼际推、小鱼际推、掌根推。

【操作及要领】

拇指推用指端或指面着力(图 2-99、图 2-100);食中指推用食中指指面着力(图 2-101);食中环三指推用食中环三指指面着力。

拇指指间关节推用屈曲的拇指指间关节背部着力;食指指间关节推用屈曲的食指第 1 指间关节背部着力;中指指间关节推用屈曲的中指第 1 指间关节背部着力;食中指指间关节推用屈曲的食指和中指第 1 指间关节背部着力;食指中节骨推用食指中节骨桡侧着力;八字推用拇指指面和屈曲的食指第 1 节指骨桡侧面着力。(图 2-102)

全掌推用全掌着力(图 2-103、图 2-104);大鱼际推用大鱼际着力;小鱼际推用小鱼际着力;掌根推用掌根着力。

拳推用握拳后的食、中、环、小四指第 1 指间关节背部着力。(图 2-105)

肘推用肘尖着力。(图 2-106)

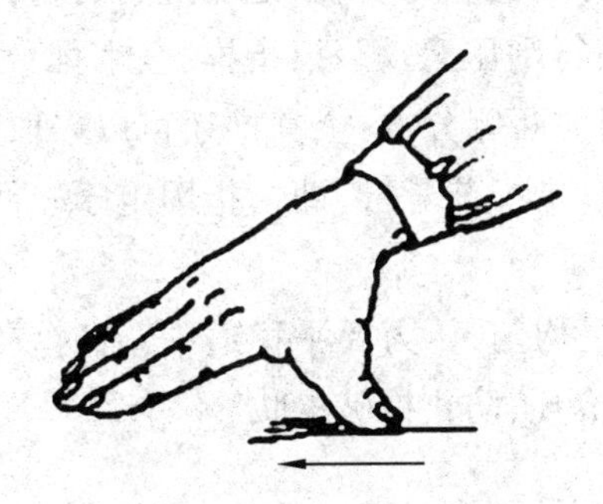

图 2-99　拇指推法 1

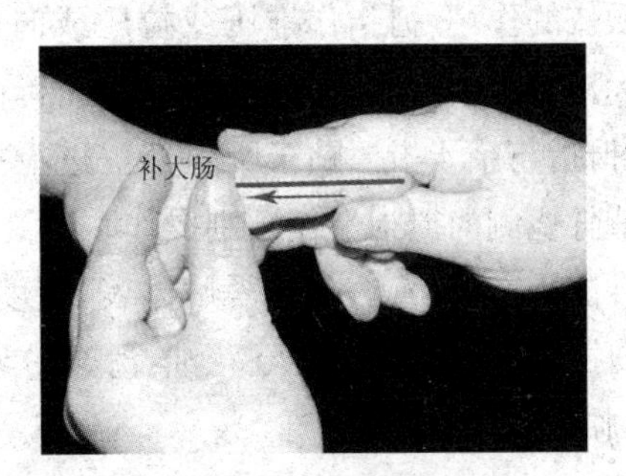

图 2-100　拇指推法 2

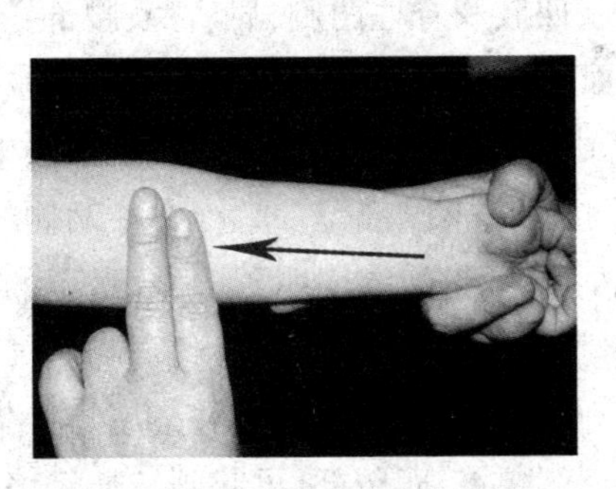

图 2-101　食中指指面推

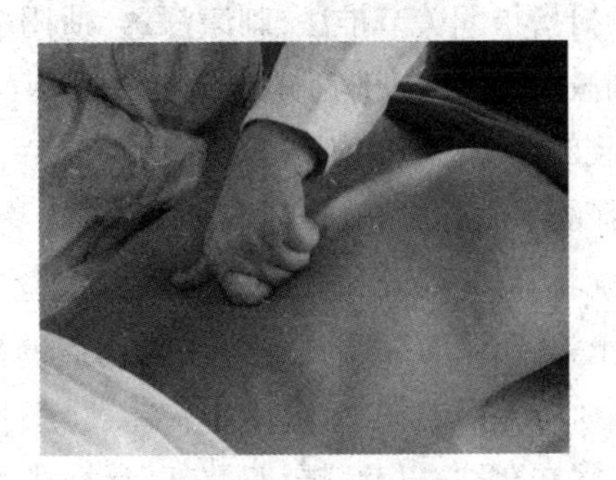

图 2-102　八字推

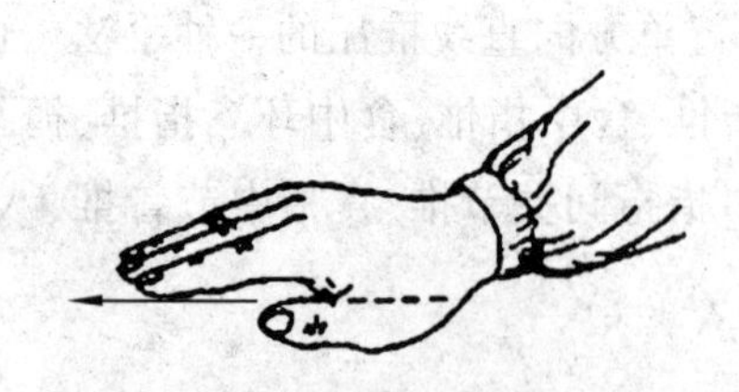

图 2-103 掌推法 1

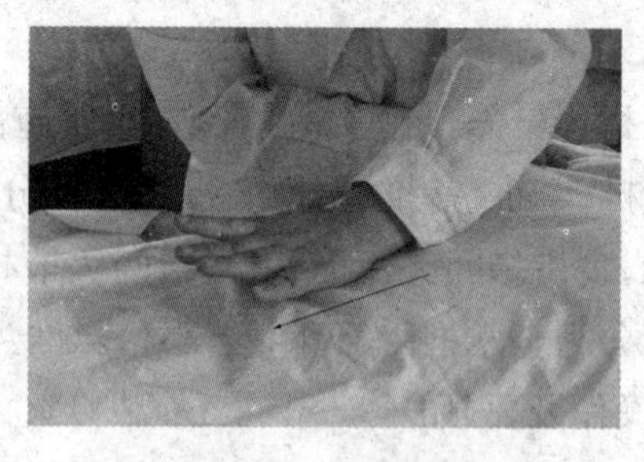

图 2-104 掌推法 2

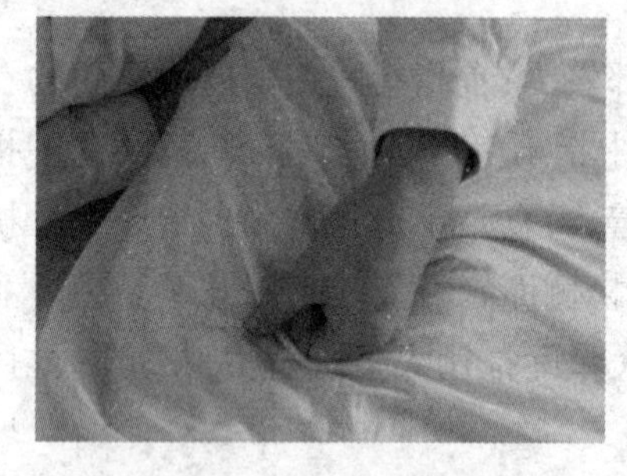

图 2-105 拳推法

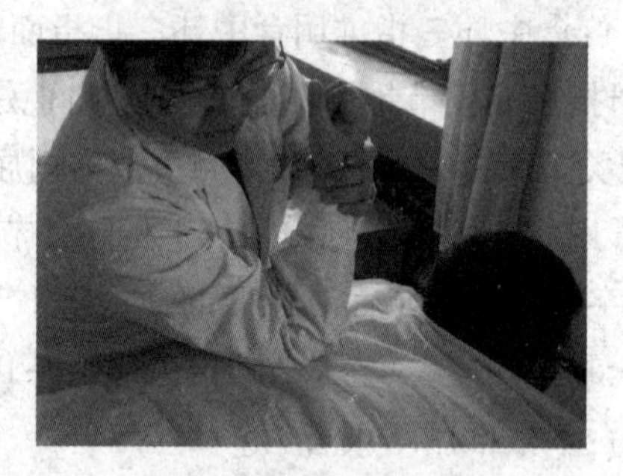

图 2-106 肘推法

拇指推,可握拳推,亦可伸掌推。伸掌推,其余四指置于旁侧,起稳定、扶持拇指完成推法操作的作用,拇指作推压或拉压或向掌侧横行刮压运动。拇指推、全掌推、掌根推、大鱼际推等可沿直线推,亦可双手作横行由中间向两侧分推;全掌推还可以采取刨推术式,即拇指与余 4 指握贴于所施部位进行推动;食指中节骨推,即拇指固定于一侧,用食指中节骨桡侧向拇指端作压刮操作。

推法操作时,着力部要紧贴体表,速度宜缓慢均匀,压力要平稳适中,有时要顺肌纤维方向推,可使用冬青油、红花油、滑石粉等推拿介质,防止推破皮肤。

【临床应用】

推法适用全身各部位。拇指推法,接触面较小,刺激缓和,适用于头面、颈项和四肢部位;拇指指间关节推法,刺激深透,适用于颈项、四肢和脊柱两侧、肩、背及腰部;三指推法,刺激缓和,适用于胸、腹部位;掌推法,接触面积较大,刺激缓和,适用于胸、腹、背、腰和四肢部位;拳推法,刺激较强,适用脊柱两侧、背、腰、四肢部位;肘推法,是推法中刺激量最强的手法,适用于脊柱两侧、背、腰、臀及下肢肌肉丰厚部位。掌推脊柱两侧的足太阳膀胱经,可起到调和气血的作用;推五经、推桥弓,可起到清脑明目、平肝潜阳的作用,可用于头痛、头晕、高血压、失眠等病症的治疗;掌推胸、腹、胁肋,可起到宽胸理气、消胀除满、通便导滞的作用,可用于胸闷、胁胀、腹胀、便秘、食积等病症的治疗;屈指推华佗夹脊穴,掌推脊柱、肩背、腰、四肢部,拳推或肘推肩背、腰臀、四肢部,可起到疏通经络、温经散寒、理筋活血的作用,常用于风湿痹痛、肩背肌肉酸痛、腰腿痛、感觉麻木迟钝等病症的治疗;对软组织损伤、局部肿痛、肌紧张痉挛等证,可在局部用指或掌推法,以舒筋通络、活血化瘀、解痉止痛。

（四）搓法

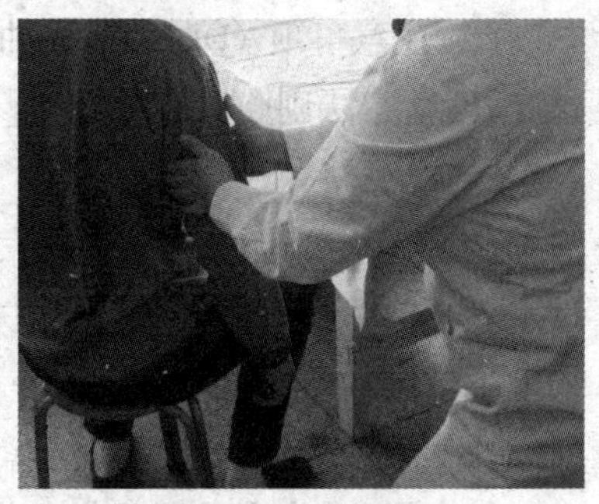

图 2-107 搓法

以双手掌面夹住肢体并着力于施术部相对用力做快速的交替搓动，称为搓法。本法特点是舒适轻快，柔和松散，多用于四肢部。

【动作要领】

(1)用双手掌面夹住肢体施术部，嘱受术者肢体放松。

(2)以肘关节和肩关节为支点，前臂与上臂主动施力，两手掌做反方向的快速搓动，同时由上向下缓慢移动。(图 2-107)

【注意事项】

(1)操作时动作要协调连贯、一气呵成。搓动时掌面在施术部有小幅度缓慢位移，受术者应有较强的松快感。

(2)搓动的速度宜快，自上搓到下，再由下而上搓回，移动时速度宜慢。呼吸自然，不可屏气。

(3)搓动时用力应均匀，如施力过重，夹搓时夹得太紧，会造成手法呆滞。

【临床应用】

本法具有舒筋通络、调畅气血、松解组织的作用。常在四肢部、胸胁部、背部操作，尤以上肢部应用较多。本法一般作为推拿治疗的结束手法。临床多用于肢体酸痛、关节活动不利、胸胁屏伤等病症。

（五）实训

【目的要求】

1. 掌握摩擦类各手法的动作要领。

2. 熟悉各手法的操作要求。

3. 了解各手法的注意事项、临床应用。

【标本教具】

教学光盘、活体模特(学生)、按摩床、凳子、滑石粉、按摩乳等。

【实训方式】

讲授、示教：

1. 教师先结合教学光盘、进行讲授。

2. 教师再在活体模特(学生)身上示范操作各种手法。

3. 学生相互进行各种手法的操作练习。

【实训内容、方法】

1. 摩法

(1)动作要领：①掌摩法：手指自然伸直，腕关节放松略背伸，掌面着力，以肘关节为支点，前臂主动运动，带动腕掌作环形摩动。②指摩法：手指自然伸直，食、中、无名指并拢,以3指指腹为着力部,其操作要领同掌摩法。

(2)注意事项:①肘关节屈曲,指、掌自然伸直,指摩法在操作时腕关节保持一定的紧张度,而掌摩法则腕关节要放松。②操作时动作要缓和协调,摩动的速度、压力要均匀。

2. 擦法

(1)动作要领:①用手掌或大鱼际或小鱼际为着力部,腕关节伸直,前臂与手背面接近水平,五指自然伸开。②以肩关节为支点,上臂主动运动,带动掌面或大小鱼际做前后或上下方向的直线往返擦动。

(2)注意事项:①着力部要紧贴皮肤,但不能用力按压。②擦的距离要尽量拉长,擦动时呈直线往返,力量要均匀稳当,动作要连续不断。③擦的速度先要慢后逐渐加快,以局部深层得热为度。

3. 推法

(1)动作要领:①掌推法:以掌根处为着力部,腕关节背伸,肘关节微屈或屈曲,以肩关节为支点,上臂主动用力,使掌根部向前作单方向直线推动。②指推法:以拇指端为着力部,余四指置于相应位置以固定助力,腕关节略屈,拇指及腕部主动施力,做短距离单方向直线推进。③肘部推法:屈肘,用尺骨鹰嘴突起处着力于施术部位,以肩关节为支点,上臂和前臂主动施力,使尺骨鹰嘴突起处向前做单方向直线推动。

(2)注意事项:①着力部要紧贴皮肤,推进的速度宜缓慢均匀,压力要平稳,只能做单方向的直线推动。②用滑石粉做介质以免损伤皮肤。③用于小儿时宜轻快,应用介质,注意推法施术方向与补泻的关系。

4. 搓法

(1)动作要领:①用双手掌面夹住肢体施术部位,嘱受术者肢体放松。②以肘关节和肩关节为支点,前臂与上臂主动施力,两手掌做相反方向的快速搓动,同时由上而下缓慢移动。

(2)注意事项:①夹住部位松紧要适宜,双手用力要对称。②操作过程要气沉丹田,呼吸自然,不可屏气发力。③搓动要轻快、柔和、均匀、不间断,移动要缓慢,顺其势自然而下,不可逆向移动。

【思考题/作业】

按上述步骤进行操作练习,反复实践,并做好如下记录(或写好实训报告)。

手法	操作部位	操作要领、操作时间
摩法		
擦法		
推法		
搓法		

三、挤压类手法

我们把用指、掌或肢体其他部位在所施部位上做按压或相对挤压的手法归类为挤压类手法。挤压类手法包括按压与捏拿两类手法,按压类手法主要包括按法、点法、拨法等;捏拿类手法主要包括捏法、拿法、捻法、扯法、挤法等。

(一)按法

以掌、指、肘着力于施术部,逐渐用力,按而留之,有节律性往复,称为按法。本法特点是沉实有力,舒缓自然。

【动作要领】

(1)拇指按法:以拇指端或罗纹面着力于施术部,余四指张开置放于相应位置以固定助力,腕关节悬屈,以腕关节为支点,掌指部主动施力,垂直向下按压施术部。当按压之力达到所需要求后,"按而留之"稍停片刻,然后掌指松动撤力,再重复上述操作,按压动作既平稳又有节奏。(图 2-108)

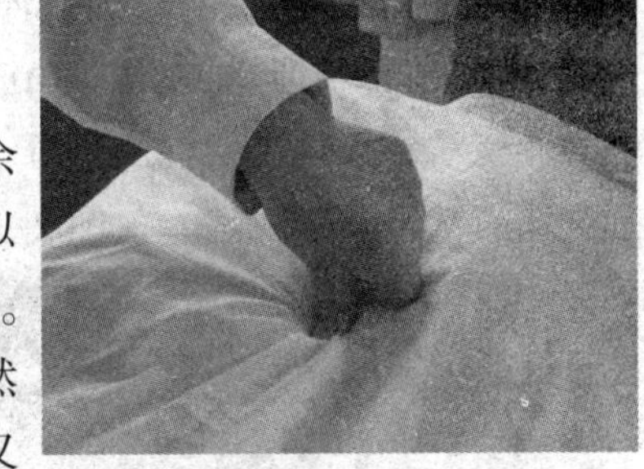

图 2-108 拇指按法

(2)掌按法:以单手掌面或一手掌面叠压在另一手背上着力于施术部,以肩关节为支点,上身前倾,双足跟略离开地面,利用身体上半部的重量,由上臂、前臂及腕关节传至手掌部,垂直向下按压,施力原则同指按法。(图 2-109、图 2-110)

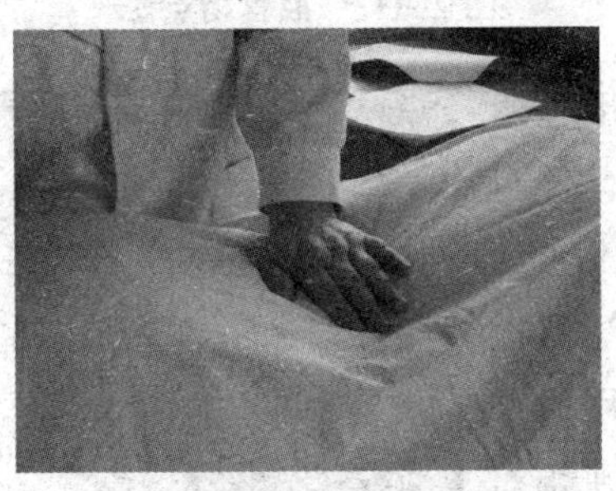

图 2-109 掌按法

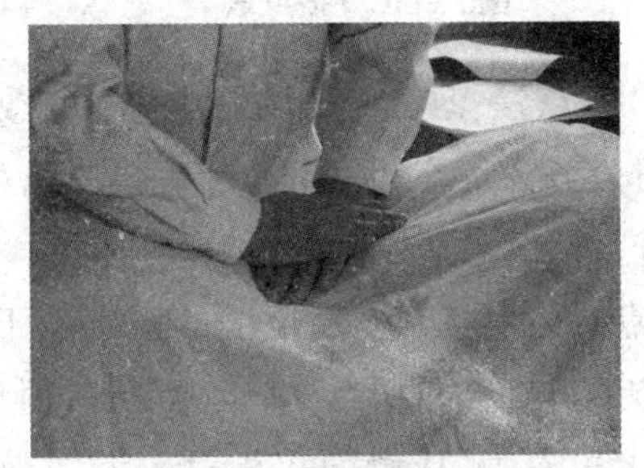

图 2-110 叠掌按法

(3)肘按法:屈肘,以肘关节的尺骨鹰嘴部着力于施术部,用身体上半部的重量或上臂和前臂主动施力,进行节律性的按压,施力原则同指按法。(图 2-111)

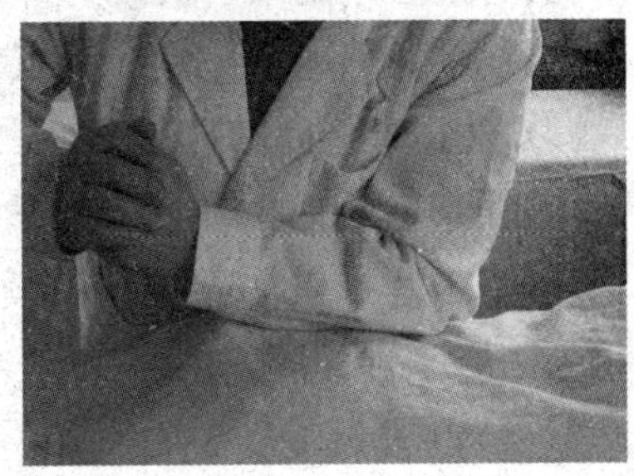

图 2-111 肘按法

【注意事项】

(1)操作时着力处要紧压在施术部,不可移动。

(2)按压施力的原则是由轻到重,再由重到轻,总的过程是"轻→重→轻"。不可用蛮力或暴力,以免造成骨折。

(3)手法操作要有节律性。

【临床应用】

本法具有舒筋通络、活血止痛、开闭通塞的作用。指按法常在面部或肢体腧穴操作;掌按法常在背腰部、下肢后侧、胸部及上肢部操作;肘按法常在背腰部和下肢后侧操作。临床多用于腰背部筋膜炎、颈椎病、肩周炎、腰椎间盘突出症、感冒、高血压病、糖尿病、偏瘫等多种病症。

（二）点法

以指端或关节突起处着力于施术部持续点压，称为点法。本法特点是接触面小，刺激量大。

【动作要领】

（1）指点法：手握空拳，拇指伸直，其指腹紧贴于食指中节桡侧，悬腕，以拇指端着力于施术部，前臂与拇指主动施力，进行持续点压。（图2-112）

指点法亦可用中指端及拇指、食指的指间关节背侧进行点压，其名依次为中指点法、屈拇指点法、屈食指点法。（图2-113）

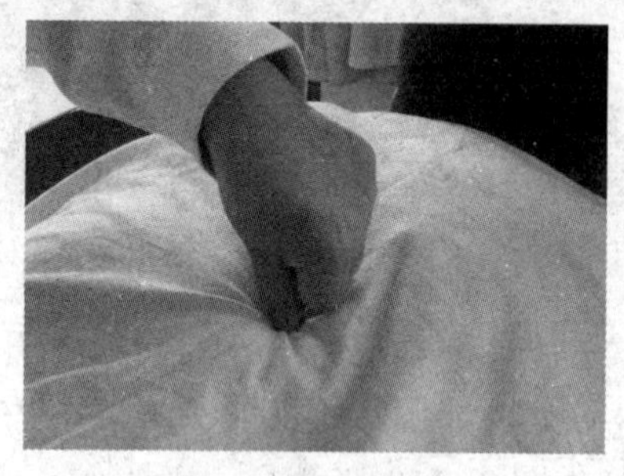

图2-112 指点法

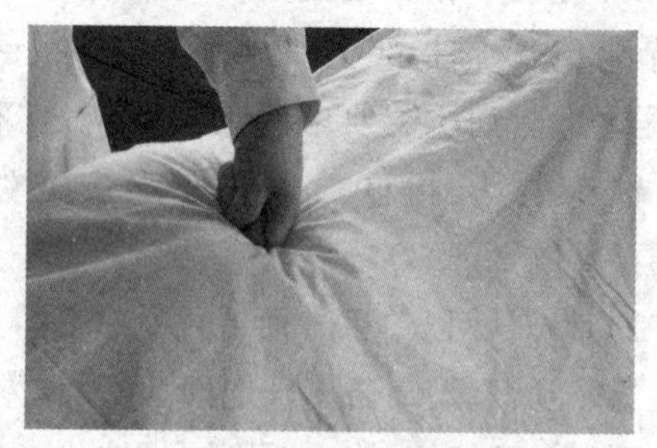

图2-113 屈食指点法

（2）肘点法：屈肘，以尺骨鹰嘴突起处着力于施术部，以肩关节为支点，用身体上半部的重量由上臂传至肘部，进行持续点压。（图2-114）

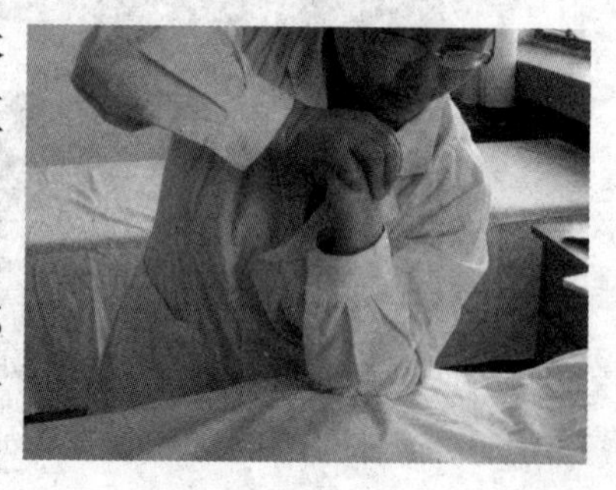

图2-114 肘点法

肘点法与肘按法及肘压法的区别在于：肘点法是以肘尖部着力，接触面积小，刺激力度强；肘压法多用肘部的尺骨上段着力，接触面积相对较大，刺激力度则相对较弱；肘按法则是以肘尖或肘部的尺骨上段着力，操作时具有缓慢的节奏性，而不是持续下压。

点法还可借助器具来操作，如牛角、点穴棒。

【注意事项】

（1）本法操作时，要平稳持续的施力下压，应使刺激充分达到深部机体组织，从而取得手法治疗的“得气”效果。

（2）点法的施力要求是“小→大→小”，不可用猛力和蛮力。如突然施力或突然收力，会给患者造成较大的不适和痛苦；如使用蛮力，可造成施术部紧张而无法受力。

（3）点法结束后一定要用揉法操作，以防气血壅滞和局部软组织损伤。

（4）对年老体弱、久病体虚者须慎用点法。

【临床应用】

本法具有通络止痛、舒筋活络的作用。指点法常在面部、胸腹部操作；屈指点法多在四肢关节缝隙处操作；肘点法常在背腰部、臀部及下肢后侧操作。临床多用于各种疼痛性病症。

（三）拨法

以拇指着力于施术部用力深压，进行单方向或往返的拨动，称为拨法，又名“指拨法”“拨络法”。本法特点是力沉而实，松软筋肉。

【动作要领】

拇指伸直，以指端着力于施术部，余4指置放于相应的位置以助力，拇指用力下压至一定的深度，待“得气”后，再作与肌纤维或肌腱、韧带成垂直方向的单向或来回拨动。（图2-115）

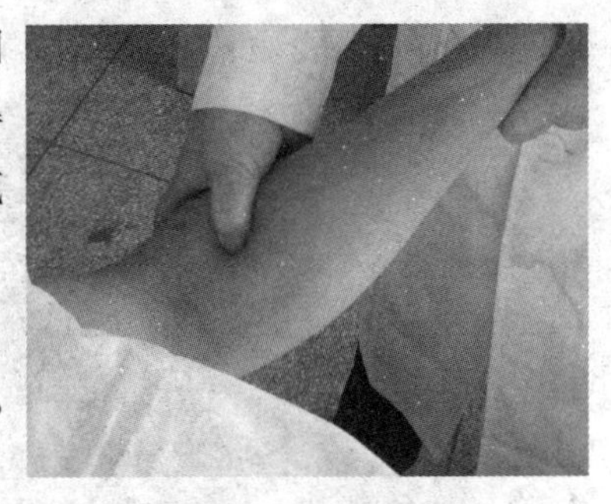

图2-115　拨法

【注意事项】

（1）操作时用力要由轻而重，实而不浮，重而不滞。拨动方向与按压力要相互垂直。

（2）拨动时，拇指不能在皮肤表面摩擦滑动，要带动肌纤维或肌腱、韧带一起运动。

【临床应用】

本法具有通络止痛、行气活血、解除黏连的作用。常在肩胛骨内侧缘、肱二头肌长头肌腱或短头肌腱、腰肌侧缘、华佗夹脊穴、肩贞穴、曲池穴、环跳穴等处操作。临床多用于颈椎病、肩周炎、腰背筋膜炎、第三腰椎横突综合征、腰椎间盘突出症、梨状肌损伤综合征等病症。

（四）捏法

以拇指与其余手指指腹面夹住并着力于施术部肌肤，相对用力挤压，称为捏法。本法特点是疏松筋肉，舒适自然。

【动作要领】

用拇指与食、中指指面，或拇指与其余4指指面夹住并着力于施术部，前臂与掌指主动施力，以拇指与其余4指指面相对用力挤压，随即放松，再挤压、再放松，重复上述挤压、放松动作，并循序缓慢移动。（图2-116）

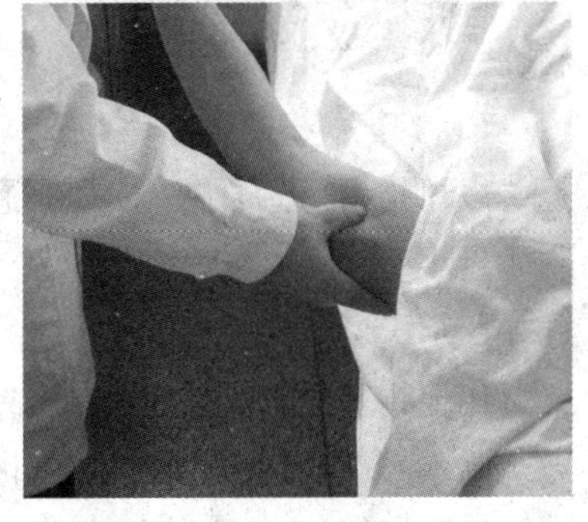

图2-116　捏法

【注意事项】

（1）操作时要循序而移动，移动速度不宜过快，用力要均匀柔和，动作要连贯协调而有节律性。

（2）操作时要用指面着力，不可用指端着力。

【临床应用】

本法具有舒筋通络、行气活血的作用。常在颈项部、四肢部操作。临床多用于颈椎病、疲劳症、四肢酸痛、肌肉萎缩、偏瘫等病症。

（五）拿法

以拇指与其余手指的罗纹面夹住并着力于施术部肌肤，相对用力捏提，称为拿法，即

“捏而提起谓之拿”。本法特点是轻柔舒适、松筋活血、通络止痛。

【动作要领】

用单手或双手的拇指与其余手指罗纹面夹住并着力于施术部的肌肤，腕关节放松，掌指主动施力，以拇指与其余手指相对用力挤压，同时提拽，循序进行连续不断、轻重交替的捏提。（图2-117、图2-118）

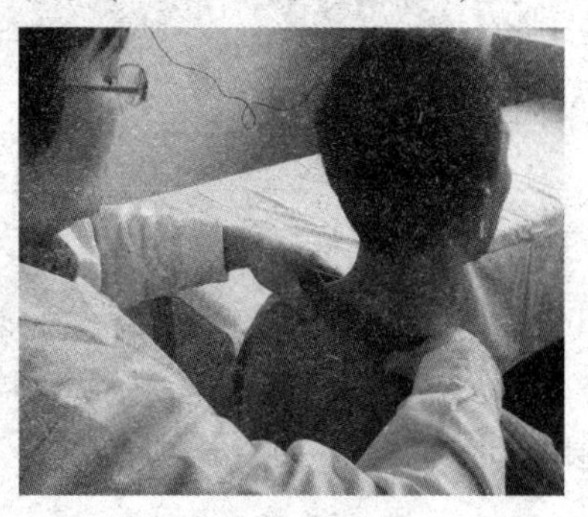
图2-117 拿肩井

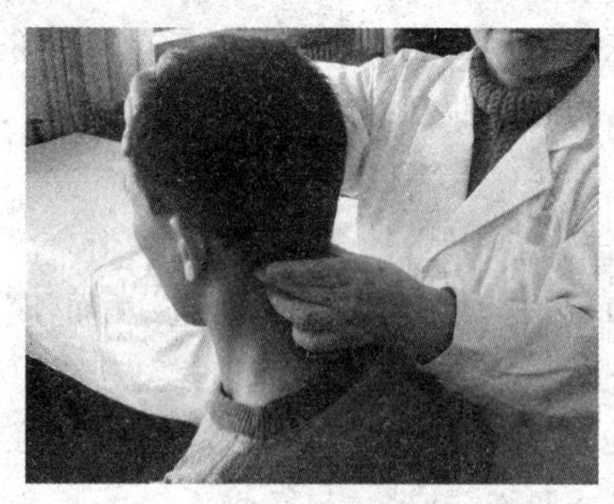
图2-118 拿风池

【注意事项】

（1）操作时用力要由轻到重，不可突然用力，本法中含有捏、提且略有揉的动作成分，宜将三者融合为一体进行操作，才能显出拿之功效。

（2）动作要缓和协调连贯，具有节律性。

（3）拿法同捏法一样要求手指的相对力量，只有平稳均匀的相对用力，才能体现出其功力。初习者不宜强力久拿，以防腕部和手指的屈肌腱及腱鞘的损伤。

【临床应用】

本法具有祛风散寒、舒筋通络、开窍止痛、松解黏连的作用。常在颈项部及四肢部操作。临床多用于头痛、外感风寒、颈椎病、肩周炎、肢体麻木、疲劳症、肌肉酸痛等病症。

（六）捻法

以拇指、食指夹住并着力于施术部进行捏揉捻动，称为捻法。本法特点是轻柔和缓，刺激量小。

【动作要领】

用拇指罗纹面与食指桡侧缘或其罗纹面夹住并着力于施术部，腕、指主动施力，拇指与食指作相反方向主动的快速捏揉运动，如捻线一般。（图2-119）

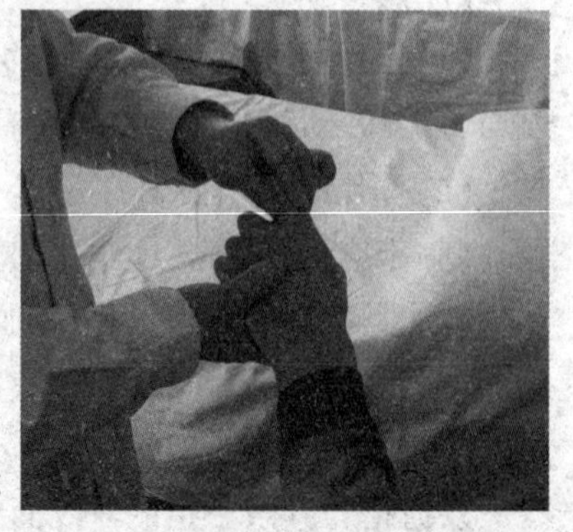
图2-119 捻法

【注意事项】

（1）腕、指主动施力，拇指与食指必须作相反方向的运动，才能形成捻动。

（2）操作时动作要灵活协调、柔和有力，动作不能呆板、僵硬。捻动的速度要快，重点在小关节处施术，紧捻慢移。

【临床应用】

本法具有理筋通络、活血止痛的作用。常在四肢小关节处操作。临床多用于指间关节扭伤、屈指肌腱鞘炎等病症。

（七）扯法

用屈曲的食指与中指或用拇指与屈曲的食指夹住所施部位的皮肤，进行扯、揪或扯而拧之的一种手法，称之为扯法。亦可称之为揪法、拧法，是一种广泛流传于民间的手法。

【操作及要领】

用屈曲的食指尺侧面和屈曲的中指桡侧面，或用拇指指面和屈曲的食指中节桡侧面着力，夹住施术部位的皮肤，进行拉扯、揪扯或拧扯操作。（图 2-120）

拉扯，将皮肤向外扯拉，再从夹持的两指间滑出，一扯一放，反复连续操作，可闻及“嗒嗒”声响；拧扯，拧而扯之；揪扯，用拇指与食指揪扯小部位皮肤，进行一揪一放的操作。

挟扯的力度要掌握好，既不可过大，也不可过小，不要损伤皮肤。

操作时，施术的手指可蘸清水或润滑剂，随蘸随扯。

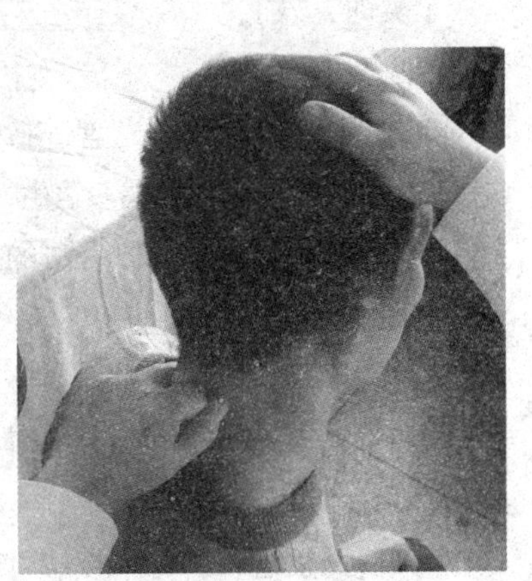

图 2-120 扯法

以皮肤出现红紫色斑痕为度，前人称之为“痧痕透露”。一般连续操作 10 余次后，所施处仍未出现红斑者，则非本法适应证。

【临床应用】

本法多用于前额、颈项及背部，具有祛风散寒、疏通经络、引邪外出等功效。常和其他手法配合治疗头痛、咽喉肿痛、痧证、肩背酸痛、颈项强痛等病症。

（八）挤法

以指端对称性向中心捏挤所施部位皮肤的一种手法，称之为挤法，是民间较为流行的手法。

【操作及要领】

以一手拇指与食指或两手拇食指的指面置于施术部位的皮肤或筋结，进行对称性向中心挤捏操作。

以透出紫色斑痕为度，但不可损伤皮肤。挤按筋结时，以筋结破散为度，但对于时间较久的筋结，不可强行挤破。（图 2-121）

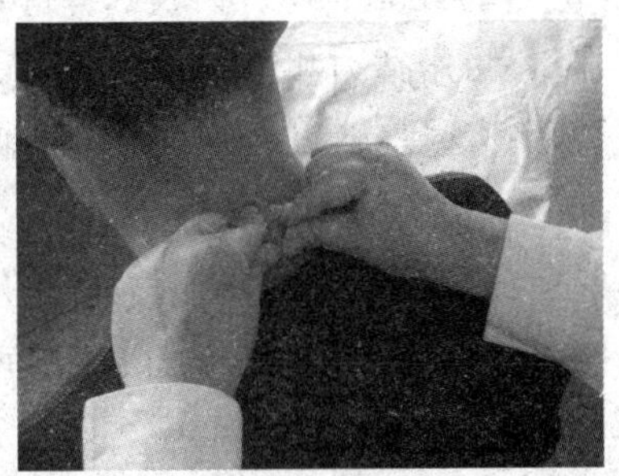

图 2-121 挤法

【临床应用】

本法适用于全身各部，常用于前额、颈项、脊背及四肢关节部，具有通经活络、活血止痛、消散筋结等功效。常和其他手法配合用于头痛、关节酸痛、肢体麻木、腱鞘囊肿、风寒感冒等病症的治疗。

(九)实训

【目的要求】

1. 掌握挤压类各手法的动作要领。

2. 熟悉各手法的操作要求。

3. 了解各手法的注意事项、临床应用。

【标本教具】

教学光盘、活体模特(学生)、按摩床、凳子。

【实训方式】

讲授、示教:

1. 教师先结合教学光盘进行讲授。

2. 教师再在活体模特(学生)身上示范操作各种手法。

3. 学生相互进行各种手法的操作练习。

【实训内容、方法】

1. 按法

(1)动作要领:①指按法:以拇指指面为着力部,余4指张开置于相应部位以固定助力,腕关节悬屈并以其为支点,掌指主动施力垂直向下按压,当按压之力达到要求时,按而留之稍停片刻,反复进行。②掌按法:以单手掌面或双掌重叠着力于施术部位,以肩关节为支点,垂直向下按压,施力原则同指按法。③肘按法:屈肘,以尺骨鹰嘴部着力于施术部位,用身体上半部的力量或上臂和前臂主动施力,进行有节律的按压,施力原则同指按法。

(2)注意事项:①着力部要紧贴皮肤,不可移动。②施力原则要由轻到重,再由重到轻,即"轻→重→轻",不可用蛮力或暴力,以免造成骨折。③手法操作要有节律。

2. 点法

(1)动作要领:①指点法:手握空拳,拇指伸直,其指腹紧贴于食指中节桡侧,悬腕,以拇指端着力于施术部位,前臂与拇指主动施力,进行持续点压。本法亦可用中指端及拇指、食指指间关节突起部为着力部,方法相同。②肘点法:屈肘,以尺骨鹰嘴处为着力部,以肩关节为支点,用身体上半部的力量经上臂到肘部,进行持续点压。

(2)注意事项:①要气沉丹田,呼吸自然、深长,不可屏气发力。②用力要由小到大再小,不可用猛力和蛮力。以"得气"和患者能够耐受为度,不可久点。③点法结束后一般要用揉法操作,以缓解点法的强刺激,防止气血壅滞和局部软组织损伤。

3. 拨法

(1)动作要领:①拇指伸直,以指端着力于施术部,余4指置放于相应的位置以助力,拇指用力下压至一定的深度,取得"得气"感应。②作与肌纤维或肌腱、韧带成垂直方向的单向或来回拨动。

(2)注意事项:①操作时用力要由轻而重,实而不浮,重而不滞。拨动方向与肌纤维、肌腱或韧带要相互垂直。②拨动时,拇指不能在皮肤表面摩擦滑动,要带动肌纤维或肌腱、韧带一起运动。

4. 捏法

(1)动作要领:用拇指与食、中指指面或拇指与其余 4 指指面夹住并着力于施术部位,前臂与指掌主动施力,以拇指与其余 4 指指面相对用力挤压,随即放松,再挤压,再放松,反复进行,并循序缓慢移动。

(2)注意事项:①操作要循序移动,移动速度不要过快,用力要均匀柔和,动作要连贯协调有节律。②操作时要用指面着力,不可用指端着力。

5. 拿法

(1)动作要领:用单手或双手的拇指与其余手指指面着力于施术部位,腕关节放松,掌指主动施力,以拇指与其余手指相对用力挤压,同时提拽,循序进行连续不断的轻重交替的捏提。

(2)注意事项:①用力要由轻到重,不可突然用力,本法中含有捏、提且略有揉的动作成分,宜将三者融合为一体进行操作。②动作要缓和、协调、连贯,具有节律性。③每个穴位或部位只拿一二次。

6. 捻法

(1)动作要领:用拇指罗纹面与食指桡侧缘或其罗纹面夹住并着力于施术部,腕、指主动施力,拇指与食指做相反方向的主动快速捏揉动作,如捻线一般。

(2)注意事项:①腕、指主动施力,拇指与食指必须做相反方向的运动,才能形成捻动。②操作时动作要灵活协调、柔和有力,动作不能呆板、僵硬。捻动的速度要快,移动要缓慢。

7. 扯法

学员可先在自己身上适宜部位上练习单手或双手扯、揪、拧动作。用力不宜太重,体会微痛而舒适的特殊感觉,待动作熟练后再在他人身上练习。

(1)在前额部练习揪扯法。

(2)在颈项、胸腹、华佗夹脊等部位练习扯、拧法。

【思考题/作业】

按上述步骤进行操作练习,反复实践,并做好如下记录(或写好实训报告)。

手法	操作部位	操作要领、操作时间
按法		
点法		
拨法		
捏法		
拿法		
捻法		
扯法		

四、振动类手法

我们把能使受术部位振颤或抖动的手法归结为振动类手法。其主要包括振法、抖法。

(一)振法

以掌或指着力于施术部,静止用力产生振动,称为振法。本法特点是柔和轻松,舒适自然。

【动作要领】

(1)掌振法:以掌面或侧掌着力于施术部,肘关节伸直,身体前倾,两脚跟略离地面,以肩关节为支点,前臂和手掌静止性主动施力,产生较快频率的振动波,使受术部有振动感,有时或有温热感。(图 2-122、图 2-123)。

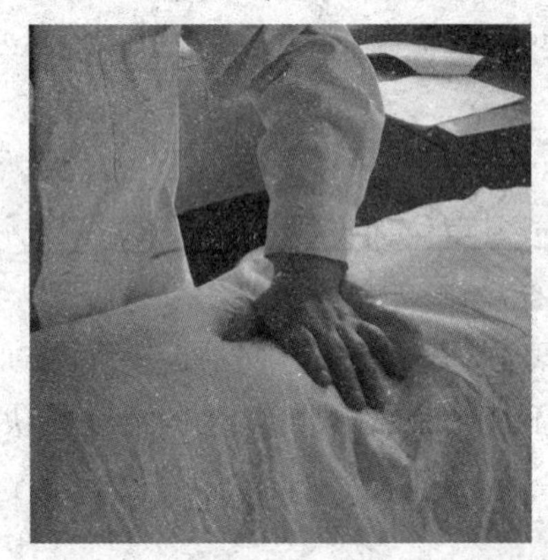

图 2-122　掌振法 1

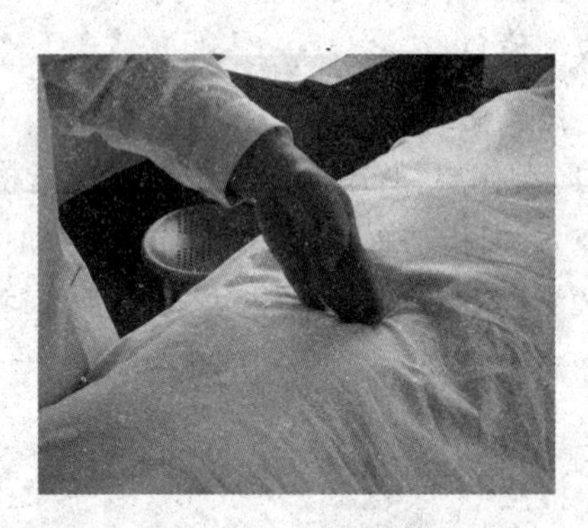

图 2-123　掌振法 2

(2)指振法:以食、中指罗纹面着力于施术部,肘关节为支点,掌、指静止性主动施力,其动作效果同掌振法。(图 2-124)

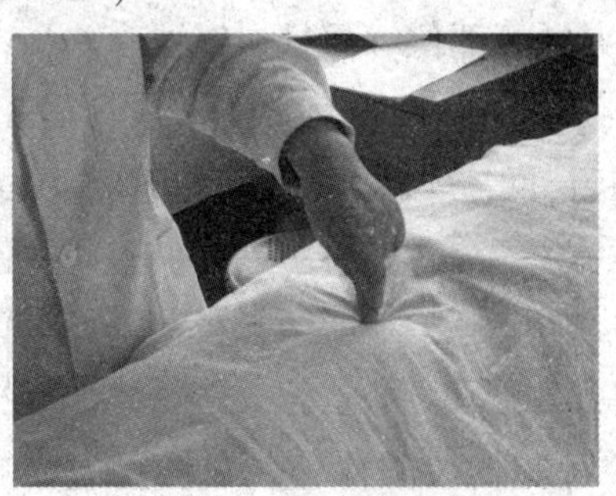

图 2-124　指振法

【注意事项】

(1)操作时掌指部与前臂部一定要静止性用力,所谓静止性用力,是指上肢拮抗肌做快速小幅度的交替收缩,使掌指部产生高频率小幅度的振动,施术时掌指始终保持与施术部位的接触。

(2)注意力需高度集中到掌指部,才能达到“意到气到”“意气相随”“以意领气”的境界和目的。

(3)操作后易使术者出现身体乏力,肢软倦怠现象,因而不可过久运用本法。同时,平时要坚持练功和运动,增强体能以抗疲劳。

【临床应用】

本法具有和中理气、消食导滞、调节肠胃功能的作用。掌振法常在头顶部、胃脘部、小腹部操作;指掌法可在全身各部腧穴操作。临床多用于头痛、失眠、咳嗽、胃脘痛、脏器下垂、腰痛、痛经、月经不调等病症。

(二)抖法

以双手或单手握住并着力于受术者肢体远端,做小幅度快频率的连续抖动,称为抖法。本法特点是舒适自然,节奏明快,柔和轻松。

【动作要领】

以双手握住受术者上肢的腕部或下肢的足踝部,将被抖动的肢体抬高一定的角度(以利于抖动为宜),以肘和腕关节为支点,前臂和腕部主动施力,做小幅度快频率的连续上下抖动,使抖动所产生的抖动波像波浪一样由肢体的远端传输到近端关节处,被抖动的肢体和关节产生舒适感。(图 2-125)

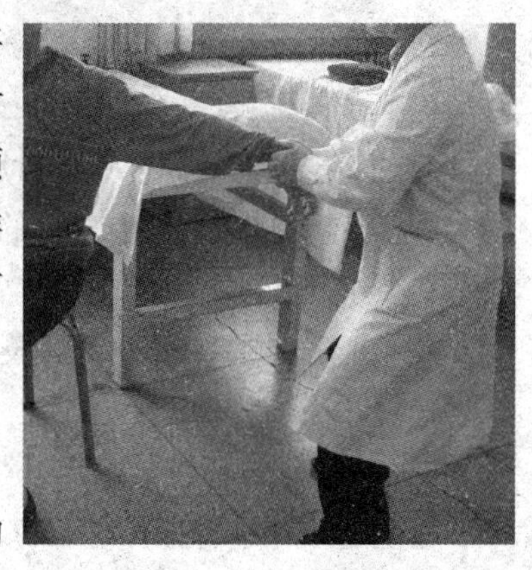

图 2-125 抖法

【注意事项】

(1)被抖动的肢体要自然伸直,肌肉充分放松。

(2)抖动的幅度要小,频率要快,抖动时产生的抖动波要由肢体远端传输到近端关节。

(3)操作时呼吸自然,不可屏气。对习惯性肩、肘、腕关节脱位者禁用。

【临床应用】

本法具有行气活血、松散肌肉的作用。常在四肢部操作,以上肢应用较多。本法也是推拿结束手法之一。临床多用于颈椎病、肩周炎、髋部伤筋、四肢酸痛、疲劳症等病症。

(三)实训

【目的要求】

1. 掌握振动类各手法的动作要领。

2. 熟悉各手法的操作要求。

3. 了解各手法的注意事项、临床应用。

【标本教具】

教学光盘、活体模特(学生)、按摩床、凳子、手法力学参数测定仪。

【实训方式】

讲授、示教：

1. 教师先结合教学光盘、手法力学参数测定仪进行讲授。

2. 教师再在活体模特(学生)身上示范操作各种手法。

3. 学生相互进行各种手法的操作练习。

【实训内容、方法】

1. 振法

(1)动作要领:①掌振法:以掌面为着力部,肘关节伸直,以肩关节为支点,前臂和手掌静止性主动施力,产生快频率的振动。②指振法:以食、中指罗纹面着力于施术部位,肘关节为支点,掌、指静止性主动施力,其动作效果同掌振法。

(2)注意事项:①掌、指与前臂须静止性发力。②注意力要高度集中,才能达到“意到气到”“气意相随”“以意领气”的境界和目的。

2. 抖法

(1)动作要领:术者取马步式,上身微前倾,沉肩,垂肘,肘关节屈曲约130°,腕部自然伸直。以双手握住受术者肢体的远端,以肘和腕关节为支点,前臂和腕部主动施力,做小幅度快频率且连续的上下抖动,使抖动所产生的抖动波像波浪一样由肢体的远端传至近端。

(2)注意事项:①被抖动的肢体要放松,并自然伸直。②抖动的幅度要小,频率要快。③操作时呼吸要自然,不可屏气。对习惯性肩、肘、腕关节脱位者禁用。

【思考题/作业】

按上述步骤进行操作练习,反复实践,并做好如下记录(或写好实训报告)。

手法	操作部位	操作要领、操作时间
振法		
抖法		

五、叩击类手法

我们把具有拍击、叩击动作的手法归类为叩击类手法。代表手法有拍法和击法。

(一)拍法

以虚掌着力于施术部进行拍打,称为拍法。本法特点是舒适自然,松散肌肉。

【动作要领】

五指并拢,掌指关节微屈,使掌心空虚(此为虚掌),腕关节放松,以肘关节为支点,前臂主动施力运动,上下挥臂,带动掌指平稳而有节奏地拍打施术部。(图2-126、图2-127)用双掌拍打时,可交替进行操作。

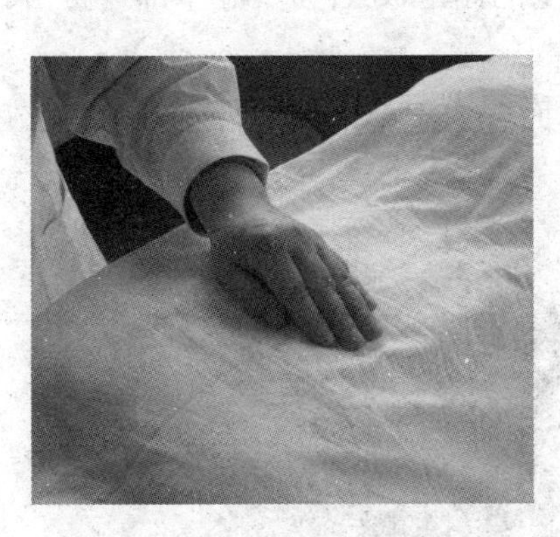

图 2-126 拍法 1

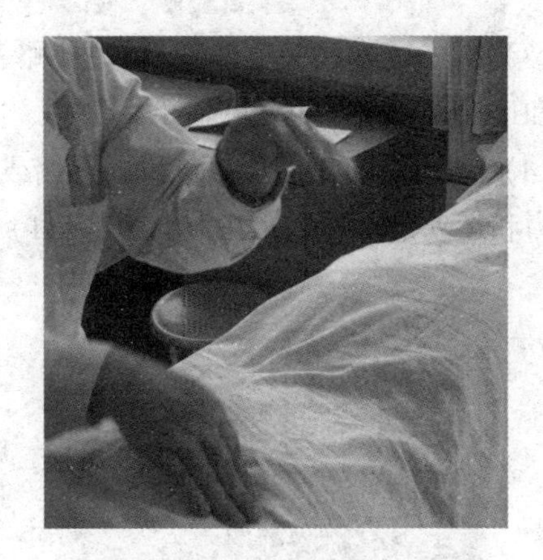

图 2-127 拍法 2

【注意事项】

(1)操作时,掌心要空虚,腕关节放松,以肘关节为支点,前臂主动施力,上下挥臂,动作要平稳有力,使力量通过腕关节传递到掌指处,化刚劲为柔和。

(2)拍打操作以施术部皮肤轻度发红为度,不可用蛮力或暴力拍打。骨结核、严重的骨质疏松、骨肿瘤、冠心病等病症禁用本法。

【临床应用】

本法具有通经活络、调和脏腑的作用。单掌拍法常在脊柱正中线,由上而下用较重的力拍打;双掌拍法常在脊柱两侧及两下肢后侧操作。临床多用于腰背筋膜炎、腰椎间盘突出症、高血压病、糖尿病等病症。

(二)击法

以拳背、掌根、小鱼际、指尖或桑枝棒着力于施术部进行击打,称为击法。本法特点是沉稳有力,刚柔相兼,穿透力强。

【动作要领】

(1)拳击法:握拳,以拳背或拳盖、拳底处着力于施术部,以肘关节为支点,腕部放松,可有适当活动度,前臂主动运动,带动腕拳进行节律性的击打。(图 2-128)

(2)掌根击法:5 指自然伸直,腕关节略背伸,以掌根部着力于施术部进行击打。其施力和运动过程同拳击法。(图 2-129)

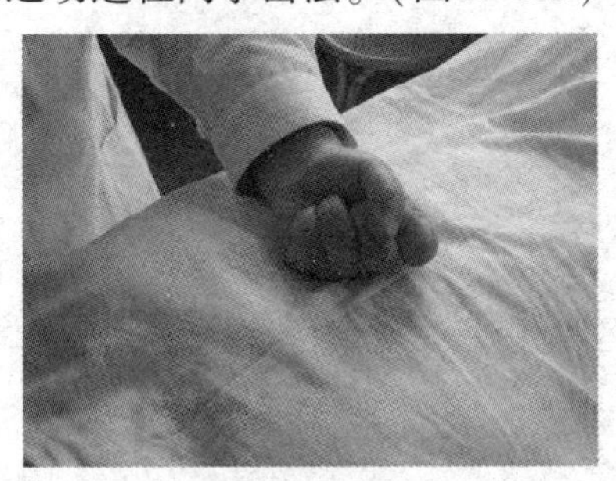

图 2-128 拳击法

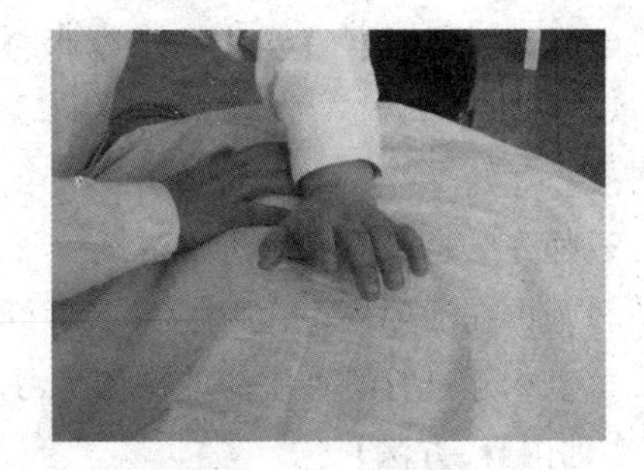

图 2-129 掌根击法

(3)侧击法:掌指关节伸直,腕关节略背伸,以小鱼际处着力于施术部进行击打。其施力和运动过程同拳击法。(图2-130)

(4)指击法:以食、中、无名和小指端或罗纹面着力于施术部进行击打,腕关节放松。其施力和运动过程同拳击法。(图2-131)

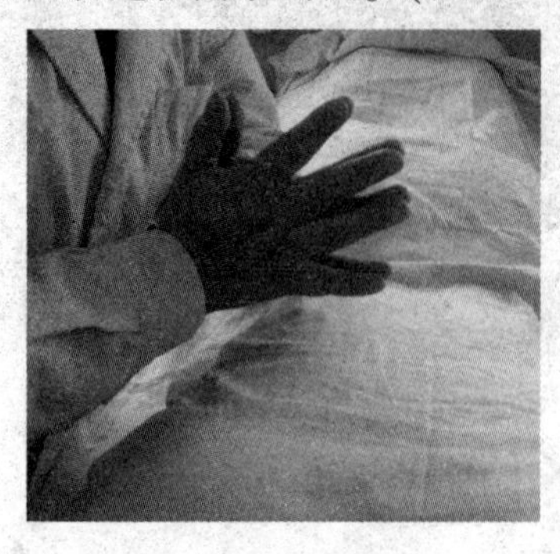

图2-130 侧击法

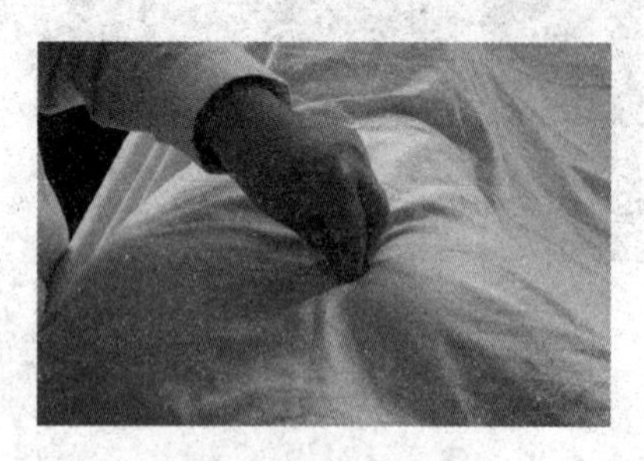

图2-131 指击法

【注意事项】

(1)操作时用力要稳,动作要连续而有节律性,速度快慢要适中。击打的力量应因人、因病而异。

(2)严格掌握击法的适应证和击打部位,不可用蛮力或暴力击打。

【临床应用】

本法具有舒筋通络、调和气血、通经止痛的作用。拳击法常在背腰部、肩部和四肢部操作;掌击法常在肩胛骨内侧缘、臀部的环跳穴处操作;侧击法常在肩上部、脊柱两侧及下肢后侧部操作;指击法常在头部操作;棒击法常在背部、下肢后侧或小腿外侧部操作。临床多用于肢体疼痛、麻木不仁、风湿痹痛、疲劳症、肌肉酸痛等病症。

(三)实训

【目的要求】

1. 掌握叩击类各手法的动作要领。

2. 熟悉各手法的操作要求。

3. 了解各手法的注意事项、临床应用。

【标本教具】

教学光盘、活体模特(学生)、按摩床、凳子。

【实训方式】

讲授、示教:

1. 教师先结合教学光盘进行讲授。

2. 教师再在活体模特(学生)身上示范操作各种手法。

3. 学生相互进行各种手法的操作练习。

【实训内容、方法】

1. 拍法

(1)动作要领:虚掌,腕部放松,以肘关节为支点,前臂主动施力,平稳而有节律地拍

打施术部位。可双手交替操作。

(2)注意事项:拍打后要迅速提起,不能在拍打的部位上停留。不可用蛮力或暴力。骨结核、严重的骨质疏松、骨肿瘤、冠心病等禁用本法。

2. 击法

(1)动作要领:①拳击法:握拳,以拳背或拳盖、拳底处着力于施术部,以肘关节为支点,腕部放松并有适当活动度,前臂主动活动,带动腕、拳进行节律性的击打。②掌击法:5指自然伸直,腕关节略背伸,以掌根着力于施术部位进行击打。其施力、运动过程同拳击法。③侧击法:掌关节伸直,腕关节略背伸,以小鱼际处着力于施术部位进行击打。其施力、运动过程同拳击法。④指击法:以食、中、无名指、小指端或罗纹面着力于施术部位进行击打。其施力、运动过程同拳击法。

(2)注意事项:①用力要平稳,动作要连续而有节律,速度要适中。击打的力量应因人、病而异。②严格掌握击打的适应证和击打的部位,不可用蛮力和暴力。

【思考题/作业】

按上述步骤进行操作练习,反复实践,并做好如下记录(或写好实训报告)。

手法	操作部位	操作要领、操作时间
拍法		
击法		

六、运动关节类手法

我们把能使受术者关节被动运动的手法,称为运动关节类手法。常用的有摇法、扳法和拔伸法。

(一)摇法

能使关节或半关节做被动的环转运动的手法,称为摇法。本法特点是节奏明快,舒适自然。

【动作要领】

(1)颈项部摇法:受术者坐位,颈项部肌肉放松,术者站于其侧方或后方。用一手扶按在其头枕部,另一手托住其下颏部,以肩、肘关节为双重支点,手臂主动施力,而两手反方向用力使颈椎做左右环转摇动。(图2-132)

(2)肩关节摇法:①托肘摇法(图2-133):受术者坐位,肩部放松,术者站于其侧后方,两腿略分开,用一手扶在其肩部上方以固定,另一手托住肘部(医者左手托患者左肘,医者右手托患者右肘),以肩关节为支点,手臂主动施力,使其肩关节做环转运动。②握手摇法(图2-134):准备姿势同上,医者一手扶在患者肩部上方以固定,另一手握住患者腕部,以肩关节为支点,手臂主动施力,使其肩关节做环转运动。③大幅度摇法(图2-135):受术者坐位,上肢放松,术者以弓步站于体侧后方,一手轻握腕部,将上肢向前向上划圈抬起,待上举160°时以另一手接住腕部向后向下继续划圈,待恢复原位时,再换回原握腕手;另一手在患肢上下抹动。如此重复上述动作,操作3~5圈为宜。

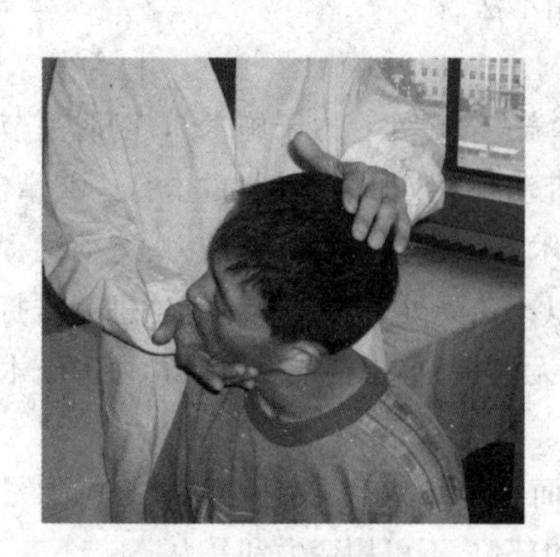

图2-132　颈项部摇法

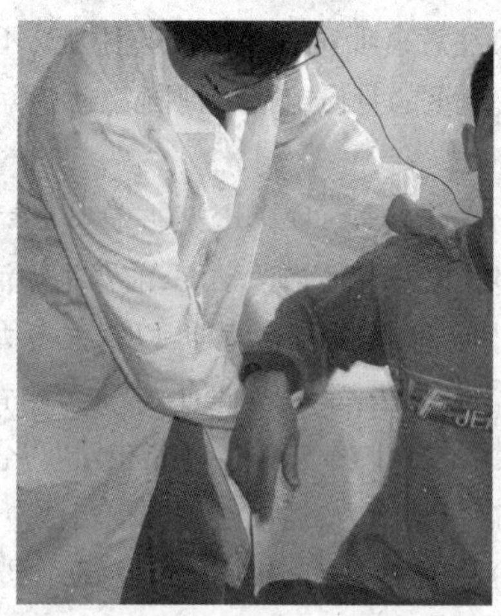

图2-133　肩关节托肘摇法

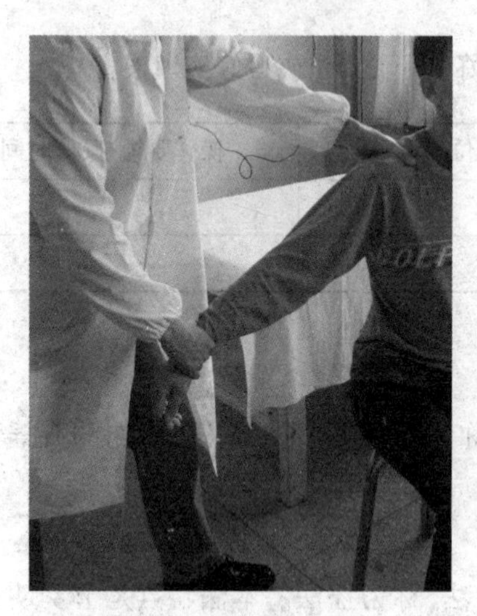

图2-134　肩关节握手摇法

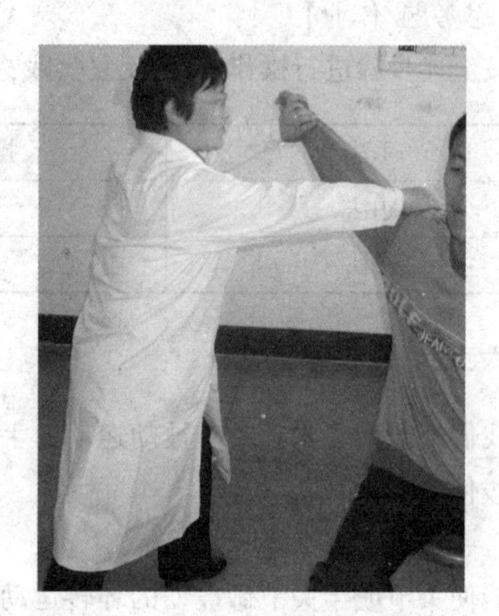

图2-135　肩关节大幅度摇法

(3)肘关节摇法:受术者坐位,术者站于其侧方。用一手托住其肘后部以固定,另一手握住其腕部,使其屈肘45°左右,术者以肘关节为支点,握其腕部手臂主动施力,使其肘关节做环转摇动。

(4)腕关节摇法:受术者坐位,掌心向下,腕部放松。其一,术者两手拇指分别按压在其腕背部,余指握住手掌部,一助手双手握住其前臂下端处,两手臂协调主动施力,在稍用力拔伸情况下做腕关节的环转摇动。其二,术者一手握住其腕上部,另一手握住其掌部,在稍用力拔伸情况下做腕关节的环转运动。

(5)腰部摇法

①仰卧位摇腰法:受术者仰卧位,两下肢并拢,屈髋屈膝。术者站于其侧方,两手分别按在其两膝部或一手按在膝部,另一手按在足踝部,以肩、肘关节为支点,两手臂协调主动施力,做腰部环转运动。(图2-136)

②俯卧位摇腰法：受术者俯卧位，两下肢自然伸直。术者站于其侧方，用一手按在其腰部，另一手托住其膝关节稍上方，以肩关节为支点，两手臂主动协调施力，使腰部做环转摇动。（图 2-137）

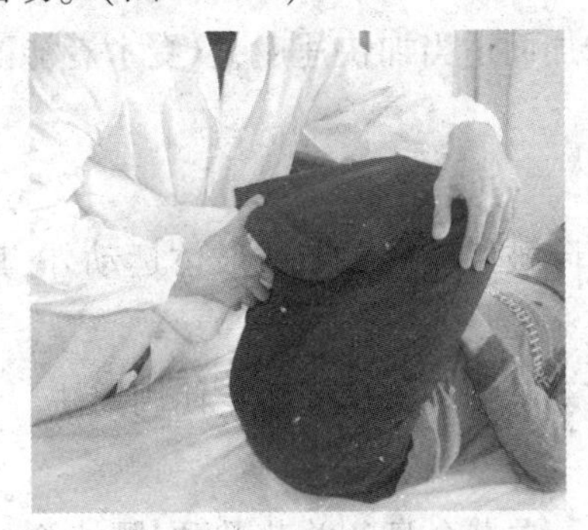
图 2-136　仰卧位摇腰法

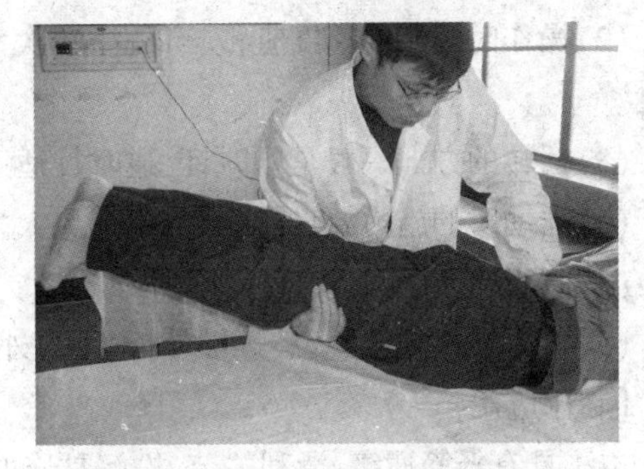
图 2-137　俯卧位摇腰法

（6）髋关节摇法：受术者仰卧位，其一侧下肢屈髋屈膝约 90°。术者站于其侧方，用一手按在其膝部，另一手握住其足踝部或足跟部，以肩关节为支点，两手臂主动协调施力，使髋关节做环转摇动。（图 2-138）

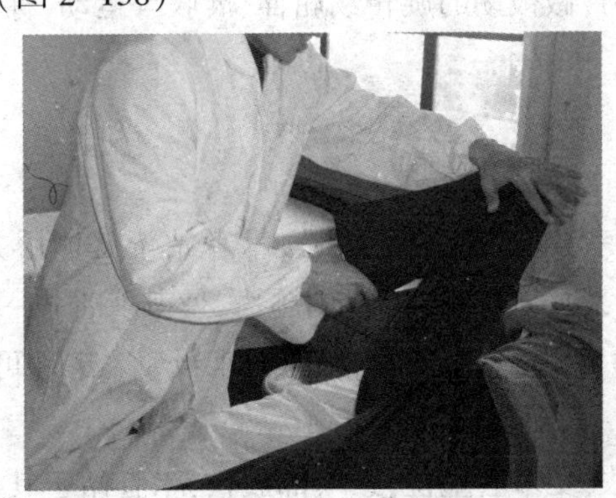
图 2-138　髋关节摇法

（7）膝关节摇法

①俯卧位摇膝法：受术者俯卧位，其一侧下肢屈膝。术者站于其侧方，用一手按压在其大腿后部以固定，另一手握住其足踝部，使膝关节做环转摇动。

②仰卧位摇膝法：受术者仰卧位，其一侧下肢屈髋屈膝，术者站于其侧方，用一手托住其腘窝部，另一手握住其足踝部，使膝关节做环转摇动。

（8）踝关节摇法

①仰卧位摇踝法：受术者仰卧位，其一侧下肢自然伸直。术者站于其足端，用一手托住其足跟以固定，另一手握住其足趾部，在稍用力拔伸的情况下，使踝关节做环转摇动。

②俯卧位摇踝法：受术者俯卧位，其一侧下肢屈膝约 90°。术者站于其侧方，用一手握住其踝部上方以固定，另一手握住其足趾处，以肘关节为支点，握足趾处手臂主动施力，使踝关节做环转摇动。

【注意事项】

(1)摇转的幅度应严格控制在人体生理活动范围内,从小到大,逐渐增加活动幅度,不可用猛力或强力增大活动的幅度,以免造成关节的损伤。

(2)操作时摇转的速度宜慢,可随摇转次数的增加而适当加快速度,以受术者能耐受为度。

(3)摇转的方向一般是顺时针,逆时针适度操作。

(4)摇动时的施力要自然稳定,不可忽大忽小。除被摇动的关节或肢体运动外,其他部位应尽量保持稳定。

(5)对习惯性关节脱位、颈椎骨折、颈椎外伤、椎动脉型颈椎病等禁止使用摇法。

【临床应用】

本法具有舒筋通络、滑利关节、松解黏连的作用。常在全身各关节及颈、腰段脊柱处操作。临床多用于颈椎病、肩周炎、腰突症及各关节酸楚疼痛、外伤术后关节功能障碍等病症。

(二)扳法

使关节瞬间突然受力,做被动的旋转或屈伸、展收等运动,称为扳法。本法特点是巧力寸劲,手法简洁明快。

【动作要领】

(1)颈部扳法

①颈部斜扳法:受术者坐位,颈项部放松,术者站于其侧后方。用一手扶住其头枕部,另一手托住其下颏部,两手臂反方向协同施力,使其头部向一侧旋转,当旋转至有阻力时,略停片刻,以巧力寸劲做一突发性的快速扳动,有时可听到"喀噔"弹响声。(图2-139)

②颈椎旋转定位扳法:受术者坐位,颈项部放松,术者站于其侧后方。用一手拇指按压在病变颈椎棘突旁,另一手托住下颏部,令其屈颈低头至拇指下感到棘突活动且关节间隙张开时,再嘱其向患侧屈颈至最大限度,然后将头缓慢旋转至有阻力时,略停片刻,用巧力寸劲做快速的扳动,常可听到"喀噔"弹响声。(图2-140)

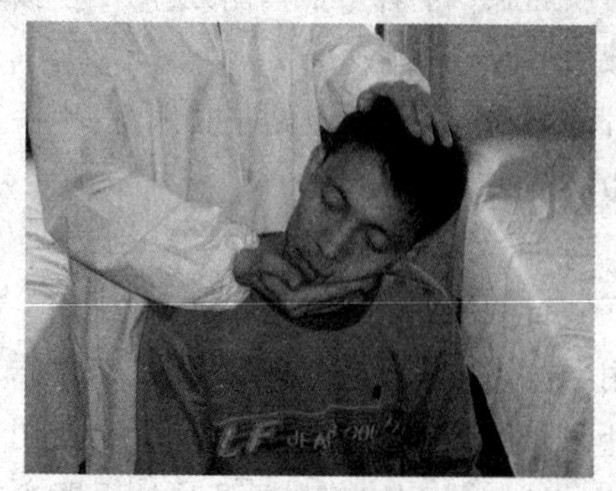

图2-139 颈部斜扳法

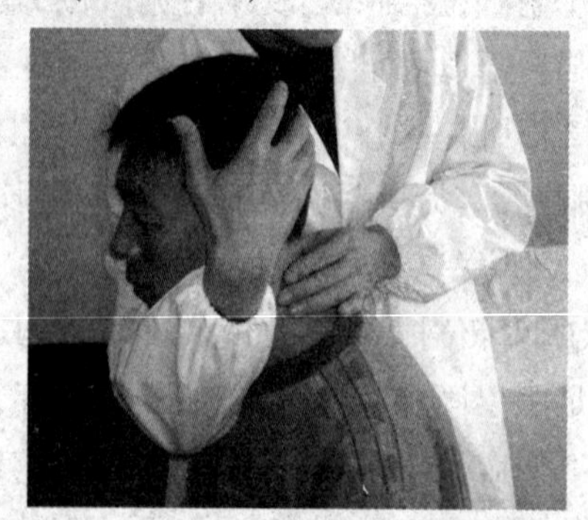

图2-140 颈椎旋转定位扳法

(2)胸背部扳法

①扩胸牵引扳法:受术者坐位,两手十指交叉抱住枕后部。术者站于其后方,用一侧膝部顶住其胸椎病变处,两手分别握住其两肘部。嘱其前俯时呼气,后仰时吸气,如此活动数次后,使其身体后仰至最大限度时,用巧力寸劲将两肘部向后方猛然拉动,同时膝部突然向前用力顶抵,此时可听到“喀噔”的弹响声。(图2-141)

②胸椎对抗复位法:受术者坐位,两手交叉抱住枕后部。术者站于其后方,两手自其腋下穿过并分别握住其两前臂近腕处,用一侧膝部顶住其病变胸椎棘突部,握住其前臂近腕处的两手用力下压,而术者前臂用力上抬,同时顶住病变胸椎的膝部向前向下用力,与前臂上抬形成反方向的对抗,静待片刻后,两手臂与膝部用巧力寸劲做一突发性的快速扳动,此时可闻及“喀噔”弹响声。(图2-142)

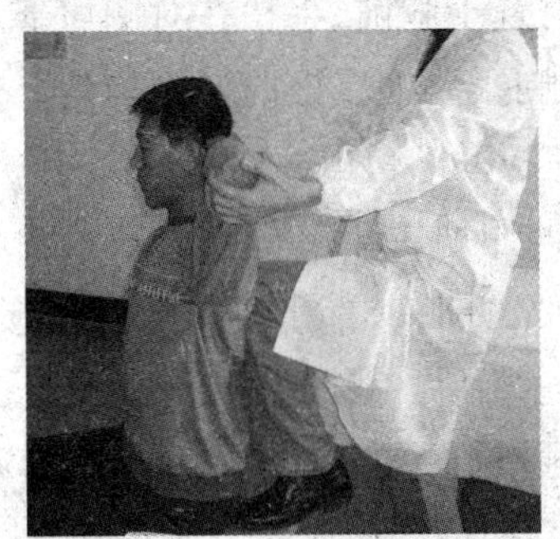

图2-141 扩胸牵引扳法

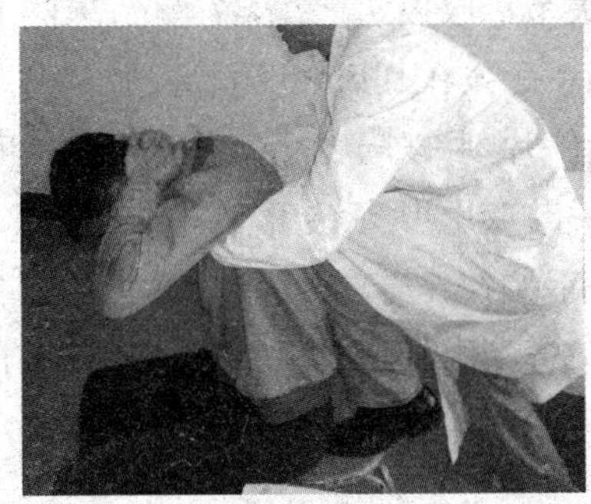

图2-142 胸椎对抗复位法

③扳肩式胸椎扳法:受术者俯卧位。术者站于其患侧,用一手掌根按压在病变胸椎的棘突旁,另一手自其腋下穿过并扶按住肩上部,两手臂主动协调反方向施力,将其肩部扳向后上方至有阻力时,稍停片刻,随之以巧力寸劲做一突发性的快速扳动,此时或可听到“喀噔”弹响声。(图2-143)

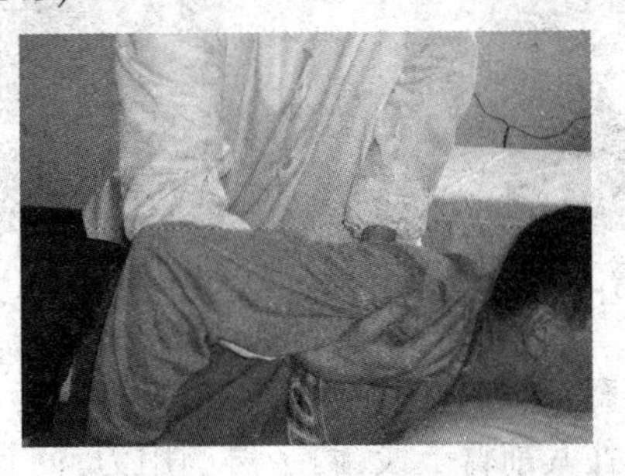

图2-143 扳肩式胸椎扳法

(3)肩关节扳法

①肩关节外展扳法:受术者坐位,术者半蹲于其患侧,将其上肢外展45°左右,并使其肘关节稍上方置于术者肩上。(图2-144)术者两手十指交叉按压在其肩部,并用力向下按压,与术者身体缓慢站起来形成反方向的对抗,使其肩关节外展至有阻力时,稍停片刻,用巧力寸劲做一快速的扳动,有时可听到“嘶嘶”响声,提示黏连得以松解。(图2-145)

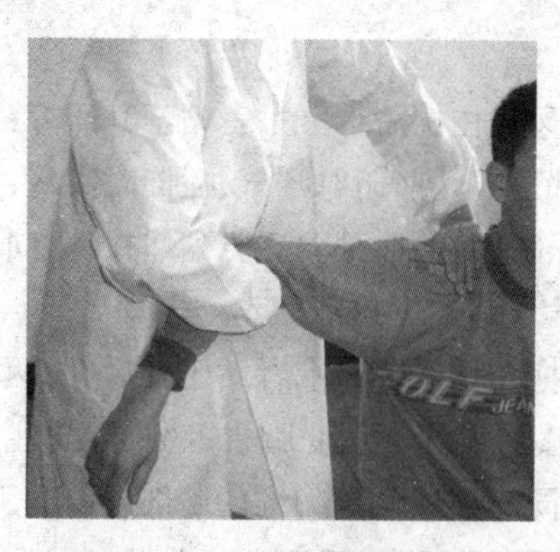

图 2-144　肩关节外展扳法 1

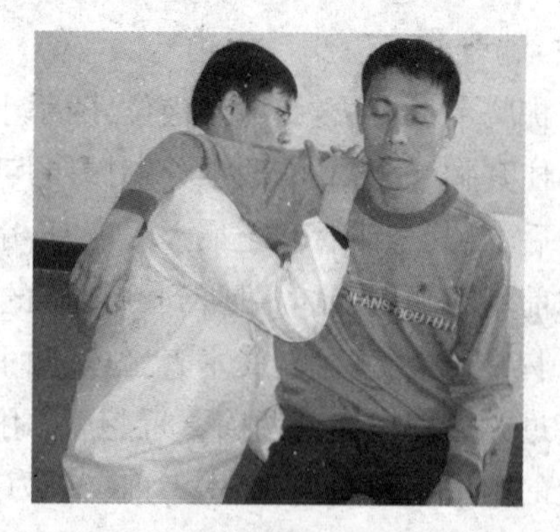

图 2-145　肩关节外展扳法 2

②肩关节内收扳法：受术者坐位，患侧上肢屈肘置于胸前，手扶在对侧肩部。术者站于其后，用一手按在其肩部以固定，另一手握住患侧肘部，并慢慢向对侧胸前上方拉至有阻力时，稍停片刻，以巧力寸劲做一较大幅度的快速扳动。（图 2-146）

③肩关节旋内扳法：受术者坐位，患侧上肢背伸屈肘置于腰部后侧。术者站于其侧后方，用一手按在其肩部以固定，另一手握住其腕部，并将其前臂沿其腰背部缓慢上举，使其肩关节逐渐内旋至有阻力时，略停片刻，以巧力寸劲做一快速的扳动。（图 2-147）

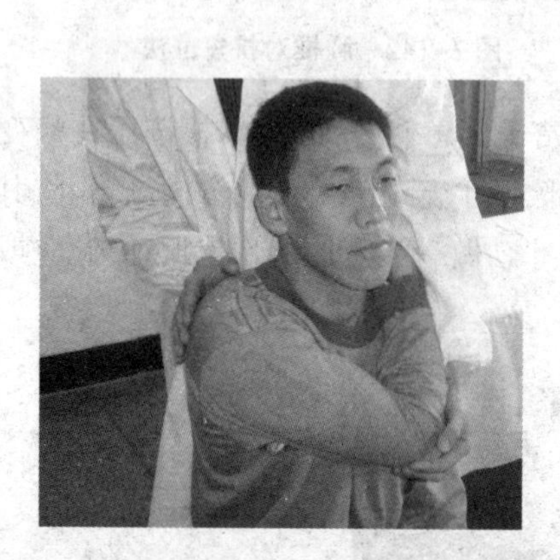

图 2-146　肩关节内收扳法

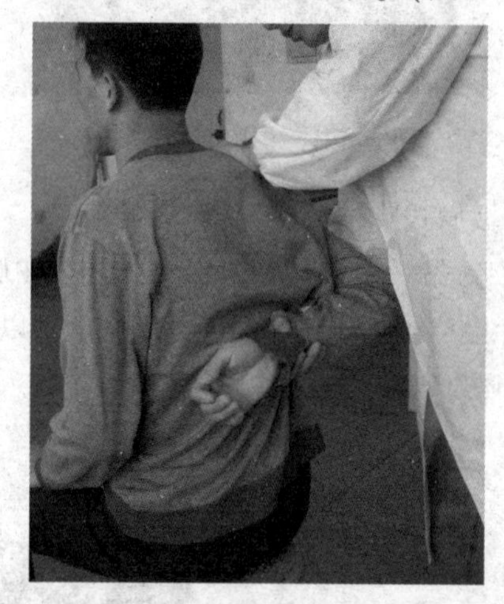

图 2-147　肩关节旋内扳法

④肩关节上举扳法：受术者坐位，两臂自然下垂。术者站于其后方，用一手握住患侧前臂近腕关节处，另一手握住其前臂下段，两手协调用力，使其肩关节外展位缓慢上举至有阻力时，稍停片刻，以巧力寸劲做一快速的扳动。（图 2-148）

（4）腰部扳法

①腰部斜扳法：受术者侧卧位，上侧下肢屈髋屈膝，下侧下肢自然伸直。术者站于其面侧方，用一肘或手按压在其肩前部，另一肘或手按压在其髋后上部，两肘或两手反方向协调施力，先做数次腰部小幅度的扭转活动，待腰部完全放松后，用力向后下方按压肩部，同时反方向用力向前下方按压髋部，待腰部扭转至有明显阻力时，稍停片刻，以巧力寸劲做一猛然的快速扳动。（图 2-149）

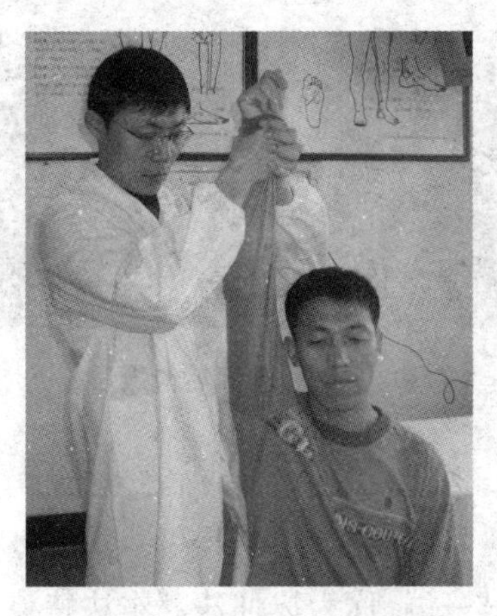

图 2-148 肩关节上举扳法

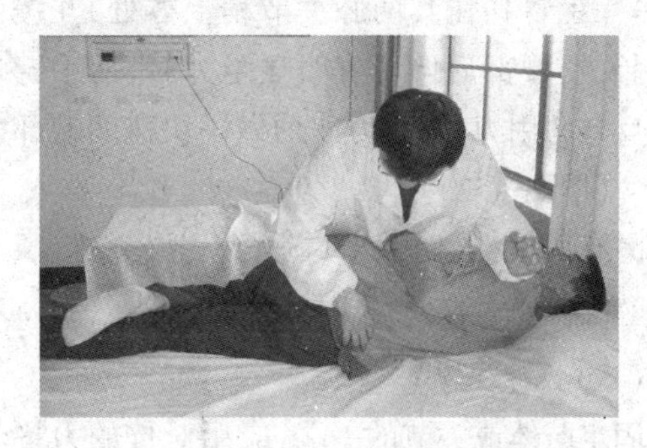

图 2-149 腰部斜扳法

②腰椎旋转复位法:受术者坐位,腰部放松,两臂自然下垂。(以右侧为例)助手站于其左前方,用两下肢夹住其小腿部,两手按压在其股部以固定。术者半蹲于其后侧右方,用左手拇指端或罗纹面抵按住其腰椎病变棘突侧方,右手臂从其右腋下穿过且右手掌按在颈部,右手掌缓慢向下按压,同时令其做腰部前屈动作,至术者左拇指下感到棘突活动且棘突间隙张开时,以左拇指抵按棘突为支点,右手臂慢慢施力,使其腰部向右扭转至有阻力时,稍停片刻,两手协调反方向用力,以巧力寸劲做一快速的扳动。(图 2-150)

③直腰旋转扳法:受术者坐位,两足分开。(以右侧扳动为例)术者站于其左侧方,用下肢夹住其小腿及股部以固定,左手按压在其左肩部,右手臂自其右腋下穿过且右手掌按在肩前部,两手臂协调反方向用力,左手向前推按其左肩部,右手向后拉其右肩部,同时右臂施以上抬之力,从而使腰部向右旋转至有明显阻力时,以巧力寸劲做一快速的扳动。(图 2-151)

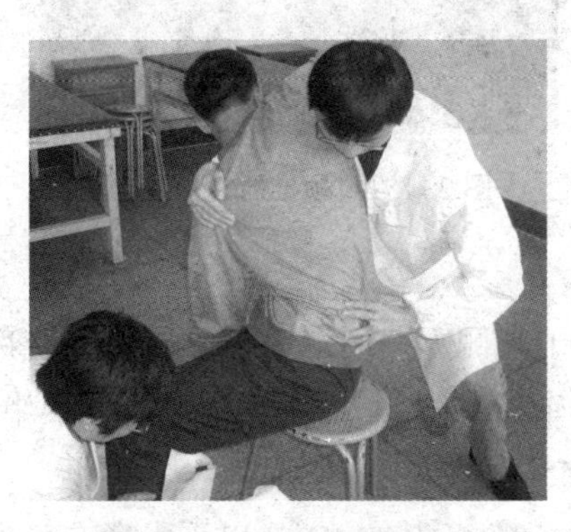

图 2-150 腰椎旋转复位法

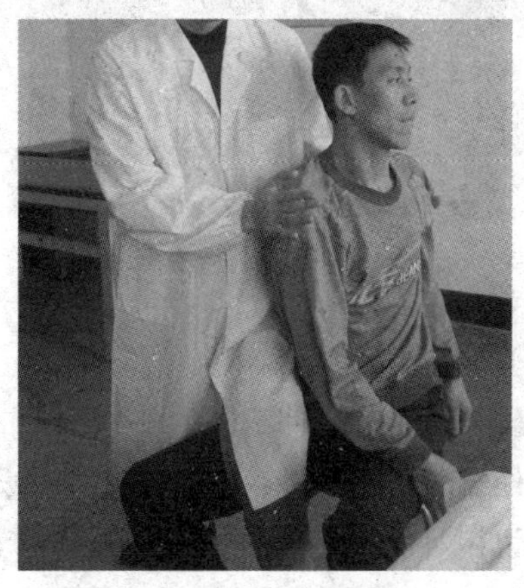

图 2-151 直腰旋转扳法

④腰部后伸扳法：受术者俯卧位，两下肢自然并拢。术者站于其侧方，以手按压在其腰部，另一手臂托住其两膝关节稍上方处，并缓慢上抬，使腰部后伸至有明显阻力时，两手臂协调反方向用力，以巧力寸劲做一快速的腰部扳动。（图 2-152）

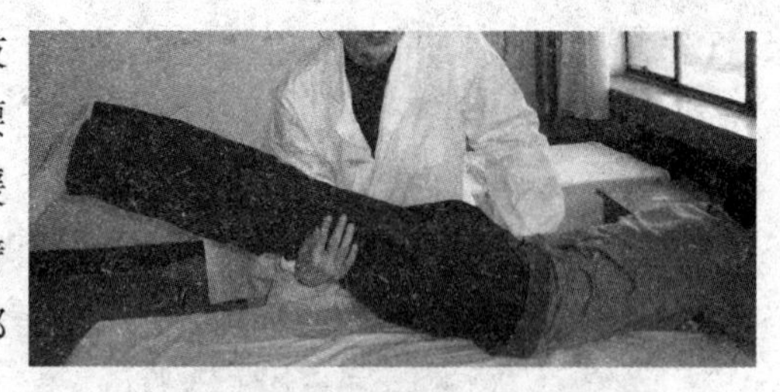

图 2-152 腰部后伸扳法

另有肘关节、腕关节、髋关节、膝关节、踝关节等部位关节扳法，不再叙述。

（三）拔伸法

固定肢体或关节的一端，应用对抗的力量牵拉另一端，称为拔伸法。本法特点是应力明显，舒松筋肉，伸展关节。

【动作要领】

（1）颈椎拔伸法

①颈椎掌托拔伸法：受术者坐位，术者站于其后。用双手拇指罗纹面分别按压在两侧风池处，两掌分别托住其下颌部以助力，前臂悬空或置于其两侧肩部内侧。以肩、肘关节为双重支点，两手臂主动施力，拇指与双掌缓缓用力向上拔伸 1~2 分钟。（图 2-153）

②颈椎肘托拔伸法：受术者坐位，术者站于其后方或其侧方。用一手扶在枕后部以固定助力，另一侧上肢的肘弯部夹住其下颏部，手掌扶在其侧头部以加强固定。以两足为支点，两手臂和腰部协同主动运动用力，向上缓慢拔伸 1~2 分钟。（图 2-154）

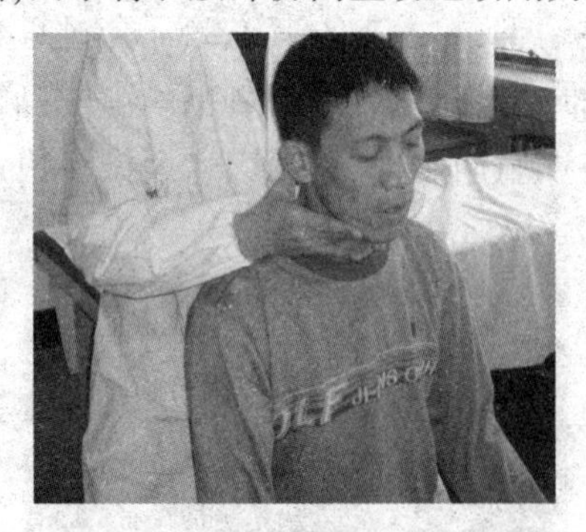

图 2-153 颈椎掌托拔伸法

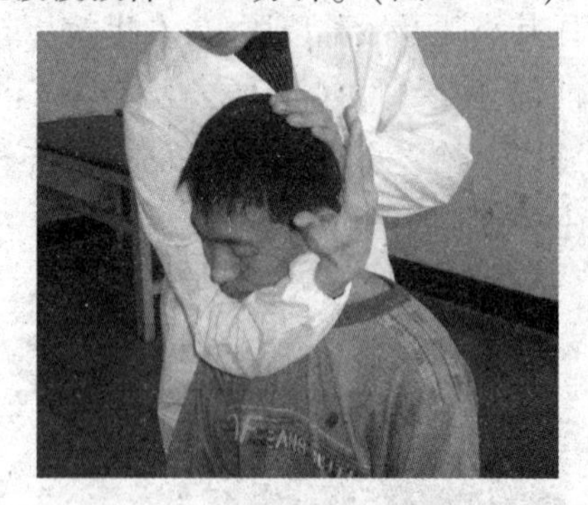

图 2-154 颈椎肘托拔伸法

（2）肩关节拔伸法

①肩关节对抗拔伸法：受术者坐位，术者站于其侧方。用双手分别握住其腕部和前臂上段处，在肩关节外展 45°~60°位时缓慢用力牵拉，同时一助手固定其身体上半部，与牵拉之力相对抗，持续拔伸 1~2 分钟。（图 2-155）

②肩关节手牵足蹬拔伸法：受术者仰卧位，术者站于其右侧方（以受术者右肩为例）。双手分别握住其右腕部及前臂部，右足跟蹬住其腋窝部，术者身体后仰，以左足为支点，双手和右足及身体协调主动施力，使肩关节在外展 20°位得到一个持续 1~2 分钟的对抗牵引，然后再内收、内旋其右肩关节。（图 2-156）

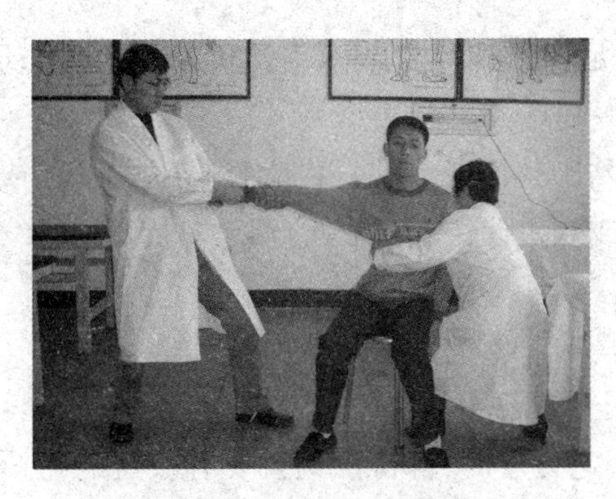

图 2-155　肩关节对抗拔伸法

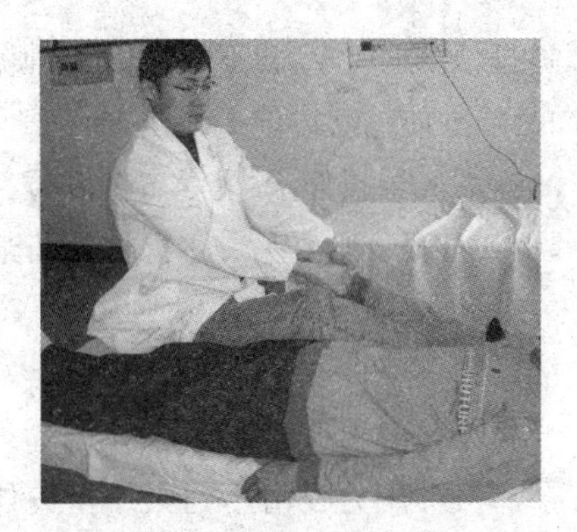

图 2-156　肩关节手牵足蹬拔伸法

(3)肘关节拔伸法:受术者坐位或仰卧位,术者站于其侧方,双手分别握住其腕部和前臂下段处,在其上肢外展位时用力牵拉,同时助手两手握住其上臂上段以固定,与牵拉之力相对抗,持续拔伸 1~2 分钟。

(4)腕关节拔伸法:受术者坐位或仰卧位,术者站于其侧方,用一手握住其前臂中段,另一手握住其手掌部,两手对抗用力进行拔伸 1~2 分钟。

(5)指间关节拔伸法:术者以一手握住患者腕部,另一手捏住患指末节,两手同时用力,进行相反方向的拔伸。(图 2-157)

(6)腰椎拔伸法:受术者俯卧位,双手抓住床头或助手固定其身体上半部,术者站于其足端部,用两手分别握住其双足踝部,身体后倾,两膝屈曲,以两足和双膝为支点,手足及身体协调主动用力使腰部得到一个持续的对抗力,持续拔伸 1~2 分钟。(图 2-158)

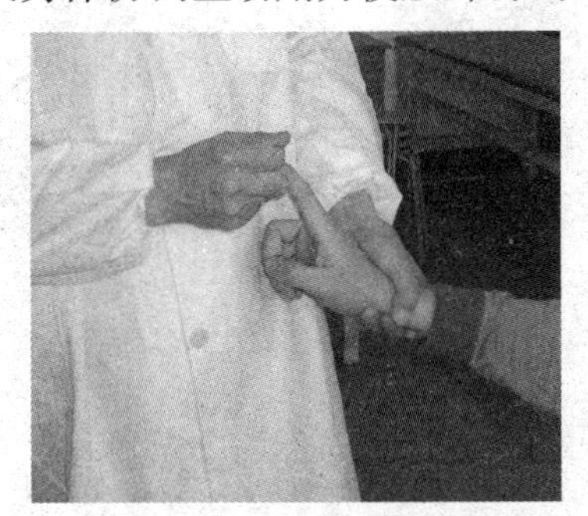

图 2-157　指间关节拔伸法

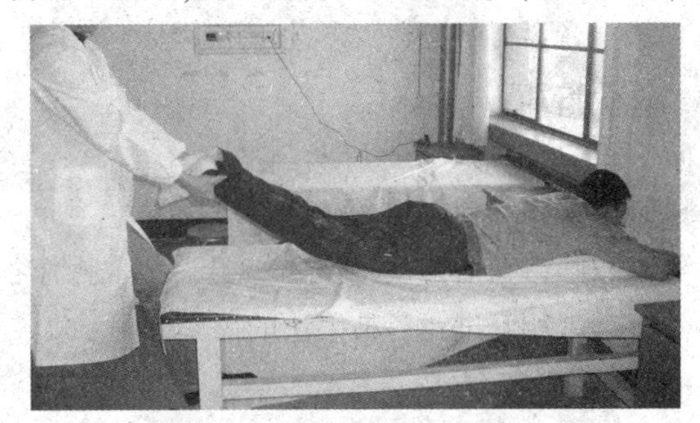

图 2-158　腰椎拔伸法

(7)髋关节拔伸法:受术者仰卧位,术者站于其侧方,助手用双手按压在其两髂前上棘处以固定。使其拔伸侧下肢屈髋屈膝,术者用一手扶住其膝部,另一侧上肢屈肘用前臂托住其腘窝部,胸胁部抵住其小腿。以两足和腰部为支点,两手臂及身体协调用力,将其髋关节向上拔伸 1~2 分钟。(图 2-159)

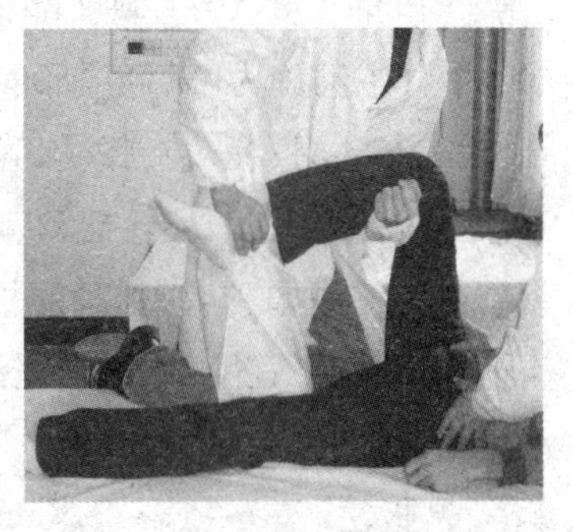

图 2-159　髋关节拔伸法

(8)膝关节拔伸法:受术者仰卧位,术者站于其足端,助手用双手握住其一侧下肢股部中段以固定,术者用两手分别握住其足踝部和小腿下部,身体后倾,以两足和腰部为支点,双手臂和身体协调主动用力向足端方向持续拔伸1~2分钟。

(9)踝关节拔伸法:受术者仰卧位,术者站于其足端。用一手握住其小腿下段(或助手握住其小腿下段),另一手握住其跖趾部(或双手握住其跖趾处)两手对抗用力持续拔伸1~2分钟。

【注意事项】

(1)操作时力求动作稳当,用力均匀,一定要掌握好拔伸的方向和角度。

(2)拔伸用力要由小到大。当拔伸到一定力度时,静待片刻且要有一定的持续牵引力。

(3)不可以用蛮力或暴力拔伸,以免造成肢体或关节的牵拉损伤。

【临床应用】

本法具有整复错位,分解黏连的作用。常在各关节部操作。临床多用于关节脱位、骨折及各种软组织损伤性疾病等。

(四)实训

【目的要求】

1. 掌握运动关节类各手法的动作要领。

2. 熟悉各手法的操作要求。

3. 了解各手法的注意事项、临床应用。

【标本教具】

教学光盘、活体模特(学生)、按摩床、凳子。

【实训方式】

讲授、示教:

1. 教师先结合教学光盘进行讲授。

2. 教师再在活体模特(学生)身上示范操作各种手法。

3. 学生相互进行各种手法的操作练习。

【实训内容、方法】

1. 摇法

(1)动作要领:①颈项部摇法:一手托住下颌,一手扶住后头,以肩肘关节为双重支点,手臂主动施力,做颈项部前后左右的环转摇动。②腰部摇法:分为仰卧位摇法和俯卧位摇法。③肩、腕、髋、膝、踝等部位摇法:都是一手固定近端肢体,另一手固定远端肢体,做关节前后左右的环转摇动。

(2)注意事项:①摇动的幅度要在生理功能许可的范围内,由小到大,逐渐增加活动幅度。②速度宜慢,可由慢逐渐增快,以受术者能忍受为度。③方向一般是顺时针和逆时针适度操作。

2. 扳法

(1)动作要领:两手分别固定关节的远、近端,或肢体的一定部位,做相反方向或同一方向的用力扳动；两手固定好肢体后，同时协调用力，向相反方向或同一方向扳动肢体。分别有颈部扳法、胸背部扳法、肩关节扳法、腰部扳法等。

（2）注意事项：①动作要缓和、准确，用力要恰当，两手配合要协调，不能硬扳，更不能施以暴力。②扳动的幅度要根据关节的活动度而定，不能超过正常的生理活动范围，一般由小到大，循序渐进，不可强求。

3. 拔伸法

（1）动作要领：两手分别握住肢体的远、近端，做相反方向的用力牵拉或利用身体的自身重量进行牵拉。两手握住肢体的远端向上或向前牵拉。分别有颈椎拔伸法、肩关节拔伸法、肘关节拔伸法、腕关节拔伸法、指间关节拔伸法、腰椎拔伸法、髋关节拔伸法、膝关节拔伸法、踝关节拔伸法等。

（2）注意事项：①动作要平稳，用力均匀，要掌握好拔伸的方向和角度。②用力要由小到大。当拔到一定力度时，静待片刻且要有一定的持续牵引力。③不可用蛮力或暴力拔伸，以免造成肢体或关节的牵拉损伤。

【思考题/作业】

按上述步骤进行操作练习，反复实践，并做好如下记录（或写好实训报告）。

手法	操作部位	操作要领、操作时间
摇法		
扳法		
拔伸法		

七、小儿推拿手法

（一）小儿推拿手法概要

小儿推拿手法是推拿手法的一部分，它同样要求达到持久、有力、均匀、柔和、深透的基本要求。但在应用时，又和成人推拿不尽相同，要根据小儿的生理特点，做到轻快柔和、平稳着实、补泻分明。

清代张振鋆提出小儿推拿八法为“按、摩、掐、揉、推、运、搓、摇”。但临床应用不仅限于八法，随着小儿推拿的发展，许多成人手法也变化运用到了小儿推拿中来，成为小儿推拿的常用手法，如擦法、捏法、捣法、振法等。有些手法虽然在名称、操作方法、注意事项等方面和成人相似，但在运用时，其手法刺激强度、节律、频率、操作步骤和要求却完全不同，如推法。有些手法只用于小儿，不用于成人，如运法、捣法、复式操作法等。

在临床应用中，小儿推拿手法经常是和具体穴位结合在一起的，如推上七节骨、摩腹、揉脐、捣小天心等。

另外，由于小儿皮肤娇嫩，所以在手法操作时，都要选用介质，如葱汁、姜汁、薄荷水、滑石粉、按摩膏等，以保护润滑皮肤，增强手法应用，提高治疗效果。

小儿推拿的补泻，是由手法刺激的强弱、手法在穴位上操作的方向、手法操作的时间和频率、所选穴位的功效等因素决定的。

1. 手法的强弱

根据手法应用于体表穴位上力的大小,或刺激的强弱分手法补泻。一般来说,凡力量小、刺激弱、轻快柔和的手法谓之补法,如揉法、运法;凡力量大、刺激强的谓之泻法,如按法、掐法、拿法等。

2. 手法操作的方向

根据穴位点、线、面状分布的规律,手法操作分为直线和旋转方向两种。

直线方向的操作主要用推法。例如,分布在手掌的脾经、肝经、心经、肺经,其补泻方向均相同,即向指尖推为泻,向指根推为补,唯肾经与之相反。

有些非特定穴在经络线上,如中脘、三阴交等,它们共同的补泻规律是顺经络走行方向推为补,逆经络走行方向推为泻,来回顺逆方向推属平补平泻。

旋转方向的操作,多用于揉、运、摩等手法,关于推拿的左右旋转补泻诸书记载不一。有些穴位旋转补泻的效果不甚明显,但是在腹部,如摩腹、揉中脘、揉神阙等法,旋转补泻的效果就很明显。在临床操作中,一般认为顺时针方向(右)旋转为补法,逆时针方向(左)旋转为泻法,左右顺逆为平补平泻。

3. 手法操作的频率和次数

一般来说,对年龄大、体质强、病属实证的患儿,手法操作次数则多,频率较快;对年龄小、体质弱、病属虚证的患儿则相对次数少,频率较慢。徐谦光在《推拿三字经》中提出:"大三万,小三千,婴三百,加减良,分岁数,轻重当。"目前,临床上一般认为,对于1岁左右的患儿,使用推、揉、摩、运等较柔和的手法操作,一个穴位推300次左右。小儿年龄大、体质强、疾病重、主穴要多推些;年龄小、身体弱、配穴要少推些。一般掐、按、拿、搓、摇等手法,只需3~5次即可。总之,通过辨证,灵活掌握推拿次数和频率才能提高临床疗效。

小儿推拿手法练习包括手法的基本训练和临床实践。必须反复在人体穴位上相互操作练习,仔细地体会,逐步掌握手法的刺激量、频率和节律,最终熟练掌握各种手法的操作,达到灵巧协调、柔中有刚、运用自如的程度。由于小儿大多不配合操作,所以在小儿推拿手法练习过程中,必须注意保持认真、耐心的工作态度,加强与小儿的沟通,同时注意操作中对操作部位的固定方法,方能在临床应用时得心应手。

(二)小儿推拿基本手法

由于小儿的生理病理特点,决定了小儿推拿手法必须做到轻快、柔和、平稳、着实、补泻分明。小儿推拿某些手法与成人推拿手法在名称、操作、动作要领等方面并无严格的区分,如揉法、摩法、捏脊法等,只是在手法运用时,其用力大小和刺激强度不一样,但是有些手法基本只在小儿推拿中应用,如运法、捣法等。

1. 推法

以拇指或食、中指的罗纹面着力,附着于患儿体表一定的部位或穴位上作单方向直线或旋转推动的一种手法,称为推法。根据操作方向不同,可分为直推法、旋推法、分推法、合推法 4 种具体的手法。

【操作方法】

(1)直推法

以拇指桡侧面或指面,或食、中两指指面在穴位上做直线推动。(图 2-160)

(2)旋推法

以拇指指面在穴位上做顺时针方向的旋转推动。(图 2-161)

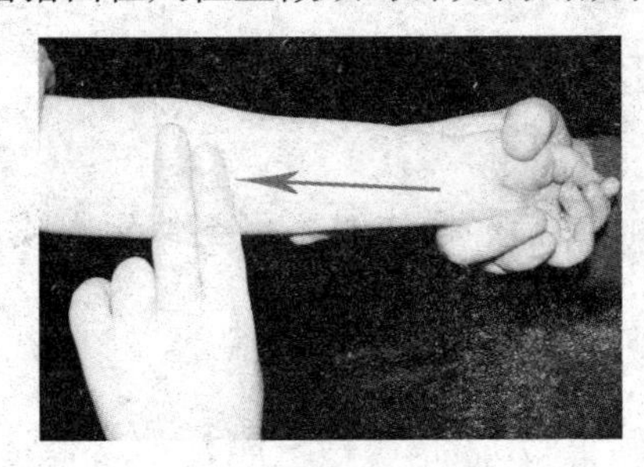

图 2-160　直推法

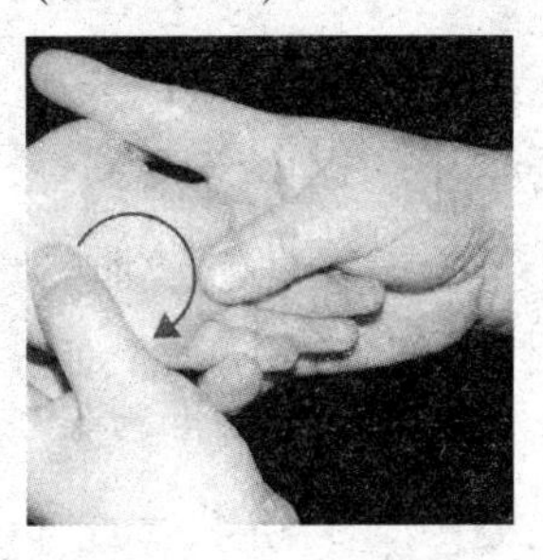

图 2-161　旋推法

(3)分推法

用两手拇指桡侧面或指面,或食、中两指指面自穴位中间向两旁方向推动,或做"∧"形推动称分推法,也称分法。(图 2-162)

(4)用两手拇指桡侧面或指面,或食、中两指指面从穴位两端向中间推动,称合推法,也称合法。(图 2-163)

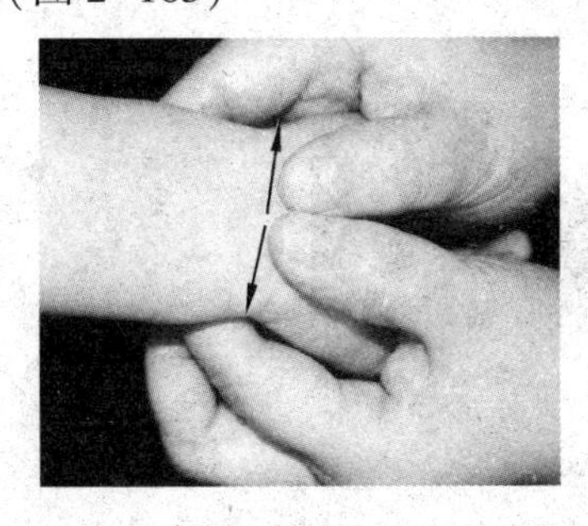

图 2-162　分推法

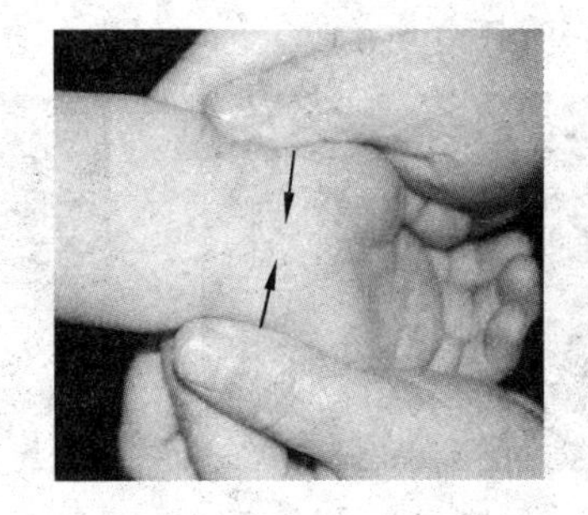

图 2-163　合推法

【操作要求】

推法是小儿推拿常用手法,一般操作时都需要应用介质。推动时要有节律,频率为每分钟 200~300 次;用力宜柔和均匀,始终如一;在某些穴位上推动的方向与补泻有关,应根据不同穴位和部位而定。

2. 拿法

以拇指与食指、中指相对夹捏住一定部位或穴位处的肌筋,逐渐用力内收,并做一紧一松的拿捏动作的一种手法,称为拿法,有"捏而提起谓之拿"的说法。

【操作方法】

以单手或双手的拇指与食指、中指的罗纹面相对着力,稍用力内收,夹捏住一定部位或穴位处的肌筋,并做一紧一松、持续不断的提捏动作。(图 2-164)

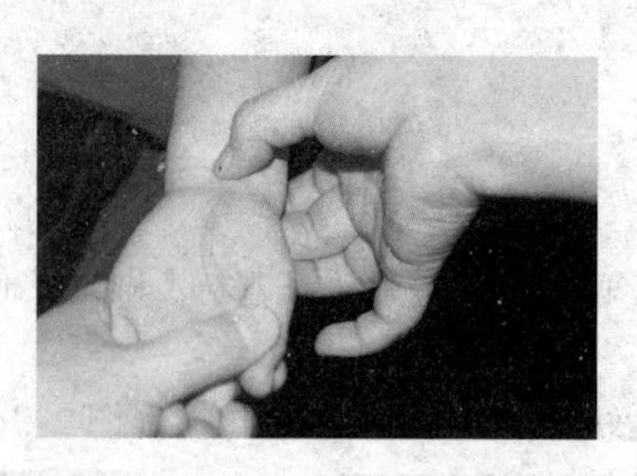

图 2-164　拿法

【操作要求】

用力宜由轻而重,缓慢增加,动作柔和而灵活。操作时不可突然用力或使用暴力。拿法适用于颈项部、肩部、腹部、四肢部。

3. 按法

以拇指或手掌在一定穴位或部位上逐渐向下用力按压的一种手法,称按法。

【操作方法】

(1)拇指按法:以拇指罗纹面或指端着力,吸定于患儿一定穴位或部位上,垂直用力,向下按压,持续一定的时间,按而留之。(图 2-165)

(2)中指按法:以中指指端或罗纹面着力,吸定于患儿一定穴位上,垂直用力,向下按压。余同拇指按法。(图 2-166)

(3)掌按法:以手掌面着力,吸定于患儿需要治疗的部位上,垂直用力,向下按压。余同拇指按法。(图 2-167)

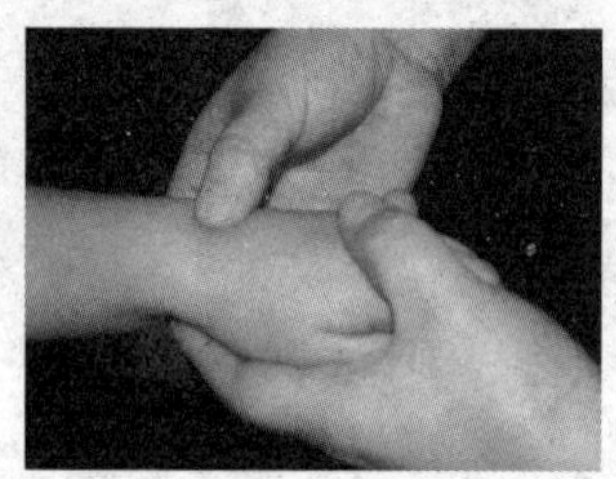

图 2-165　拇指按法

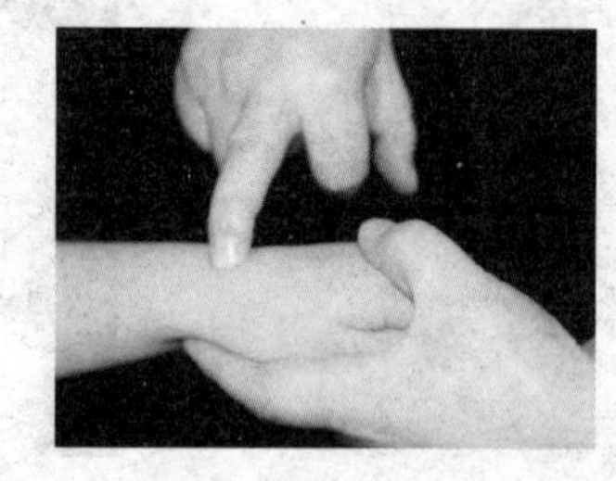

图 2-166　中指按法

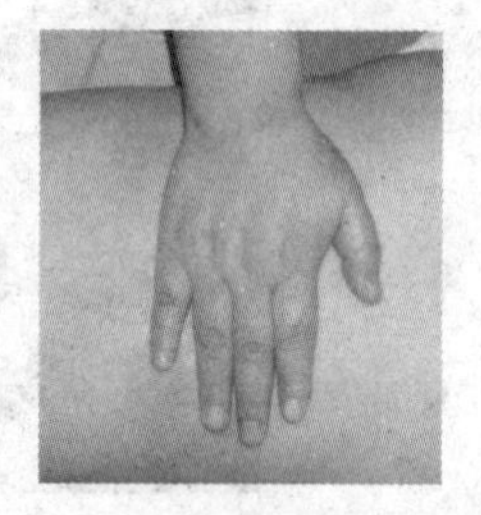

图 2-167　掌按法

【操作要求】

按压的方向要垂直向下,按压的力量要由轻到重,逐渐用力。掌按多用于胸腹部穴位。临床应用时拇、中指按法常和揉法配合应用。

4. 摩法

以手掌面或食、中、无名指指面附着于一定穴位或部位上,以腕关节连同前臂做顺时针或逆时针方向环形移动摩擦的一种手法,称摩法。分为指摩法、掌摩法两种。

【操作方法】

(1)指摩法:食指、中指、无名指与小指并拢,指掌关节自然伸直,以指面着力,附着于患儿体表的一定穴位或部位上,前臂发力,通过腕关节做顺时针或逆时针方向环形摩动。(图 2-168)

(2)掌摩法:指掌自然伸直,以手指掌面着力,附着于患儿体表的一定部位上,前臂发力,通过腕关节作顺时针或逆时针方向环形摩动。(图 2-169)

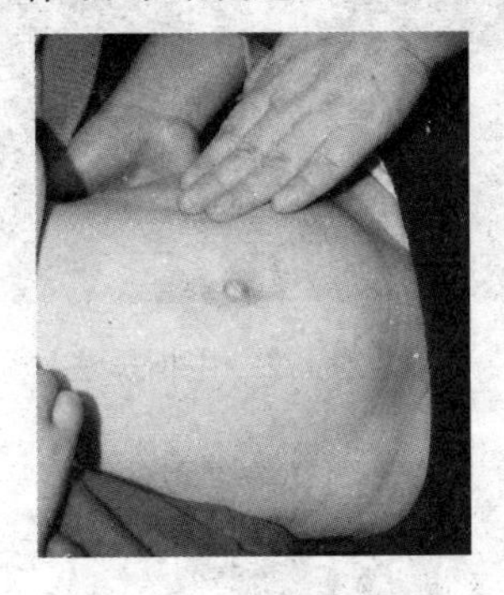

图 2-168 指摩法

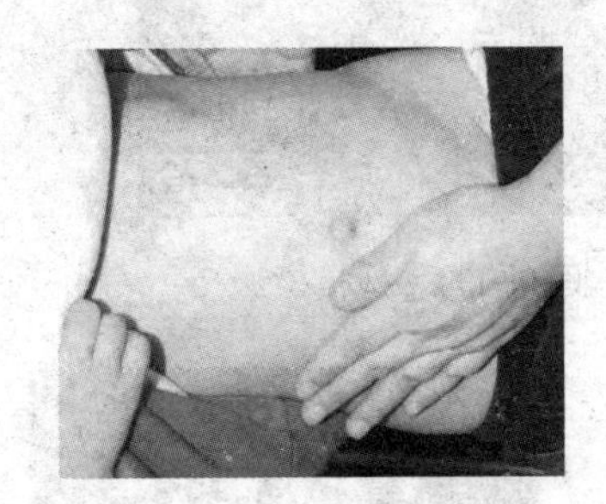

图 2-169 掌摩法

【操作要求】

本法是小儿常用手法。多用于胸腹部穴位,操作时压力宜轻柔均匀,速度均匀协调,频率为每分钟 120~160 次。

5. 掐法

以拇指甲掐按一定的穴位或部位的一种手法,称掐法。

【操作方法】

拇指伸直或屈曲约 90°,指腹紧贴在食指中节桡侧缘,以拇指甲着力吸定于患儿需要治疗的部位或穴位上,逐渐用力进行切掐。(图 2-170)

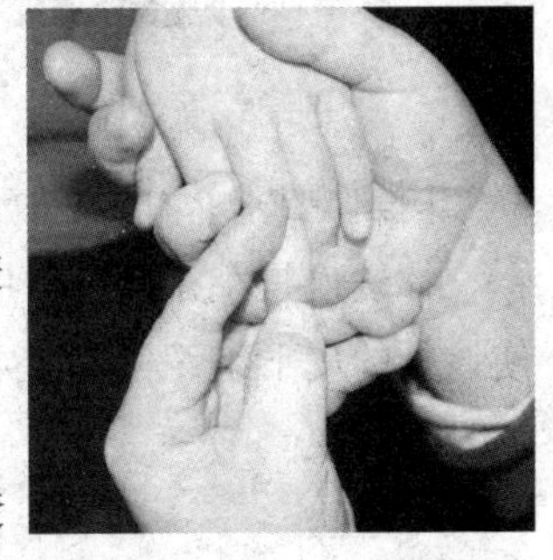

图 2-170 掐法

【操作要求】

掐法是刺激性较强的手法。掐按时要求逐渐用力,达深透为止,注意不要掐破皮肤,掐后宜轻揉局部,以缓解不适感,临床上常与揉法配合应用,称掐揉法。

6. 揉法

以拇指指面或中指指面,或大鱼际,吸定于一定穴位或部位上,做顺时针或逆时针方向旋转揉动的一种手法,称揉法。根据着力部位的不同可分为指揉法、鱼际揉法与掌根揉法。

【操作方法】

(1)指揉法:以拇指或中指指端着力,吸定于一定部位或穴位上,做轻柔和缓的环旋揉动,使该处的皮下组织一起揉动。(图 2-171、图 2-172)

(2)鱼际揉:以大鱼际着力于一定施术部位上,前臂发力,通过腕关节带动着力部分在治疗部位上作轻柔和缓的环旋揉动,使该处的皮下组织一起揉动。(图 2-173)

(3)掌根揉:以掌根着力,吸定于治疗部位上,前臂发力,带动腕部及着力部分连同前臂,进行轻柔和缓、小幅度环旋揉动,连同该处的皮下组织一起揉动。(图 2-174)

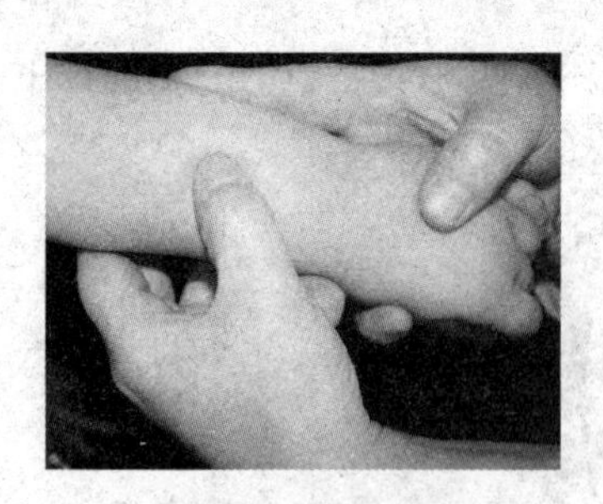

图 2-171　拇指揉法

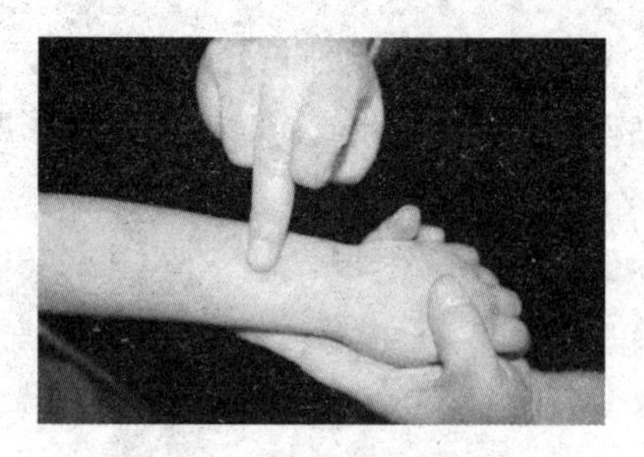

图 2-172　中指揉法

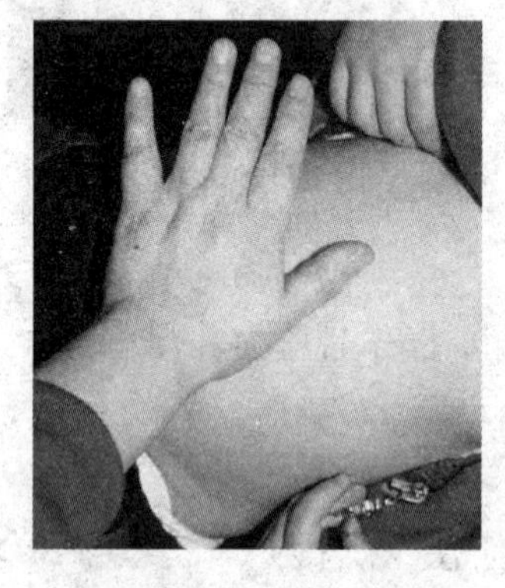

图 2-173　鱼际揉法

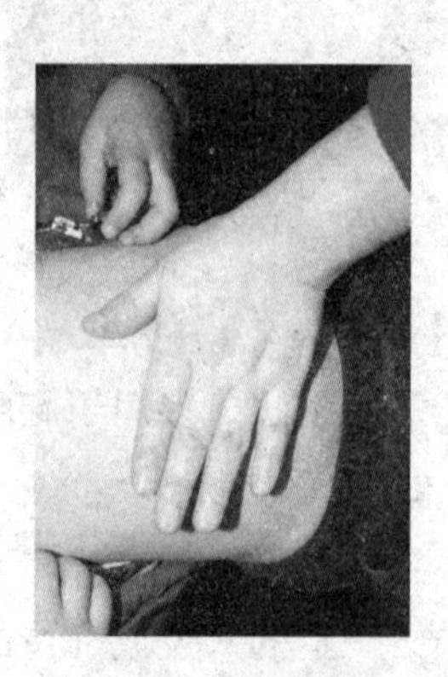

图 2-174　掌跟揉法

【操作要求】

揉法也是小儿推拿常用手法,操作时压力宜轻柔而均匀,手指不要离开接触的皮肤,使该处的皮下组织随手指的揉动一起做回旋揉动,不要在皮肤上摩擦,频率为每分钟200~300次。

7. 运法

以拇指指面或中指指面在一定的穴位或部位上做弧形或环形移动的一种手法,称运法。

【操作方法】

以一手托握住患儿手臂,另一手以拇指或中指的罗纹面着力,轻附在患儿治疗的部位或穴位上,做弧形或环形运动。(图 2-175、图 2-176)

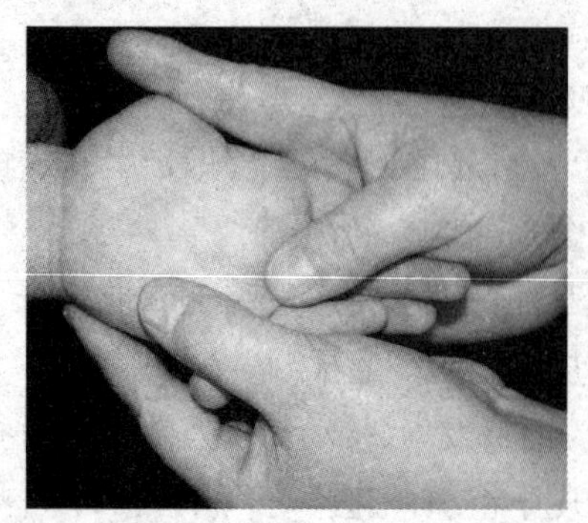

图 2-175　拇指运法

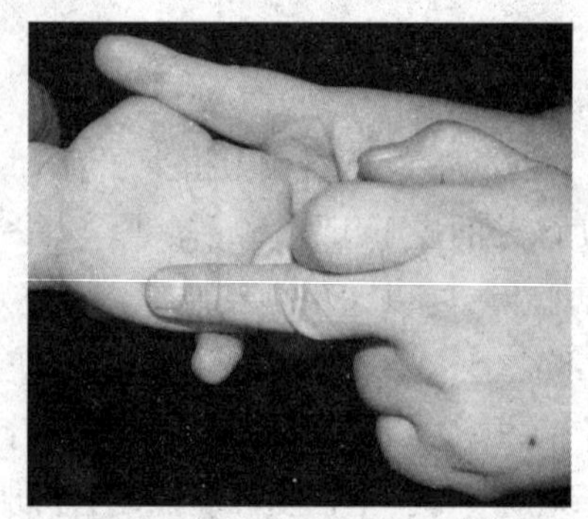

图 2-176　中指运法

【操作要求】

运法宜轻不宜重，宜缓不宜急，要在体表环绕摩擦移动，不带动皮下肌肉组织，频率一般宜每分钟80~120次。

8. 搓法

以双手掌侧对称性夹住患儿肢体的一定部位，相对用力快速搓揉的一种手法，称为搓法。（图 2-177）

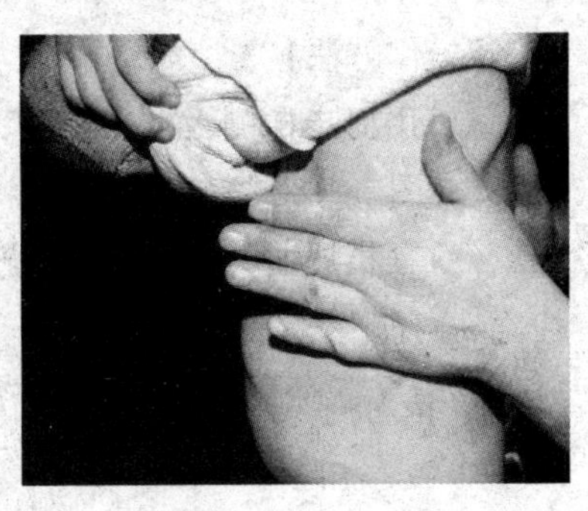

图 2-177　搓法

【操作方法】

患儿坐位，以双手的指掌面着力，相对用力夹住患儿肢体做方向相反的快速搓揉。

【操作要求】

用力宜对称均匀，柔和适中。搓动要快，移动要慢。搓法主要用于胁肋部，也可用于四肢部。

9. 摇法

使关节做被动的环转运动，称为摇法，包括颈项部、全身四肢关节摇法。

【操作方法】

术者用一手握住或扶住关节近端的肢体，另一手握住关节远端的肢体，做缓和的环行旋转运动。做颈项部被动的环转运动称颈项部摇法，依次有肩、腕、髋、踝等关节摇法。（图 2-178、图 2-179）

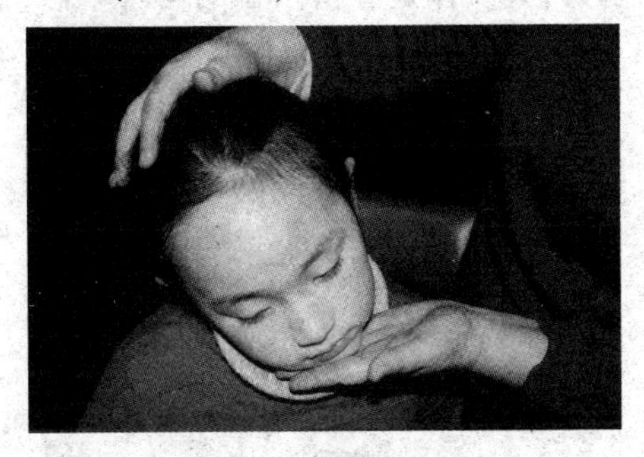

图 2-178　颈项部摇法

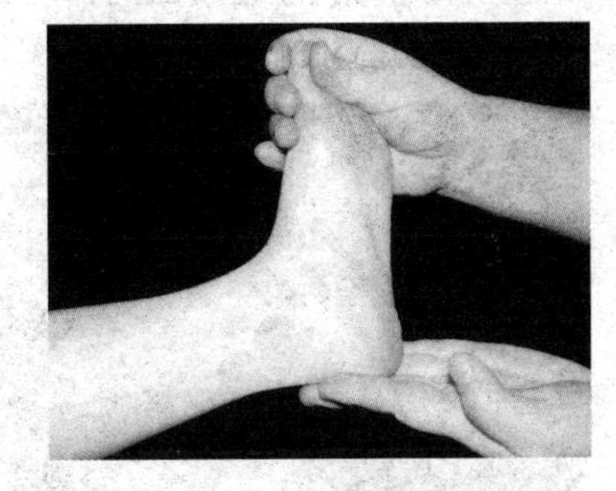

图 2-179　踝部摇法

【操作要求】

动作要缓和，用力要平稳、得当，以轻缓为宜，两手配合要协调。摇动的幅度和方向要在生理许可范围内。

10. 捏法

以单手或双手的拇指与食、中指两指或拇指与 4 指的指面做对称性着力，夹持住患儿的肌肤或肢体相对用力挤压并一紧一松逐渐移动的一种手法，称为捏法。

【操作方法】

(1)用拇指桡侧缘抵住皮肤,食、中两指前按,3指同时用力提拿皮肤,双手交替捻动向前。(图2-180)

(2)食指屈曲,用食指中节桡侧抵住皮肤,拇指前按,两指同时用力提拿皮肤,双手交替捻动向前。(图2-181)

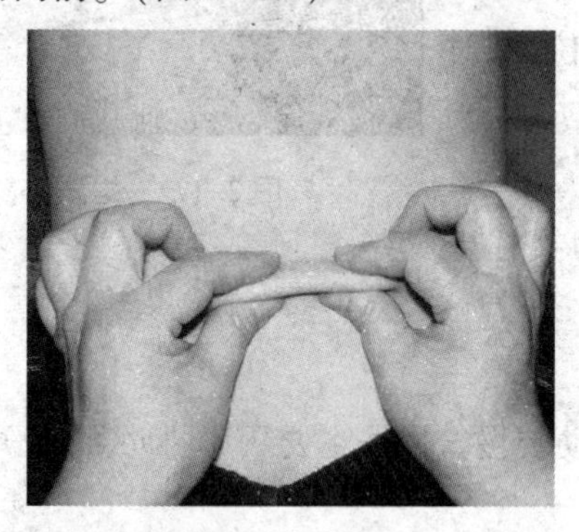

图2-180　捏法1

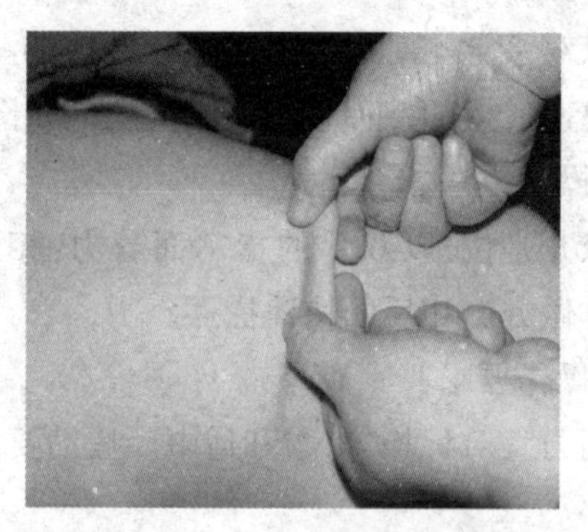

图2-181　捏法2

【操作要求】

操作时捏起皮肤多少及提拿用力大小宜适当,捏得太紧,不容易向前捻动推进;捏少了则不容易提起皮肤。捻动向前时,需作直线移动,不可歪斜。

11. 捣法

以中指端或食指、中指屈曲的指间关节部着力,有节律地叩击穴位的一种手法,称为捣法。(图2-182、图2-183)

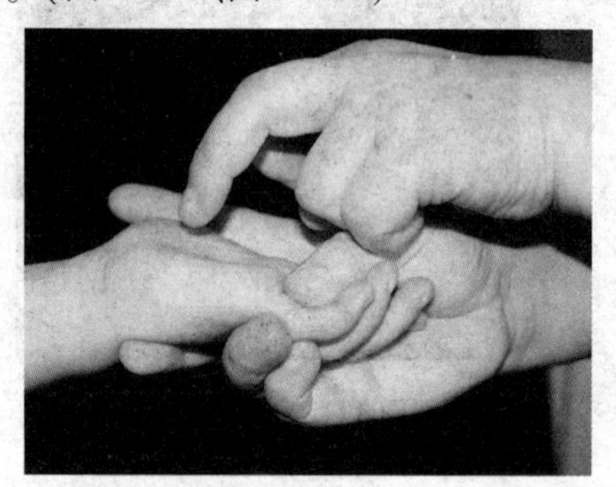

图2-182　捣法

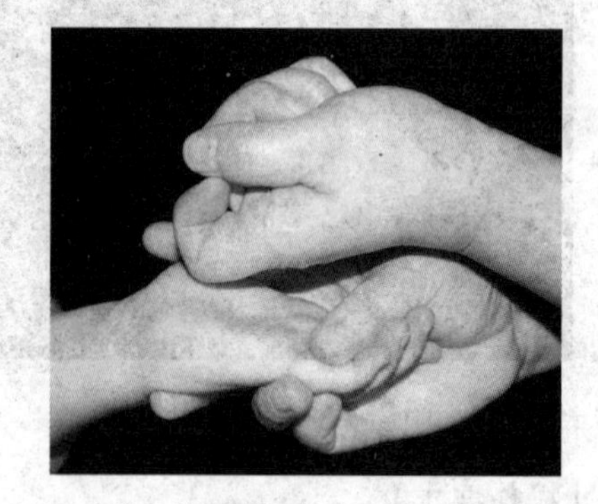

图2-183　捣法

【操作方法】

患儿坐位,以一手握住患儿食指、中指、无名指与小指,使手掌向上,以另一手中指的指端或食指、中指屈曲后的第1指间关节突起部着力,前臂主动运动,通过腕关节的屈伸运动,带动着力部分做有节律的叩击动作。

【操作要求】

捣法适用于小天心穴。捣击时取穴要准确,发力要稳,一般叩击5~20次。

八、小儿推拿特定穴

推拿特定穴是指除十四经穴和经外奇穴以外，只有推拿才应用的一些特定穴位。这些穴位不像十四经穴那样有线路联系成为经络系统，而是散落地分布于全身各部，且以两手居多。不仅有“点”状，还有“线”状及“面”状。正所谓“小儿百脉汇于两掌”。(图 2-184、图 2-185、图 2-186)

小儿推拿特定穴有特殊的位置与特殊的作用，决定了其特殊的操作方法。操作“次数”仅以 6 个月 ~1 岁患儿临床应用为参考，具体操作时应根据小儿年龄大小、身体强弱、病情轻重等情况灵活增减。上肢部穴位，一般不分男女，按照个人习惯推左手或推右手均可。操作的顺序一般是先头面，次上肢，再胸腹、腰背，最后下肢。也可根据患儿病情的轻重、缓急或体位而灵活掌握，不可拘泥。

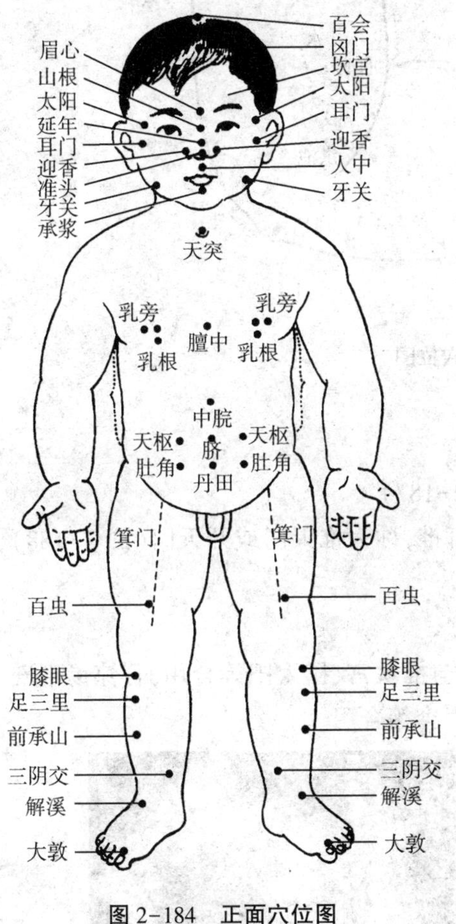

图 2-184　正面穴位图

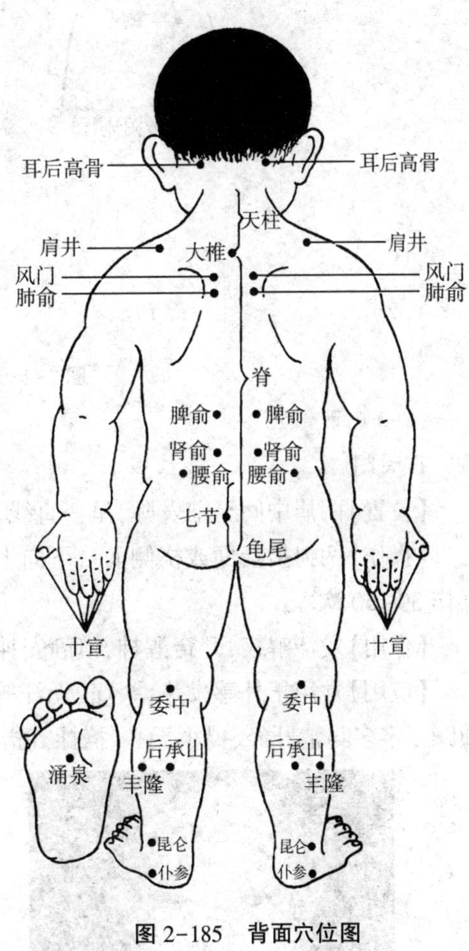

图 2-185　背面穴位图

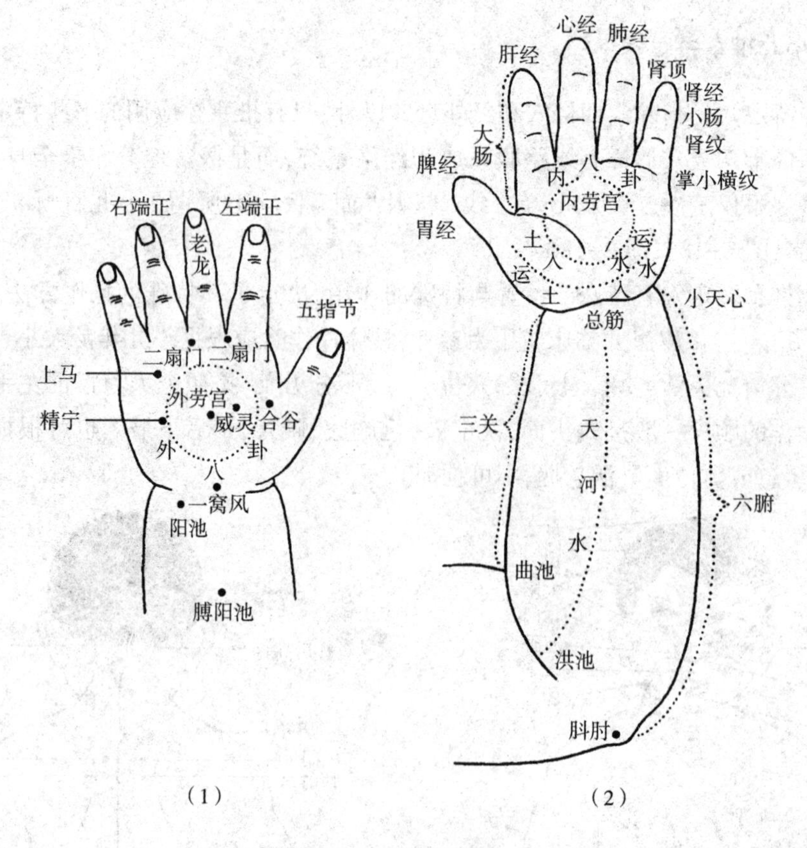

（1）　（2）

图 2-186　上肢穴位图

（一）头面部穴

1. 天门

【位置】两眉中间至前发际，呈一直线。（图 2-187）

【操作】两拇指指面或桡侧面自下向上交替直推，称为推天门或开天门（图 2-188），操作 30~50 次。

【作用】发汗解表，开窍醒神，镇静安神。

【应用】常用于外感发热、头痛、无汗等证，多与推坎宫、揉太阳等合用；若惊惕不安，烦躁不宁多与清肝经、捣小天心、掐揉五指节、揉百会等合用。

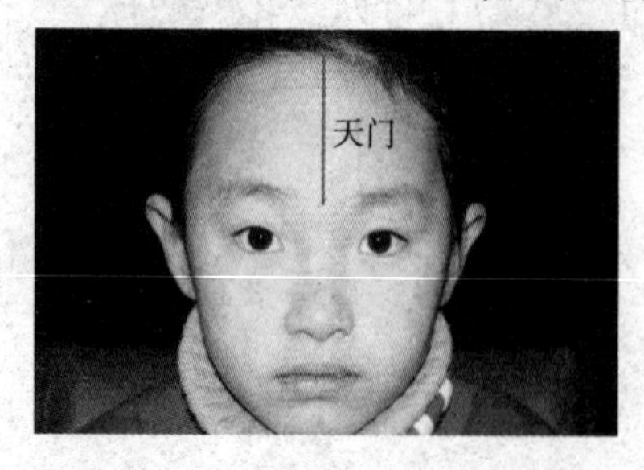

图 2-187　天门

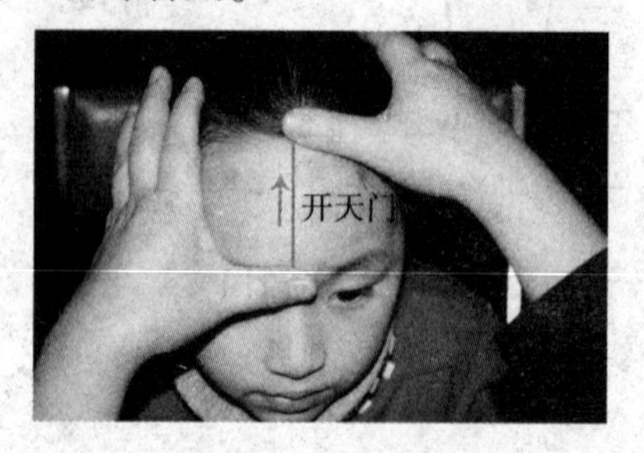

图 2-188　开天门

2. 坎宫

【位置】自眉头沿眉向眉梢呈一直线。(图 2-189)

【操作】以两手拇指面或桡侧面自眉头向眉梢方向分推,称为推坎宫(图 2-190),操作 30~50 次。

【作用】疏风解表,醒脑明目,止头痛。

【应用】常用于外感发热、头痛,多与开天门、运太阳、揉耳后高骨等合用;治疗目赤痛,多与清肝经、揉太阳、掐揉小天心、清天河水等合用。

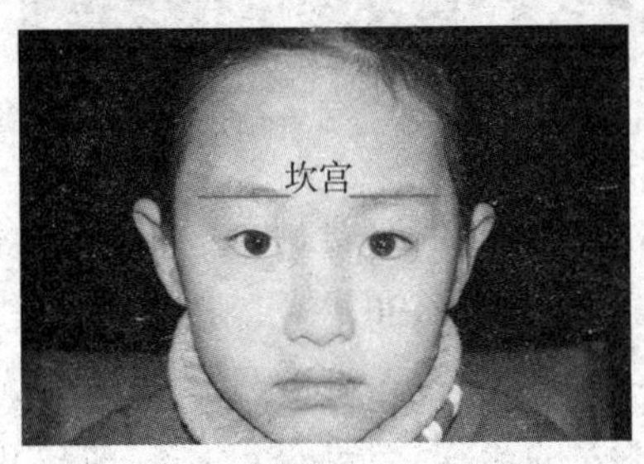

图 2-189　坎宫

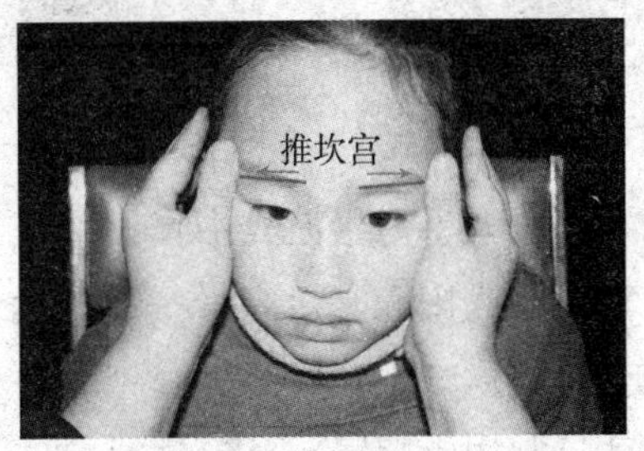

图 2-190　推坎宫

3. 太阳

【位置】眉后凹陷处。(图 2-191)

【操作】以两手拇指面或中指面按揉该穴,称为揉太阳或运太阳(图 2-192),向眼方向为补,向耳方向为泻,操作 30~50 次。

【作用】疏风解表,清热明目,止头痛。

【应用】常用于感冒、发热、头痛、目赤痛。

开天门、推坎宫、运太阳三者都有发汗解表、止头痛的作用,但开天门发汗力强;推坎宫长于醒神、止头痛,且能明目;运太阳能固表,善止头痛而明目。

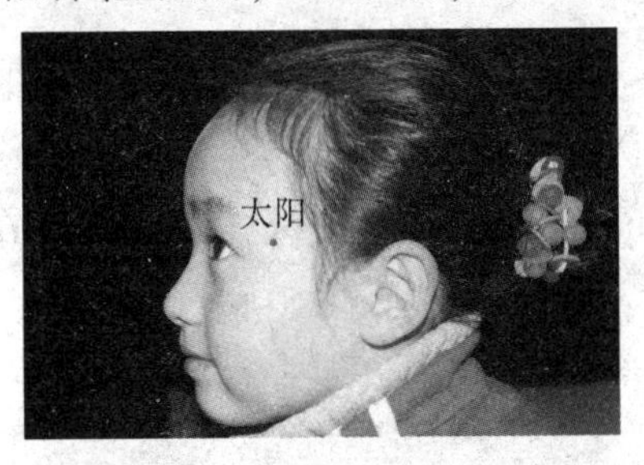

图 2-191　太阳

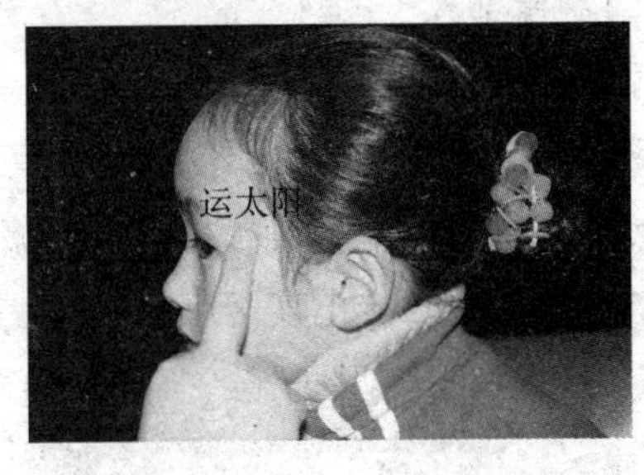

图 2-192　运太阳

4. 山根

【位置】鼻根处。(图 2-193)

【操作】以拇指指甲掐 3~5 次。

【作用】开关通窍,醒目定神。

【应用】常用于昏迷、惊风、抽搐的治疗,多与掐人中,掐老龙等合用。同时望山根还可用于诊断,如见山根穴处青紫,提示有惊风或脾胃虚寒。

5. 耳后高骨

【位置】耳后高骨微下凹陷处。(图 2-194)

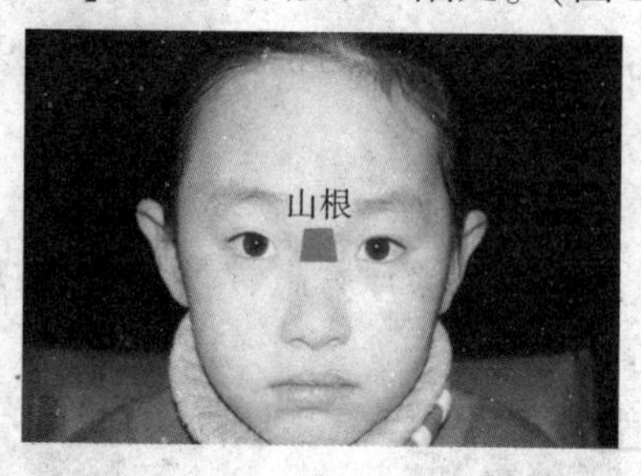

图 2-193 山根

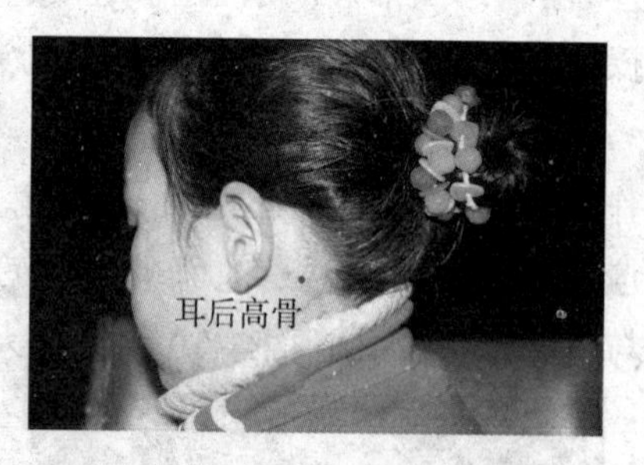

图 2-194 耳后高骨

【操作】以两手拇指面或中指面按揉该穴,称为按揉耳后高骨(图 2-195),操作 30~50 次。亦可将太阳和耳后高骨一起揉运 30~50 次。(图 2-196)

【作用】疏风解表,安神除烦。

【应用】常用于感冒、头痛、惊风、抽搐、烦躁不安的治疗。治感冒头痛,多与开天门,推坎宫,运太阳等合用,称为“四大手法”。治神昏烦躁,多与清肝经、清心经等合用。

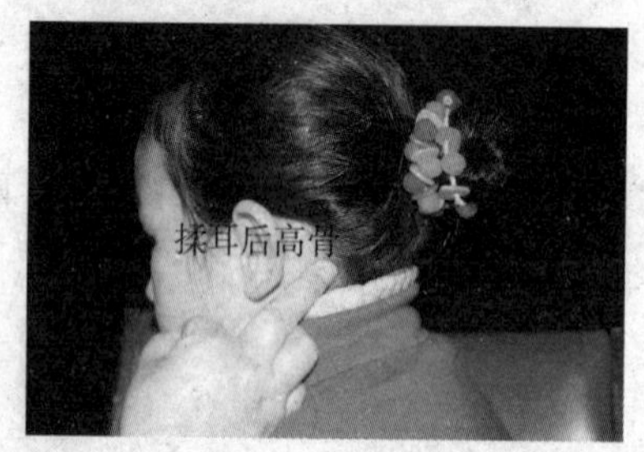

图 2-195 按揉耳后高骨

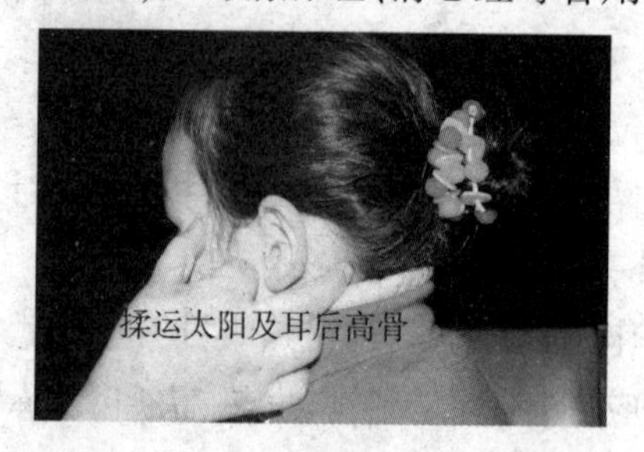

图 2-196 揉运太阳及耳后高骨

(二)胸腹部穴

1. 乳根、乳旁

【位置】乳头下 2 分处为乳根,乳头旁 2 分处为乳旁。(图 2-197)

【操作】分别以中指和食指揉此二穴,称为揉乳根、乳旁。(图 2-198)操作 100~300 次。

【作用】宽胸理气,止咳化痰。

【应用】常用于胸闷、咳嗽、痰鸣、恶心、呕吐的治疗。

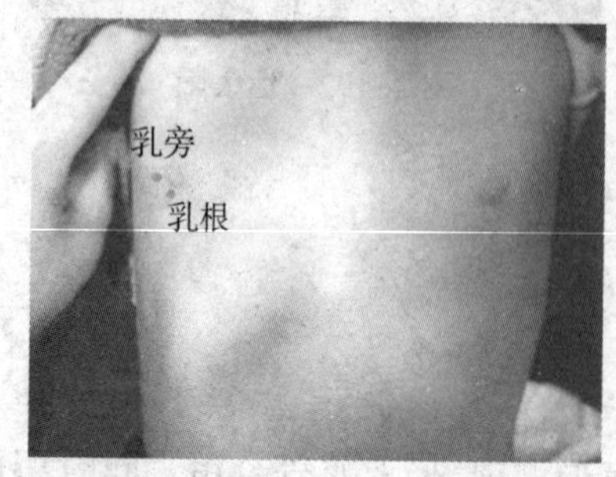

图 2-197 乳根、乳旁

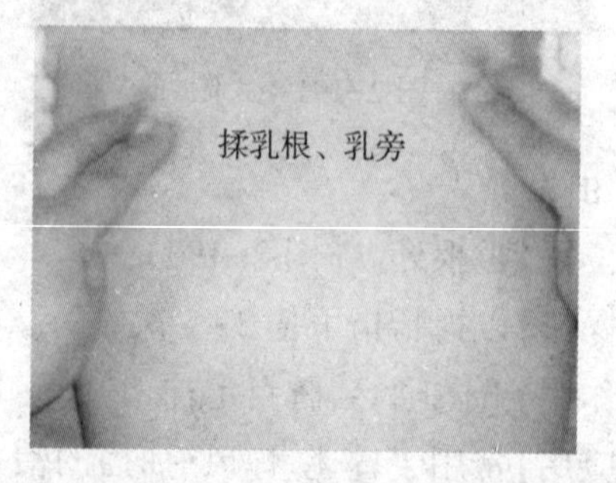

图 2-198 揉乳根、乳旁

2. 腹穴

【位置】整个腹部。(图 2-199)

【操作】以手掌面或手指面顺时针或逆时针方向摩 5 分钟。(图 2-200)

【作用】健脾和胃,理气消食。

【应用】常用于治疗消化系统疾病。顺时针摩腹常与补脾经、揉脐、捏脊、按揉足三里等合用,治疗小儿脾虚引起的厌食、腹泻。逆时针摩腹常与分腹阴阳、运内八卦,清大肠、推下七节骨等合用,治疗小儿食积、呕吐等。本穴又是小儿推拿保健穴,与推三关、揉中脘、捏脊、按揉足三里等合用。

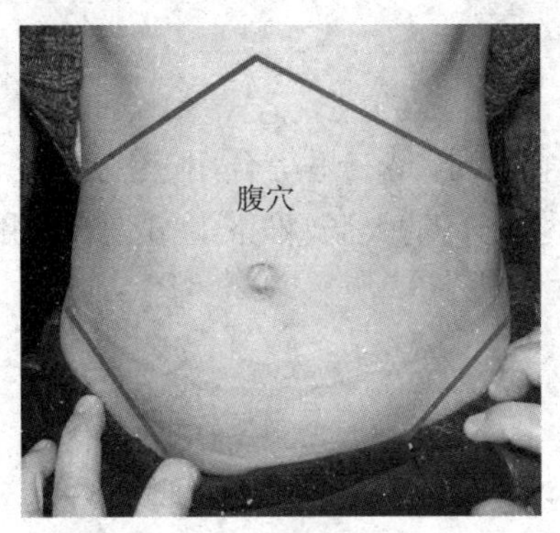

图 2-199 腹穴

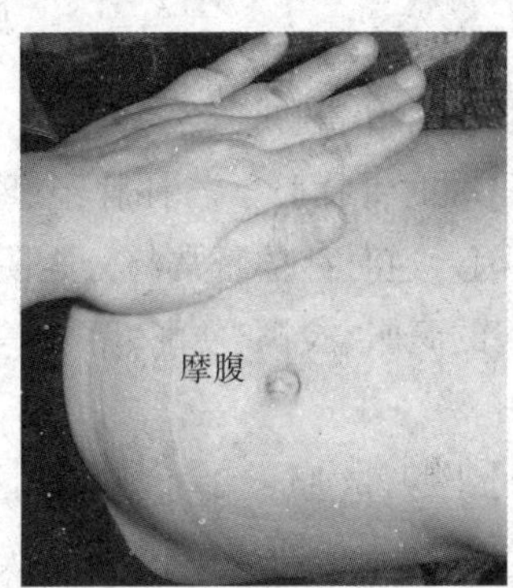

图 2-200 摩腹

3. 腹阴阳

【位置】自中脘斜向两胁下软肉处呈一直线。(图 2-201)

【操作】以两手拇指面或桡侧面自中脘向两胁下软肉处分推 100~300 次(图 2-202)称为分腹阴阳。

【作用】理气消食,降逆止呕。

【应用】常与运八卦、推下七节骨、按揉足三里等合用,用于乳食停滞、恶心、呕吐、食欲不振、腹胀的治疗。

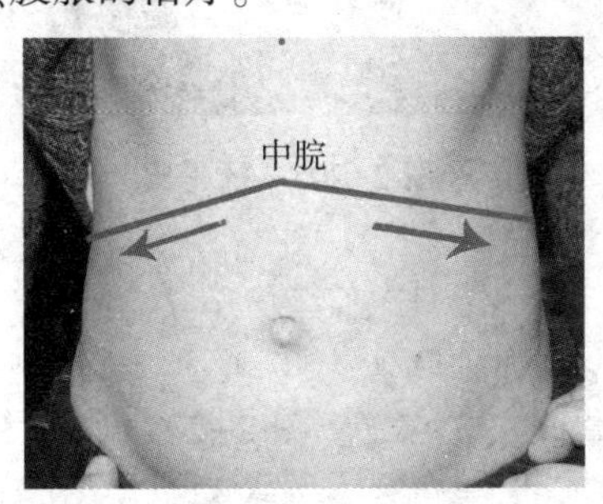

图 2-201 腹阴阳

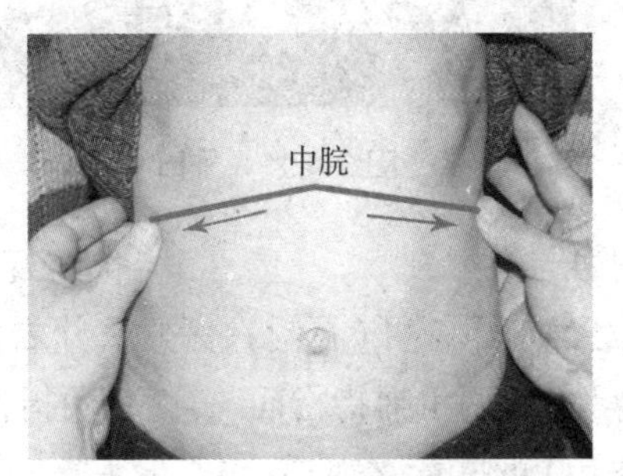

图 2-202 分腹阴阳

4. 脐

【位置】肚脐正中。

【操作】以拇指面或掌面顺时针或逆时针揉肚脐 100~300 次。(图 2-203)

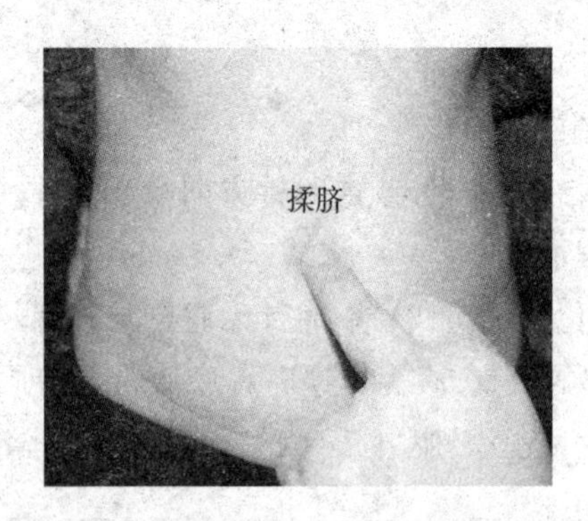

图 2-203 揉脐

【作用】健脾和胃,理气消食。

【应用】顺时针揉脐常与补脾经、摩腹、捏脊、按揉足三里等合用,治疗小儿脾虚引起的厌食、腹泻。逆时针揉脐常与分腹阴阳、运内八卦,清大肠、推下七节骨等合用,治疗小儿食积引起的腹胀、腹泻、便秘、呕吐等。

5. 丹田

【位置】小腹部(脐下 2 寸与 3 寸之间)。(图 2-204)

【操作】以拇指指面揉 100~300 次。(图 2-205)

【作用】温养下元,培肾固本,分清别浊。

【应用】常与补肾经、推三关、揉外劳宫等合用,用于小儿先天不足、寒凝少腹及腹痛、疝气、遗尿、脱肛等证。与推箕门、清小肠等合用治疗尿潴留。

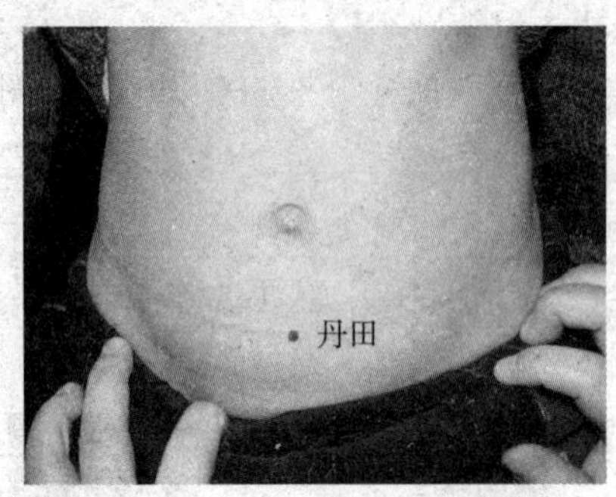

图 2-204 丹田

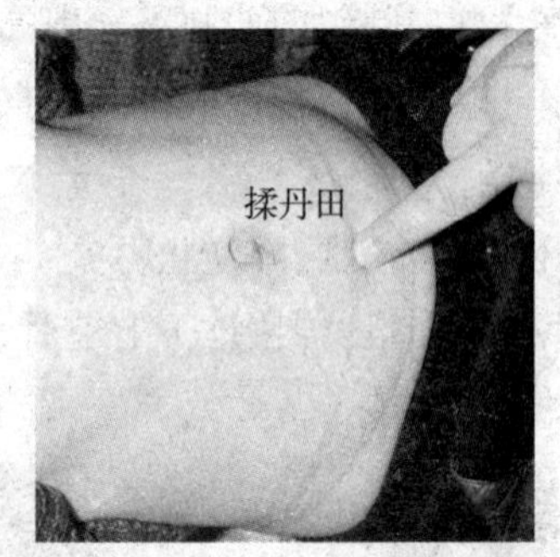

图 2-205 揉丹田

6. 肚角

【位置】脐下 2 寸(石门),旁开 2 寸之大筋。(图 2-206)

【操作】以两手拇指指面与食、中两指指面提拿该穴 3~5 次(图 2-207)称为拿肚角。

【作用】止腹痛。

【应用】对各种原因引起的腹痛均可应用,尤其适用于寒痛、伤食痛。

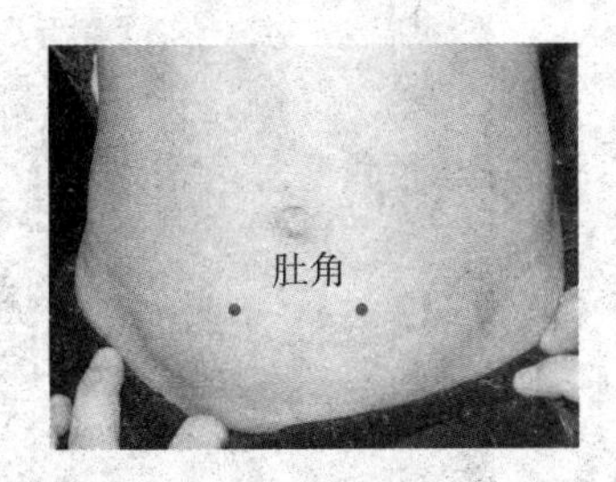

图 2-206　**肚角**

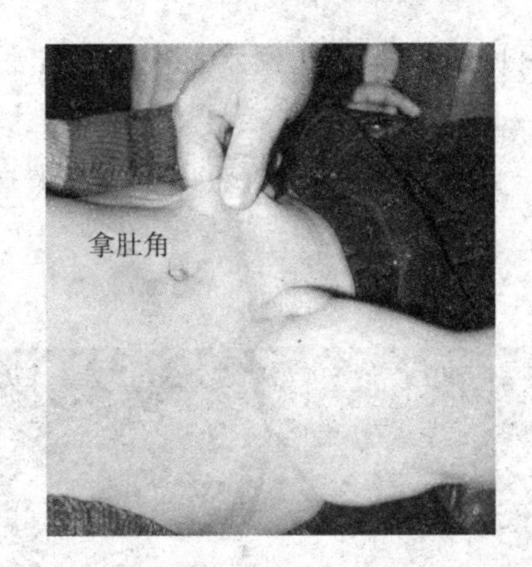

图 2-207　**拿肚角**

（三）背腰部穴

1. 天柱骨

【位置】自枕骨下，沿后发际正中至大椎穴呈一直线。（图 2-208）

【操作】以拇指指面或食、中两指指面自枕骨下向下推至大椎穴称推天柱骨（图 2-209），操作 300~500 次。

【作用】降逆止呕，祛风散寒。

【应用】多与横纹推向板门、揉中脘等合用治疗恶心、呕吐。与清肺经、拿风池、掐揉二扇门等同用治疗外感风寒、项背强痛等证。

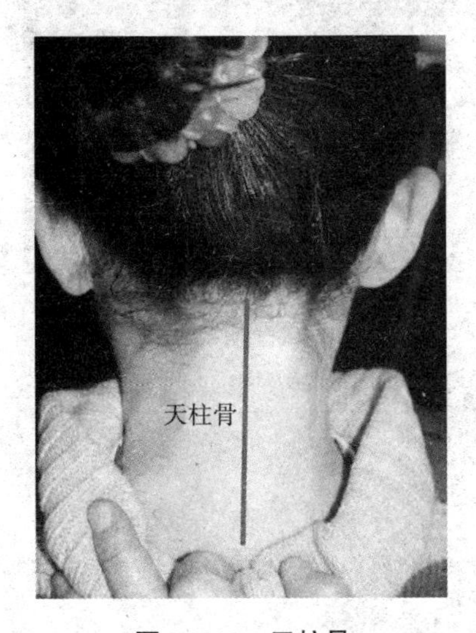

图 2-208　**天柱骨**

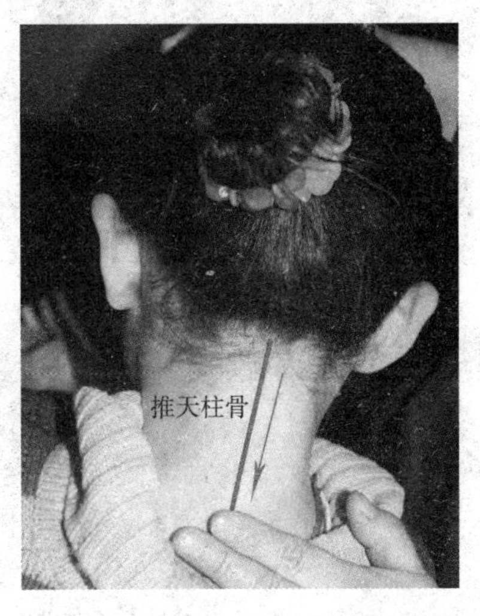

图 2-209　**推天柱骨**

2. 脊柱

【位置】大椎至长强呈一直线。（图 2-210）

【操作】用食、中两指指面自上而下直推，称推脊，推 100~300 次；用捏法自下而上称为捏脊（图 2-211），一般捏 3~5 遍，每捏 3 次再将背脊皮提 1 次，称为捏三提一法。

【作用】推脊能清热，捏脊能调阴阳、理气血、和脏腑、通经络、培元气。

【应用】推脊多与清天河水、退六腑、推涌泉等合用治疗热证。捏脊法是小儿保健常用主要手法之一,多与补脾经、补肾经、推三关、摩腹、按揉足三里等配合应用,治疗先、后天不足的一些慢性疾病,还可应用于成人失眠、肠胃病、月经不调等证。

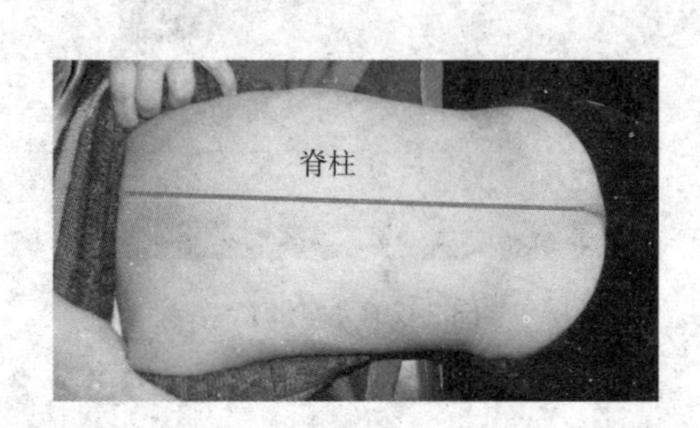

图 2-210　脊柱

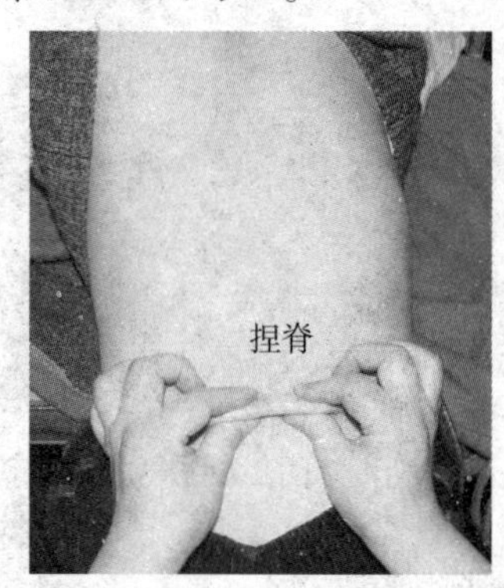

图 2-211　捏脊

3. 七节骨

【位置】自第 4 腰椎至尾椎骨端(长强穴)呈一直线。(图 2-212)

【操作】以拇指指面或食、中两指指面自上向下直推,称为推下七节骨(图 2-213);自下向上直推称为推上七节骨(图 2-214),操作 100~300 次。

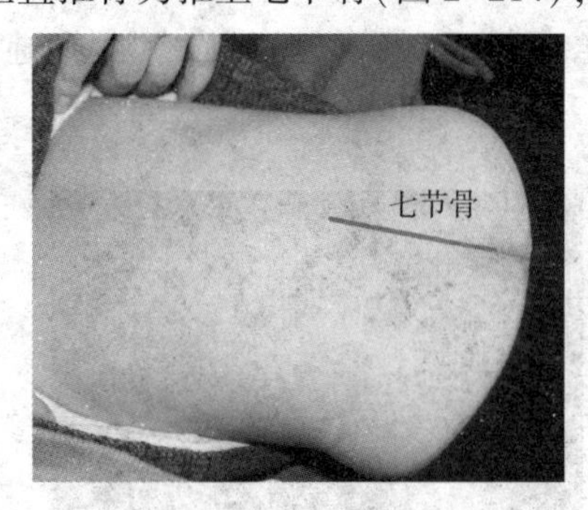

图 2-212　七节骨

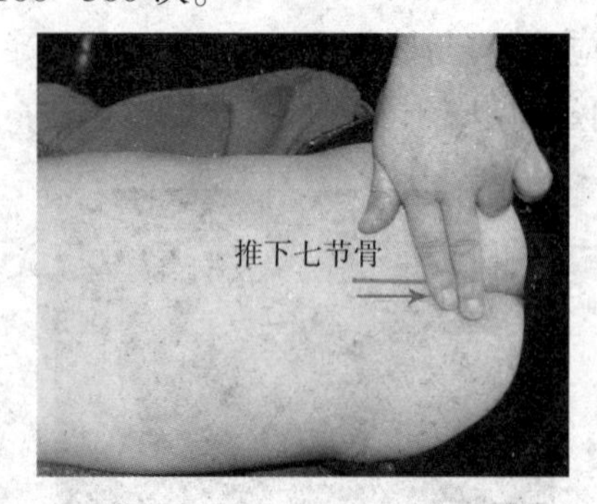

图 2-213　推下七节骨

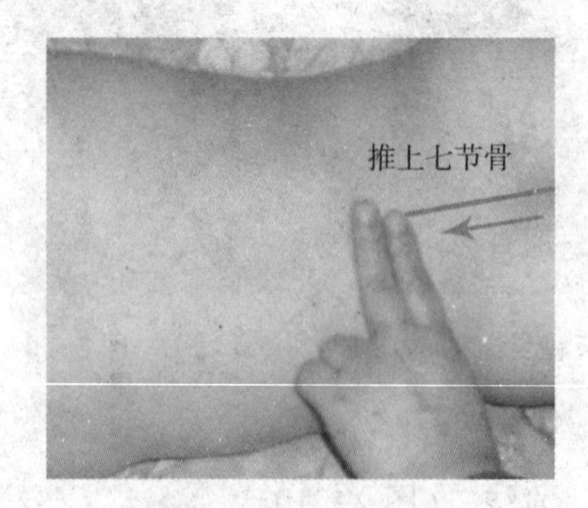

图 2-214　推上七节骨

【作用】泻热通便,温阳止泻。

【应用】推下七节骨多配合清大肠、清脾经、分腹阴阳等治疗肠热便秘、痢疾、食积腹痛。

推上七节骨常与按揉百会、揉丹田等合用治疗虚寒腹泻、气虚下陷的脱肛、遗尿等证。

4. 龟尾

【位置】尾椎骨端下方凹陷处。

【操作】拇指端或中指端揉，称揉龟尾（图 2-215），揉 100～300 次。

【作用】调理大肠。

【应用】本穴穴性平和，既能止泻，也能通便。多与揉脐、推七节骨配合治疗腹泻、便秘等证。

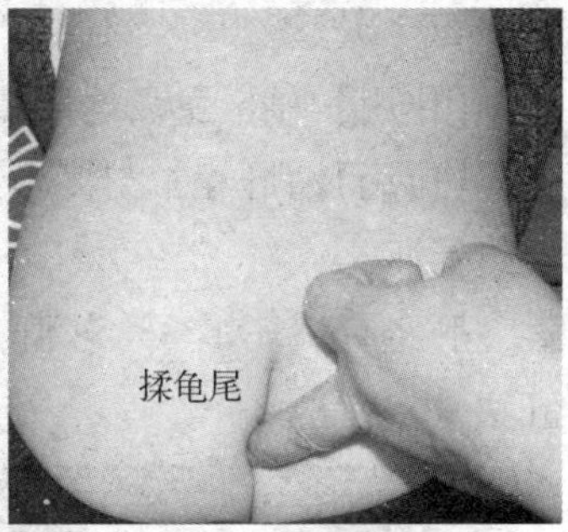

图 2-215　揉龟尾

（四）上肢部穴

1. 脾经

【位置】拇指桡侧缘，自指尖至指根呈一直线。（图 2-216）

【操作】屈患儿拇指，沿拇指桡侧自指尖推至指根 300～500 次，为补脾经。（图 2-217）伸直拇指，沿拇指桡侧面自指根向指尖方向推 100～300 次，为清脾经。（图 2-218）来回推为清补法。

【作用】健脾胃，补气血；清热利湿，化痰止呕。

【应用】补脾经用于脾胃虚弱引起的食欲不振、腹泻、消化不良等证。清脾经用于湿热熏蒸、皮肤发黄、恶心呕吐、食积腹痛、痢疾等证。一般情况下，脾经穴多用补法，体壮邪实者方能用清法。

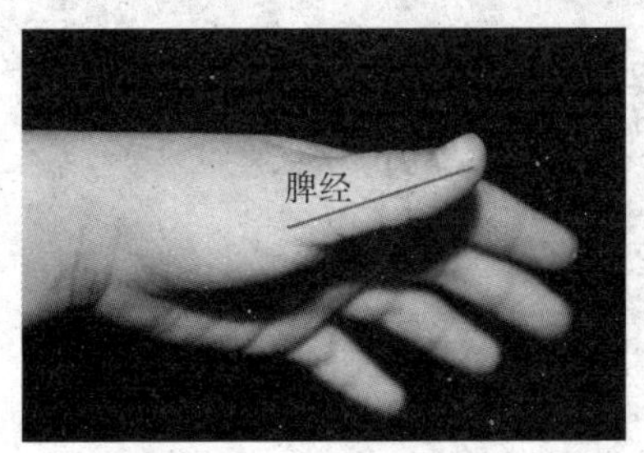

图 2-216　脾经

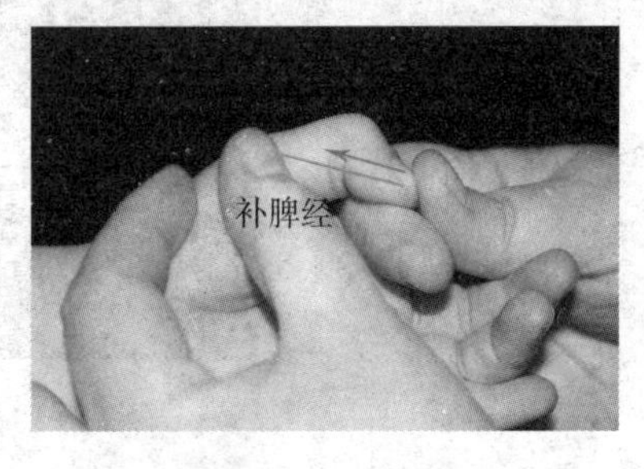

图 2-217　补脾经

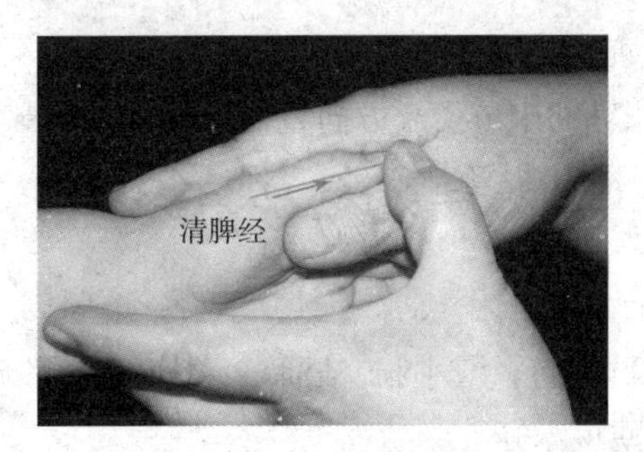

图 2-218　清脾经

2. 肝经

【位置】食指末节罗纹面。（图 2-219）

【操作】以拇指指面自指尖向食指掌面末节指纹方向直推为补肝经。（图 2-220）自食指掌面末节指纹推向指尖为清肝经。(图 2-221)补肝经和清肝经统称推肝经，推 100~300 次。

【作用】平肝泻火，熄风镇惊，解郁除烦。

【应用】清肝经常与捣小天心、掐揉五指节配合治疗小儿惊风、抽搐、烦躁不安、五心烦热等证。

肝经宜清不宜补，若肝虚宜补时则需补后加清，或以补肾经代之，称为滋肾养肝法。

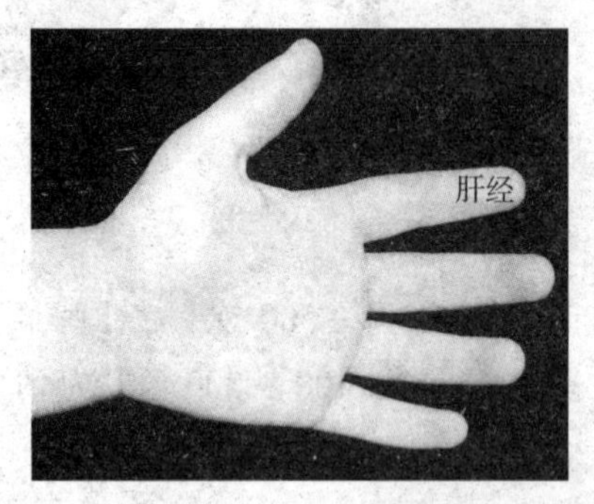

图 2-219　肝经

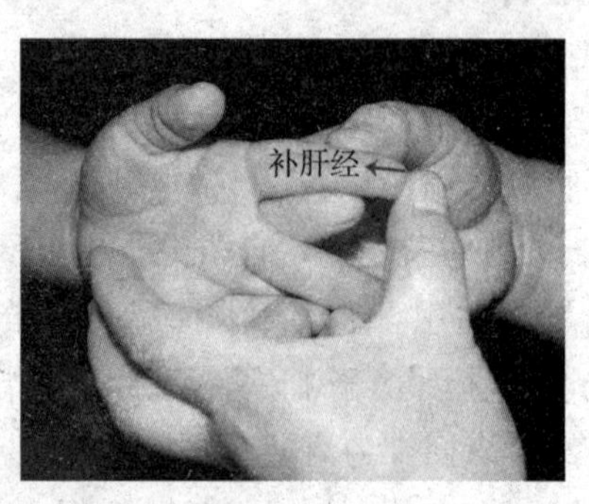

图 2-220　补肝经

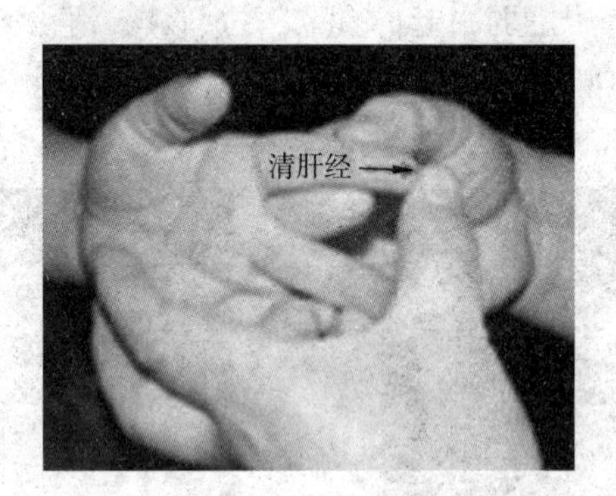

图 2-221　清肝经

3. 心经

【位置】中指末节罗纹面。(图 2-222)

【操作】自指尖向中指掌面末节指纹方向直推为补，称补心经。(图 2-223)自中指掌面末节指纹向指尖方向直推为清，称清心经。(图 2-224)补心经和清心经统称推心经，推 100~300 次。

【作用】清心泻火，养心安神。

【应用】清心经常与揉内劳宫、清小肠、推涌泉、清天河水等配合治疗心火亢盛引起的高热神昏、面赤、口疮、小便短赤等。

本穴宜清不宜补，恐动心火。若气血不足而见心烦不安，睡卧露睛等可补后加清，或以补脾经代之。

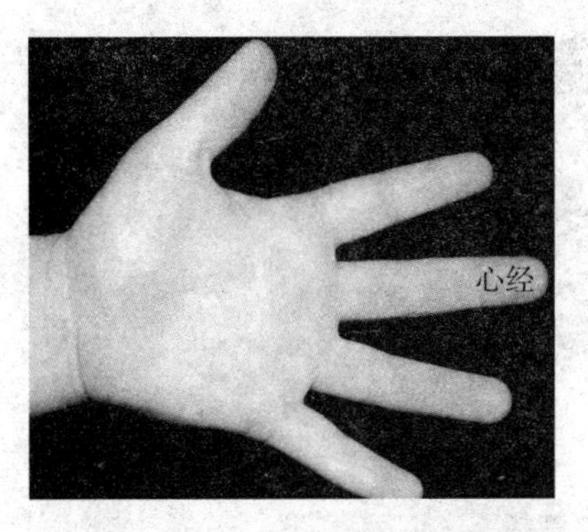

图 2-222　**心经**

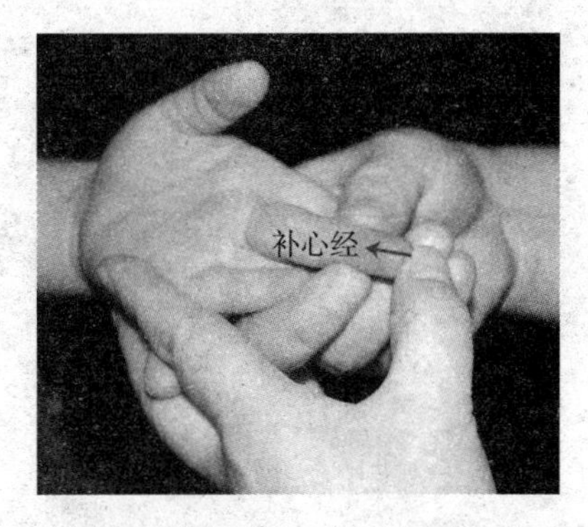

图 2-223　**补心经**

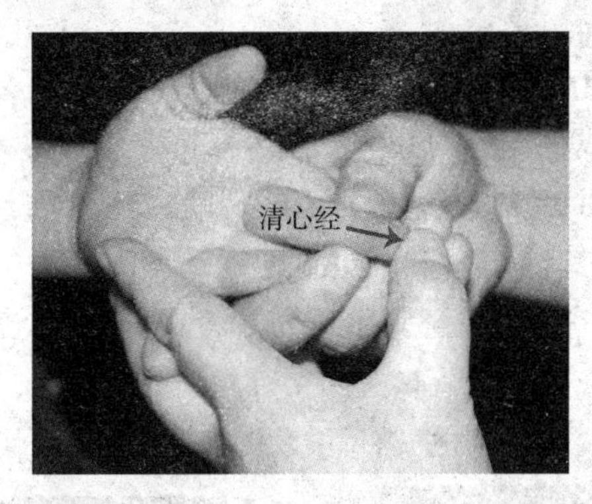

图 2-224　**清心经**

4. 肺经

【位置】无名指末节罗纹面。(图 2-225)

【操作】自指尖向无名指掌面末节指纹方向直推为补,称补肺经。(图 2-226)自无名指掌面末节指纹向指尖方向直推为清,称清肺经。(图 2-227)补肺经和清肺经统称推肺经,推 100~300 次。

【作用】补肺益气;宣肺清热,疏风解表,化痰止咳。

【应用】补肺经配合推三关、捏脊、揉足三里等用于肺气虚损,咳嗽气喘,虚汗怕冷等肺经虚寒证。清肺经配合四大手法、揉二扇门、拿风池、揉膻中等用于感冒发热及咳嗽、气喘、痰鸣等肺经实热证。

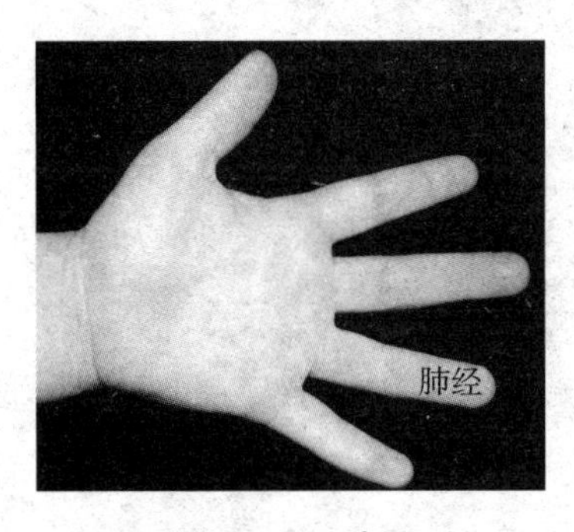

图 2-225　**肺经**

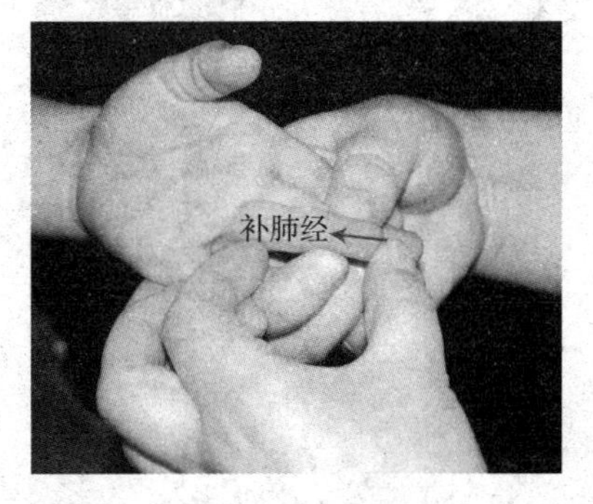

图 2-226　**补肺经**

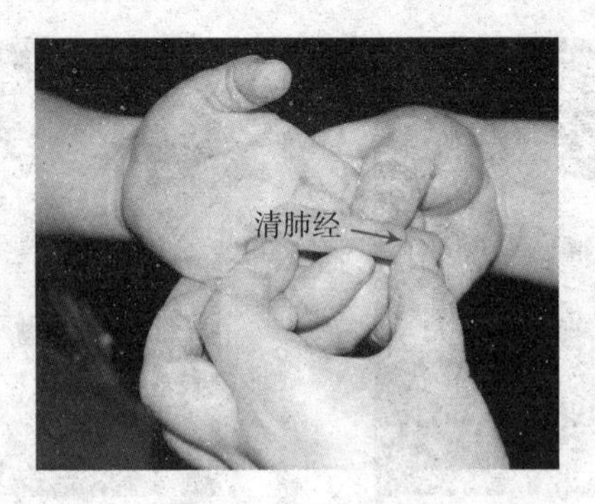

图 2-227　清肺经

5. 肾经

【位置】小指末节罗纹面。(图 2-228)

【操作】以拇指指面或桡侧面,自小指掌面末节指纹向指尖方向直推为补肾经(图 2-229),反之为清肾经(图 2-230)。补肾经和清肾经统称推肾经,推 100~300 次。

【作用】补肾益脑,温养下元,清利下焦湿热。

【应用】补肾经配合补脾经、捏脊等用于先天不足、久病体虚、肾虚久泻、多尿、遗尿、虚汗喘息等证。清肾经配合揉丹田、揉三阴交等用于膀胱蕴热,小便赤涩等证。

肾经穴一般多用补法,少用清法,需用清法时,多以清小肠代之。

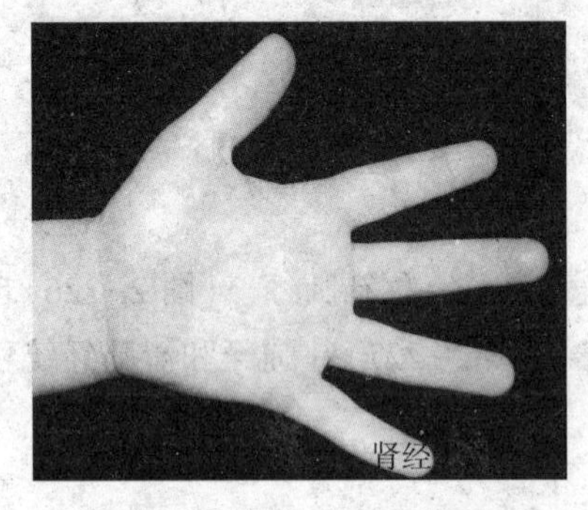

图 2-228　肾经

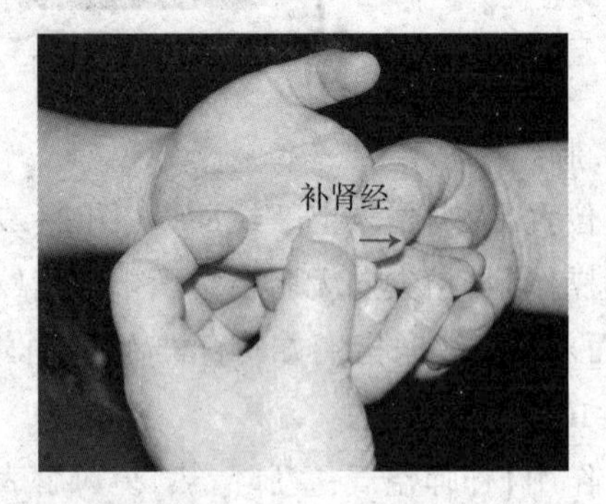

图 2-229　补肾经

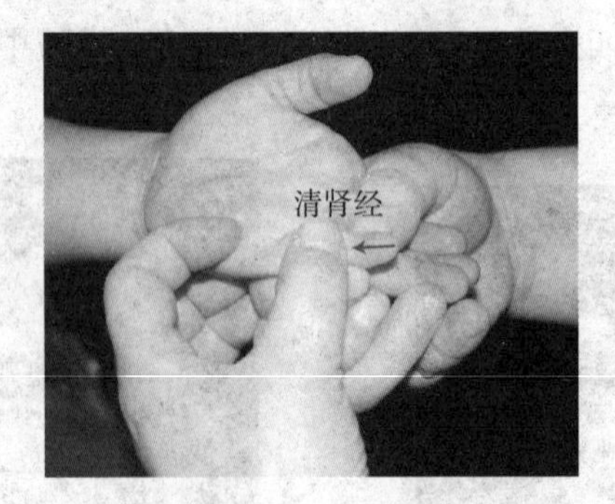

图 2-230　清肾经

6. 大肠

【位置】食指桡侧缘,自指尖至指根呈一直线。(图 2-231)

【操作】以拇指指面或桡侧面，自指尖推至指根为补大肠（图 2-232），反之为清大肠（图 2-233）。补大肠和清大肠统称推大肠，推 100～300 次。

【作用】温阳止泻，涩肠固脱；清利肠腑，除湿导滞。

【应用】补大肠配合补脾经、推上七节骨等用于虚寒腹泻、脱肛等证。清大肠配合清脾经、摩腹、推下七节骨等用于湿热、食积所致的腹痛，痢下赤白，大便秘结等证。

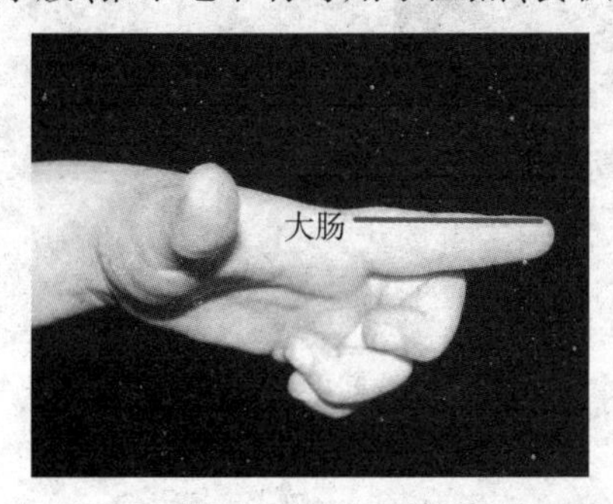

图 2-231　大肠

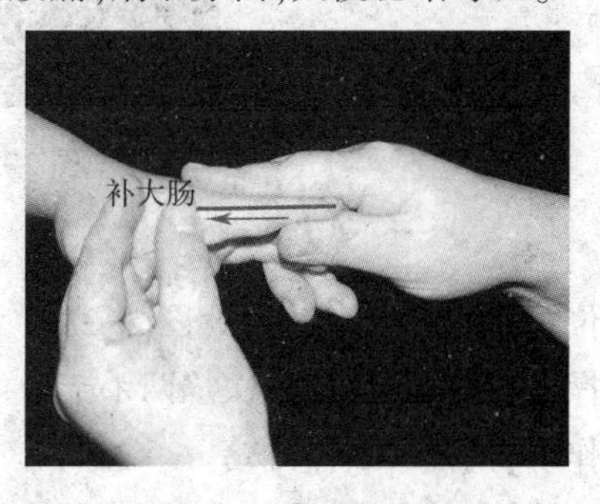

图 2-232　补大肠

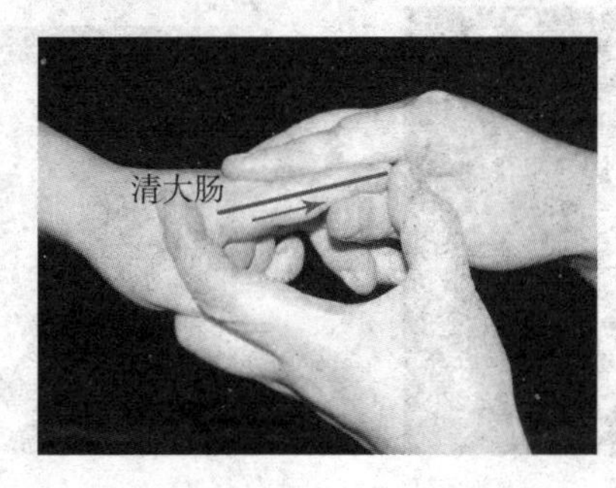

图 2-233　清大肠

7. 小肠

【位置】小指尺侧缘，自指尖至指根呈一直线。（图 2-234）

【操作】以拇指面或桡侧面，自指尖直推向指根为补小肠（图 2-235），反之为清小肠（图 2-236）。补小肠和清小肠统称推小肠，100～300 次。

【作用】清利下焦湿热。

【应用】清小肠可泌清别浊，多用于下焦湿热所致的小便短赤、尿闭等证。若心经有热，烦躁、口舌生疮，可配合清天河水、推涌泉穴等。

本穴多用清法少用补法，若需补多用补肾经代之。

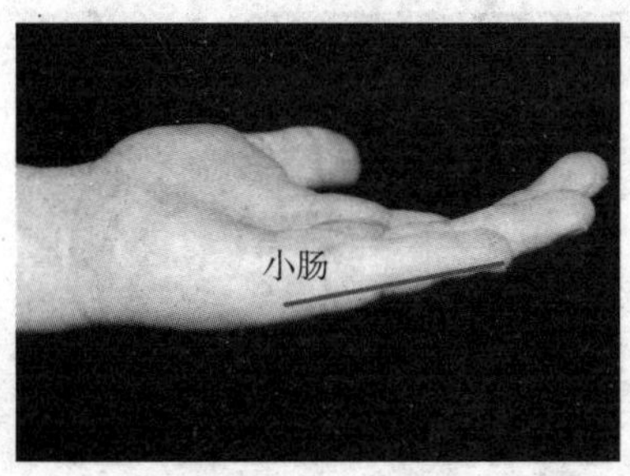

图 2-234　小肠

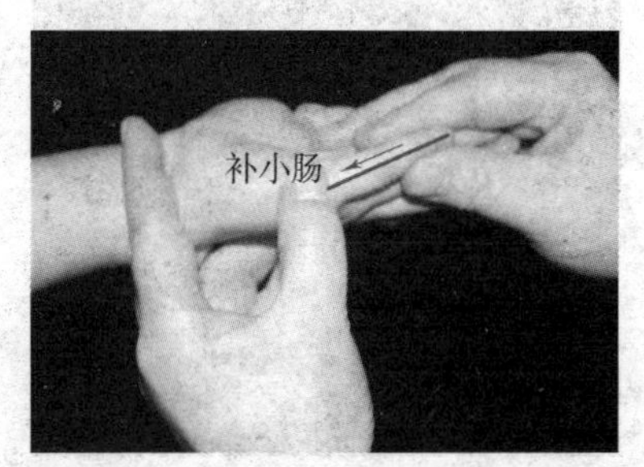

图 2-235　补小肠

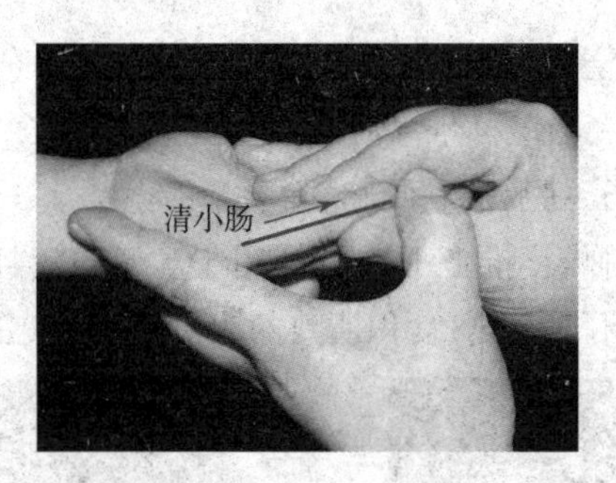

图 2-236　清小肠

8. 十王

【位置】两手十指尖端。(图 2-237)

【操作】以拇指指甲依次掐两手十指指尖(图 2-238),醒神为度。

【作用】清热,醒神,开窍。

【应用】与掐老龙、拿总筋、掐威灵等配合用于神昏、惊风、抽搐的治疗。

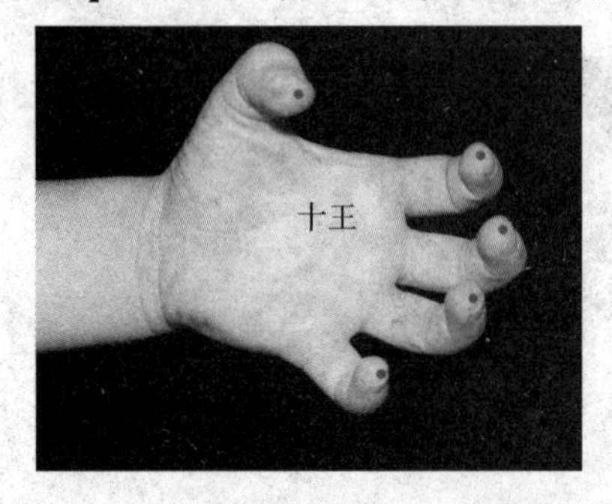

图 2-237　十王

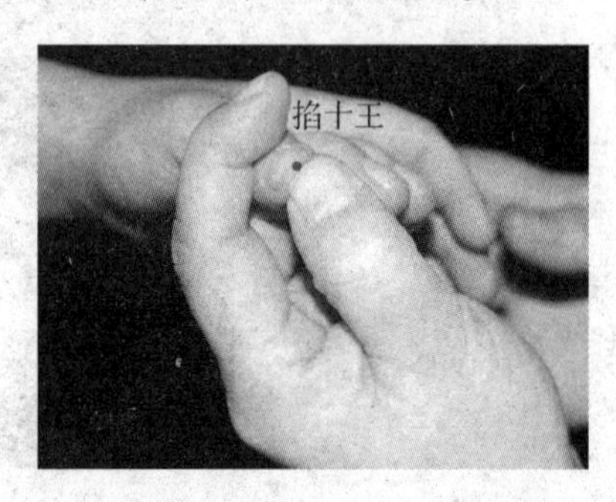

图 2-238　掐十王

9. 四横纹

【位置】食、中、无名、小指第一指间关节横纹处。(图 2-239)

【操作】以拇指甲依次掐该穴 3~5 遍,然后,以拇指面依次揉之,称掐揉四横纹(图 2-240);四指并拢,从食指横纹处推向小指横纹处,称推四横纹(图 2-241),操作 100~300 次。

【作用】调中行气,和气血,消胀满,退热散结。

【应用】常与揉中脘、补脾经等合用,用于疳积、伤食、腹胀、腹痛、气血不和、咳喘、口唇破裂的治疗。也可用毫针或三棱针点刺本穴以治疗疳积。

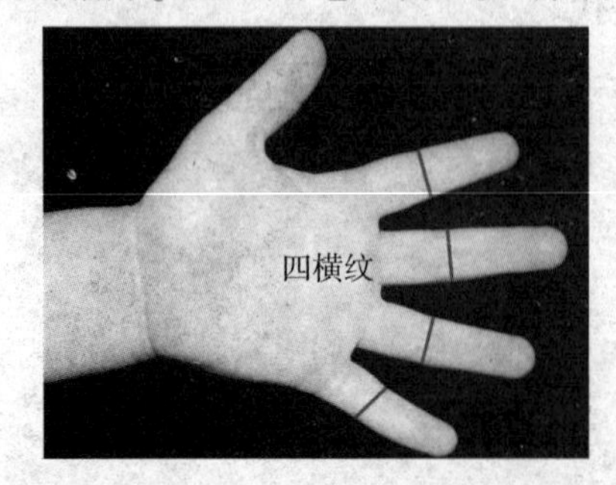

图 2-239　四横纹

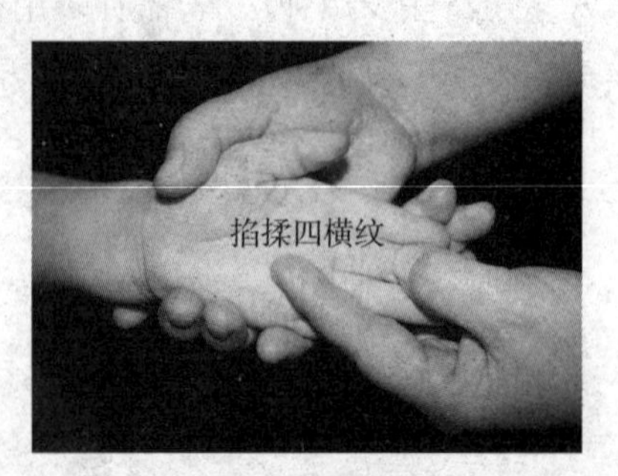

图 2-240　掐揉四横纹

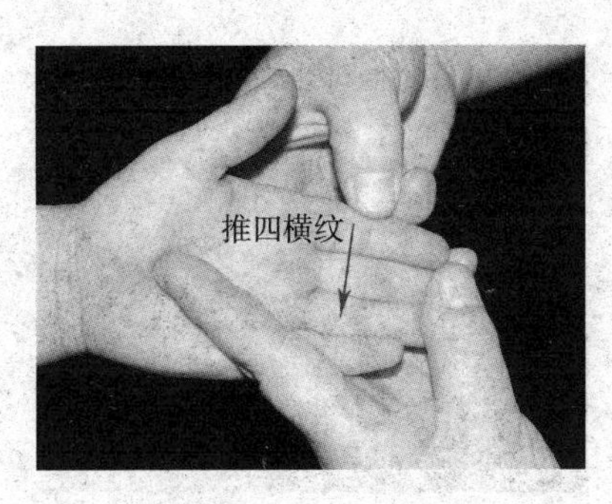

图 2-241 推四横纹

10. 掌小横纹

【位置】小指根下,掌纹尺侧头。(图 2-242)

【操作】以拇指端或中指端按揉该穴,称按揉掌小横纹(图 2-243),操作 100~300 次。

【作用】宽胸宣肺,清热散结,化痰止咳。

【应用】主要用于喘咳、口舌生疮等,为治疗百日咳、肺炎的要穴。临床上用揉掌小横纹治疗肺部湿啰音,有一定疗效。

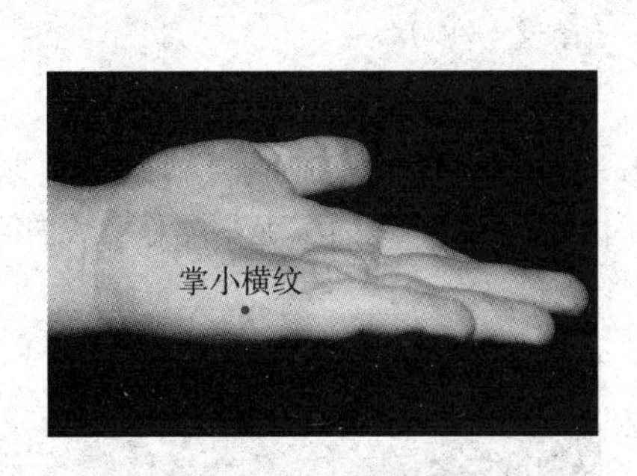

图 2-242 掌小横纹

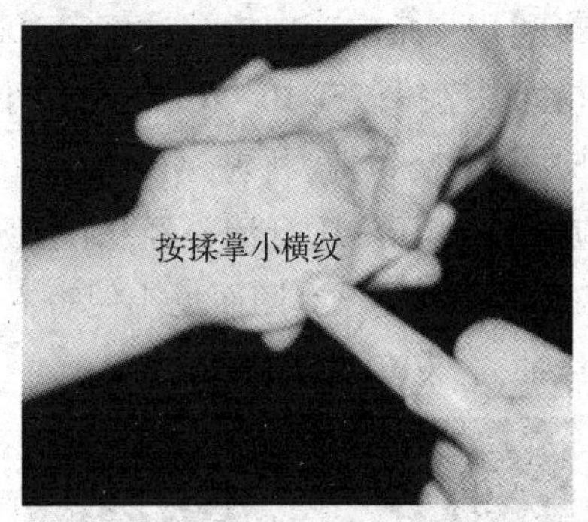

图 2-243 按揉掌小横纹

11. 内劳宫

【位置】在手掌心,屈指时中指与无名指中间凹陷处。(图 2-244)

【操作】以拇指指端或中指指端揉该穴 100~300 次,称揉内劳宫。(图 2-245)用拇指指腹自小指根起,经掌小横纹、小天心运至内劳宫,称运内劳宫(图 2-246),又称水底捞明月,运 10~30 次。

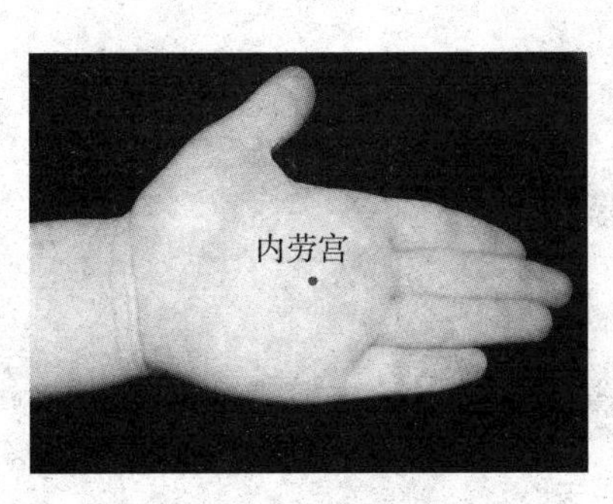

图 2-244 内劳宫

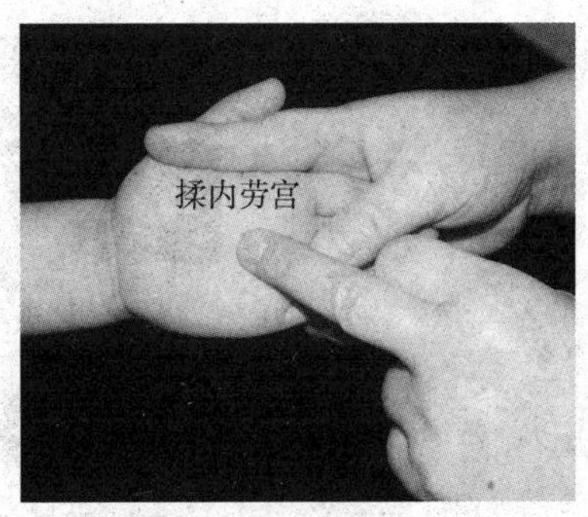

图 2-245 揉内劳宫

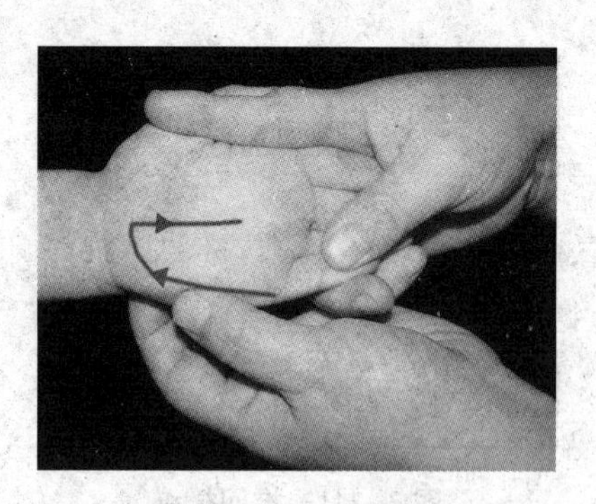

图 2-246　运内劳宫

【作用】清热除烦，退虚热。

【应用】揉内劳宫多配合清心经、清天河水用于心经有热而致口舌生疮、发热、烦渴等证。运内劳宫为运掌小横纹、揉小天心的复合手法，对心、肾两经虚热最为适宜。

12. 小天心

【位置】大小鱼际交界处凹陷中。（图 2-247）

【操作】以拇指端或中指端揉该穴 100~300 次，称揉小天心。（图 2-248）以中指端或屈曲的指间关节捣该穴 10~20 次，称捣小天心。（图 2-249）

【作用】清热，镇惊，利尿，明目。

【应用】揉小天心配合清心经、清小肠用于心经有热而致目赤肿痛、口舌生疮、惊惕不安或心经有热，移热于小肠而见小便短赤等证。捣小天心配合掐老龙、掐人中、清肝经等用于惊风抽搐、夜啼、惊惕不安等证。

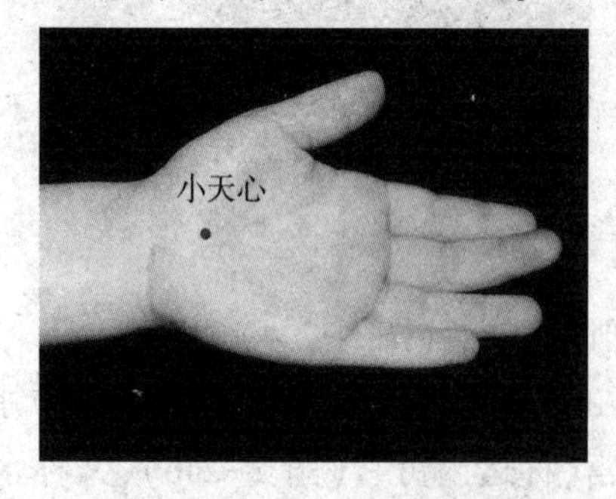

图 2-247　小天心

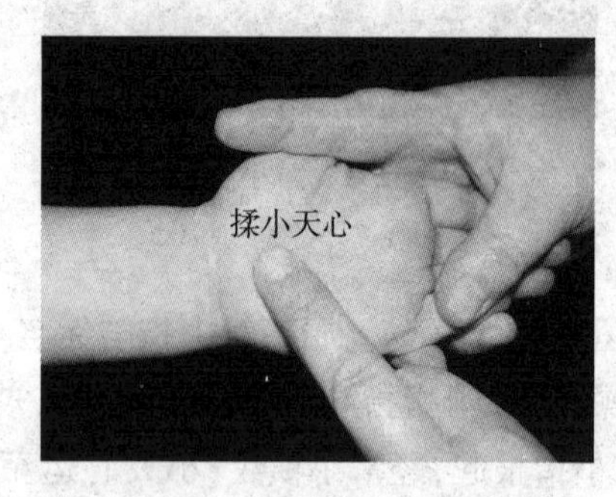

图 2-248　揉小天心

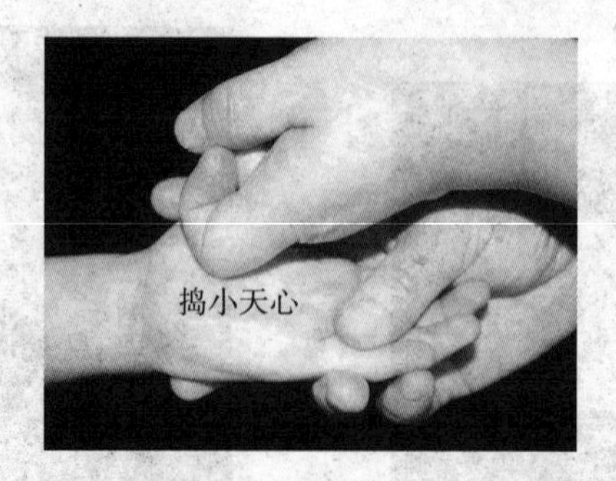

图 2-249　捣小天心

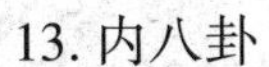
13. 内八卦

【位置】以手掌心为圆心，从圆心到中指根的 2/3 为半径画圆，八卦穴即在此圆上。(图 2-250)依次为乾、坎、艮、震、巽、离、坤、兑(对小天心者为坎，对中指指根者为离，在拇指侧半圆中点者为震，在小指侧半圆中点者为兑)。

【操作】以拇指指面或中指指面，自乾向坎经艮运至兑，顺卦次方向做运法称顺运八卦(图 2-251)，反之称逆运八卦(图 2-252)，运 100~300 次。

【作用】宽胸理气，止咳化痰，行滞消食，降气平喘。

【应用】顺运八卦性平和，善开胸膈，除气闷，消胀满，常与推脾经、掐揉四横纹、运板门、揉膻中、分腹阴阳、按弦走搓摩等法合用，治疗胸膈不利、伤食、胸闷、腹胀等证；与揉膻中、推脾经、推肺经等法合用治疗咳嗽、痰鸣等。逆运八卦与推天柱骨、揉膻中等法合用治疗痰喘、呕吐等。

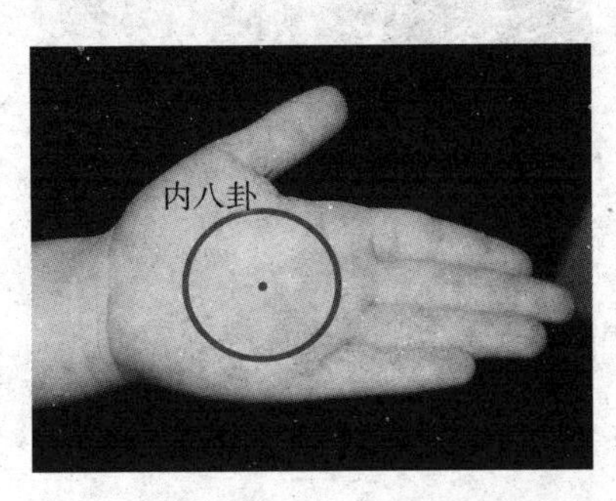

图 2-250　内八卦

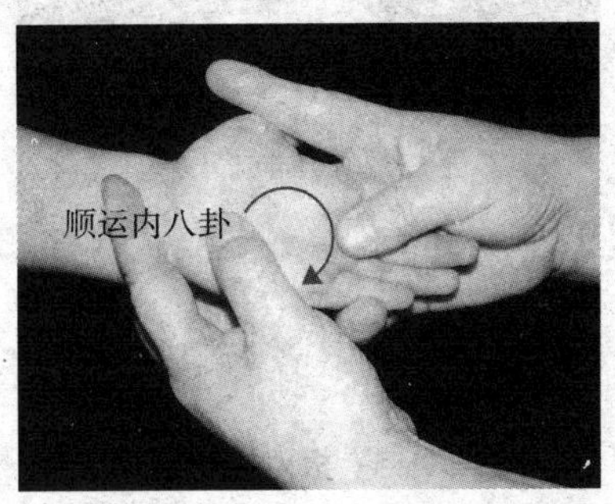

图 2-251　顺运内八卦

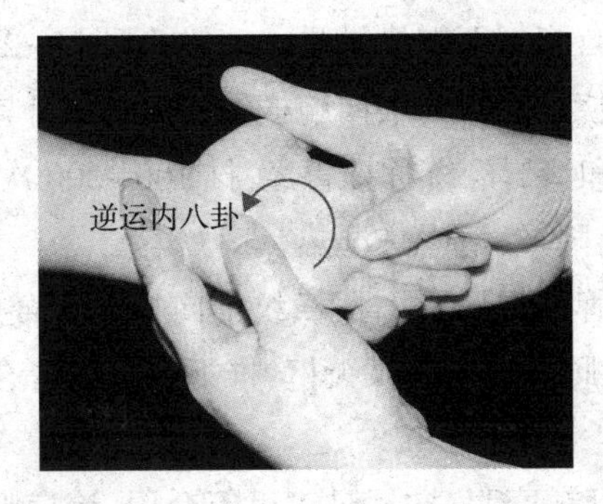

图 2-252　逆运内八卦

14. 板门

【位置】手掌大鱼际平面。(图 2-253)

【操作】以拇指端或中指端揉该穴中央，称揉板门或运板门。(图 2-254)以拇指指面或桡侧面自拇指根推向腕横纹，称为板门推向横纹。(图 2-255)反之，称为横纹推向板门。(图 2-256)揉 300~500 次，推 100~300 次。

【作用】消食化滞，止泻，止呕。

【应用】揉板门与清脾经、分腹阴阳、运八卦、推下七节骨等合用，用于乳食停积所致之食欲不振、嗳气、腹胀、腹泻等证。板门推向横纹能止泻，可配合补大肠、补脾经等应用。横纹推向板门能止呕,常配合分腹阴阳、运八卦、推天柱骨等。

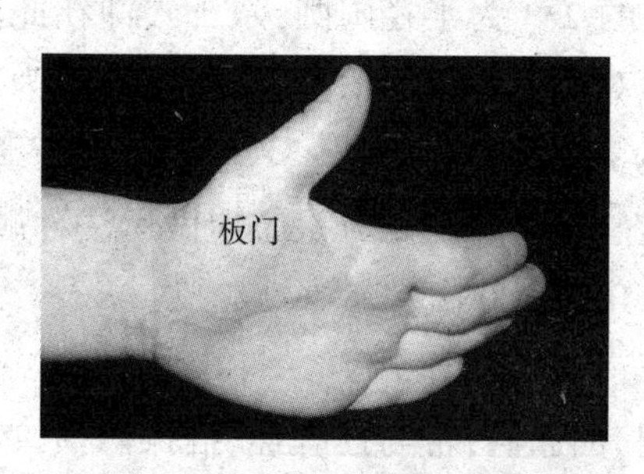

图 2-253　板门

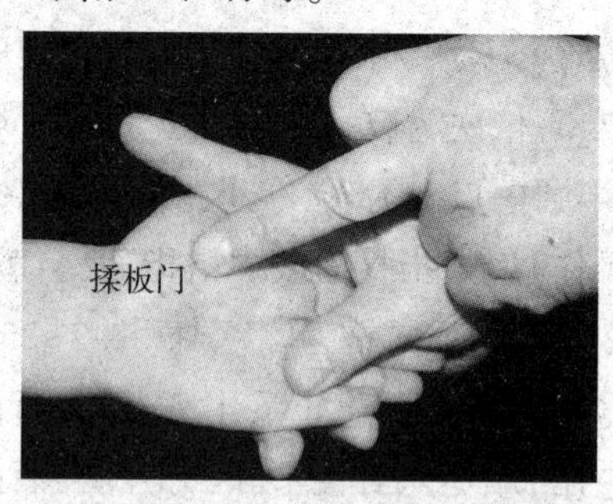

图 2-254　揉板门

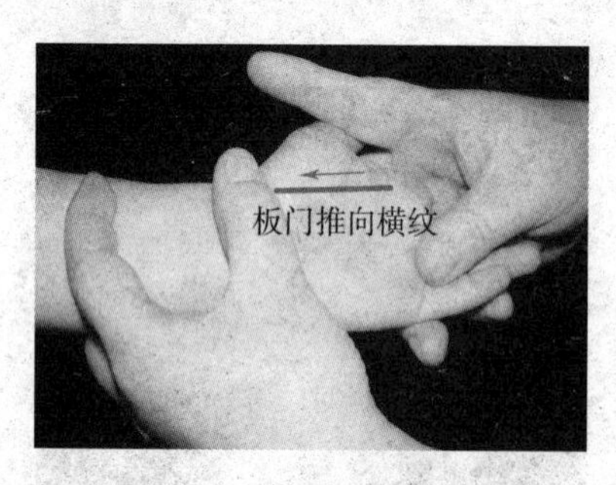

图 2-255　板门推向横纹

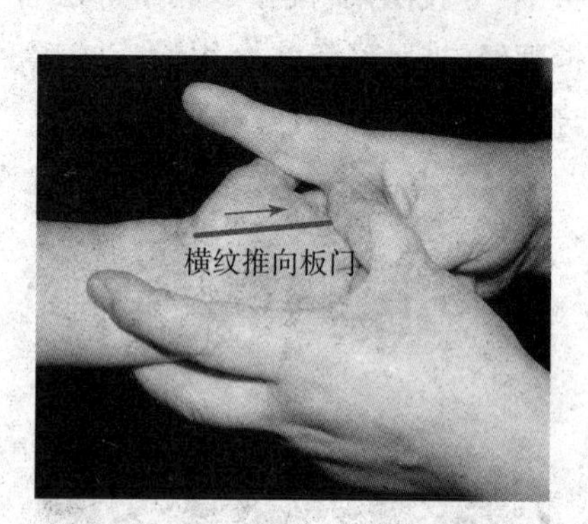

图 2-256　横纹推向板门

15. 胃经

【位置】大鱼际桡侧缘自指根至腕横纹呈一直线。(图 2-257)

【操作】以拇指指面或桡侧面自指根向腕横纹方向推称补胃经(图 2-258),反之为清胃经(图 2-259)。补胃经和清胃经统称推胃经,推 100~300 次。

【作用】健脾和胃,泻火降逆,清中焦湿热。

【应用】清胃经多与清脾经、推天柱骨、横纹推向板门等合用,治疗脾胃湿热,或胃气上逆所引起的呕恶;与清大肠、推六腑、揉天枢、推下七节骨等合用治疗胃肠湿热、脘腹胀满、发热烦渴、便秘纳呆。

补胃经与补脾经、揉中脘、摩腹、按揉足三里等合用,治疗脾胃虚弱、消化不良、纳呆、腹胀等证。

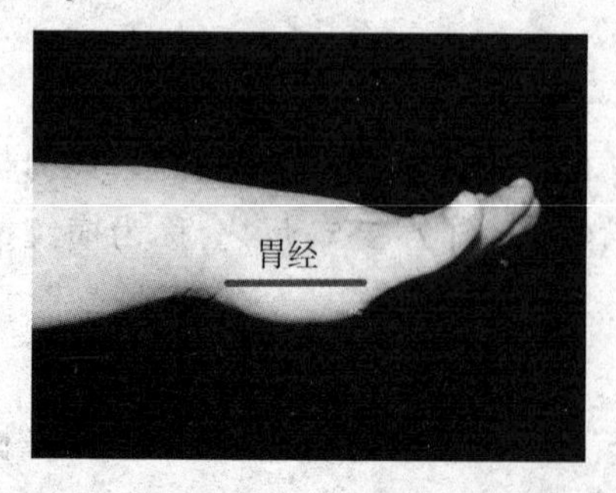

图 2-257　胃经

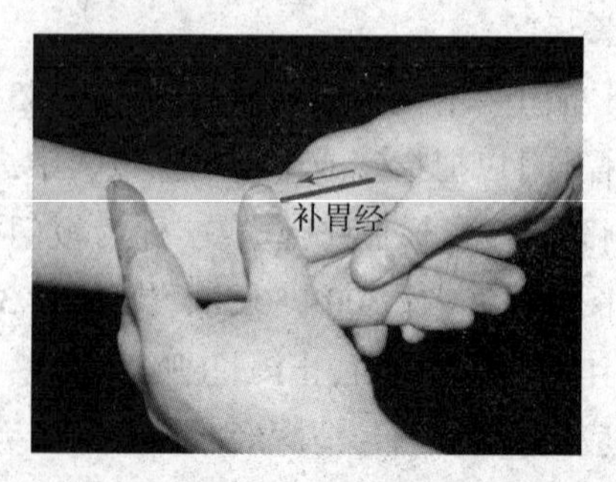

图 2-258　补胃经

16. 运土入水

【位置】手掌面，大指尖至小指尖，沿手掌边缘呈一弧形曲线。

【操作】以拇指指面或拇指桡侧面，自拇指尖端，运至小指尖（图 2－260），操作 100～300 次。

【作用】清脾胃湿热，利尿止泻。

【应用】运土入水常用于新病、实证，可配合清脾经、清胃经、推大肠等治疗湿热内蕴引起的少腹胀满、小便赤涩、泄泻、痢疾等。

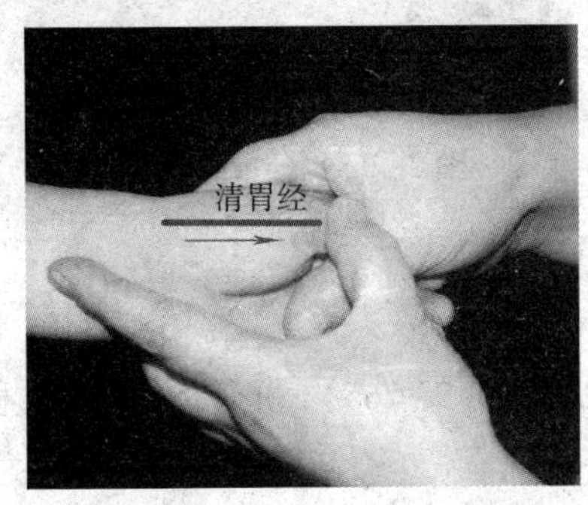

图 2-259 清胃经

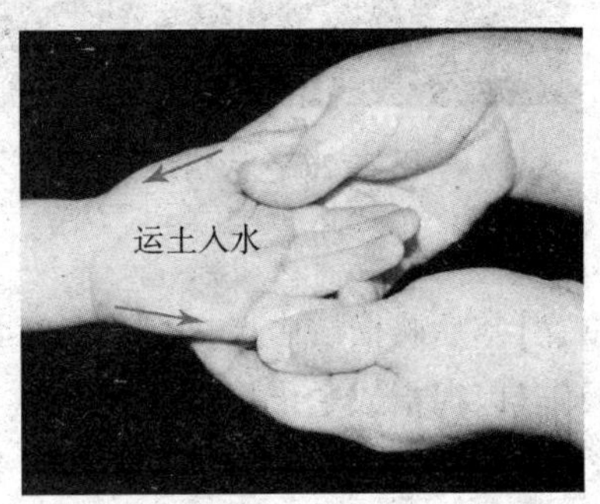

图 2-260 运土入水

17. 运水入土

【位置】手掌面，小指尖至大指尖，沿手掌边缘呈一弧形曲线。

【操作】以拇指指面或拇指桡侧面，自小指尖运至拇指尖端（图 2－261），操作 100～300 次。

【作用】健脾助运，润燥通便。

【应用】运水入土可配合补脾经、推三关、捏脊等治疗因脾胃虚弱引起的完谷不化、腹泻、痢疾、疳积、便秘等证。

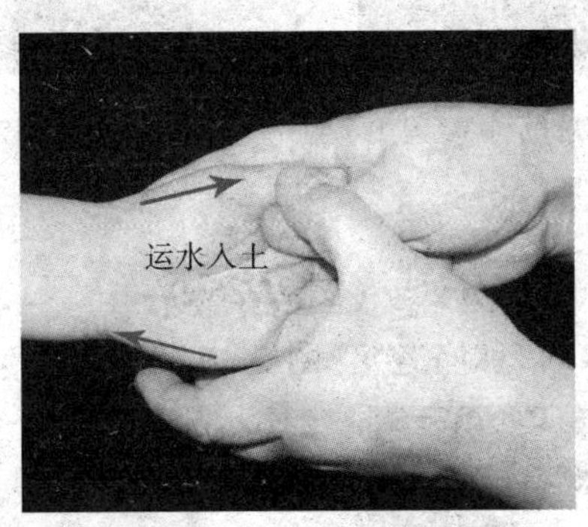

图 2-261 运水入土

18. 大横纹

【位置】仰掌，掌后横纹（图 2－262），近拇指侧为阳池，近小指侧为阴池。

【操作】以两手拇指指面或桡侧面自中间向两侧分推，称分推大横纹（图 2－263），又称分阴阳。自两侧（阴池、阳池）向中间合推，称合阴阳。推 30～50 次。

【作用】调阴阳，理气血；消食化积，行痰散结。

【应用】分阴阳多用于气血不和而致寒热往来、烦躁不安等证,实热证宜重分推阴池,虚寒证宜重分推阳池。合阴阳配合揉肾纹、清天河水用于痰结咳喘、胸闷等证。

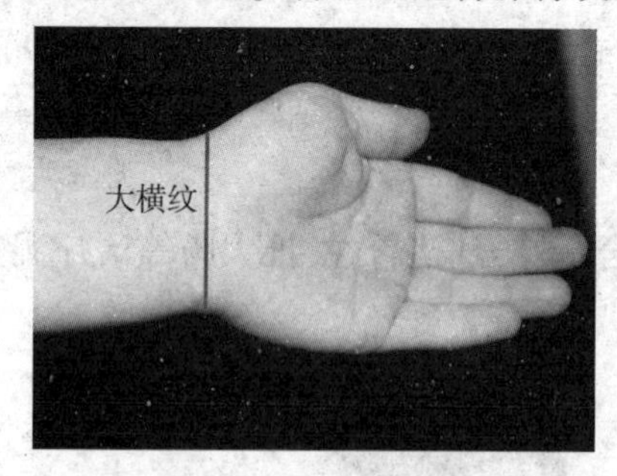

图 2-262 大横纹

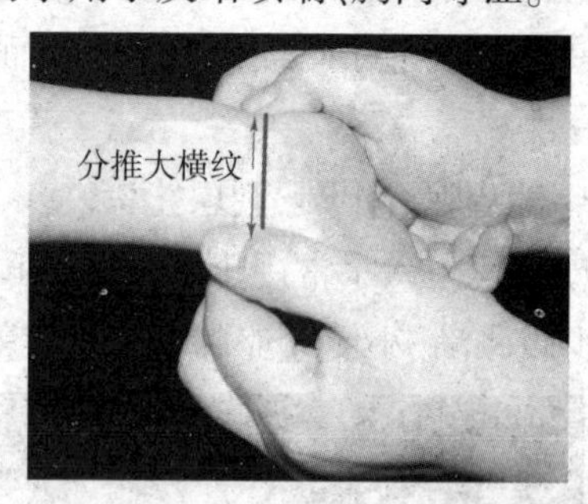

图 2-263 分推大横纹

19. 总筋

【位置】掌后腕横纹中点。(图 2-264)

【操作】以拇指或中指指端按揉该穴,称揉总筋(图 2-265),用拇指指甲掐,称掐总筋,用拿法称为拿总筋。揉 100~300 次,掐、拿 3~5 次。

【作用】清心泻热,散结止痉,通调周身气机。

【应用】揉总筋多与清天河水、清心经配合,治疗口舌生疮、潮热、夜啼等实热证,本法也能通调周身气机。掐总筋、拿总筋多用于治疗惊风。

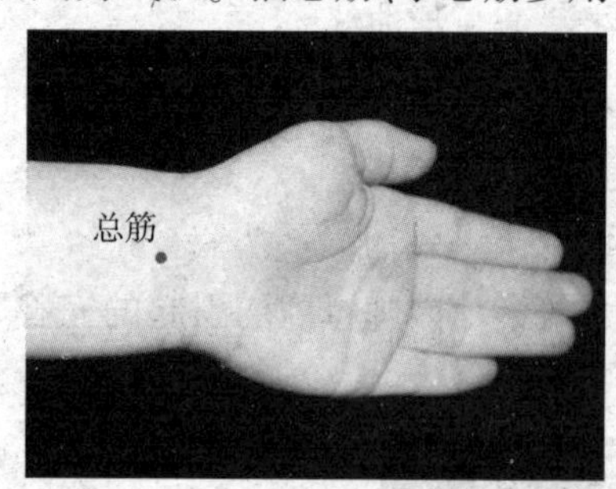

图 2-264 总筋

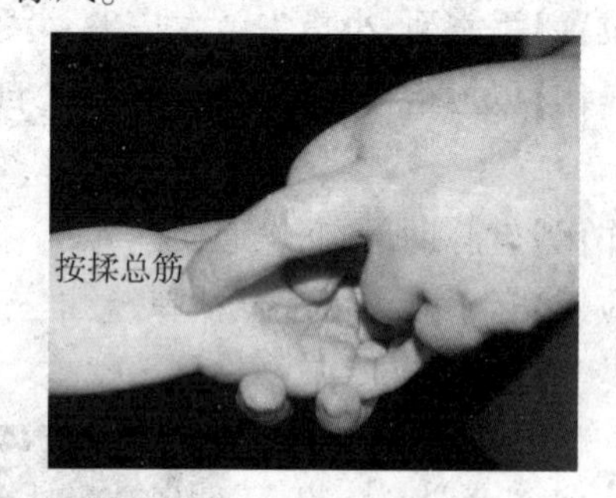

图 2-265 按揉总筋

20. 老龙

【位置】中指指甲根中点上 1 分处。(图 2-266)

【操作】以拇指指甲掐该穴,称掐老龙(图 2-267),掐 3~5 次或醒后即止。

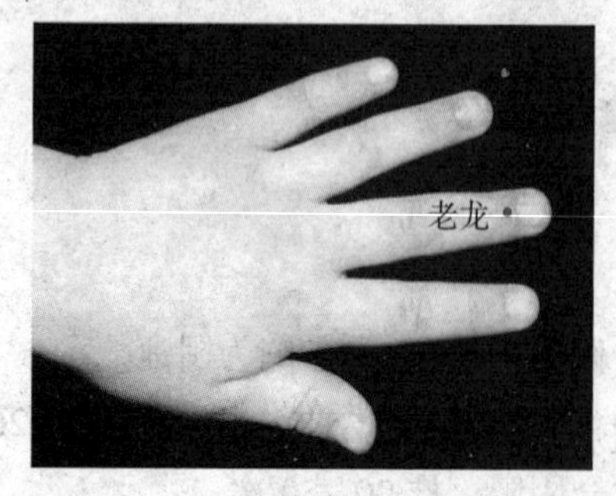

图 2-266 老龙

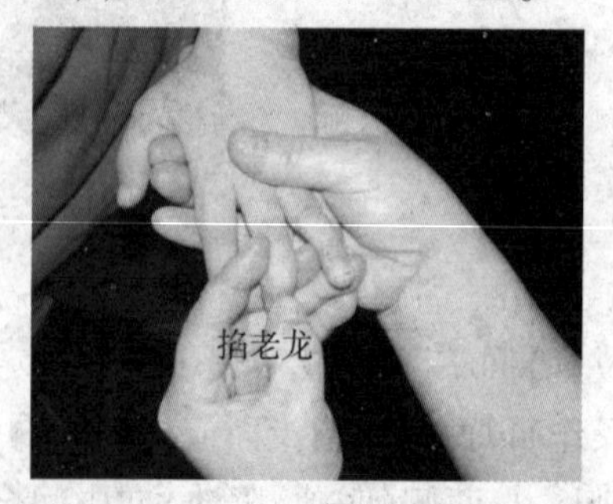

图 2-267 掐老龙

【作用】开窍醒神。

【应用】本穴主要用于急救,治疗高热神昏、惊风抽搐常配合掐十王、拿总筋、掐威灵等。

21. 五指节

【位置】掌背5指第1指间关节处。(图2-268)

【操作】以拇指指甲依次掐揉称掐揉五指节(图2-269),以拇、食指揉称揉五指节。掐各3~5次,揉30~50次。

【作用】祛风痰,通关窍,安神镇惊。

【应用】掐揉五指节多与清肝经、捣小天心、掐老龙等合用治疗惊惕不安、惊风等证;揉五指节多与运内八卦、揉膻中等合用治疗胸闷、痰喘等证。

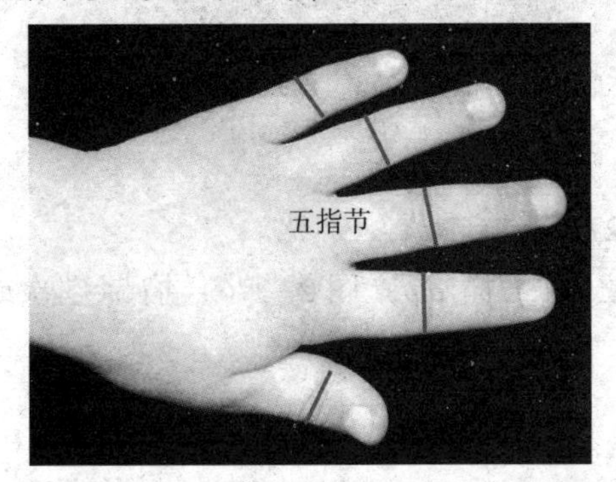

图2-268 五指节

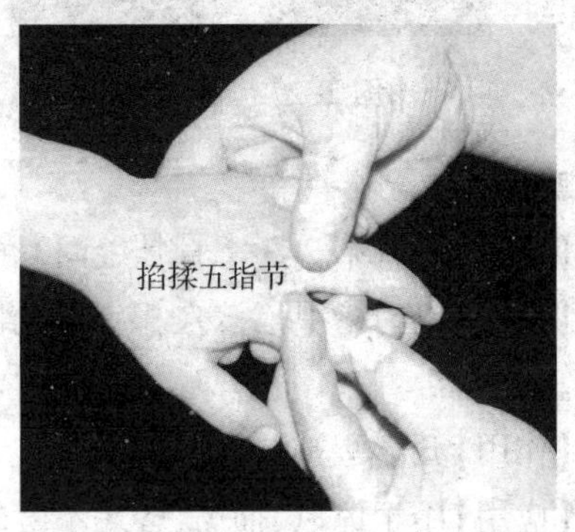

图2-269 掐揉五指节

22. 二扇门

【位置】手背中指根本节两侧凹陷处。(图2-270)

【操作】以食、中两指揉称揉二扇门(图2-271),以拇指指甲掐,称掐二扇门。揉100~500次,掐5次。

【作用】发汗透表,退热平喘。

【应用】二扇门是发汗的效穴,多与四大手法配合用于外感风寒的治疗。若体虚外感者宜与补脾经、补肾经等配合应用。揉时要稍用力,速度宜快。

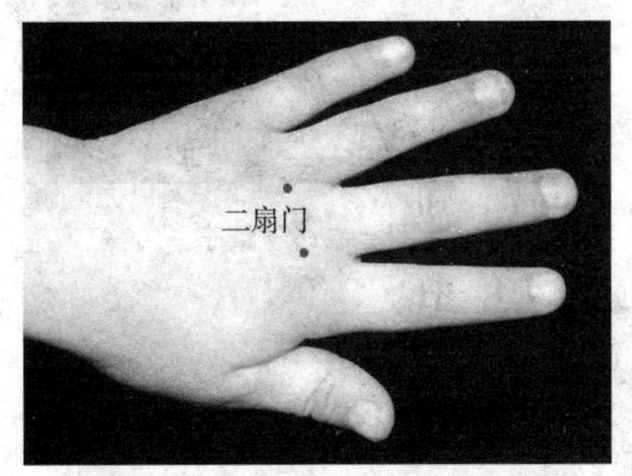

图2-270 二扇门

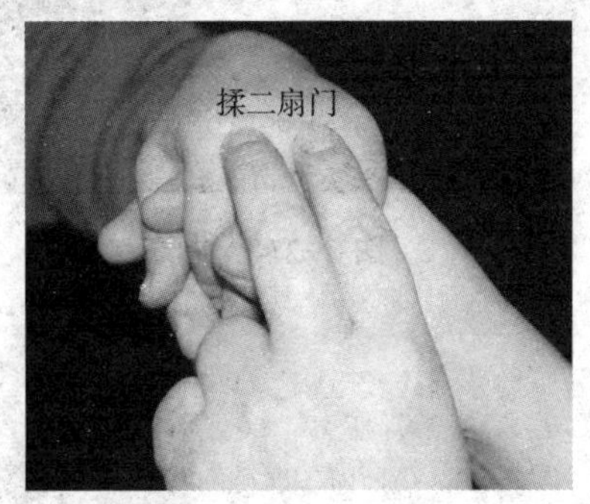

图2-271 揉二扇门

23. 外劳宫

【位置】手背中央,第3、4掌骨间,与内劳宫相对处。(图2-272)

【操作】以拇指指端或中指指端揉称为揉外劳宫(图2-273),操作100~300次。

【作用】温阳散寒，升阳举陷，发汗解表。

【应用】本穴性温，用于一切寒证，既能解表寒，治疗外感风寒表证，又能温里寒，治疗脏腑虚寒、完谷不化、肠鸣腹泻、脱肛、遗尿等，多与补脾经、补肾经、推三关等合用。

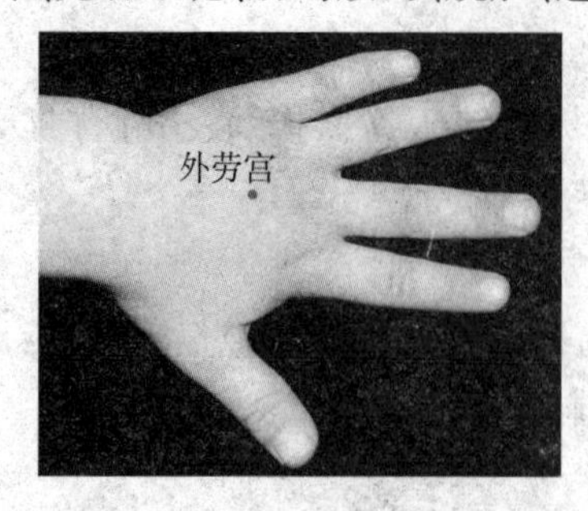

图 2-272　外劳宫

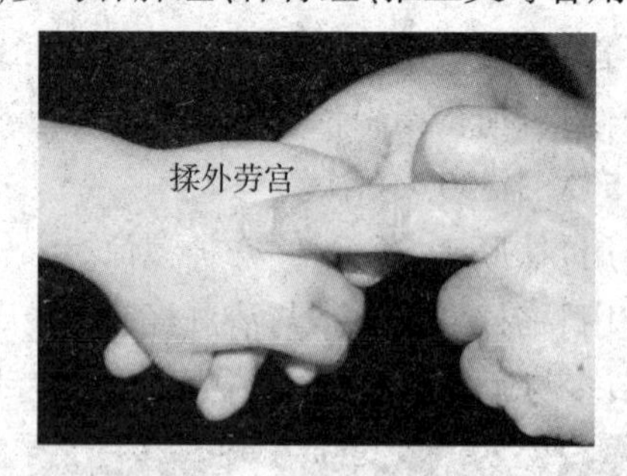

图 2-273　揉外劳宫

24. 威灵

【位置】手背第 2、3 掌骨歧缝间。(图 2-274)

【操作】以拇指甲掐该穴 3~5 次，继而揉之，称为掐威灵(图 2-276)，掐 3~5 次或醒后即止。

【作用】开窍醒神。

【应用】用于惊风、抽搐、昏迷不醒的急救。

25. 精宁

【位置】手背第 4~5 掌骨歧缝间。(图 2-275)

【操作】以拇指指甲掐该穴 3~5 次，称为掐精宁(图 2-276)，以中指指端或食指指端揉之，称为揉精宁，揉 100~300 次。

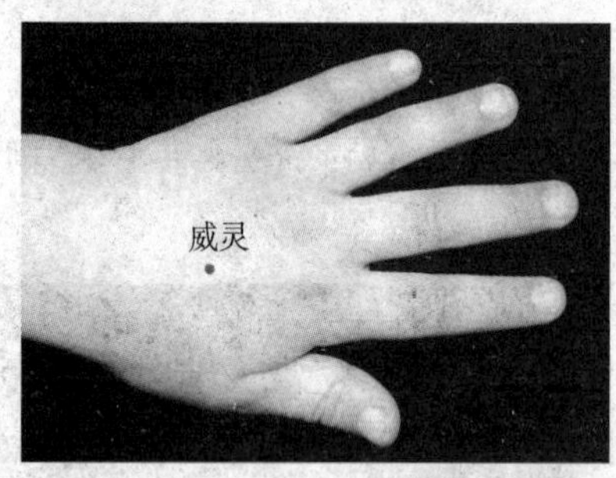

图 2-274　威灵

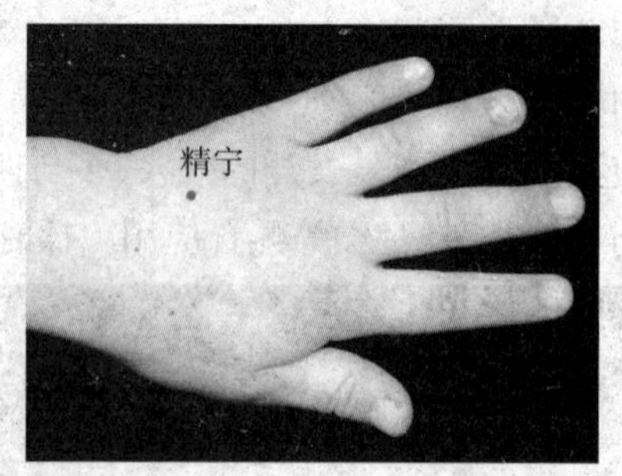

图 2-275　精宁

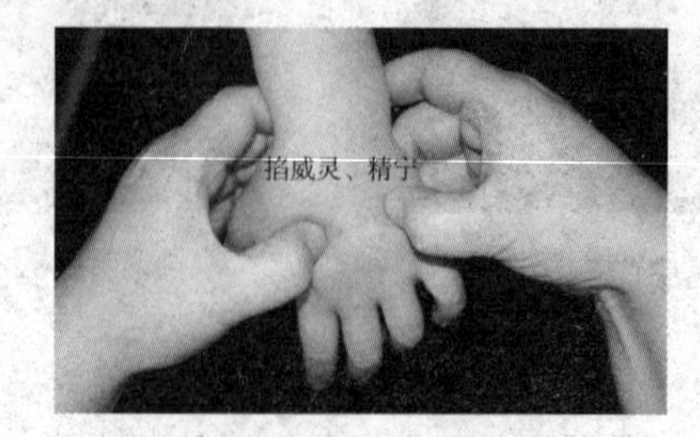

图 2-276　掐威灵、精宁

【作用】行气，化痰，散结。

【应用】掐精宁多与掐威灵、掐老龙配合，用于急惊昏厥的急救；揉精宁多用于痰食积聚、气喘痰鸣等证。

26. 二人上马

【位置】手背，第4、5掌指关节后凹陷中。（图2-277）

【操作】以拇指指端或中指指端揉，称揉二人上马（图2-278），揉100~500次。

【作用】滋阴补肾，顺气散结，利水通淋。

【应用】本穴为滋肾补阴之要穴，主要用于阴虚阳亢、潮热烦躁、牙痛、小便赤涩淋漓等证。多与补脾经、补肾经、补肺经等合用。配揉掌小横纹治疗体质虚弱、肺部感染、有湿性啰音者。

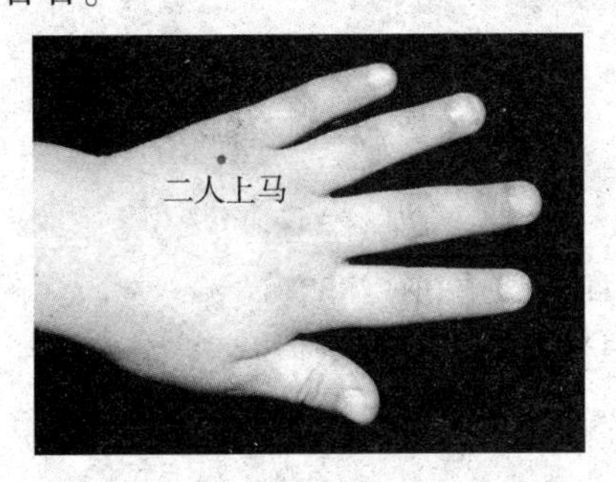

图2-277 二人上马

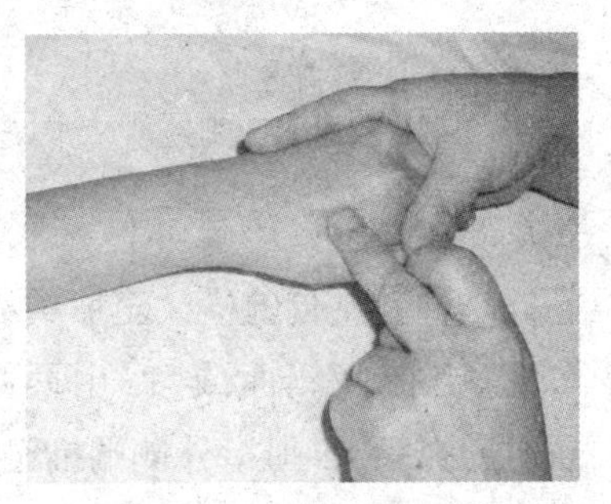

图2-278 揉二人上马

27. 一窝风

【位置】手背腕横纹中点凹陷处。（图2-279）

【操作】以拇指指端或中指指端揉，称揉一窝风（图2-280），揉100~300次。

【作用】温中行气，散寒止痛，通经络，利关节。

【应用】本穴善止腹痛，与拿肚角、推三关、揉外劳宫等合用，用于受寒、食积等原因引起的腹痛，也可治疗寒滞经络引起的痹痛。

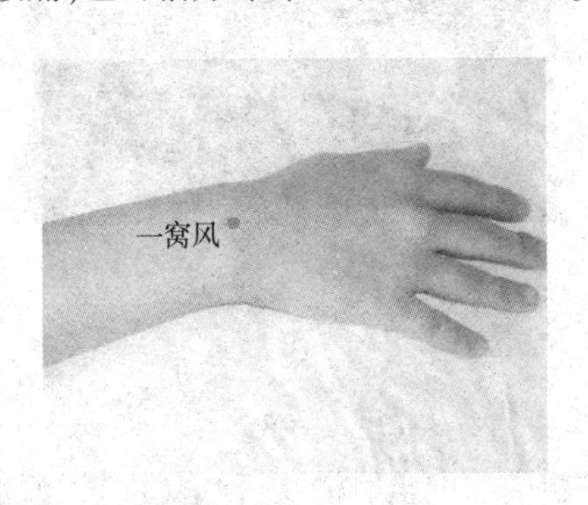

图2-279 一窝风

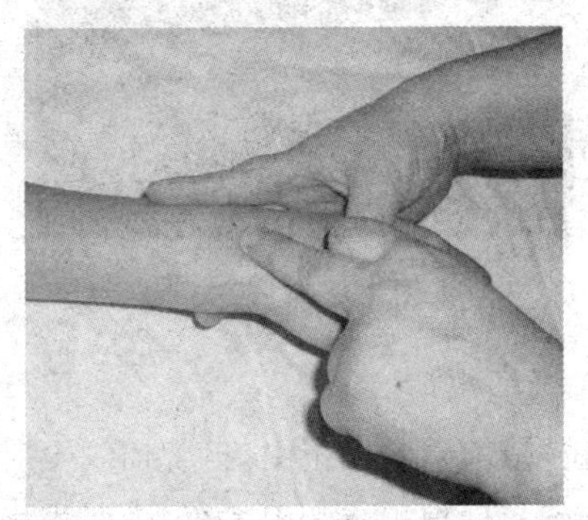

图2-280 揉一窝风

28. 膊阳池

【位置】手背腕横纹中点向上3寸处。（图2-281）

【操作】以拇指指端或中指指端揉，称揉膊阳池（图2-282），揉100~300次。

【作用】通二便，止头痛。

【应用】揉本穴治疗大便秘结有显效，但大便滑泻者禁用；治疗感冒头痛可配合四大手法，治疗小便短赤可配合清小肠、揉丹田等。

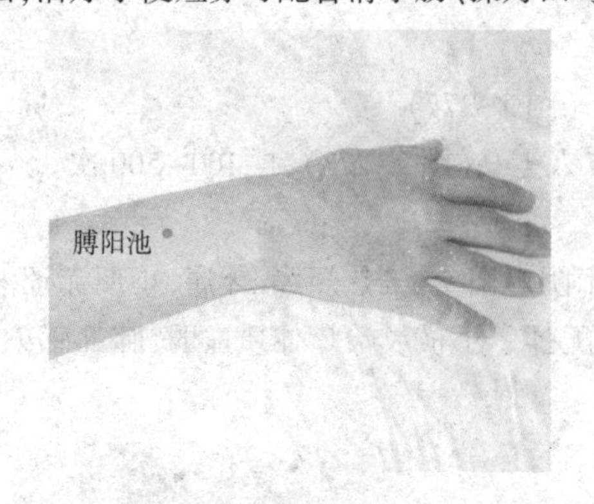

图 2-281　膊阳池

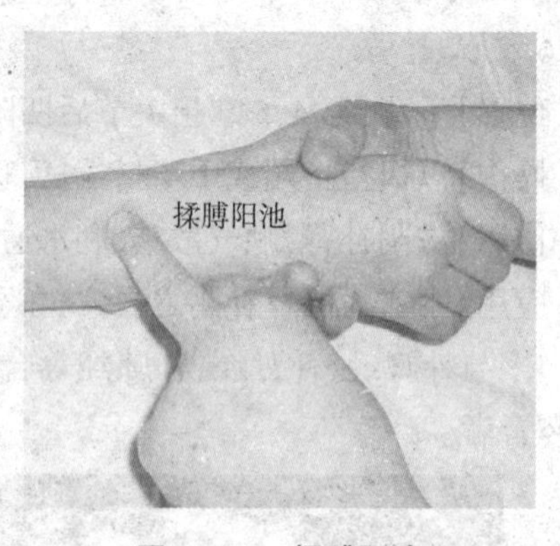

图 2-282　揉膊阳池

29. 三关

【位置】前臂桡侧，自腕横纹至肘横纹呈一直线。（图 2-283）

【操作】以拇指桡侧面或食、中两指指面，自腕横纹推至肘横纹称为推三关（图 2-284），屈患儿拇指，自拇指外侧端推至肘横纹，称大推三关。推 100~300 次。

【作用】温阳散寒，益气活血，培补元气。

【应用】本穴性温热，主治一切虚寒证。与补脾经、揉外劳宫、揉丹田、捏脊等合用治疗气血虚弱，命门火衰，下元虚冷，阳气不足引起的四肢厥冷、面色无华、食欲不振、疳积、吐泻等病症。与清肺经、开天门、揉二扇门等合用治疗外感风寒、无汗或疹出不透等证。对疹毒内陷、阴疽等证多与补脾经、补肺经、运内八卦、揉二扇门等合用。

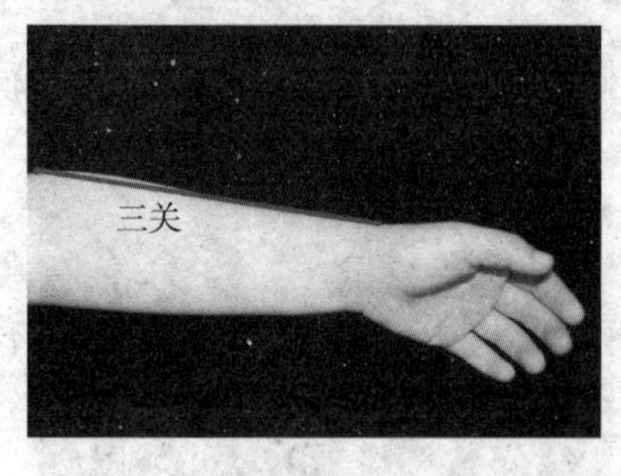

图 2-283　三关

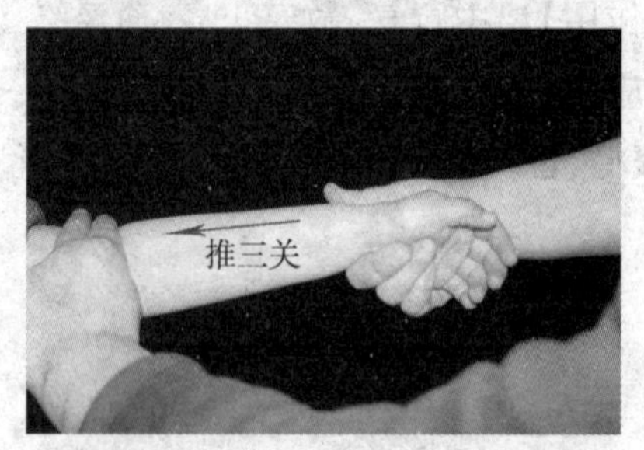

图 2-284　推三关

30. 天河水

【位置】前臂掌侧正中，自腕横纹至肘横纹呈一直线。（图 2-285）

【操作】以拇指桡侧面或食、中两指指面，自腕横纹推至肘横纹，称清（推）天河水（图 2-286），用食、中两指蘸水自腕横纹处，一起一落弹打至肘横纹，同时用口吹气合之，称打马过天河。推 100~300 次。

【作用】清热解表，泻火除烦。

【应用】本穴性微凉，较平和，主要用于治疗热性病证，清热而不伤阴。与四大手法、清肺经合用治疗感冒发热、头痛、恶风、咽痛等；与清心经、清小肠配合治疗烦躁、口舌生疮。与清肝经、捣小天心、掐揉五指节配合治疗小儿夜啼。

打马过天河清热之力大于清天河水，多用于实热、高热。

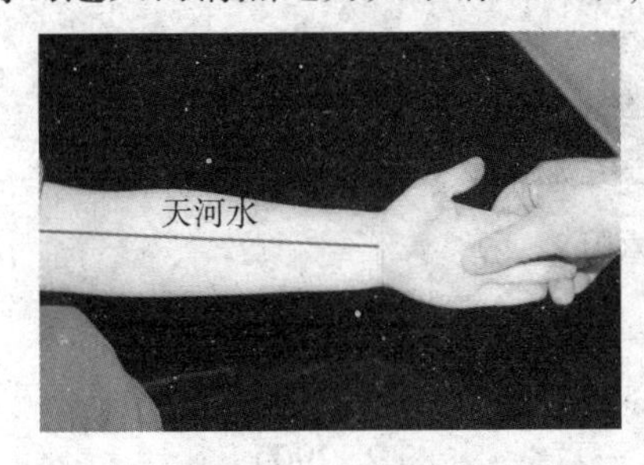

图 2-285　天河水

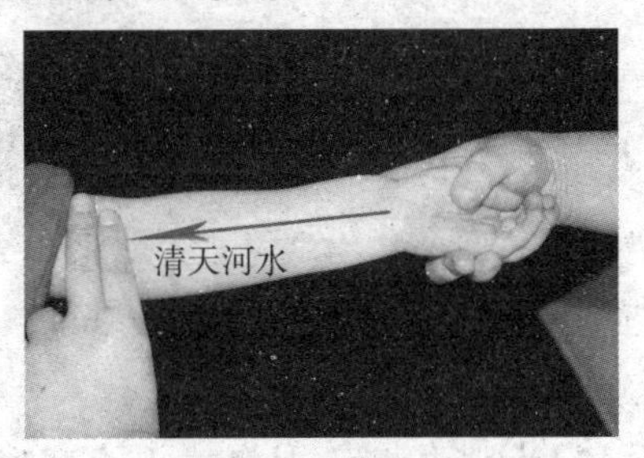

图 2-286　清天河水

31. 六腑

【位置】前臂尺侧，从肘横纹至腕横纹呈一直线。（图 2-287）

【操作】用拇指桡侧面或食、中指指面自肘推向腕称推六腑或退六腑（图 2-288、图 2-289），推 100~300 次。

【作用】清热，凉血，解毒。

【应用】本穴性寒凉，对温病邪入营血、壮热烦渴、脏腑郁热等实热证均可应用。

本法与推三关为大热大凉之法，可单用，亦可合用。若患儿气虚体弱，畏寒怕冷，可单用推三关；如高热烦渴、发斑等可单用退六腑。而两穴合用能平衡阴阳，防止大凉大热伤其正气。如寒热夹杂，以热为主，则可以退六腑与推三关 3∶1 推之；若以寒为主，则可以推三关与退六腑 3∶1 推之。

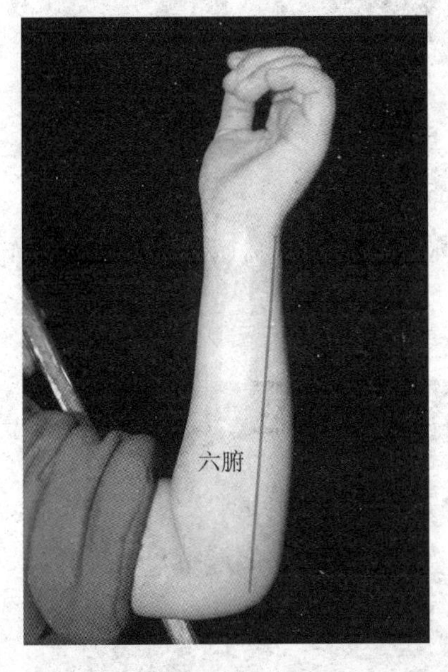

图 2-287　六腑

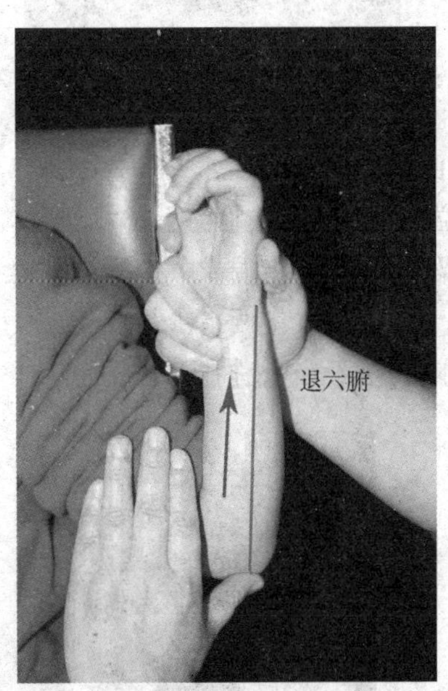

图 2-288　退六腑 1

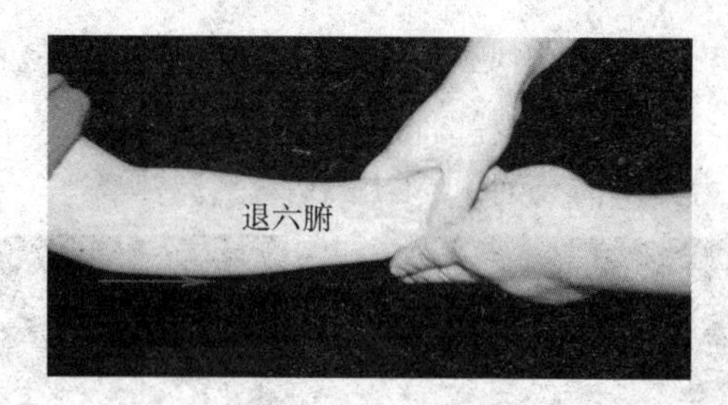

图 2-289　退六腑 2

（五）下肢部穴

1. 箕门

【位置】大腿内侧面，从膝内上缘至腹股沟呈一直线。（图 2-290）

【操作】以食、中两指指面，从膝内上缘推至腹股沟，称推箕门（图 2-291），操作 100~300 次。

【作用】利尿。

【应用】推箕门有较好的利尿作用，常用于水泻、小便短赤、尿闭的治疗。与揉丹田、按揉三阴交等合用治疗尿闭，与清小肠等合用治疗小便赤涩不利。

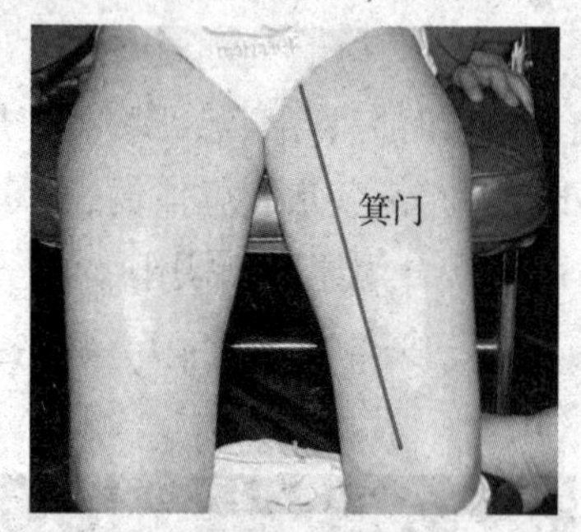

图 2-290　箕门

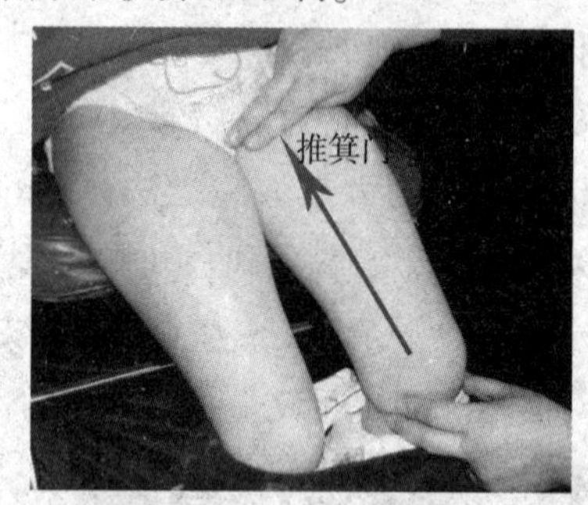

图 2-291　推箕门

2. 百虫窝

【位置】膝内上缘，血海上 1 寸处。（图 2-292）

【操作】以拇指指端或中指指端按揉该穴，称为按揉百虫窝（图 2-293），操作 100~300 次。也可用拇、中两指拿之。

【作用】通经络，止抽搐。

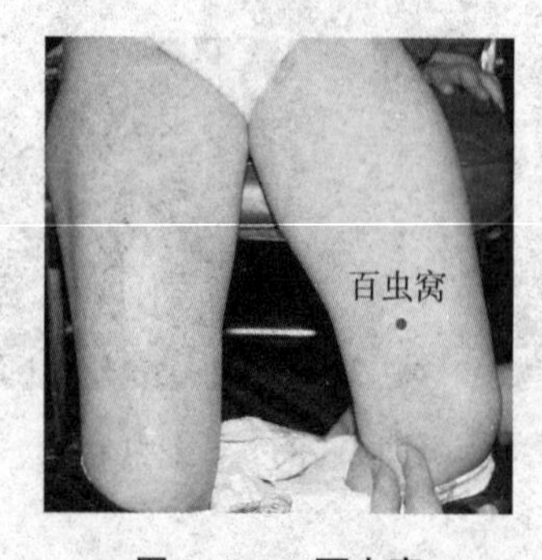

图 2-292　百虫窝

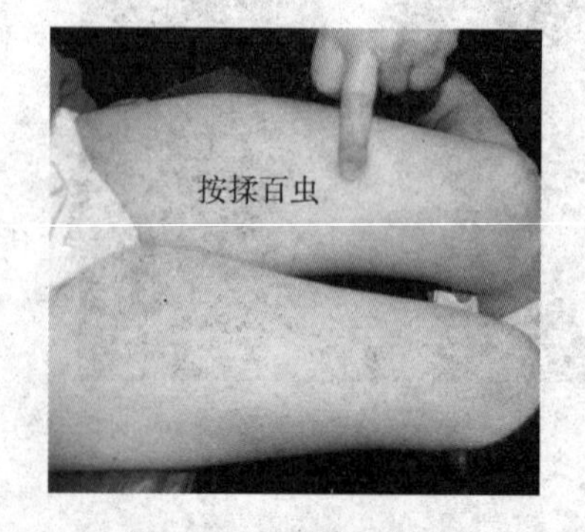

图 2-293　按揉百虫窝

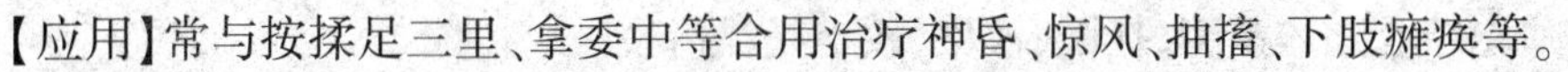

【应用】常与按揉足三里、拿委中等合用治疗神昏、惊风、抽搐、下肢瘫痪等。

3. 涌泉

【位置】屈趾，足掌心前凹陷中。(图 2-294)

【操作】以拇指指面自后向前推，称为推涌泉(图 2-295)，以拇指指端或中指指端揉该穴称为揉涌泉(图 2-296)，操作 100～300 次。

【作用】引火归元，退虚热，止吐泻。

【应用】本穴属肾经，能引火归元，退虚热，与揉二马、补肾经、分阴阳合用治疗五心烦热。与清天河水、退六腑、推脊合用能退实热。揉涌泉左揉止吐、右揉止泻。

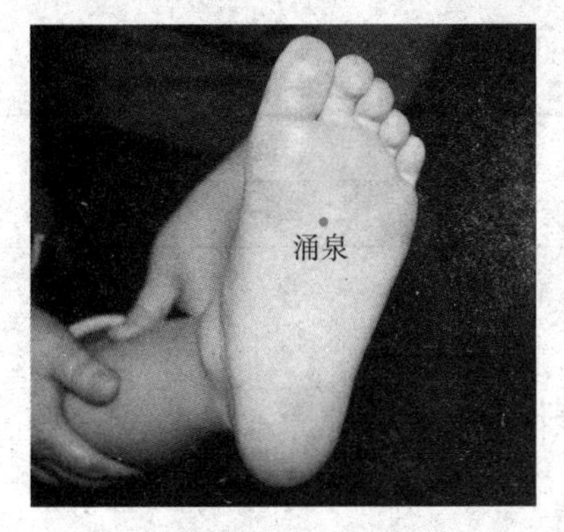

图 2-294　涌泉

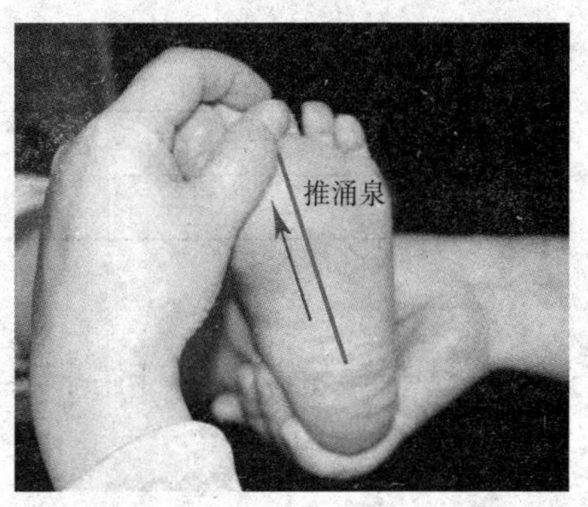

图 2-295　推涌泉

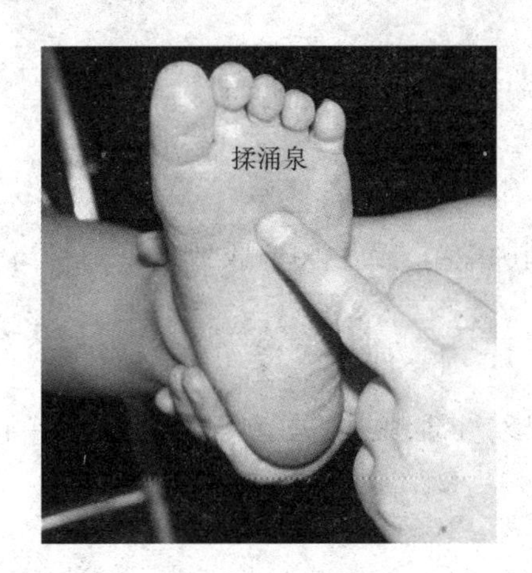

图 2-296　揉涌泉

(六)实训

【目的要求】

1. 掌握小儿推拿特定穴定位及相应操作方法。

2. 熟悉各穴位的主治。

【标本教具】

小儿穴位分布挂图、模型、教学光盘、模特、滑石粉、甘油等。

【实训方式】

讲授、示教：

1. 教师先结合人体模特、挂图、模型、教学光盘讲授。

2. 教师在模特(学生)身上示教。

3. 学员相互练习。

【实训内容、方法】

1. 教师在人体模特身上点出各穴的位置。

2. 教师在模特身上示教小儿推拿特定穴各穴的固定手势、操作方法。

3. 学生两人一组,头面部用甘油,其他部位用滑石粉做介质相互练习。

【思考题/作业】

按上述穴位进行操作练习,反复实践,并做好如下记录(写好实训报告)。

穴位名称	操作	操作时间(次数)

项目十一　湿敷法

一、定义

湿敷法是用纱布浸吸药液后敷于患处的一种外治方法。

二、作用

本法能够清热解毒、消肿散结、活血止痛、收敛止痒。

三、适应证

湿敷法多用于急性湿疹、丹毒、脱疽、关节炎、手足癣等外科肿疡及皮肤病。

四、禁忌证

疮疡脓肿迅速蔓延、大疱性皮肤病、皮肤有破溃及对湿敷药物过敏者禁用。

五、操作方法

(一)湿敷法准备

1. 准备好湿敷垫(一般用 4~8 层纱布或棉布)和盛有药液的器皿。携至床旁,做好解释,核对医嘱。

2. 选择好合适的体位,暴露湿敷部位。

(二)湿敷法操作

将湿敷垫置于盛有药液的器皿中浸透,拿出后拧干(以不滴水为宜),覆盖于患处,并

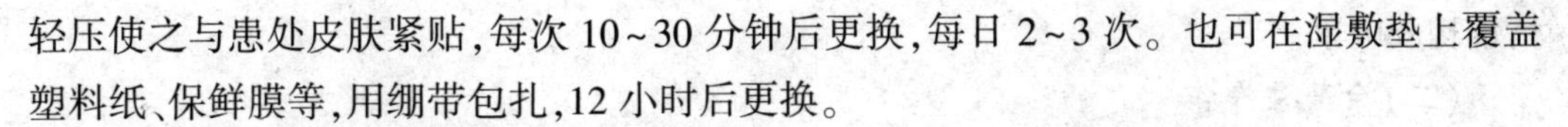

轻压使之与患处皮肤紧贴，每次10～30分钟后更换，每日2～3次。也可在湿敷垫上覆盖塑料纸、保鲜膜等，用绷带包扎，12小时后更换。

（三）湿敷法结束

清理用物并归位，做好记录并签字，洗手。

六、护理及注意事项

1. 操作前向患者做好解释，以取得合作。注意保暖，防止受凉。

2. 注意消毒隔离，避免交叉感染。

3. 治疗过程中观察局部皮肤反应，如出现苍白、红斑、水疱、痒痛或破溃等症状时，立即停止治疗，报告医师，配合处理。

4. 湿敷的液体不宜过冷，否则易引起代偿性的血管扩张而致感冒。室温低时应将药液加温后再湿敷。

5. 湿敷液应新鲜配制，防止因溶液变质影响效果。

项目十二 涂药法

一、定义

涂药法是将各种外用药物直接涂于患处的一种外治方法。其剂型有水剂、酊剂、油剂、膏剂等。

二、作用

具有解毒消肿、祛风除湿、止痒镇痛等作用。

三、适应证

多用于疮疡、跌打损伤、虫咬伤、烫伤、烧伤、痔瘘等病症。

四、禁忌证

婴幼儿颜面部禁用。

五、操作方法

（一）涂药法准备

1. 备齐用物（治疗盘、遵医嘱配制的药物、弯盘、棉签、镊子、盐水棉球、干棉球、纱布、胶布、绷带、橡胶中单、中单等），携至床旁，做好解释，核对医嘱。

2. 根据涂药部位，取合理体位，暴露涂药部位，注意保暖，必要时屏风遮挡。患处酌情铺橡胶中单。

(二)涂药法操作

清洁皮肤,将配制的药物用棉签均匀地涂于患处。面积较大时,可用镊子夹棉球蘸药物涂布,蘸药干湿度适宜,涂药厚薄均匀。必要时用纱布覆盖,并用胶布固定。

(三)涂药法结束

清理所用物品并归位,做好记录并签字、洗手。

六、护理及注意事项

1. 涂药前需清洁局部皮肤。

2. 涂药次数依病情、药物而定,水剂、酊剂用后须将瓶盖盖紧,防止挥发,混悬液先摇匀后再涂药,霜剂则应用手掌或手指反复擦抹,使之渗入肌肤。

3. 涂药不宜过厚、过多,以防毛孔闭塞。

4. 刺激性较强的药物不可涂于面部,婴幼儿忌用。

5. 涂药后观察局部皮肤,如有丘疹、奇痒或局部肿胀等过敏现象时,应停止用药,并将药物拭净或清洗,遵医嘱内服或外用抗过敏药物。

项目十三　熏洗法

一、定义

熏洗法是利用药物煮沸后产生的温热药气或汤汁来熏蒸、洗浴患处,使药力渗透到人体的皮肤毛窍、经络乃至深层组织而达到治疗作用的一种外治方法。

二、作用

本法具有疏风散寒、祛风除湿、温经通络、活血消肿、杀虫止痒等治疗作用。

三、适应证

常用于风寒感冒、风寒湿痹、跌打损伤、痛经以及各种皮肤病等。

四、禁忌证

一般对于严重心血管病、贫血、传染性疾病如肝炎及活动性结核、恶性肿瘤、眼部出血等不宜用。经期妇女、孕妇禁用坐浴。

五、操作方法

(一)熏洗法准备

1. 准备好熏洗用的物品,携至床前,并做好操作流程的解释工作。

2. 根据熏洗部位选择好合适的体位。

3. 盆下垫橡胶单,将药液倒入盆内加热水至所需容量。

(二)熏洗法操作

1. 四肢部熏洗:将药盆放于橡皮单上,将患肢架于盆上,用浴巾盖住患肢及盆,通过药液蒸汽熏蒸患肢。待到药液不烫时,将患肢浸泡于盆内约 10 分钟。泡毕,擦干患肢,撤去橡皮单,药液留至下次再用,每剂药液可泡 2~3 次。

2. 眼部熏洗:在盛有药液的治疗碗上盖一带孔的纱布,将孔对准患眼熏蒸。待药液不烫时,用镊子夹取纱布蘸取药液擦洗眼部,每次 15~30 分钟。

3. 会阴部熏洗(坐浴):将盛有药液的盆放于坐浴架上,上放一带孔的木盖。让患者暴露会阴并对准盖孔,坐于木盖上熏蒸。待药液不烫时,撤去木盖,让患者坐入盆内浸泡。洗毕,擦干臀部。

(三)熏洗法结束

1. 熏洗完毕后,清洁局部皮肤,并协助患者着衣。

2. 整理床单、清理用物并归位,洗手。

3. 做好流程记录。

六、护理及注意事项

1. 随时观察患者情况,药液不宜过热,应定时测量药液温度,稍凉后应及时更换,以患者耐受为度。

2. 注意保暖、避风。

3. 熏洗时所用物品需清洁、消毒,避免交叉感染。

4. 熏洗一般每日一次,每次不超过 30 分钟。视病情需要也可一日两次,每次时间可适当延长。

【思政链接】

1. 培育创新文化 弘扬科学家精神。

党的二十大报告指出,培育创新文化,弘扬科学家精神,涵养优良学风,营造创新氛围。科学家精神入选党中央批准的第一批纳入中国共产党人精神谱系的 46 个伟大精神,是全社会和中华民族的宝贵精神财富,对科学家精神的弘扬,应与时事互文,加强全媒体传播,从而塑造主流舆论新格局。

应当看到,当前相关部门和单位,在这一方面开展了一系列努力和尝试。例如,2022 年 11 月,中国科协、教育部、科技部、中国科学院、社科院、中国工程院、自然科学基金委、国防科工局联合印发了“2022 年全国科学道德和学风建设宣传月”活动的通知。这项活动旨在弘扬科学家精神,涵养优良学风,增强恪守科研诚信和科技伦理规范的思想自觉、行动自觉,系好学术生涯“第一粒扣子”,营造风清气正的学术生态。实际上,由以上八部门共同组建的全国科学道德和学风建设宣讲教育领导小组,在传承和弘扬科学家精神方面开展了很多活动,还邀请了“国宝”科学家宣讲科学家精神。现在,当这项活动迈入第11个年头时,要使全社会更广泛地形成尊重知识、崇尚创新、尊重人才、热爱科学、献身科学的浓厚氛围,还需针对受众群体的多元化需求,进行内容和形式上的创新,实现“破圈”传播。

令人欣喜的是,作为2022年的重要活动之一,科学道德和学风建设宣传首次采用了电视宣讲报告会的新模式,联合中央广播电视总台《开讲啦》,让欧阳自远等多位院士专家走进荧屏,站到台前,将“科学家榜样”的生动故事传递给社会,让更多的青年、学术后备力量感受大家风范,激发他们为科研学术事业奋斗的志向,引导全社会崇尚创新、鼓励探索、尊重人才,为增强文化自信和创新自信、实现高水平科技自立自强提供强大精神支撑。

弘扬科学家精神,应该与时事互文,要善于将科学家精神与社会现实结合,实现主流价值创新表达,从而将科学家精神与富有时代感的热点议题紧密结合,让传播发生奇妙的化学反应,让思想直抵人心。全国科学道德和学风建设宣传月推出的特别节目,就借助公众对探月工程的关注,由欧阳自远院士回顾我国探月工程从一穷二白到自主领先的过程,有力展现了航天人自力更生、艰苦奋斗、勇于登攀的爱国情怀,极大激发了青年人为祖国奉献青春、投身科研的热情。

科学无国界,科学家有祖国。一片丹心向祖国的报国精神与笃志潜心、献身科研的奉献精神是科学家精神最鲜明的底色,也是科学家精神的灵魂所系。

科学家融入科研事业的过程,是超越自我,把个人“小我”融入国家、人民、时代,成就“大我”的过程。这需要通过故事化的讲述,用细节来深描刻画,才能直抵人心。在特别节目中,我们看到满头银丝的欧阳自远院士,讲述了他从地质研究到探月研究的转型;精神矍铄的杜祥琬院士告诉青年人,他如何为了国家需要放弃天文专业,转去苏联学习原子核物理;小油菜里藏着家国情,傅廷栋院士也讲述了他为提高国家油菜产量所作出的学业选择。他们站在荧屏里,就是一种感召。观众听他们亲口讲述,甚至泪洒现场,这种真情实感胜过万千说教。老一辈科学家服务国家、无愧人民、牺牲小我、成就大我的奉献精神,震撼心灵。

探究真理、发现新知是科研工作的使命,严谨求实、诚信为本是科研工作的品格。弘扬科学家精神,还要敏锐地捕捉到科学家在研究生涯中的特别经历,探究他们高深的学术造诣和宽广的科学视野背后,创新求实的宝贵品格。这不仅能为青年学子锤炼品行、涵养品格提供参照,更能将科学品格、科学文化导入全社会,为建设科技强国和创新型社会助力。

在观察、实验、求证、归纳等复杂的科研过程中,创新永远是不可或缺的精神特质。如何将这种深层次的精神内涵外显给社会大众,我们也看到了有价值的尝试。

科学家们不仅在荧幕上分享了成功的喜悦,也披露了他们遭遇曲折碰壁时的失落彷徨,展示了他们在追求真理的道路上,"失败了再来一次"的坚韧精神。正是有了这种不懈追求与严谨周密,才铸造了"光速冲浪""高分卫星""万发炮"等科学成就,书写了我国科技领域一段段佳话。也正是科学家身上的优良作风和学风,支撑他们肩负起时代使命,更形成了严谨求实的科学文化,引导青年一代踔厉奋发、开创属于自己的时代。

协同合作、薪火相传是我国科技界的优良传统,也是我国科技不断取得重大突破的法宝。在科学研究这条艰辛道路上,理想和现实、利己和利他、小我和大我等极具现实性和思考力的青年之惑、青年之问,在《开讲啦》中,也在科学家与听讲的青年人之间的互动中得到了解答--从事激光等离子体及加速器物理研究的鲁巍、研发能够拦截超音速导弹的舰炮"万发炮"的黄少保等,讲述了他们带领团队联合攻关、群策群力的事迹,回答了个人与团队的关系这个当下极富现实意义的问题。这些团队榜样生动地阐明了团队为个人成长提供平台与机遇、个人在团队中得到历练与激发的道理,帮助青年人树立团队意识和合作精神,在推动建设科技强国、实现中华民族伟大复兴的征程中贡献集体的智慧与活力。

科学家与青年人之间代际对话的形式,也充分诠释了甘为人梯、奖掖后学的育人精神。这样不同年代科学家间的对话、科学家与青年受众的对话,打破了自上而下、灌输说教的传统教育模式,实现了授业与解惑并举,营造出平等、包容、开放、坦诚的"课堂"氛围。

时代各有不同,精神一脉相承。当下,呼唤更多科学家出现在社会"大讲堂"上,以科学为媒,大力弘扬科学家精神,孜孜涵养优良学风,点燃新时代青年的理想之灯、信念之光、科学之火种。

(来源于《光明日报》,有改动。)

2. 教育学生发扬吃苦耐劳的职业精神,激发学生职业认同感和责任感。

通过讲解推拿手法动作要领和临床应用以及手法训练方法,引发学生深度思考和讨论,教育学生发扬吃苦耐劳的职业精神,激发学生职业认同感和责任感。

以服务患者、减轻痛苦为主题,进行宣讲,使学生认识到医护工作者应树立高度的责任心,将所学知识转化为服务健康中国的具体实践,用实际行动体现责任担当。

以新冠肺炎为切入点,讲解推拿技术的作用及其与时俱进性与创新性的应用,培养学生精益求精、探索创新、与时俱进的工匠精神,渗透以改革创新为核心的时代精神,以爱国主义为核心的民族精神。

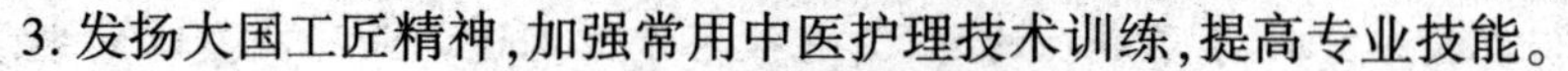

3. 发扬大国工匠精神，加强常用中医护理技术训练，提高专业技能。

常用中医护理技术培训与大国工匠精神密不可分，我国提出了《“健康中国2030”规划纲要》，习近平总书记提出的治国理政方针中又提到了健康中国战略。为实现这一目标，需要从事为人民健康服务的行业企业、工作人员都能坚守岗位，潜心研究医学方术，对任何一个微小的操作都追求精益求精，追求完美操作、追求病人满意的原则，从而不断优化操作流程、提高操作标准，发扬大国工匠精神。

模块三

常用中医护理技术病案及操作评分标准

项目一　耳针法病案及操作评分标准

一、耳针法(耳穴埋豆)病案

(一)不寐

【选穴】

神门、心、交感、皮质、枕、脑干、神经衰弱点(垂前)。

神门:三角窝内,对耳轮上下脚分叉处稍上方。

心:耳甲腔正中凹陷处。

交感:耳轮下脚的末端与耳轮交界处。

皮质下:对耳屏内侧面。

枕:对耳屏外侧面的后下方。

脑干:在轮屏切迹处。

神经衰弱点(垂前):耳垂4区中央。

【辨证配穴】

心脾两虚:脾、小肠。

肝郁气滞:肝、三焦。

心虚胆怯:交感、胆。

心肾不交:肝、肾。

胃失和降:交感、胃、脾。

脾:耳甲腔外上方,耳轮脚消失处与轮屏切迹连线中。

小肠:在耳轮角上方中1/3处。

肝:耳甲艇外下方。

三焦:外耳道孔后下方与耳屏下1/2连线中点。

交感:对耳轮下脚内1/3的内上方。

胆:在肝穴与肾穴之间,左耳为胰穴,右耳为胆穴。

肾:对耳轮上下脚分叉处下方。

胃:在耳轮角消失处。

【流程】

1. 评估

(1)举手、示意。病历:患者李虹,女,35岁,近一个月来睡眠较差。诊断:不寐。医嘱:耳穴埋豆。双人查对医嘱。

(2)核对信息,询问主要症状、临床表现、既往史、过敏史:"您好!我是今天给您做治疗的护士,请问您叫什么名字?李虹,我核对一下您的腕带好吗?请问您哪里不舒服?伸出您的舌头让我看一下好吗?请问您有没有习惯性流产的病史?您现在是否怀孕?您对酒精过敏吗?"

(3)解释操作目的、过程、可能出现的不适:"根据您的病症,您的主管医生给您开立了一条耳穴埋豆的医嘱。我给您简单介绍一下,耳穴埋豆是采用菜籽或王不留行籽刺激耳廓上相应的穴位或反应点,通过经络传导,达到防病治病目的的治疗方法。压贴期间,您的耳朵会感觉到热、胀、麻、痛等'得气'的感觉。您了解这些以后,接受这项治疗吗?"

(4)检查皮肤、心理状态:"麻烦您侧过身来,我现在帮您检查一下皮肤,好吗?您的皮肤无异常,适于这项治疗。这项治疗需要一定的时间,您需要去卫生间吗?好的,请您稍等,我去准备一下用物。病室温湿度适宜,光线充足,适合操作。"

2. 物品准备

洗手,戴口罩,准备用物(治疗车、治疗盘、弯盘、王不留行籽、酒精、棉签、镊子、探棒),推车至床旁。

3. 患者准备

核对:"您好!请问您叫什么名字?我再看一下您的腕带好吗?现在可以做治疗吗?这项治疗需要您坐起来以方便操作,我扶您坐起来,好吗?"

4. 定穴

(1)观察:拇、食两指往后上方拉住耳轮,由上而下、从内到外分区观察,在相应病变区有无变形、变色、结节、充血、丘疹、凹陷、脱屑、水泡等阳性反应。

(2)按压:"这里有感觉吗?麻痛吗?"

消毒:"我现在用酒精帮您清洁一下皮肤(自耳廓由上而下、由内到外、从前到后,擦拭三次)。"

5. 压籽

(1)感觉:"请问这里有麻痛感吗?哪里痛感较明显?这样的力度可以吗?"

(2)健康指导:"我给您贴的是神门、心、交感等穴位,压贴这些穴位都能促进您的睡眠。"

(3)观察有无不适:"这里痛感明显吗?能承受吗?请问您有什么不舒服的感觉吗?"

(4)健康指导:"一般留籽是3~5天,您每天用手反复按压可以刺激穴位,即用您的拇、食两指在耳廓前后捏住贴敷的压籽,一松一紧的按压,每天2~3次,每次1~2分钟,这样可以增进疗效。"

(5)交代:“压贴已经完成了,一共贴了 X 个穴位,我现在扶您躺下好吗？我再核对一下您的腕带可以吗？”

6. 整理

(1)安排舒适体位,整理床单,消毒手。

(2)交代注意事项

①压贴期间,耳朵出现热、胀、麻、痛等感觉或有循经络放射传导症状是“得气”的表现,无需紧张。

②注意耳朵不要沾水,最好 4 小时按压一次以提高疗效。

③以按压为主,请别揉搓,以免搓破皮肤造成感染。

④若无不适,一般在 3~5 天后起籽。

⑤可以用桂圆肉、酸枣仁、莲子等炖汤食用;睡觉前可以泡泡脚,喝一杯牛奶以安神。

⑥若感到耳朵疼痛明显或有瘙痒等不适,请及时按呼叫铃。

7. 记录

再次核对治疗单,清理用物,签名,记录,回治疗室处理用物。

(二)便秘

【选穴】

大肠、直肠、交感、三焦、脾、皮质下、肺、腹、内分泌。

大肠:耳轮脚上方的内 1/3 处。

直肠:与大肠同水平的耳轮处。

交感:对耳轮下脚内 1/3 的内上方。

三焦:外耳道孔后下方与耳屏下 1/2 连线中点。

脾:耳甲腔外上方,耳轮脚消失处与轮屏切迹连线中。

皮质下:对耳屏内侧面。

肺:心区的上、下方。

腹:腰骶椎内侧缘、近耳腔缘。

内分泌:耳甲腔底部,屏间切迹内 0.5 厘米处。

【流程】

1. 举手、示意。病历:患者王丽,女,45 岁,4 天未解大便,自觉腹胀不适。医嘱:耳穴埋豆。双人查对医嘱。

2. 评估

(1)核对主要症状、临床表现、既往史、过敏史:“您好！我是今天给您做治疗的护士,请问您叫什么名字？王丽,我核对一下您的腕带好吗？请问您哪里不舒服？伸出您的舌头让我看一下好吗？请问您有没有习惯性流产的病史？您现在是否怀孕？您对酒精过敏吗？”

(2)解释操作目的、过程、可能出现的不适:“根据您的病症,您的主管医生给您开立了一条耳穴埋豆的医嘱。我给您简单介绍一下,耳穴埋豆是采用菜籽或王不留行籽刺激耳廓上相应的穴位或反应点，通过经络传导，达到防病治病目的的治疗方法。压贴期间，您的耳朵会感觉到热、胀、麻、痛等‘得气’的感觉。您了解这些以后，接受这项治疗吗？”

(3)检查皮肤、心理状态：“麻烦您侧过身来，我现在帮您检查一下皮肤，好吗？您的皮肤无异常，适于这项治疗。这项治疗需要一定的时间，您需要去卫生间吗？好的，请您稍等，我去准备一下用物。病室温湿度适宜，光线充足，适合操作。”

3. 物品准备

洗手，戴口罩，准备用物（治疗车、治疗盘、弯盘、王不留行籽、酒精、棉签、镊子、探棒），推车至床旁。

4. 患者准备

核对：“您好！请问您叫什么名字？我再看一下您的腕带好吗？现在可以做治疗吗？这项治疗需要您坐起来以方便操作，我扶您坐起来，好吗？”

5. 定穴

(1)观察：拇、食两指往后上方拉住耳轮，由上而下、从内到外分区观察，在相应病变区有无变形、变色、结节、充血、丘疹、凹陷、脱屑、水泡等阳性反应。

(2)按压：“这里有感觉吗？麻痛吗？”

消毒：“我现在用酒精帮您清洁一下皮肤（自耳廓由上而下、由内到外、从前到后，擦拭三次）。”

6. 压籽

(1)感觉：“请问这里有麻痛感吗？这里呢？哪里痛感较明显？这样的力度可以吗？”

(2)健康指导：“我给您贴的是大肠、直肠、交感、三焦、脾、腹等穴位，压贴这些穴位都能促进肠道蠕动，达到润肠通便的效果。”

(3)观察有无不适：“这里痛感明显吗？能接受吗？请问您有什么不舒服感觉吗？”

(4)协助按摩患处提高疗效：“压贴部位现在有发热感吗？您可以顺时针按摩腹部，以提高疗效。”

(5)健康指导：“一般留籽是3~5天，您每天用手反复按压可以刺激穴位，即用您的拇、食两指在耳廓前后捏住贴敷的压籽，一松一紧的按压，每天2~3次，每次1~2分钟，这样可以增进疗效。”

(6)交代：“压贴已经完成了，一共贴了X个穴位，我现在扶您躺下好吗？我再核对一下您的腕带可以吗？”

7. 整理

(1)安排舒适体位，整理床单，消毒双手。

(2)交代注意事项

①压贴期间，耳朵出现热、胀、麻、痛的感觉或有循经络放射传导症状是“得气”的表现，无需紧张。

②注意耳朵不要沾水,最好 4 小时按压一次以提高疗效。

③以按压为主,请勿揉搓,以免搓破皮肤造成感染。

④若感到耳朵疼痛明显或有瘙痒等不适,请及时按呼叫铃。

⑤若无不适,一般在 3~5 天后起籽。

⑥多食新鲜的蔬菜、水果,如火龙果、香蕉、苹果等,多喝开水,定时顺时针按摩腹部,以达到润肠通便的作用。

8. 记录

再次核对治疗单,清理用物,签名,记录,操作完毕回治疗室处理用物。

(三)痛经

【选穴】

子宫、内分泌、卵巢、缘中(脑点)、肾、肝、神门。

子宫:在三角窝前 1/3 的凹陷处。

内分泌:耳甲腔底部,屏间切迹内 0.5 厘米处。

卵巢:屏间切迹外缘与对耳屏内侧缘之间。

缘中(脑点):对耳屏外上方上缘中点。

肾:对耳轮上下脚分叉处下方。

肝:耳甲艇外下方。

神门:三角窝内,对耳轮上下脚分叉处稍上方。

【流程】

1. 举手、示意。病历:患者王红,女,25 岁,月经第一天,自觉腹痛不适。医嘱:耳穴埋豆。双人查对医嘱。

2. 评估

(1)核对信息,询问主要症状、临床表现、既往史、过敏史:"您好！我是今天给您做治疗的护士,请问您叫什么名字？王红,我核对一下您的腕带好吗？请问您哪里不舒服？现在痛得厉害吗？伸出您的舌头让我看一下好吗？请问您有没有习惯性流产的病史？您现在是否怀孕？您对酒精过敏吗？"

(2)解释操作目的、过程、可能出现的不适:"根据您的病症,您的主管医生给您开立了一条耳穴埋豆的医嘱。我给您简单介绍一下,耳穴埋豆是采用菜籽或王不留行籽刺激耳廓上相应的穴位或反应点,通过经络传导,达到防病治病目的的治疗方法。压贴期间,您的耳朵会出现热、胀、麻、痛等'得气'的感觉。您了解这些以后,接受这项治疗吗？"

(3)检查皮肤、心理状态:"麻烦您侧过身来,我现在帮您检查一下皮肤,好吗？您的皮肤很好,可以做治疗。这项治疗需要一定的时间,您需要去卫生间吗？好的,请您稍等,我去准备一下用物。病室温湿度适宜,光线充足,适合操作。"

3. 物品准备

洗手,戴口罩,准备用物(治疗车、治疗盘、弯盘、王不留行籽、酒精、棉签、镊子、探棒)，推车至床旁。

4. 患者准备

核对："您好！请问您叫什么名字？我再看一下您的腕带好吗？现在可以做治疗吗？我帮您侧过身来，好吗？"

5. 定穴

(1)观察：拇、食两指往后上方拉住耳轮，由上而下、从内到外分区观察，在相应病变区有无变形、变色、结节、充血、丘疹、凹陷、脱屑、水泡等阳性反应。

(2)按压："这里有感觉吗？麻痛吗？"

消毒："我现在用酒精帮您清洁一下皮肤(自耳廓由上而下、由内到外、从前到后，擦拭三次)。"

6. 压籽

(1)感觉："请问这里有麻痛感吗？哪里痛感较明显？这样的力度可以吗？"

(2)健康指导："我给您贴的是子宫、内分泌、卵巢、神门等穴位，压贴这些穴位都能起缓急止痛的作用。"

(3)观察有无不适："这里痛感明显吗？能接受吗？请问您有没有什么不舒服？"

(4)协助按摩患处提高疗效："压贴部位现在有发热感吗？您可以按摩小腹，以提高疗效。"

(5)健康指导："一般留籽是3~5天，您每天用手反复按压可以刺激穴位，即用您的拇、食两指在耳廓前后捏住贴敷的压籽，一松一紧地按压，每天2~3次，每次1~2分钟，这样可以增进疗效。"

(6)交代："压贴已经完成了，一共贴了X个穴位，我现在帮您平躺好吗？我再核对一下您的腕带可以吗？"

7. 整理

(1)安排舒适体位，整理床单，消毒双手。

(2)交代注意事项：

①压贴期间，耳朵出现热、胀、麻、痛的感觉或有循经络放射传导症状是"得气"的表现，无需紧张。

②注意耳朵不要沾水，最好4小时按压一次以提高疗效。

③以按压为主，请别揉搓，以免搓破皮肤造成感染。

④若感到耳朵疼痛明显或有瘙痒等不适，请及时按呼叫铃。

⑤若无不适，一般在3~5天后起籽。

⑥少吃生冷食物，经期忌吃生冷、辛辣刺激的食物，注意腹部保暖(可定时热敷小腹)。

8. 记录

再次核对治疗单，清理用物，签名，记录，操作完毕回治疗室处理用物。

二、耳针法(耳穴埋豆)操作评分标准

项目		要求	应得分		扣分	得分	说明
素质要求		仪表大方,举止端庄,态度和蔼	5	10			
		服装、鞋帽整齐	5				
操作前准备	护士	遵照医嘱要求,对患者评估正确、全面	5	25			
		洗手,戴口罩	2				
	物品	治疗盘、针盒、皮肤消毒液、棉球、探棒、棉签、镊子、胶布、弯盘	6				
	患者	核对姓名、诊断、介绍并解释,患者理解与配合	6				
		体位舒适合理	6				
操作流程	定穴	术者一手持耳轮后上方	5	35			
		另一手持探棒由上而下在选区内找敏感点	5				
	皮肤消毒	再次核对穴位后,用皮肤消毒液擦拭(其范围视耳廓大小而定)	3				
	行针	选针后符合进针、行针方法(埋豆方法正确)	15				
	观察	患者是否有晕针、疼痛等不适情况	2				
	起针	符合起针要求(留针处有感染时及时处理)	5				
操作后	整理	整理床单,合理安排体位	3	15			
		清理用物,归还原处,洗手;针具处理符合要求	5				
	评价	选穴正确、操作熟练、局部严格消毒、体位合理、患者要求、目标达到的程度	5				
	记录	按要求记录及签名	2				
技能熟练		操作熟练、轻巧;选穴正确,运用针刺手法正确	5	15			
理论提问		回答全面、正确	10				
合计			100				

项目二　艾条灸法病案及操作评分标准

一、艾条灸法病案

(一)四肢痿软

【中医证型】

虚证、寒湿证(施灸部位宜先上后下,先头部胸背,后腹部四肢)

虚证：肢体痿软无力，逐渐加重，食少，便溏，面浮而色不华，神疲乏力，舌苔薄白，脉细。

寒湿证：肢体困重，痿软无力，或兼有微肿麻木，以下肢为常见，胸脘痞闷，苔白腻，脉濡缓。

【选穴】

上肢：合谷、曲池、手三里、手五里穴。

下肢：足三里、梁门、髀关、伏兔、梁丘、丰隆、解溪穴。

（二）胃脘痛

【中医证型】

脾胃虚寒证：胃脘剧痛，得温痛减，伴有呕吐清水，四肢厥冷，面色青白，舌淡，苔薄白，脉沉迟（凡属肝气犯胃、胃阴不足、湿热中阻者不宜施灸）。

【选穴】

中脘穴（脐上4寸）、内关穴（腕横纹上2寸，掌长肌腱与桡侧腕屈肌腱之间）。

【流程】

1.举手、示意。病历：患者王丽，女，23岁，胃脘痛（寒邪犯胃）。医嘱：艾灸，取穴（中脘、内关、足三里）。双人查对医嘱。

2.评估

（1）核对信息，询问主要症状、临床表现、既往史、过敏史："您好！我是今天给您做治疗的护士，请问您叫什么名字？王丽，我核对一下您的腕带好吗？请问您哪里不舒服？您以前有这样痛过吗？最近两天有发烧吗？伸出您的舌头让我看一下好吗？"

（2）解释操作目的、过程、可能出现的不适："根据您的病症，您的主管医生给您开立了一条艾灸的医嘱。请问您以前做过艾灸吗？我给您简单介绍一下，艾灸就是将艾条点燃后在您的穴位表面熏灸，利用温热和药物的作用，达到温经通络、调和气血、祛湿散寒目的的一种疗法。您了解这些以后，接受这项治疗吗？"

（3）检查皮肤、心理状态："我现在帮您检查一下皮肤，好吗？您的皮肤很好，可以做治疗。这项治疗需要一定的时间，您需要去卫生间吗？好的，请您稍等，我去准备一下用物。病室温湿度适宜，光线充足，适合操作。"

3.物品准备

治疗车、治疗盘、酒精灯、小口瓶、万花油、艾条、打火机、弯盘、棉签、纱块、治疗巾、必要时备浴巾，屏风。按七步洗手法洗手，戴口罩，推车到床边。

4.患者准备

核对："您好！请问您叫什么名字？我再看一下您的腕带好吗？现在我要给您做艾灸治疗了，在艾灸的过程中您会感觉到局部皮肤有点温热，艾条燃烧会有一股淡淡的中草药的气味，对人体是没有伤害的，请您放心。一般是不会出现水泡和烫伤的。取合适体位，松盖被，铺治疗巾。"

5. 定穴

合理暴露施灸部位，按骨度分寸定位法取穴，询问有无得气感觉（内关：腕横纹上 2 寸，掌长肌腱与桡侧腕屈肌腱之间；中脘：胸剑结合部与肚脐连线的中点），清洁皮肤，搬床尾椅于床边，点艾条，携弯盘置于治疗巾上。

6. 施灸

操作前核对，按医嘱选择施灸方法（温和灸：距离皮肤 2~3 厘米，时间 5~7 分钟，适时弹灰；回旋灸：距离 3 厘米，时间 20~30 分钟；雀啄灸：距离 2~5 厘米，时间 5 分钟）。“您好，是王丽吗？治疗过程中有灼痛或不适请及时告诉我好吗？您现在感觉皮肤热吗？”停止施灸，灭火，移弯盘至下层，清洁皮肤。

7. 操作后评价

“您现在皮肤轻微发红，没有水泡，胃脘痛好点了吗？有需要帮忙请您按床头呼叫器，我会及时过来看您的。”整理盖被，搬椅回床尾，再次核对：“您好！请问您叫什么名字？我再看一下您的腕带好吗？”交代注意事项，洗手，记录，签名。

二、艾条灸法操作评分标准

项目		要求	应得分		扣分	得分	说明
素质要求		仪表大方，举止端庄，态度和蔼	5	10			
		服装、鞋帽整齐	5				
操作前准备	护士	遵照医嘱要求，对患者评估正确、全面	5	25			
		洗手，戴口罩	2				
	物品	治疗盘、艾条、火柴、弯盘、小口瓶、必要时备浴巾、屏风	6				
	患者	核对姓名、诊断、介绍并解释，患者理解与配合	6				
		体位舒适合理，暴露施灸部位，保暖	6				
操作流程	定位	再次核对，明确腧穴部位及施灸方法	5	35			
	施灸	点燃艾条，灸法正确	10				
		艾条与皮肤的距离符合要求	2				
		及时除掉艾灰	5				
		艾条灸至局部皮肤稍起红晕，施灸时间合理	5				
	观察	观察局部皮肤及病情，询问患者有无不适	5				
	灸毕	灸后艾条彻底熄灭，清洁局部皮肤	3				

（续表）

项目		要求	应得分		扣分	得分	说明
操作后	整理	整理床单，合理安排体位	3	15			
		清理用物，归还原处，洗手；艾条处理符合要求	5				
	评价	施灸部位正确、操作熟练、皮肤情况、患者感觉、目标达到的程度	5				
	记录	按要求记录及签名	2				
技能熟练		操作熟练，轻巧；运用灸法正确	5	15			
理论提问		回答全面、正确	10				
合计			100				

注：1. 艾条灸的常用方法有温和灸、雀啄灸、回旋灸三种。2. 若有艾灸火脱落烧伤皮肤、烧坏衣被者均为不合格。

项目三　拔火罐法病案及操作评分标准

一、拔火罐法病案

（一）腰痛

【选穴】

肾俞：第2腰椎棘突下旁开1.5寸。

【流程】

1. 举手、示意。病历：患者李虹，女，45岁，腰痛。医嘱：拔火罐。取穴：肾俞穴。双人查对医嘱。

2. 评估

（1）核对信息，询问主要症状、临床表现、既往史、过敏史："您好！我是今天给您做治疗的护士，请问您叫什么名字？李虹，我核对一下您的腕带好吗？请问您哪里不舒服？您以前有这样痛过吗？最近两天有发烧吗？伸出您的舌头让我看一下好吗？"

（2）解释操作目的、过程、可能出现的不适："根据您的病症，您的主管医生给您开立了一条拔火罐的医嘱。请问您以前拔过罐吗？我简单给您介绍一下，拔火罐是一种以罐为工具，利用燃烧热力排出罐内空气形成负压，使罐吸附在皮肤上造成局部瘀血现象，达到温经通络、驱风散寒、消肿止痛、吸毒排脓目的的一种技术操作。您了解这些以后，可以接受这项操作吗？"

（3）检查皮肤、心理状态："我先检查一下您腰部的皮肤好吗？请您侧卧，您的皮肤很好，可以做治疗。您平时有没有轻微的磕碰就出现淤血、瘀斑的情况呢？您对一般疼痛能耐受吗？这项治疗需要15~20分钟时间，您需要去卫生间吗？好的，请您稍等，我去准

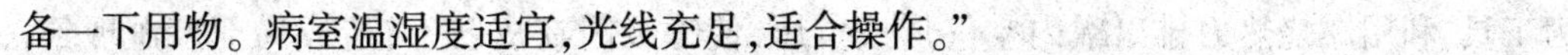

备一下用物。病室温湿度适宜,光线充足,适合操作。”

3. 物品准备

治疗车、治疗盘、火罐、止血钳、95%酒精棉球、打火机或酒精灯、纱块、宽口瓶,必要时备浴巾、屏风等。按七步洗手法洗手,戴口罩,推车到床边。

4. 患者准备

核对:“您好!请问您叫什么名字?我再看一下您的腕带好吗?现在可以做治疗吗?这项治疗一般选择俯卧位,我协助您翻一下身好吗?请您将枕头放在前胸下,双臂环抱,这样更舒适持久一些。可盖浴巾保暖。”

5. 拔罐

“您好,现在开始取穴,取穴过程中若您哪里有明显的酸麻胀痛的感觉请告诉我好吗?”取肾俞穴(第2腰椎棘突下旁开1.5寸),指压定位,清洁局部皮肤,检查火罐(点火,将罐拔上)。“罐已经给您拔上,您有什么不舒服的感觉吗?有不适请随时告诉我,留罐需要10分钟,在这期间我简单给您介绍一下起罐后的注意事项好吗?第一,起罐后您要注意腰部保暖,避免受风寒,3小时内不要洗澡。第二,如果局部有痒感,请您不要抓挠。第三,您要注意休息,避免过度劳累,尽量睡硬板床好吗?”再次检查火罐吸附情况。有没有哪里不舒服?留罐时间到了,我给您起罐吧。”对光检查火罐有无裂痕。“您皮肤上只有瘀斑,没有水泡,您不用担心。”用方纱清洁皮肤,收浴巾。协助患者取舒适体位,整理床单。

6. 操作后评估

“您好,拔火罐已经做完了,腰痛感觉好些了吗?”再次核对信息:“您好!请问您叫什么名字?我再看一下您的腕带好吗?感谢您的配合,您好好休息吧。”火罐浸泡消毒,洗手,记录,签名。

(二)风寒感冒

【选穴】

大椎、肺俞。

大椎:第7颈椎棘突下凹陷中。

肺俞:第3胸椎棘突下,旁开1.5寸。

【流程】

1. 举手、示意。病历:患者王丽,女,28岁,风寒感冒。医嘱:拔火罐。取穴:大椎、肺俞。双人查对医嘱。

2. 评估

(1)核对信息、询问主要症状、临床表现、既往史、过敏史:“您好!我是今天给您做治疗的护士,请问您叫什么名字?王丽,我核对一下您的腕带好吗?请问您哪里不舒服?您以前有这样痛过吗?最近两天有发烧吗?伸出您的舌头让我看一下好吗?”

(2)解释操作目的、过程、可能出现的不适:“根据您的病症,您的主管医生给您开立了一条拔火罐的医嘱。请问您以前拔过罐吗?我简单给您介绍一下,拔火罐是一种以罐为工具,利用燃烧热力排出罐内空气形成负压,使罐吸附在皮肤上,造成局部瘀血现象,达到温经通络、驱风散寒、消肿止痛、吸毒排脓目的的技术操作。您了解这些以后,可以接受这项操作吗?”

(3)检查皮肤、心理状态:“我先检查一下您颈、背部的皮肤好吗?请您侧卧,您的皮肤很好,可以做治疗。您平时有没有轻微的磕碰就出现淤血、瘀斑的情况呢?您对一般疼痛能耐受吗?这项治疗需要15~20分钟时间,您需要去卫生间吗?好的,请您稍等,我去准备一下用物。病室温湿度适宜,光线充足,适合操作。”

3. 物品准备

治疗车、治疗盘、火罐、止血钳、95%酒精棉球、打火机或酒精灯、纱块、宽口瓶,必要时备浴巾、屏风等。按七步洗手法洗手,戴口罩,推车到床边。

4. 患者准备

核对:“您好!请问您叫什么名字?我再看一下您的腕带好吗?现在可以做治疗吗?这项治疗一般选择俯卧位,我协助您翻一下身好吗?请您将枕头放在前胸下,双臂环抱,这样更舒适持久一些。可盖浴巾保暖。”

5. 拔罐

“您好,现在开始取穴,取穴过程中您哪里有明显的酸麻胀痛的感觉请告诉我好吗?”取穴(大椎:督脉穴,在后正中线上,第7颈椎椎棘下凹陷中;肺俞:第3胸椎棘突下,旁开1.5寸),指压定位,清洁局部皮肤,检查火罐(点火,将罐拔上)。“罐已经给您拔上,您有什么不舒服的感觉吗?有不适请随时告诉我,留罐需要10分钟,在这期间我简单给您介绍一下起罐后的注意事项好吗?第一,起罐后您要注意保暖,避免受风寒,3小时内不要洗澡。第二,如果局部有痒感,请您不要抓挠。第三,您要注意休息,避免过度劳累,饮食宜清淡。”再次检查火罐吸附情况。“有没有哪里不舒服?留罐时间到了,我给您起罐吧。”对光检查火罐有无裂痕。“您皮肤上只有瘀斑,没有水泡,您不用担心。”用方纱清洁皮肤,收浴巾。协助患者取舒适体位,整理床单。

6. 操作后评估

“您好,拔火罐已经做完了,感冒症状有缓解了吗?颈部和背部皮肤上各有1个罐口大小的紫红色瘀斑,一般一周左右会自行消失,没有出现破损或水泡,请放心。”再次核对:“您好!请问您叫什么名字?我再看一下您的腕带好吗?感谢您的配合,您好好休息吧。”火罐浸泡消毒,洗手,记录,签名。

(三)癃闭

【选穴】

关元、水道。

关元:下腹部,前正中线上,脐中下3寸。

水道:在下腹部,当脐中下3寸,距前正中线旁开2寸。

【流程】

1. 举手、示意。病历:患者王丽,女,55岁,癃闭。医嘱:拔火罐。取穴:关元、水道。

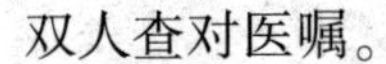

双人查对医嘱。

2. 评估

(1)核对信息,询问主要症状、临床表现、既往史、过敏史:“您好!我是今天给您做治疗的护士,请问您叫什么名字?王丽,我核对一下您的腕带好吗?请问您哪里不舒服?最近两天有发烧吗?伸出您的舌头让我看一下好吗?”

(2)解释操作目的、过程、可能出现的不适:“根据您的病症,您的主管医生给您开立了一条拔火罐的医嘱。请问您以前以前拔过罐吗?我简单给您介绍一下,拔火罐是一种以罐为工具,利用燃烧热力排出罐内空气形成负压,使罐吸附在皮肤上,造成局部瘀血现象,达到温经通络、驱风散寒、消肿止痛、吸毒排脓目的的技术操作。您了解这些以后,可以接受这项操作吗?”

(3)检查皮肤、心理状态:“我先检查一下您腹部的皮肤好吗?请您躺好,您的皮肤很好,可以做治疗。您平时有没有轻微的磕碰就出现瘀血、瘀斑的情况呢?您对一般疼痛耐受吗?这项治疗需要15~20分钟时间,您需要去卫生间吗?好的,请您稍等,我去准备一下用物。病室温湿度适宜,光线充足,适合操作。”

3. 物品准备

治疗车、治疗盘、火罐、止血钳、95%酒精棉球、打火机或酒精灯、纱块、宽口瓶,必要时备浴巾、屏风等。按七步洗手法洗手,戴口罩,推车到床边。

4. 拔罐

“您好,现在开始取穴,取穴过程中您哪里有明显的酸麻胀痛的感觉请告诉我好吗?”取穴(关元:下腹部,前正中线上,当脐中下3寸,小肠的募穴;水道:下腹部,当脐中下2寸,距前正中线旁开2寸),指压定位,清洁局部皮肤,检查火罐(点火,将罐拔上)。“罐已经给您拔上,您有什么不舒服的感觉吗?有不适请随时告诉我,留罐需要10分钟,在这期间我简单给您介绍一下起罐后的注意事项好吗?第一,起罐后您要注意腹部保暖,避免受风寒,3小时内不要洗澡。第二,如果局部有痒感,请您不要抓挠。第三,您要注意休息,避免过度劳累,勿食寒凉食物好吗?”再次检查火罐吸附情况。“有没有哪里不舒服?留罐时间到了,我给您起罐吧。”对光检查火罐有无裂痕。“您皮肤上只有瘀斑,没有水泡,您不用担心。”用方纱清洁皮肤,收浴巾。协助患者取舒适体位,整理床单。

5. 操作后评估

“您好,拔火罐已经做完了,小腹还胀吗?想不想上洗手间?腹部皮肤上有2个罐口大小的紫红色瘀斑,一般一周左右会自行消失,没有出现破损或水泡,请放心。”再次核对:“您好!请问您叫什么名字?我再看一下您的腕带好吗?感谢您的配合,您好好休息吧。”火罐浸泡消毒,洗手,记录,签名。

(四)腰背部酸痛

【部位】

腰背部

【流程】

1. 举手、示意。病历：患者王红，女，35岁，腰背部酸痛。医嘱：拔火罐。取穴：阿是穴。双人查对医嘱。

2. 评估

(1)核对信息，询问主要症状、临床表现、既往史、过敏史："您好！我是今天给您做治疗的护士，请问您叫什么名字？王红，我核对一下您的腕带好吗？请问您哪里不舒服？您以前有这样痛过吗？最近两天有发烧吗？伸出您的舌头让我看一下好吗？"

(2)解释操作目的、过程、可能出现的不适："根据您的病症，您的主管医生给您开立了一条拔火罐的医嘱。请问您以前以前拔过罐吗？我简单给您介绍一下，拔火罐是一种以罐为工具，利用燃烧热力排出罐内空气形成负压，使罐吸附在皮肤上，造成局部瘀血现象，达到温经通络、驱风散寒、消肿止痛、吸毒排脓目的的技术操作。您了解这些以后，可以接受这项操作吗？"

(3)检查皮肤、心理状态："我先检查一下您腰背部的皮肤好吗？请您侧卧，您的皮肤很好，可以做治疗。您平时有没有轻微的磕碰就出现瘀血、瘀斑的情况呢？您对一般疼痛能耐受吗？这项治疗需要15~20分钟时间，您需要去卫生间吗？好的，请您稍等，我去准备一下用物。病室温湿度适宜，光线充足，适合操作。"

3. 物品准备

治疗车、治疗盘、火罐、止血钳、95%酒精棉球、打火机或酒精灯、纱块、宽口瓶，必要时备浴巾、屏风等。按七步洗手法洗手，戴口罩，推车到床边。

4. 拔罐

"您好，现在开始取穴，取穴过程中您哪里有明显的酸麻胀痛的感觉请告诉我好吗？"指压定位，清洁局部皮肤，检查火罐，拔罐6个（注意用火安全，燃烧棉球不能在床上方）。"罐已经给您拔上，您有什么不舒服的感觉吗？有不适请随时告诉我，留罐需要10分钟，在这期间我简单给您介绍一下起罐后的注意事项好吗？第一，起罐后您要注意腰背部保暖，避免受风寒，3小时内不要洗澡。第二，如果局部有痒感，请您不要抓挠。第三，您要注意休息，避免过度劳累，尽量睡硬板床好吗？"再次检查火罐吸附情况。"有没有哪里不舒服？留罐时间到了，我给您起罐吧。"对光检查火罐有无裂痕。"您皮肤上只有瘀斑，没有水泡，您不用担心。"用方纱清洁皮肤，收浴巾。协助患者取舒适体位，整理床单。

5. 操作后评估

"您好，拔火罐已经做完了，腰痛感觉好些了吗？治疗部位的皮肤有6个罐口大小的紫红色瘀斑，一般一周左右会自行消失，没有出现破损或水泡，请放心。"再次核对："您好！请问您叫什么名字？我再看一下您的腕带好吗？感谢您的配合，您好好休息吧。"火罐浸泡消毒，洗手，记录，签名。

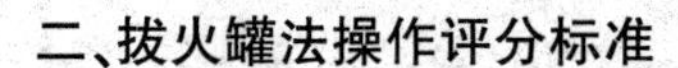

二、拔火罐法操作评分标准

项目		要求	应得分		扣分	得分	说明
素质要求		仪表大方，举止端庄，态度和蔼	5	10			
		服装、鞋帽整齐	5				
操作前准备	护士	遵照医嘱要求，对患者评估正确、全面	5	25			
		洗手，戴口罩	2				
	物品	治疗盘、95%酒精棉球、血管钳、火罐、火柴、小口瓶	6				
	患者	核对姓名、诊断、介绍并解释，患者理解与配合	6				
		体位舒适合理，暴露施灸部位，保暖	6				
操作流程	定位	再次核对；检查罐口有无损坏	5	35			
	拔罐	酒精棉球干湿适当	5				
		点燃明火后在罐内中下段环绕，未烧罐口	5				
		准确扣在已经选定的部位，罐内形成负压，吸附力强，安全熄火，点燃的明火稳妥、迅速地投入小口瓶	10				
	观察	随时检查火罐吸附情况，局部皮肤红紫的程度，皮肤有无烫伤或小水泡；留罐时间10分钟，询问患者的感觉	5				
	起罐	起罐方法正确	5				
操作后	整理	整理床单，合理安排体位	3	15			
		清理用物，归还原处，洗手；火罐处理符合要求	5				
	评价	拔罐部位准确、操作熟练、皮肤情况、局部皮肤吸附力、患者感觉、目标达到的程度	5				
	记录	按要求记录及签名	2				
技能熟练		操作熟练；拔罐部位方法正确，手法稳、准、快	5	15			
理论提问		回答全面、正确	10				
合计			100				

注：若有皮肤被烫伤、衣裤等被烧坏者均为不合格。

项目四　穴位按摩法病案及操作评分标准

一、穴位按摩法病案

(一)头痛

【取穴】

印堂、头维、太阳、鱼腰、百会等头部穴位。

风池、风府及项部两侧膀胱经。

印堂:两眉头连线的中点。

头维:在头侧部,当额角发际上0.5寸,头正中线旁4.5寸。

太阳:眉梢与目外眦之间向后约1寸处凹陷中。

鱼腰:在额部,瞳孔直上,眉毛中。

百会:在头部,当前发际正中直上5寸,或两耳间连线的中点处。

风池:胸锁乳突肌与斜方肌之间凹陷中,平风府穴处。

风府:在项部,当后发际正中直上1寸,枕外隆凸直下,两侧斜方肌之间凹陷中。

【手法】

一指禅推法、揉法、按法、拿法。

【流程】

1. 举手、示意。病历:患者李虹,女,35岁,近一个月来睡眠较差。诊断:风寒头痛。医嘱:头部按摩。双人查对医嘱。

2. 评估

(1)核对信息,询问主要症状、临床表现、既往史:"您好!我是今天给您做治疗的护士,请问您叫什么名字?李虹,我核对一下您的腕带好吗?请问您哪里不舒服?请问您现在有没有来月经?您现在是否怀孕?请问您有没有血友病等出血性疾病?"

(2)诊察舌苔、脉象:"请伸出您的舌头让我看一下好吗?麻烦您把手伸出来。"

(3)解释操作目的、过程、可能出现的不适:"根据您的病症,您的主管医生给您开立了一条头部按摩治疗医嘱。我给您简单介绍一下,头部按摩法是在中医基本理论指导下,运用手法作用于人体头面部穴位,通过局部刺激,疏通经络,调动机体抗病能力,从而达到防病治病、保健强身目的的治疗方法。您了解这些以后,接受这项治疗吗?"

(4)检查皮肤、心理状态:"我现在帮您检查一下头部皮肤,好吗?您的皮肤无异常,可以做头部按摩。按摩时局部会出现酸胀的感觉,您可以接受这个治疗吗?这项治疗需要一定的时间,您需要去卫生间吗?好的,请您稍等,我去准备一下用物。病室温湿度适宜,光线充足,适合操作。"

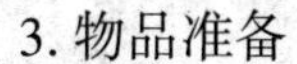

3. 物品准备

洗手,戴口罩,准备用物(治疗车、治疗盘、治疗巾、一次性梳子、手消毒液),推车至床旁。

4. 患者准备

核对:"您好!请问您叫什么名字?我再看一下您的腕带好吗?现在可以做治疗吗?这个治疗需要您的头部处于床尾,我扶您调整好位置,好吗?"铺治疗巾于枕头上。

5. 按摩(根据患者的症状、按摩部位、耐受性选择适宜手法和刺激强度)

(1)解释:"我现在开始帮你按摩了,您可以闭目养神,若有什么不舒服,请您及时告诉我。"

(2)按摩

①用摩法由印堂推至神庭穴,共36次,每一个穴位处稍作停留,按压约3秒钟。"这样感觉可以吗?这样的力度可以吗?"

②由印堂推至两侧头维穴,共36次,每一个穴位处稍作停留,按压约3秒钟。

③由攒竹推至丝竹空,共36次,每一个穴位处稍作停留,按压约3秒钟。"请问这样的力度可以吗?有没有什么不舒服?"

④双手交叉梳理由前额到后枕太阳经所经的部位,约10次。

⑤用揉法按摩双侧太阳穴,顺时针、逆时针各10次。

⑥用叩法叩击印堂穴36次,扣百会穴36次。"这样的力度可以吗?"

⑦用侧击法轻拍头部,沿前额——左侧太阳穴——前额——右太阳穴——前额——额顶,共3分钟。"这样的力度可以吗?有没有什么不舒服?"

⑧用按法按摩双侧风池穴、肩井穴各10次。

⑨梳理头发:右前额到后脑。取下治疗巾。

6. 整理

安排舒适体位,整理床单。"我帮您躺回床头好吗?"

7. 操作后评价

(1)评价效果:"您现在感觉头痛好些了吗?"

(2)健康指导:

①可以煲些祛风散寒的汤喝,如川芎瘦肉汤;

②要注意头部保暖,今天不能洗头,以免再受风;

③注意卧床休息,30分钟内不能下地,若感到疼痛剧烈或有其他不适,请及时按呼叫铃;

④30分钟后若要起身下地,得多加衣服,且一定要有人扶行;

⑤不用太担心紧张,保持心情舒畅,配合治疗,过几天就会好的。

8. 消毒双手、记录

再次核对治疗单,清理用物,签名,记录,回治疗室处理用物。

（二）便秘

【取穴】

腹部：中脘、天枢、大横、关元等穴顺时针依排泄流向，可促进肠蠕动。

背部：肝俞、脾俞、胃俞、肾俞、大肠俞、长强等穴沿膀胱经按摩，促进排毒。

中脘：上腹部，前正中线上，脐上4寸。

天枢：腹中部，脐中旁开2寸。

大横：脐中（神阙穴）旁开4寸处。

关元：下腹部，前正中线上，脐中下3寸。

肝俞：第9胸椎棘突下旁开1.5寸。

脾俞：第11胸椎棘突下旁开1.5寸。

胃俞：第12胸椎棘突下旁开1.5寸。

肾俞：第2腰椎棘突下旁开1.5寸。

大肠俞：第4腰椎棘突下旁开1.5寸。

长强：尾骨尖下0.5寸，尾骨尖端与肛门的中点。

【手法】

一指禅推法、摩法、按法、揉法。

【流程】

1. 举手、示意。病历：患者王丽，女，55岁，4天未解大便，自觉腹胀不适。诊断：便秘。医嘱：腹部按摩。双人查对医嘱。

2. 评估

（1）核对信息，询问主要症状、临床表现、既往史："您好！我是今天给您做治疗的护士，请问您叫什么名字？王丽，我核对一下您的腕带好吗？请问您哪里不舒服？几天没排便了？请问您现在有没有来月经？您现在是否怀孕？请问您有没有血友病等出血性疾病？您这几天有没有暴饮暴食啊？您主要是由于暴饮暴食引起气机不通畅而导致的便秘。"

（2）诊察舌苔、脉象："请伸出您的舌头让我看一下好吗？麻烦您把手伸出来。"

（3）解释操作目的、过程、可能出现的不适："根据您的病症，您的主管医生给您开立了一条腹部按摩医嘱。我给您简单介绍一下，腹部按摩法是在中医基本理论指导下，运用手法作用于人体腹部穴位，通过局部刺激，疏通经络，达到通腹泄热、促进排便目的的一种治疗方法。您了解这些以后，接受这项治疗吗？"

（4）检查皮肤、心理状态："我现在帮您检查一下腹部皮肤，好吗？您的皮肤无异常，可以做腹部按摩，按摩时局部会出现酸胀的感觉，叩击腹部，了解胀气的程度。您可以接受这个治疗吗？在治疗前需要您排空膀胱，您需要上洗手间吗？好的，请您稍等，我去准备一下用物。病室温湿度适宜，光线充足，适合操作。"

3. 物品准备

洗手，戴口罩，准备用物（治疗车、治疗盘、大毛巾、润滑油、纱块、棉签、手消毒液），推

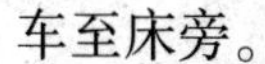

车至床旁。

4. 患者准备

(1)核对(床号、姓名),解释,协助取合理体位:“您好！请问您叫什么名字？我再看一下您的腕带好吗？现在可以做治疗吗？”

(2)暴露按摩部位,注意保暖:松盖被,松衣裤,铺大毛巾。

(3)用纱块清洁皮肤。

5. 定穴(同身寸法)

“请把您的右手伸出来好吗？”取中脘、天枢。“请把您的右手再伸出来一下好吗？”取气海穴。

6. 腹部按摩(根据患者的症状、按摩部位、耐受性选择适宜手法和刺激强度)

(1)涂按摩油,开始按摩。

(2)按摩:

①用摩法和推法由中脘穴顺时针推至对侧天枢穴,至气海穴再到近处天枢穴,再回到中脘穴,环形按摩约5分钟。“这样感觉可以吗？这样的力度可以吗？”

②由揉法分别按摩中脘穴、两侧天枢穴、气海穴各30次。“这样的手法可以吗？有没有什么不适？您平时要养成定时排便的习惯。多吃一些新鲜的蔬菜、水果,如火龙果、香蕉、苹果等,多喝开水,清晨起床时喝一杯温开水,自己也可以定时顺时针按摩腹部,以达到润肠通便的目的,促进您排便。”

(3)纱块清洁腹部皮肤,取下大毛巾,整理盖被。

7. 下肢按摩

(1)“麻烦您将腿屈曲起来,我现在要给您按摩上巨虚穴,麻烦将右手伸出来好吗？”

(2)定穴:“请问这里有酸胀感吗？”

(3)按摩:“用按法按压上巨虚穴约3秒钟,再用揉法顺时针按摩约30次。”

(4)取下大毛巾,安排舒适体位,整理床单。

8. 操作后评价

(1)评价效果:“您现在腹胀好些了吗？现在是否有便意？需要去上厕所吗？”

(2)健康指导:

①可以多吃些润肠通便的食物,如新鲜的蔬果,香蕉、火龙果、苹果等;

②养成定时排便的习惯,晨起时喝一杯温开水或蜜糖水;

③定时沿着肚脐周围顺时针按摩腹部,每天2次,每次20分钟,以促进肠胃蠕动;

④注意卧床休息,若您感到不适,请您及时按呼叫铃,我们也会定时过来看您的。

9. 消毒双手、记录

再次核对治疗单,清理用物,签名,记录,回治疗室处理用物。

二、穴位按摩法操作评分标

项目		要求	应得分		扣分	得分	说明
素质要求		仪表大方,举止端庄,态度和蔼	5	10			
		服装、鞋帽整齐	5				
操作前准备	护士	遵照医嘱要求,对患者评估正确、全面	5	25			
		洗手,戴口罩	2				
		指甲符合要求	6				
	患者	核对姓名、诊断、介绍并解释,患者理解与配合	6				
		体位舒适合理,暴露按摩部位;保暖	6				
操作流程	定位	再次核对;准确选择腧穴部位及推拿手法	10	35			
	手法	根据手法要求和腧穴部位的不同,正确运用	10				
		用力均匀,禁用暴力,推拿时间合理	10				
	观察	随时询问患者对手法反应,及时调整或停止操作	5				
操作后	整理	整理床单,合理安排体位	3	15			
		清理用物,归还原处,洗手	3				
	评价	取穴准确、所选穴位与手法、患者感受及目标达到的程度	7				
	记录	按要求记录及签名	2				
技能熟练		操作正确、熟练,运用手法正确,用力均匀	5	15			
理论提问		回答全面、正确	10				
合计			100				

注:若损伤皮肤,扣20分。

项目五　刮痧法病案及操作评分标准

一、刮痧法病案

(一)右手前臂酸痛

【部位】刮右侧手厥阴心包经(前臂段),曲泽——内关,补法。

曲泽:肘横纹中,肱二头肌腱尺侧。

内关:腕横纹上2寸,掌长肌腱与桡侧腕屈肌腱之间。

【流程】

1. 举手、示意。病历:患者王红,女,35岁,右手前臂酸痛。诊断:前臂酸痛。医嘱:刮

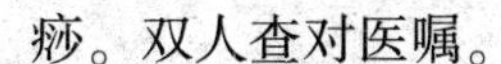

痧。双人查对医嘱。

2. 评估

(1)核对信息,询问主要症状、临床表现、既往史、体质:“您好！我是今天给您做治疗的护士,请问您叫什么名字？王红,我核对一下您的腕带好吗？请问您哪里不舒服？酸痛几天了？伸出您的舌头让我看一下好吗？请问您现在是否来月经？是否怀孕？请问您有没有心脑血管方面的疾病？平时刷牙牙龈容易出血吗？”

(2)解释操作目的、过程、可能出现的不适:“根据您的病症,您的主管医生给您开立了一条刮痧的医嘱。我给您简单介绍一下,刮痧就是用边缘钝滑的器具,如牛角刮板、瓷匙等物,在患者体表一定部位反复刮动,使局部皮下出现瘀斑,从而达到疏通腠理、逐邪外出为目的的一种技术操作。您了解这些以后,接受这项治疗吗？”

(3)检查皮肤、疼痛耐受程度、心理状态:“麻烦您将右手伸出来,我帮您检查一下皮肤,好吗？您的皮肤无异常,适于这项治疗。这项治疗需要一定的时间,您需要去卫生间吗？好的,请您稍等,我去准备一下用物。病室温湿度适宜,光线充足,适合操作。”

3. 物品准备

洗手,戴口罩,准备用物(治疗盘、刮具、纱块、棉签、治疗碗盛少许清水、药液或石蜡油,必要时备浴巾及屏风等用物),用纱块检查刮具有无裂痕,推车至床旁。

4. 患者准备

核对:“您好！请问您叫什么名字？我再看一下您的腕带好吗？现在可以做治疗吗？”暴露刮痧部位,注意保暖,铺毛巾,再次核对穴位,用干纱块清洁皮肤,倒少许石蜡油于治疗碗内,纱块蘸取少许石蜡油清洁皮肤。

5. 刮痧(用力均匀)

(1)湿润刮具,在确定的刮痧部位从上至下刮,方向单一,皮肤出现红紫色刮点为宜。“请问这样痛吗？能忍受吗？”每次刮 8~10 条,每条长 6~15 厘米,刮动数次后,当刮具干涩时,需及时沾湿再刮。一般,每一部位刮 20 次左右,询问患者有无不适,观察病情及局部皮肤变化,调节力度。“这样的力度可以吗？您现在感觉怎么样？有没有什么不舒服？”

(2)纱块清洁局部皮肤。“您好,您现在的右前臂出现红色散点痧象,这是正常的,您不必太紧张。”

6. 整理

(1)取下大毛巾,安排舒适体位,整理床单。

(2)交代注意事项、健康宣教:

①您好！请问您现在感觉手臂酸痛好些了吗？松快一些了吗？

②别太紧张,放松心情;注意清淡饮食,忌食生冷油腻之物。

③若感到有什么不适,请及时按呼叫铃。

7. 记录

再次核对治疗单,清理用物,消毒双手,签名,记录。回治疗室处理用物。

(二)外感风寒

【部位】:大椎——肺俞,泻法。

大椎:第7颈椎棘突下凹陷中。

肺俞:第3胸椎棘突下,旁开1.5寸。

【流程】

1. 举手、示意。病历:患者李虹,女,25岁,咳嗽、咳痰,恶风寒,鼻流清涕。诊断:外感风寒。医嘱:刮痧。双人查对医嘱。

2. 评估

(1)核对信息,询问主要症状、临床表现、既往史、体质:"您好!我是今天给您做治疗的护士,请问您叫什么名字?李虹,我核对一下您的腕带好吗?请问您哪里不舒服?有没有发烧?请伸出您的舌头让我看一下好吗?请问您现在是否处于生理期?是否怀孕?请问您有没有心脑血管方面的疾病?平时刷牙牙龈容易出血吗?"

(2)解释操作目的、过程、可能出现的不适:"根据您的病症,您的主管医生给您开立了一条刮痧的医嘱。我给您简单介绍一下,刮痧法就是用边缘钝滑的器具,如牛角刮板、瓷匙等物,在患者体表一定部位反复刮动,使局部皮下出现瘀斑,从而达到疏通腠理、逐邪外出目的的一种技术操作。您了解这些以后,接受这项治疗吗?"

(3)检查皮肤、疼痛耐受程度、心理状态:"麻烦您侧过身来,我帮您检查一下皮肤,好吗?您的皮肤无异常,适于这项治疗。这项治疗需要一定的时间,您需要去卫生间吗?好的,请您稍等,我去准备一下用物。病室温湿度适宜,光线充足,适合操作。"

3. 物品准备

洗手,戴口罩,准备用物(治疗盘、刮具、纱块、棉签、治疗碗盛少许清水、药液或石蜡油,必要时备浴巾及屏风等用物),用纱块检查刮具有无裂痕,推车至床旁。

4. 患者准备

核对:"您好!请问您叫什么名字?我再看一下您的腕带好吗?现在可以做治疗吗?这个治疗需要您俯卧,我扶您趴着,好吗?"暴露刮痧部位,注意保暖,铺毛巾,再次核对穴位,用干纱块清洁皮肤,倒少许石蜡油于治疗碗内,纱块蘸取少许石蜡油清洁皮肤。

5. 刮痧(用力均匀)

(1)湿润刮具,在确定的刮痧部位从上至下刮,方向单一,以皮肤出现红紫色刮点为宜。"请问这样痛吗?能忍受吗?"如刮背部,应在脊柱两侧沿肋间隙呈弧形由内向外刮,每次刮8~10条,每条长6~15厘米,刮动数次后,当刮具干涩时,需及时沾湿再刮。一般,每一部位刮20次左右,询问患者有无不适,观察病情及局部皮肤变化,调节力度。"这样的力度可以吗?您现在感觉怎么样?有没有什么不舒服?"

(2)用纱块清洁局部皮肤。"您好,您现在的肩井部出现红色散点痧象,这是正常的,您不必太紧张。"

6. 整理

(1)取下大毛巾,安排舒适体位,整理床单,消毒双手。

(2)交代注意事项、健康宣教:

①您好!请问您现在感觉舒服些了吗?疲劳感有没有缓解一些呢?

②注意保暖,别再受凉。

③别太紧张,放松心情;注意清淡饮食,忌食生冷油腻食品。

④您可以多进食些祛风散寒、化痰止咳的食物,如红糖姜水、陈皮粥等,多饮温开水,汗出时及时擦干,必要时更换汗湿衣服。

⑤若您感到有什么不适,请及时按呼叫铃,我们也会定时过来看您的。

7. 记录

再次核对治疗单,清理用物,消毒双手,签名,记录。回治疗室处理用物。

(三)颈椎病

【部位】:风池——肩井,平补平泻。

风池:胸锁乳突肌与斜方肌之间凹陷中,平风府穴处。

肩井:大椎穴与肩峰连线的中点,肩部高处取穴。

【流程】

1. 举手、示意。病历:患者王莉,女,35 岁,颈部酸痛一周。诊断:颈椎病。医嘱:刮痧。双人查对医嘱。

2. 评估

(1)核对信息,询问主要症状、临床表现、既往史、体质:“您好!我是今天给您做治疗的护士,请问您叫什么名字?王莉,我核对一下您的腕带好吗?请问您哪里不舒服?有没有发烧?请伸出您的舌头让我看一下好吗?请问您现在是否处于生理期?是否怀孕?请问您有没有心脑血管方面的疾病?平时刷牙牙龈容易出血吗?”

(2)解释操作目的、过程、可能出现的不适:“根据您的病症,您的主管医生给您开立了一条刮痧的医嘱。我给您简单介绍一下,刮痧法就是用边缘钝滑的器具,如牛角刮板、瓷匙等物,在患者体表一定部位反复刮动,使局部皮下出现瘀斑,从而达到疏通腠理、逐邪外出目的的一种技术操作。您了解这些以后,接受这项治疗吗?”

(3)检查皮肤、疼痛耐受程度、心理状态:“麻烦您侧过身来,我帮您检查一下皮肤,好吗?您的皮肤无异常,适于这项治疗。这项治疗需要一定的时间,您需要去卫生间吗?好的,请您稍等,我去准备一下用物。病室温湿度适宜,光线充足,适合操作。”

3. 物品准备

洗手,戴口罩,准备用物(治疗盘、刮具、纱块、棉签、治疗碗盛少许清水、药液或石蜡油,必要时备浴巾及屏风等用物),用纱块检查刮具有无裂痕,推车至床旁。

4. 患者准备

核对:“您好!请问您叫什么名字?我再看一下您的腕带好吗?现在可以做治疗吗?这个治疗需要您俯卧,我扶您趴着,好吗?”暴露刮痧部位,注意保暖,铺毛巾,再次核对穴位,用干纱块清洁皮肤,倒少许石蜡油于治疗碗内,纱块蘸取少许石蜡油清洁皮肤。

5. 刮痧(用力均匀)

(1)湿润刮具,在确定的刮痧部位从上至下刮,方向单一,以皮肤出现红紫色刮点为宜。“请问这样痛吗?能忍受吗?”每次刮8~10条,每条长6~15厘米,刮动数次后,当刮具干涩时,需及时沾湿再刮。一般,每一部位刮20次左右,询问患者有无不适,观察病情及局部皮肤变化,调节力度。“这样的力度可以吗?您现在感觉怎么样?有没有什么不舒服?”

(2)用纱块清洁局部皮肤。“您好,您现在的肩井部出现红色散点痧象,这是正常的,您不必太紧张。”

6. 整理

(1)取下大毛巾,安排舒适体位,整理床单。

(2)交代注意事项、健康宣教:

①您好!请问您现在感觉舒服些了吗?颈部酸痛有没有缓解一些呢?

②别太紧张,放松心情;注意清淡饮食,忌食生冷油腻食品。

③注意您的颈部保暖,可适当做做颈部热敷。

④您的枕头高度最好为7~10厘米,这样睡觉时您能保持正常的生理弯曲,缓解颈椎的不适;另外,请您避免长期伏案工作,低头或者对着电脑超过1个小时请适当休息片刻,做做“米”字操,即上下左右旋转颈部,顺时针、逆时针分别做20遍。

⑤若您感到有什么不适,请及时按呼叫铃。

7. 记录

再次核对治疗单,清理用物,消毒双手,签名,记录。回治疗室处理用物。

二、刮痧法操作评分标准

项目		要求	应得分		扣分	得分	说明
素质要求		仪表大方,举止端庄,态度和蔼	5	10			
		服装、鞋帽整齐	5				
操作前准备	护士	遵照医嘱要求,对患者评估正确、全面	5	25			
		洗手,戴口罩	2				
	物品	治疗盘,刮具(如牛角刮板等),治疗碗内盛少量清水	6				
	患者	核对姓名、诊断、介绍并解释,患者理解与配合	6				
		体位舒适合理,暴露部位;保暖	6				

（续表）

项目		要求	应得分		扣分	得分	说明
操作流程	定位	再次核对;明确刮痧部位	5	35			
	手法	刮治手法,运用正确	10				
		刮治方向符合要求	5				
		刮至局部皮肤出现发红或红紫色痧点,刮治时间合理	5				
	观察	观察局部皮肤及病情变化,询问患者有无不适	5				
	刮毕	清洁局部皮肤,保暖	5				
操作后	整理	整理床单,合理安排体位	3	15			
		清理用物,归还原处,洗手	5				
	评价	刮痧部位准确、操作熟练、刮出痧点、皮肤情况、患者感受、目标达到的程度	5				
	记录	按要求记录及签名	2				
技能熟练		操作正确、熟练,运用手法正确,用力均匀	5	15			
理论提问		回答全面、正确	10				
合计			100				

注:若损伤皮肤,扣20分。

项目六 湿敷法病案及操作评分标准

一、湿敷法病案

【病历1】

患者,张丽,女,30岁,今晨右手背出现片状红疹,伴瘙痒、渗液。

1. 医嘱:予三黄洗剂冷湿敷右手背30分钟,每天2次。
2. 功效:具有解毒消肿、收敛止痒、控制感染、清洁疮面、促进皮损愈合的功效。
3. 成效标准:皮肤瘙痒缓解,皮损消退,部分干燥结痂。

【病历2】

患者,王军,男,40岁,今晨输液后右手背出现静脉炎,局部组织发红、肿胀、灼热、疼痛,并沿静脉走向出现条索状红线。

1. 医嘱:采用中药湿敷。药物为颗粒剂:黄柏20克,地榆20克,红花20克,黄芩20克,白鲜皮20克,将上方加开水200毫升溶化,放凉后湿敷右手背30分钟。
2. 功效:有清热解毒、活血化瘀,消肿止痛的功效。

3. 成效标准：临床症状消失。

【流程】

1. 举手、示意。病历见上，医嘱：局部湿敷。双人查对医嘱。

2. 评估

（1）核对信息，询问主要症状、临床表现、既往史、体质："您好！我是今天给您做治疗的护士，请问您叫什么名字？我核对一下您的腕带好吗？请问您哪里不舒服？您以前有出现过这种情况吗？您对什么药物过敏吗？让我检查一下您的舌苔和脉象好吗？"

（2）解释操作目的、过程、可能出现的不适："根据您的病症，您的主管医生给您开立了一条湿敷三黄洗剂的医嘱。我给您简单介绍一下，湿敷就是将无菌纱布用药液浸透后敷在您的局部皮肤上，以达到解毒消肿、收敛止痒、控制感染功效的一种治疗方法。您了解这些以后，接受这项治疗吗？"

（3）检查皮肤、心理状态："我帮您检查一下皮肤，好吗？您的皮肤适于这项治疗。这项治疗需要一定的时间，您需要去卫生间吗？好的，请您稍等，我去准备一下用物。病室温湿度适宜，光线充足，适合操作。"

3. 物品准备

按七步法洗手，戴口罩，准备用物（治疗盘、弯盘、镊子、无菌纱块、生理盐水棉球、治疗巾、药液及容器，手消毒液，垃圾桶），推车到床边。

4. 患者准备

核对："您好！请问您叫什么名字？我再看一下您的腕带好吗？现在我要给您做湿敷治疗了，在湿敷的过程中如果您出现头晕、口麻、恶心呕吐、局部瘙痒等不适，及时告诉我好吗？取合适体位，暴露湿敷部位，垫治疗巾。"

5. 湿敷

生理盐水棉球清洁皮肤，再次核对床号、姓名、药物、部位，试温（询问温度是否适宜），湿敷患处，操作过程中打开纱布观察皮肤，询问感受："您现在感觉怎么样？湿敷的部位痒痛吗？有没有不舒服？"定时淋湿（1~2 次），清洁皮肤，撤弯盘、垫巾。

6. 操作后评价

"现在皮肤红疹有所消退，您感觉还痒吗？需要帮忙时请您按床头呼叫器，我会及时过来看您的。"整理盖被，清理用物，再次核对："您好！我们来再次核对一下好吗？请问您叫什么名字？"交代注意事项："请您注意不要过度搔抓患处皮肤，洗澡时水温不宜过烫，不要用碱性洗涤剂如肥皂、洗衣粉等洗手，饮食上要避免吃一些刺激性的食物，如鱼虾、蟹、贝等海鲜类，芒果、荔枝等水果。谢谢您的配合！"洗手，记录，签名。

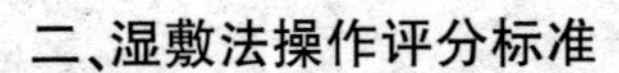

二、湿敷法操作评分标准

项目		要求	应得分		扣分	得分	说明
素质要求		仪表大方，举止端庄，态度和蔼	5	10			
		服装、鞋帽整齐	5				
操作前准备	护士	遵照医嘱要求，对患者评估正确、全面	2	25			
		洗手，戴口罩	5				
	物品	治疗盘、药液及容器、敷布、镊子、弯盘、橡胶单、中单	6				
	患者	核对姓名、诊断、介绍并解释，患者理解与配合	6				
		体位舒适合理，暴露湿敷部位；保暖	6				
操作流程	湿敷	再次核对湿敷部位	5	35			
		药液温度适宜	5				
		敷料大小合适	3				
		湿敷时间、部位正确	5				
		未沾湿患者衣裤、床单	2				
	观察	观察局部皮肤反应	5				
		敷布的湿度适当	5				
		湿敷部位频频淋湿	5				
操作后	整理	整理床单，合理安排体位	3	15			
		清理用物，归还原处，洗手	5				
	评价	湿敷部位准确、皮肤清洁情况、患者感受、目标达到的程度	5				
	记录	按要求记录及签名	2				
技能熟练		操作正确、熟练、轻巧	5	15			
理论提问		回答全面、正确	10				
合计			100				

项目七　涂药法病案及操作评分标准

一、涂药法病案

【部位】

四肢

【流程】

1. 举手、示意。患者王丽，女，35岁，右手背瘙痒。医嘱：涂药治疗。双人查对医嘱。

2. 评估

（1）核对信息，询问主要症状、临床表现、既往史、过敏史、体质："您好！我是今天给您做治疗的护士，请问您叫什么名字？王丽，我核对一下您的腕带好吗？请问您哪里不舒服？请问您现在是否处于生理期，是否处于妊娠期？您有没有对什么药物过敏？请伸出您的舌头让我看一下好吗？"

（2）解释操作目的、过程、可能出现的不适："根据您的病症，您的主管医生给您开立了一条涂药的医嘱。我给您简单介绍一下，涂药法是将各种外用药物，直接涂于患处或穴位的一种外治方法。以达到祛风除湿、解毒消肿、止痒镇痛等治疗效果。涂药后，药物的颜色、油渍等容易污染衣物。您了解这些以后，接受这项治疗吗？"

（3）检查皮肤、疼痛耐受程度、心理状态："麻烦您把右手伸出来，我检查一下皮肤好吗？您的皮肤可以做涂药治疗。这项治疗需要一定的时间，您需要去卫生间吗？好的，请您稍等，我去准备一下用物。病室温湿度适宜，光线充足，适合操作。"

3. 物品准备

洗手，戴口罩，准备用物（治疗车、治疗盘、药物、棉签、治疗巾或橡胶中单，必要时备盐水棉球、干棉球、纱布、胶布、绷带等），备齐用物推车至床旁。

4. 患者准备

核对："您好！请问您叫什么名字？我再看一下您的腕带好吗？现在可以做治疗吗？"协助患者取合适体位，暴露涂药部位，注意保暖。"麻烦您把右手伸出来好吗？"铺治疗巾于手背下，用纱块清洁局部皮肤，再次核对药物，混悬剂应摇匀。

5. 涂药

将药物均匀涂于患处，面积较大时可用镊子夹棉球蘸药物涂抹，蘸药干湿度适宜，涂药厚薄均匀，必要时用纱布覆盖，用胶布固定。"我现在给您的手背涂上药，您现在感觉怎么样？要是有瘙痒等不适请及时告诉我。已经涂好了，请问您的手背有瘙痒等其他不适感吗？好的，您现在的手背上有一层薄薄的药物，无丘疹、肿胀等过敏现象。等药物干后您的手就可以放回盖被里。"

6. 整理

协助患者着衣,安排舒适体位,整理床单。

7. 评价、指导

(1)评价效果:您现在感觉手背瘙痒感好些了吗?

(2)交代注意事项:

①保持病室内通风及良好的卫生状况,注意保持手背及全身的皮肤干洁,保持床单的整齐干净;

②切勿接触动物羽毛、花草等容易引起瘙痒的过敏源;

③饮食宜清淡、容易消化富营养的物品,勿食辛辣、刺激、肥甘厚腻之品;

④若感到瘙痒剧烈或有其他不适,请您及时按呼叫铃;

⑤不用太担心紧张,保持心情舒畅,配合我们治疗,会尽快好起来的。

8. 消毒手、记录

再次核对治疗单,清理用物,记录,签名,回治疗室处理用物。

二、涂药法操作评分标准

项目		要求	应得分		扣分	得分	说明
素质要求		仪表大方,举止端庄,态度和蔼	5	10			
		服装、鞋帽整齐	5				
操作前准备	护士	洗手,戴口罩	2	25			
		遵照医嘱要求,对患者评估正确、全面	5				
	物品	治疗盘、弯盘、药物、棉签、镊子、棉球、纱布、胶布、绷带	6				
	患者	核对姓名、诊断、介绍并解释,患者理解与配合	6				
		体位舒适合理,暴露湿敷部位;保暖	6				
操作流程	清洁皮肤	执行无菌操作,取镊子、清洗方法正确	8	35			
		揭去原来敷料,方法正确	5				
		用盐水棉球擦去原药迹	4				
		观察伤口情况	2				
	准备药物	核对再次核对涂药部位	4				
		将药物摇匀(水剂)或调匀(膏药)	5				
	涂药	涂药正确,薄厚均匀不污染衣物	5				
		包扎松紧适宜、美观	2				

（续表）

项目		要求	应得分		扣分	得分	说明
操作后	整理	整理床单,合理安排体位	3	15			
		清理用物,归还原处,洗手	5				
	评价	湿敷部位准确、皮肤清洁情况、患者感受、目标达到的程度	5				
	记录	按要求记录及签名	2				
技能熟练		操作正确、熟练、轻巧	5	15			
理论提问		回答全面、正确	10				
合计			100				

项目八　熏洗法病案及操作评分标准

一、熏洗法病案

【部位】

四肢、足部,以膝关节为例。

【病历】

患者李丽,女,42岁,右膝关节疼痛,按医嘱给予中药熏洗。

【流程】

1. 举手、示意。患者李丽,女,42岁,右膝关节疼痛。医嘱:中药熏洗。双人查对医嘱。

2. 评估

(1)核对信息,询问主要症状、临床表现、既往史、体质:“您好！我是今天给您做治疗的护士,请问您叫什么名字？李丽,我核对一下您的腕带好吗？请问您哪里不舒服？多长时间了？请问您现在是否来月经,是否处于妊娠期？请问您有没有心、肺、脑方面的疾病？您有没有药物、食物或其他东西过敏？请问您吃饭到现在多长时间了？请伸出您的舌头让我看一下好吗？麻烦您把手伸出来。”

(2)解释操作目的、过程、可能出现的不适:“根据您的病症,您的主管医生给您开立了一条中药熏洗的医嘱。我给您简单介绍一下,熏洗法是将药物煎汤,趁热在患处熏蒸、淋洗的一种外治方法,从而达到开泄腠理、清热解毒、消肿止痛、杀虫止痒、温经通络、活血化瘀、疏风散寒、祛风除湿、协调脏腑功能等功效。您了解这些以后,接受这项治疗吗？”

(3)检查皮肤、肢体感觉、心理状态:“麻烦您把右下肢伸出来,我检查一下皮肤,好

吗？这样感觉怎么样？您的皮肤很好，可以做中药熏洗。这项治疗需要一定的时间，您需要去卫生间吗？好的，请您稍等，我去准备一下用物。病室温湿度适宜，光线充足，适合操作。”关闭门窗，调节室温。

3. 物品准备

洗手，戴口罩，准备用物（治疗车、治疗盘、水温计、纱块、毛巾或熏洗套、药液、盛放药液的容器、坐浴椅、有孔盖桶、治疗碗），按医嘱配置药液，带齐用物推车至床旁。

4. 患者准备

核对：“您好！请问您叫什么名字？我再看一下您的腕带好吗？现在可以做治疗吗？这个治疗需要您坐到椅子上来，我扶您下来，好吗？”协助患者取合适体位，松开衣着，暴露熏洗部位，注意保暖。

5. 熏洗

（1）熏蒸：将右下肢放置于熏洗桶上。“这样放着，膝盖觉得难受吗？”套上熏洗套。“现在水温较高，先把膝盖放在桶上面让蒸汽熏一熏，这样觉得烫吗？要是觉得太烫请及时告诉我。”

（2）浸洗：动态测量水温，若药液温度降至35~40℃时，再将患处浸泡于药液中，进行擦洗，保持温度，稍凉即换。“现在水的温度是38℃，我帮您把脚放下去泡，可以吗？”纱块擦拭水温计。取下熏洗套及桶盖。“水温可以吗？会不会太烫？”取毛巾蘸取药液擦洗膝盖。“现在帮您擦洗膝盖好吗？会不会太烫？这样的力度会不会痛？”询问患者有无不适，每次时间20~30分钟。“请问有没有什么不舒服？现在您的皮肤微红，熏洗好了，我帮您擦干。”

6. 整理

协助患者擦干皮肤，整理衣着，安排舒适体位，整理床单。“我扶您上床好吗？”再次核对治疗单，清理用物，消毒双手，记录，签名，回治疗室处理用物。

7. 评价、指导

（1）评价效果：“您现在感觉膝盖疼痛好些了吗？”

（2）饮食、情志、生活起居等指导：

①您的膝盖要注意保暖，避免吹风；

②由于您刚才熏洗会有微汗，机体会处于少许缺水状态，请您喝水以防出汗过多导致虚脱；

③您现在处于急性期，以卧床休息为主，尽量减少下地行走，若要外出，必须是在30分钟后，避风寒，防受凉感冒；

④若您感到疼痛剧烈或有其他不适，请您及时按呼叫铃，我们也会定时过来看您的；

⑤不用太担心，保持心情舒畅，配合我们治疗，会尽快好起来的。

二、熏洗法操作评分标准

项目		要求	应得分		扣分	得分	说明
素质要求		仪表大方,举止端庄,态度和蔼	5	10			
		服装、鞋帽整齐	5				
操作前准备	护士	遵照医嘱要求,对患者评估正确、全面	5	25			
		洗手,戴口罩	2				
	物品	治疗盘、药液、盛放药液容器、水温计等	6				
	患者	核对姓名、诊断、介绍并解释,患者理解与配合	6				
		体位舒适合理,暴露熏洗部位;保暖	6				
操作流程	定位	再次核对;确定熏洗部位及手法	5	35			
	手法	熏洗方法运用正确	10				
		药液温度适宜	5				
		药液量适宜	2				
		药液未沾湿患者衣裤,被单;熏洗时间适宜	5				
	观察	观察药液温度及病情变化,询问患者有无不适	5				
	熏毕	清洁局部皮肤、擦干	3				
操作后	整理	整理床单,合理安排体位	3	15			
		清理用物,归还原处,洗手	5				
	评价	熏洗部位准确、皮肤清洁情况、患者感受、目标达到的程度	5				
	记录	按要求记录及签名	2				
技能熟练		操作正确、熟练、轻巧	5	15			
理论提问		回答全面、正确	10				
合计			100				

【思政链接】

1."加强健康教育,提升全民健康素质。开展慢性病防治全民教育,倡导健康文明的生活方式。发挥中医治未病优势。"

从慢性病防治出发,启发学生增强职业认同感、责任感和培养学生爱岗敬业的劳模精神,激发学生自主学习中医经典,刻苦专研,增强本领,更好地服务人民群众。

治疗慢性病是在整体观念和辨证论治理论指导下，系统地认识人体，针对不同机体疾病状态，建立个体化的诊疗方案，使机体逐步恢复阴阳平衡的健康状态；在治未病理论指导下，针对机体危险状态“未病先防”，减少慢性病发病率；完善慢性病防治早期干预措施，提高慢性病患者生存质量，从而减少慢性病死亡率。

针对慢性病病程长、多脏器损害的特点，中医药具有简、便、验、廉、安的特点，能够更好地发挥整体调节、综合干预的优势，更适合脏腑功能减退、代谢功能较差、罹患慢性病的广大的中老年人群。

中医治疗慢性病理论与实践具有一定的优势，疗效可靠，毒副作用小，费用相对低廉，特别是注重人体功能的整体调节，激发人体的抗病能力和康复能力，有利于对病因复杂的慢性病综合治疗与康复。大力推广应用中医防治慢性病适宜技术和方法，对控制慢性病具有重要意义。

2. 以习近平总书记：“把人民群众生命安全和身体健康放在第一位”升华思政内容，牢固树立“以病人为中心”的理念。

通过职教云平台发布针灸治疗真实病例，展示祖国医学的魅力所在，培养学生站在病人角度看问题的思维模式，理解病人的痛苦，激发学生的学习兴趣与职业认同感，坚定学医的信念。

现代社会人们精神压力大，精神疾病的发病率增高，通过郁证、不寐对人体健康的影响，理解病人的痛苦，培养学生的同理心，树立学生作为医者仁心仁术的基本理念。尤其女性抑郁体质类型者更应引起注意，引导学生学会疏解、释放压力，保持积极乐观的心态面对学习和生活，培养学生积极乐观主义精神。

参考文献

1. 戴俭国. 推拿学[M]. 济南:山东科学技术出版社,1988.
2. 王国才. 推拿手法学(校本教材). 济南:山东中医药大学,1999.
3. 曲生健. 小儿推拿[M]. 北京:人民卫生出版社,2009.
4. 吕美珍. 针灸推拿技术[M]. 济南:山东人民出版社,2010.
5. 刘茜. 针法灸法学[M]. 北京:人民卫生出版社,2005.
6. 那继文. 推拿手法学[M]. 北京:人民卫生出版社,2005.
7. 陈健尔,甄德江. 中国传统康复技术[M]. 北京:人民卫生出版社,2014.
8. 徐国华,陈力,万迎晖. 中医护理技术[M]. 武汉:华中科技出版社,2011.
9. 吕美珍. 中国传统康复技术实训指导:第2版[M]. 北京:人民卫生出版社,2015.